"十二五"普通高等教育本科国家级规划教材
科学出版社"十四五"普通高等教育本科规划教材

供临床、预防、基础、护理、检验、麻醉、中医学、中西医结合、口腔、药学、法医等专业使用

核 医 学

第4版

主　审　张永学
顾　问　黄　钢　吴　华
主　编　高再荣　李思进

科 学 出 版 社
北 京

内 容 简 介

《核医学》第4版是“十二五”普通高等教育本科国家级规划教材，本次修订再版，保持上版精华的基础上，对内容进行补充更新；编写体系强调以疾病治疗为中心，吸取更多院校教学经验，具有代表性和普适性。在内容选择和编写理念上，反映核医学发展现状和学术成就，精简陈旧内容，突出重点、增强实用性。注重核医学与临床的联系及应用评价，培养学生解决实际问题的能力。全书分为基础篇、影像诊断篇和核素治疗篇。基础篇介绍核医学基础知识和基本技术；影像诊断篇涵盖各系统核医学显像与功能诊断；核素治疗篇介绍核医学治疗技术、方法和临床应用等。

近年来，分子核医学发展迅速，教材中把分子核医学与分子影像作为影像诊断篇的开篇章节，并做较大的修改；心血管系统内容增加临床内容，对多个系统内容做了补充；新增核医学在儿科疾病的应用。核素治疗的新进展内容均有补充，新增核素治疗病房的管理。

本教材供高等院校临床、预防、基础、护理、影像、检验、麻醉、中医学、中西医结合、口腔、药学、法医等专业本科生使用，同时也作为培养卓越医师和提高医学人才岗位胜任力的必修课教材，同时也可作为核医学专业人员及临床医师的参考工具书。

图书在版编目（CIP）数据

核医学 / 高再荣，李思进主编 . -- 4 版 . -- 北京：科学出版社，2024.6

“十二五”普通高等教育本科国家级规划教材　科学出版社“十四五”普通高等教育本科规划教材

ISBN 978-7-03-077903-8

Ⅰ . ①核… Ⅱ . ①高… ②李… Ⅲ . ①核医学 – 高等学校 – 教材 Ⅳ . ① R81

中国国家版本馆 CIP 数据核字（2024）第 025023 号

责任编辑：朱　华 / 责任校对：宁辉彩
责任印制：张　伟 / 封面设计：陈　敬

科学出版社 出版
北京东黄城根北街 16 号
邮政编码：100717
http://www.sciencep.com
北京汇瑞嘉合文化发展有限公司印刷
科学出版社发行　各地新华书店经销
*
2003年8月第　一　版　开本：850×1168　1/16
2024年6月第　四　版　印张：18　1/2
2024年6月第十七次印刷　字数：649 000

定价：98.00元

（如有印装质量问题，我社负责调换）

"十二五"普通高等教育本科国家级规划教材
科学出版社"十四五"普通高等教育本科规划教材

《核医学》(第4版)

编委名单

主　审　张永学　华中科技大学同济医学院附属协和医院
顾　问　黄　钢　上海健康医学院
　　　　吴　华　厦门大学附属第一医院
主　编　高再荣　华中科技大学同济医学院附属协和医院
　　　　李思进　山西医科大学第一医院
副主编　田　蓉　四川大学华西医院
　　　　韦智晓　广西医科大学第一附属医院
　　　　张　青　南昌大学第一附属医院
　　　　何　勇　武汉大学中南医院
编　委(以姓氏汉语拼音为序)
　　　　安　锐　华中科技大学同济医学院附属协和医院
　　　　陈建辉　南华大学附属第一医院
　　　　代文莉　宜昌市中心人民医院
　　　　方文珠　右江民族医学院附属医院
　　　　冯彦林　佛山市第一人民医院
　　　　付　鹏　哈尔滨医科大学附属第一医院
　　　　高再荣　华中科技大学同济医学院附属协和医院
　　　　韩星敏　郑州大学第一附属医院
　　　　何　勇　武汉大学中南医院
　　　　胡　硕　中南大学湘雅医院
　　　　黄劲柏　长江大学附属第一医院
　　　　赖建平　宜昌市中心人民医院
　　　　兰晓莉　华中科技大学同济医学院附属协和医院
　　　　李思进　山西医科大学第一医院

李亚明　中国医科大学附属第一医院
梁　君　武汉大学人民医院
陆涤宇　江汉大学附属武汉市中心医院
马晓伟　中南大学湘雅二医院
庞　华　重庆医科大学附属第一医院
裴之俊　湖北医药学院附属太和医院
佘华龙　湘南学院附属医院
石洪成　复旦大学附属中山医院
苏　莉　武汉科技大学附属孝感医院
谭丽玲　南昌大学第二附属医院
谭庆玲　湖北民族大学附属民大医院
田　蓉　四川大学华西医院
汪　静　空军军医大学西京医院
王　攀　遵义医科大学附属医院
韦智晓　广西医科大学第一附属医院
武　军　山西医科大学附属汾阳学院
武志芳　山西医科大学第一医院
杨卫东　空军军医大学西京医院
张　青　南昌大学第一附属医院
张　庆　南昌大学第一附属医院
张万春　山西白求恩医院
张永学　华中科技大学同济医学院附属协和医院
赵　军　同济大学附属东方医院
赵长久　哈尔滨医科大学附属第一医院
朱小华　华中科技大学同济医学院附属同济医院

学术秘书　金雪艳　华中科技大学同济医学院附属协和医院
张　晓　华中科技大学同济医学院附属协和医院

前　　言

《核医学》是经教育部批准的“十二五”普通高等教育本科国家级规划教材，第4版在科学出版社、华中科技大学、山西医科大学及有关参编院校领导和专家的共同努力下，为适应新世纪高等医学教育和人才培育的需要，而修订编写的本科生必修课教材。本教材自2003年第一版发行以来，已在全国数十所高等医药院校中使用，受到广大师生的普遍好评。2012年11月，被评为第一批“十二五”普通高等教育本科国家级规划教材。但是，随着学科的飞速发展，许多新的诊疗技术相继应用于临床，也更加丰富了核医学的实践与理论。同时，随着教学模式的改革，过去的教学方式和教材编写体系也不能适应现代核医学教学的需要。因此，在科学出版社和各位编委的支持下，通过再版对本教材内容进行了补充和更新，各系统核医学的编写体系也更加强调以疾病治疗为中心的整合课程教学模式。此外，为了吸取更多院校的教学经验，第4版又邀请了一些新的院校参与编写，以提高本教材的代表性和普适性。

本教材在内容选择上以及编写理念上都力求反映当前核医学发展的现状和近年来核医学的学术成就，精简和删除一些应用较少的陈旧内容，使重点更突出、实用性更强。在编写过程中，注重核医学与临床的联系和应用评价，核医学影像与其他相关影像技术的联系和比较，培养学生在临床实践中正确应用和认识核医学的技术与方法，去解决临床医学中实际问题的能力，而不是仅仅掌握核医学技术本身。

全书分为三篇二十五章，即基础篇、影像诊断篇和核素治疗篇。基础篇含第一至第五章，主要介绍核医学的基础知识和基本技术，包括核医学物理基础、核医学常用仪器、放射性药物、放射性核素示踪与显像技术及体外分析技术；影像诊断篇含第六至第十七章，主要介绍各系统的核医学显像与功能诊断，包括分子核医学与分子影像，神经、内分泌、心血管、消化、呼吸、骨骼、造血与淋巴、泌尿等系统，肿瘤与炎症显像及核医学在儿科疾病中的应用；核素治疗篇含第十八至第二十五章，主要介绍核医学治疗技术、方法和临床应用，包括放射性核素治疗概况及进展、^{131}I治疗甲状腺功能亢进症、^{131}I治疗分化型甲状腺癌、放射性核素肿瘤靶向治疗、放射性核素介入治疗、其他核素治疗、核素治疗病房的管理及核医学的放射卫生防护。

近几年来，分子核医学取得了较快的发展，成为分子影像学中发展最快、研究最深、应用最广的内容。本版教材中把分子核医学与分子影像作为影像诊断篇的开篇章节，并对相关内容做了较大的修改；心血管系统在内容编写上也做了较大的改动，增加了新的临床应用介绍；包括肿瘤PET/MRI显像、神经系统在内的多个系统的内容均做了补充；针对儿科检查的特点，本版新增了核医学在儿科疾病的应用章节。

核素治疗的发展也是非常显著的，已成为核医学的重要内容之一，尤其是甲状腺功能亢进症、分化型甲状腺癌的放射性碘治疗以及放射性粒子植入治疗已成为国内外常规的治疗手段，国内外在这些方面均有较大进展，在本版教材中也都做了相应补充。诊疗一体化可谓是核素治疗的重要方面和特色，涉及这些内容的章节都做了较大的调整和补充，力求让学生能紧跟学科发展步伐，学以致用。本版教材还新增了核素治疗病房的管理，以介绍核素治疗病房的特点，让学生能较全面地了解核素治疗的全貌。本版教材在内容编写和编排中充分体现了当今核医学是诊断与治疗并重的临床学科，充分体现核素治疗在新世纪核医学中的重要作用和地位。

本版教材参编人员均是长期从事核医学临床与教学工作的中青年骨干教师，绝大多数编委具有博士学位和博、硕士研究生导师资历，他们来自全国34所综合大学或医学院校，其中也包含了9所教育部重点综合大学，不仅具有丰富的教学经验，也代表了不同类型的学校和我国不同的地区，能很好地针对本科生教学的特点和要求、把握编写的内容和深度。同时本教材也可作为核医学专业人员及临床医师的参考书。

由于编者水平所限，编写中难免存在不足，诚望广大师生在使用中提出宝贵意见，以便再版时修订。

高再荣　李思进

2023年5月　于武汉

目　录

第三篇 核素治疗篇

绪　论

核医学（nuclear medicine）是开展核技术在医学中的应用及其相关理论研究的学科，包括实验核医学和临床核医学（诊断、治疗）两大部分。随着民用核科学技术的发展和医疗技术的进步，应用放射性核素进行疾病的诊断、治疗和开展医学科学研究已成为当今核医学发展的重要内容，也是现代基础和临床医学的重要组成部分。核医学是一门涉及多学科领域的综合性、边缘性医学学科，是核物理学、电子学、化学、生物学、计算机技术等相关学科与医学相互融合的结果。核医学的问世为解决医学中某些疑难问题提供了安全、有效的重要手段，也为医学科学的进步和发展作出了重要贡献。核医学涉及领域之多、应用范围之广、技术手段之先进、方法学内涵之丰富，被誉为现代医学的重要组成部分。从应用领域讲，核医学不仅包括了临床诊断和治疗，而且也广泛应用于医学科学研究，核医学的应用范围几乎涉及医学的各个学科和专业；从技术手段来讲，核医学不仅代表了当今核技术尖端科技发展产物，而且融入了生命科学等相关学科研究的重要成果；从学科内容上讲，核医学不仅包括有影像诊断、功能测定、核素治疗，还包括了体外分析技术。因此，核医学不是一项简单的技术，而是涉及范围和研究领域十分广泛的一门独立的临床医学学科。

一、核医学的学科内容

核医学以其应用和研究的范围侧重点不同，可大致分为实验核医学和临床核医学两部分，其中实验核医学（experimental nuclear medicine）又称为核医学基础，主要包括核医学物理基础与仪器、放射性药物学及标记技术、放射性核素示踪技术、放射性核素动力学分析、体外分析技术（包括放射标记免疫分析与非放射标记免疫分析）、活化分析、放射自显影与磷屏成像以及临床前核医学分子影像研究等。实验核医学的主要任务是发展、创立新的诊疗技术和方法，利用其示踪技术进行医学研究，包括核医学自身理论与方法的研究以及基础医学理论与临床应用研究，促进医学科学的进步。实验核医学既是核医学的理论基础，某些技术本身又是临床核医学的重要诊断手段，就像外科医师必须掌握解剖学和生理学知识一样，为正确地应用核医学技术提供理论依据和方法学基础。

临床核医学（clinical nuclear medicine）是利用核医学的各种原理、技术和方法来研究疾病的发生、发展，研究疾病的病理生理、生物化学和功能结构的变化，达到诊治疾病以及评估病情、疗效与预后的目的，指导临床精准治疗。临床核医学是核医学的重要部分，根据其应用目的不同，临床核医学又分为诊断核医学和治疗核医学两大部分，其中诊断核医学包括脏器或组织影像学诊断、脏器功能测定和体外微量物质定量分析等；治疗核医学分为内照射治疗、外照射治疗和放射性核素介入治疗。在外照射治疗中，尽管应用放射性 ^{60}Co、质子或重离子等进行的治疗也是应用放射性核素或核射线治疗疾病，但这类大剂量的封闭放射源治疗已归属于肿瘤外放射治疗范畴，只有部分应用低剂量辐射源进行的外照射治疗（如β射线敷贴治疗）仍属于核医学的内容；内照射治疗是治疗核医学的主要内容，目前已广泛应用于临床，如 ^{131}I 治疗甲状腺功能亢进症等；放射性核素介入治疗近年发展很快，已成为肿瘤放疗和内照射治疗的重要补充手段，该治疗的本质和原理也是核医学外照射治疗的范畴，是将封闭的放射性粒子或微球借助于介入手段永久性植入或栓塞于病变组织内，利用其释放的射线达到治疗恶性肿瘤的目的。随着新的放射性核素和放射性药物的研究进展，尤其是诊疗一体化（theranostics）放射性药物的应用，治疗核医学必将成为临床上治疗某些疾病的重要手段之一。临床核医学是一门发展十分迅速的新兴学科，随着学科的不断发展，临床核医学又逐步形成了各系统核医学，如心血管核医学（又称核心脏病学）、内分泌核医学以及神经系统、肿瘤疾病、消化系统、呼吸系统、造血系统、泌尿系统以及儿科核医学等系统学科，它反映了核医学不断成熟与完善的过程。

实际上，实验核医学与临床核医学之间的划分是相对的，二者并没有明确的界限，其研究内容和应用领域是相互融会贯通的（绪图1）。

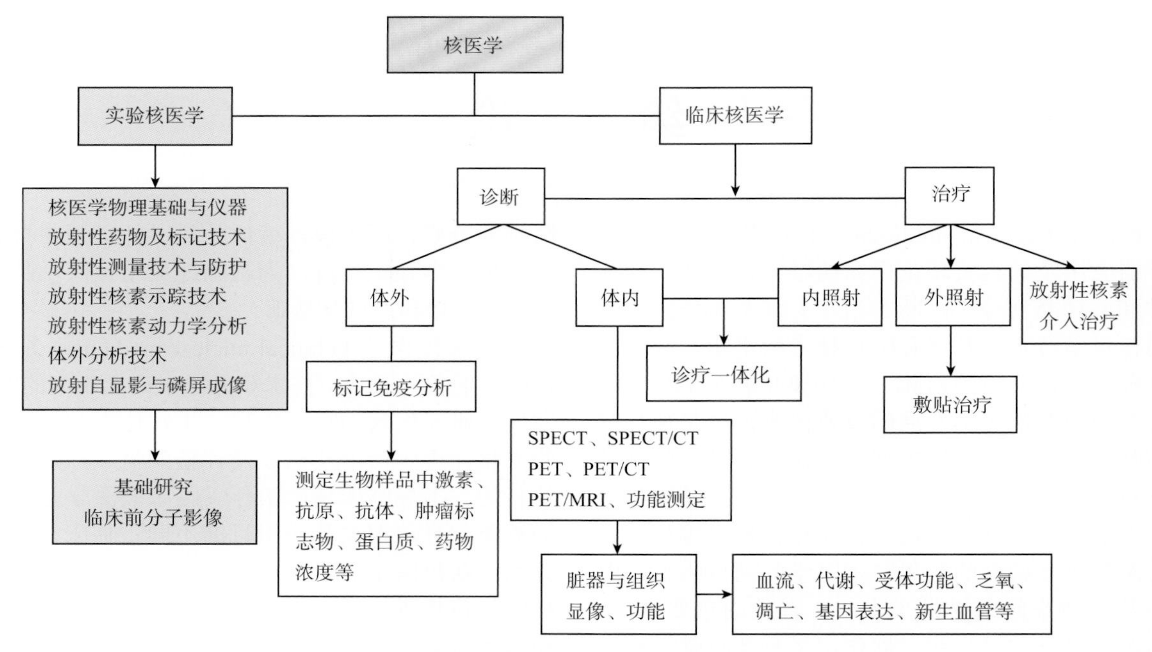

绪图1 核医学内容组成示意图

二、核医学与医学的发展

核医学是现代医学的重要内容，也是医学现代化的重要标志之一，核技术在医学中的应用，促进了医学科学的发展。众所周知，17世纪70年代显微镜的发明是人类历史上的一大创举，因为它使人们第一次看到了细胞和微生物，促进了细胞学和微生物学的建立，对物质世界的认识由宏观进入微观世界。然而，核技术在医学的应用，则使人们的眼界又进一步由细胞水平进入到分子水平。通过放射性核素示踪法，可以在生理情况下，从分子水平动态地观察机体内各种物质的代谢变化，细致地揭示体内及细胞内代谢的内幕和分子表达，这是迄今为止其他技术仍难以实现的。在历史上，应用核医学的示踪技术阐明了医学中许多重大的理论和实践问题，如RNA-DNA逆转录、遗传密码、胆固醇的合成与代谢、细胞周期以及细胞膜受体、人体各种激素与微量物质的定量分析及变化规律等，为20世纪医学的发展作出了巨大贡献，也成为多学科合作研究的典范，为此，也获得了多项诺贝尔奖。可以想象，如果没有核医学的示踪技术，医学中很多领域的发展将会晚很多年，甚至在某些方面还在经历漫长的探索之路。

（一）核医学对基础医学发展的贡献

核医学是一个先有多项重要发明并多次获诺贝尔奖，而后才逐步形成完整学科的一门医学学科。1951年，Howard等首次用^{32}P-磷酸盐标记根端细胞的DNA，通过放射自显影证明了^{32}P是在细胞静止期掺入DNA合成，因此提出了细胞周期的概念。1959年，奎斯勒（Quasiler）和谢尔曼（Sherman）用^{3}H-TdR标记法测定多种细胞的周期时间，进一步证实细胞周期的普遍性。细胞周期的发现是20世纪50年代细胞学的重大发现，不仅使人们认识细胞的奥秘，而且广泛用于细胞周期调控和抗肿瘤的研究。1952年，赫尔希（Hershey）和蔡斯（Chase）以^{32}P和^{35}S分别标记T_2噬菌体DNA与蛋白质，首次证明了DNA是遗传物质，1969年获诺贝尔生理学或医学奖。20世纪50年代科兰纳（Khorana）和尼伦伯格（Nirenberg）等用放射性标记的氨基酸分析多肽中氨基酸的组成，确定了三联码即为该氨基酸的遗传密码，并破译了全部遗传密码，从而获1968年诺贝尔生理学或医学奖。1956年，Kornberg等用^{32}P标记DNA前体物脱氧鸟苷三磷酸，证明大肠杆菌抽出液中存在DNA聚合酶，后证明该酶是DNA损伤时的修复酶，1959年获诺贝尔生理学或医学奖。1963年，Bermardhall等用^{3}H标记DNA，^{32}P标记RNA，证明了DNA在RNA合成过程中起模板作用。1968年，Nirenberg用^{14}C-苯丙氨酸多肽证明遗传信息是从DNA提供mRNA传递到蛋白质的，即“中心法则”，又称遗传密码的翻译，并获诺贝尔生理学或医学奖。1950年，布洛赫（Bloch）用^{14}C研究胆固醇转化，揭示了胆固醇的合成途径和步骤，1964年获诺贝尔生理学或医学奖。20世纪40年代^{131}I用于研究甲状腺功能及碘代谢，50年代^{51}Cr标记红细胞首次测量了血细胞容量和红细胞寿命，^{58}Fe研究缺铁性贫血等，这些对于基础医学和临床医学的发展起到了十分重要的作用。

（二）基础医学的发展对核医学的影响

当然，医学本身的进步也促进了核医学的发展，如免疫学的发展导致了闻名于世的放射免疫分析技术的诞生，同时也促进了放射免疫显像与放射免疫治疗的发展，并由早期的多克隆抗体法发展为现今的单克隆抗体体外分析技术，也促进了单抗、抗体片段、单域抗体、微型抗体及亲合体等在放射免疫显像和治疗中的应用。放射免疫分析技术自20世纪50年代末期诞生以来，广泛应用于临床，高灵敏地测定人体内数百种微量物质的含量，直到20世纪90年代中期在放射免疫基础上建立了非放射标记免疫分析技术，才逐步取代了放射免疫分析法，这是一个了不起的创举。可以说，放射免疫分析的应用，至少使得人类对内分泌激素的定量分析及其相关疾病的认识提前了近40年。近几年来，随着分子生物学技术的迅速发展以及与核医学技术的相互融合，形成了核医学又一新的分支学科，即分子核医学与分子影像，使得核医学的影像学诊断从细胞水平进入分子水平阶段，应用核素显像技术可以无创性地显示机体或病灶的基因表达、受体功能与分布、细胞活性、细胞凋亡与乏氧等分子信息，成为21世纪“分子医学”的重要内容，也是实施“精准医疗”的重要手段之一（绪图2）。

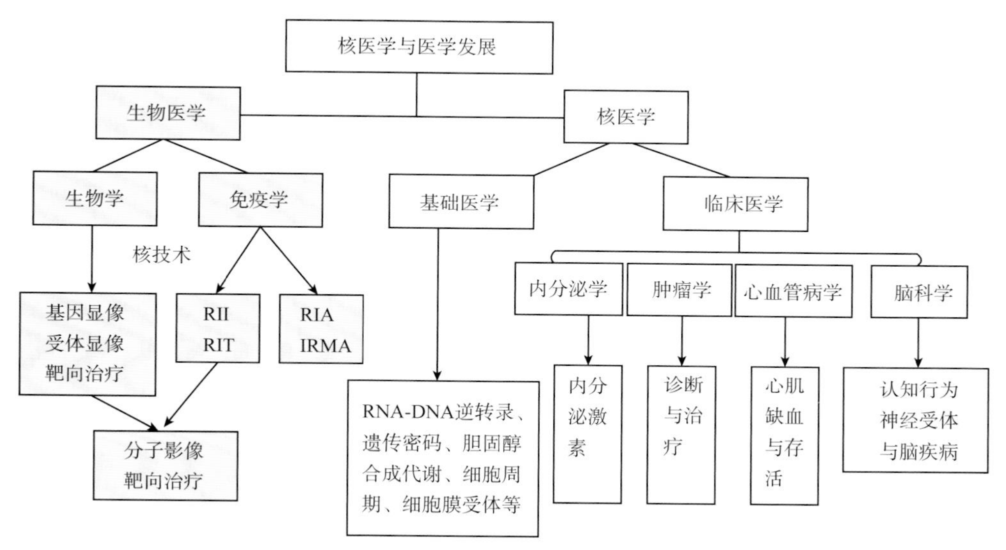

RII. 放射免疫显像，RIT. 放射免疫治疗，RIA. 放射免疫分析，IRMA. 免疫放射分析

绪图2　核医学发展与医学发展的相互促进关系

核医学之所以成为现代医学的重要组成部分，是因为该学科在发展中不断融入相关学科特别是医学科学最先进的研究成果，在理论上和实践上不断创新，从而不断完善自身的理论和诊疗方法，反过来又服务于相关学科。可以说，除了计算机技术以外，没有哪个学科像核医学技术应用得如此广泛，无论是基础医学、临床医学，还是药学、环境医学、法医学等，都与核医学技术有密切的联系。

三、核医学的发展历史

核医学与其他学科相比是一门年轻的学科，从1896年首次发现放射现象至今仅有100多年的历史，而真正形成核医学学科的历史则更短。核医学的发展史是无数科学家为科学而奋斗甚至为科学而献身的不平凡历史，我们重温核医学的发展史，旨在激发人们在平凡的工作实践中，要勇于开拓、善于思维、敢于创新。在科学发展的历史上，许多重大发明和发现，都是在平凡的工作中所取得的。

1896年法国物理学家贝可勒尔（Becquerel）在研究铀矿时，发现铀矿能使包在黑纸内的感光胶片感光，无论将其放在阳光下或是抽屉里，他发现冲洗后的感光片都有了蒙翳（潜影），由此断定铀能不断地自发地放射出某种肉眼看不见的、穿透力强的射线，这是人类第一次认识到放射现象，也是后来人们建立放射自显影的基础，但当时还没有“放射性”这一概念，直到两年后波兰化学家玛丽·居里（Marie Curie）夫妇发现了Ra（镭），居里夫人将这种化合物放出的辐射现象取名为“放射性”（radioactivity），称铀的射线为贝可勒尔射线。

1898年玛丽·居里与她的丈夫皮埃尔·居里共同发现了Ra（88号元素），他们从30吨沥青铀矿中提取了2mg Ra。此后又发现了钋（Po）等天然放射性元素。1903年居里和贝可勒尔共获诺贝尔物理学奖；1911年居里夫人又获得诺贝尔化学奖，成为世界上第一位两次获诺贝尔奖的科学家。

1921年英国科学家Frederick Soddy在放射性物质的化学和天然同位素研究中获诺贝尔化学奖，“同位素”（isotope）一词也是他1913年与苏格兰物理学家 Margaret Todd 在一次午餐谈话中提出的；1935 年，法国科学家 Joliot 和他的妻子 Irène Joliot-Curie（玛丽·居里的女儿）用人工核反应方法合成了新的放射性元素获诺贝尔化学奖，他们用钋发射的 α 粒子照射铝元素生成了半衰期仅 2min 的放射性 ^{30}P，第一次用人工核反应方法生产了放射性核素；1938 年，芝加哥大学的费米（Fermi）应用中子辐照和慢中子核反应生产出新的放射性核素获得诺贝尔物理学奖，1942 年费米等又建立了世界上第一座核反应堆，使得人工放射性核素的大批量生产成为可能，为核医学的发展提供了必要的条件。1930 年美国加利福尼亚大学的 Berkeley 校园里，物理学家劳伦斯（Lawrence）生产出第一台回旋加速器，为人工生产短半衰期放射性核素创造了条件，也是目前 PET 使用的正电子放射性药物的主要来源，于 1939 年获得诺贝尔物理学奖。1923 年，化学家 Hevesy 应用天然的放射性同位素 ^{212}Pb 研究植物不同部位的铅含量，后来又应用 ^{32}P 研究磷在活体动植物中的代谢途径及人体代谢研究等，他是第一位应用放射性物质来进行示踪研究的科学家，并首先提出了“放射性核素示踪技术”（radionuclide tracer technique）的概念，被后人尊称为“基础核医学之父”，并于 1943 年获诺贝尔化学奖。1959 年美国科学家 Berson 和 Yalow 建立了放射免疫分析法，并首先用于测定人血浆胰岛素浓度，后来人们将其逐步发展到能测定人体各种激素或微量物质含量，阐明了人体各种激素的分泌、调节及其规律，由于该技术对医学的巨大贡献，1977 年 Yalow 获得了诺贝尔生理学或医学奖。放射免疫分析技术从 20 世纪 60 年代应用于临床至今已有半个多世纪。

在核医学 100 余年的发展史里，与核医学密切相关的领域就有十多位科学家获得了诺贝尔奖，然而也有许多科学家并没有这样的机遇，但是他们同样为核医学的创立和发展作出了许多开创性的工作。1901 年，法国医师亨利·亚利山大·丹拉斯（Henri Alexander Danlos）将放射性镭与结核性的皮肤病变接触，试图达到治疗目的，首次尝试用放射性物质治疗疾病；1926 年美国波士顿内科医师布卢姆加特（Blumgart）等首先应用放射性氡研究人体动、静脉血管床之间的循环时间，在人体内第一次应用了示踪技术，布卢姆加特也被誉为“临床核医学之父”。1938 年塞格瑞（Segre）和西博格（Seaborg）发现了锝-99m（^{99m}Tc），并于 1957 年由特克尔（Tucker）等制造成发生器（generator），使得这种性能优良的短半衰期核素能广泛应用于临床至今，为核医学常规影像诊断的普及创造了条件。

核医学仪器的研制取得了巨大成功。1951 年美国加利福尼亚大学的卡森（Cassen）研制出了第一台扫描机，通过逐点打印获得器官的放射性分布图像，促进了核医学显像的发展，为此美国核医学会专门设立了“Cassen 奖”。1952 年美国宾夕法尼亚（Pennsylvania）大学的医学生戴维·库赫（David Kuhl）设计了扫描机光点打印法，1959 年他又研制了双探头扫描机进行断层扫描，并首先提出了发射式重建断层技术，从而为日后发射计算机断层显像仪的研制奠定了基础，1972 年库赫博士作为主要成员应用三维显示法和 ^{18}F-氟代脱氧葡萄糖（^{18}F-FDG）测定了脑局部葡萄糖的利用率，打开了 ^{18}F-FDG 应用的大门。可以认为，如果没有他的远见卓识，核医学将不可能发展到今天成为具有特色的学科。正是由于他的发明成为正电子发射断层显像（PET）和单光子发射计算机断层显像（SPECT）的基础，故人们称库赫博士为“发射断层之父”；1957 年安格（Anger）研制出第一台 γ 照相机，称安格照相机，也是当今 SPECT 的基础，核医学影像逐步走向现代化，并使得核医学的显像由单纯的静态逐点打印扫描进入快速动态成像阶段，20 世纪 60 年代初广泛应用于临床，可以说，此时是核医学走向现代阶段的转折点。

由于放射性同位素不包括同质异能素，1953 年罗伯特·纽厄尔（Robert Newell）首先提出了“Nuclear”一词。1968 年美国霍普金斯医学院的瓦格纳（Wagner）教授在他的教科书中广泛地确立了“Nuclear Medicine”，从而取代了使用多年的“同位素”与“放射性物质”的医学应用。1969 年，“Nuclear Medicine”正式在“术语学手册”中作为放射性同位素在疾病诊断和治疗中应用的医学分支被确立，至此，同位素科也逐步更名为核医学科。

进入 20 世纪 70 年代，核医学发生了几个根本性的变化：一是电子计算机广泛应用于核医学领域，使得核医学成像由定性分析进入定量分析，由平面影像进入断层影像阶段；二是计算机的应用促进了发射计算机断层显像（emission computed tomography，ECT）的发展，并逐步广泛应用于临床；三是以 ^{99m}Tc 为代表的短半衰期核素的应用，使得核医学显像诊断得到普及；四是放射免疫分析技术普及应用，不仅扩大了核医学的学科领域，更促进了医学科学的发展。

我国放射性同位素的应用是从医学界开始的。1956 年在军委卫生部的领导下，在西安第四军医大学举办了生物医学同位素应用训练班，这是我国第一个同位素应用训练班，也标志着我国核医学的诞生。1958 年在北京举办了第一个放射性同位素临床应用训练班，成为核医学进入临床应用的起点，也被列为当时国家的一项重要任务，此后又在津、沪、穗举办了 2～4 期，为我国培养了第一代临床核医学工作者。20 世纪 50 年代后期，我国核医学进入了普及与推广阶段，在一批高等医药院校、省级以上医院和医学研究机构中相继建立了教研室和专业科室，先后开展了教学、科研和临床诊治工作，至此，“放射性同位素在医学中的应用”也被纳入“放射医学”的教学内容之一。20世纪70年代以后，我国的核医学有了较大的提高，大多数省、市级医院及部分地、市级医院均建立了核医学的专业科室，国产扫描机、功能测定仪器、γ计数器、γ照相机等探测仪器相继国产化，广泛开展了脏器扫描、脏器功能测定、放射性核素治疗和体外放射分析等工作。1977年“核医学”被教育部列入全国高等医药院校医学本科专业的必修课程，从而确立了核医学作为一门独立医学学科的地位。在教育部和卫生部的组织下编写出版了本科生、七年制、八年制及研究生用核医学规划教材，相继在我国数十所院校建立了博士、硕士学位授权点和博士后流动站。

1980年我国成立了中华医学会核医学分会及各省、市核医学学会，1981年，创办了《中华核医学杂志》，2012年又更名为《中华核医学与分子影像杂志》。进入20世纪80年代后，我国核医学得到了迅猛发展，核医学队伍不断壮大，人员素质不断提高，大量先进的核医学仪器的引进、新的放射性核素及其标记化合物的研制成功，为我国核医学的发展创造了有利条件，我国核医学使用的仪器与发达国家处于同一水平。自1983年我国引进第一台单光子发射计算机断层显像仪以来，目前我国（不包括港、澳、台地区）已拥有900多台SPECT，其中双探头多模态SPECT/CT已成为临床主流产品；1995年我国引进首台正电子发射断层显像仪以来，近20年来得到了迅速发展，至“十三五”末，我国配置的正电子发射计算机体层显像仪（positron emission tomography and computed tomography，PET/CT）将达到800余台；自2012年我国引进首台正电子发射断层／磁共振成像仪（positron emission tomography/magnetic resonance imaging，PET/MRI）投入使用以来，“十三五”期间配置达到80余台，已投入使用的回旋加速器120余台。目前最先进的SPECT/CT、PET/CT、PET/MRI和回旋加速器均可以国产，打破了核医学影像设备几乎全部依赖进口的局面。将高灵敏的PET分子影像与高分辨率的CT和3T磁共振影像同机融合，成为核医学多模式分子影像发展新的里程碑。PET/CT和PET/MRI等先进仪器的应用极大地推动了核医学的发展，也提高了核医学的地位，成为当今医学界关注的热点，也使得医学影像技术逐步由解剖影像向分子功能影像，以及向分子功能与解剖形态融合的多模态影像发展。

在医用核素生产方面，我国目前有两座核反应堆生产部分医用放射性核素，但是多数常用的核素仍然需要进口，可喜的是2021年3月25日由国家原子能机构、科技部、公安部、生态环境部、交通运输部、国家卫生健康委、国家医疗保障局、国家药品监督管理局八个部委联合发布了《医用同位素中长期发展规划（2021—2035年）》，有望彻底解决放射性核素严重依赖进口的问题，并适时建设民用核反应堆。在正电子放射性药物制备方面，目前国内已有120余台医用回旋加速器分布于全国各个医院PET/CT中心或区域放药配送中心，生产和制备超短半衰期放射性药物，基本能满足核医学PET/CT（MRI）的临床应用与研究工作的需求。我国核医学水平与发达国家的差距在逐步缩小，在某些方面已经形成中国特色甚至接近国际先进水平。

四、核医学的现状与进展

核医学从初创阶段、发展阶段到现代阶段历经了近百年的历程。进入21世纪，核医学得到高速发展，主要得益于多模态影像的广泛应用、分子核医学与分子影像的不断成熟和核素诊疗一体化的应用与发展，使得核医学影像质量发生根本改变，核医学应用领域不断扩大。随着医学技术及其相关科学的迅猛发展，核医学也面临严峻的竞争和挑战，许多传统的优势项目正在被其他技术所取代，有些方法已不再是诊断某些疾病的唯一手段，然而许多新的诊疗技术也在不断问世，并不断完善自身的研究手段和方法，向着更深、更新的领域迈进。

1. 显像仪器与多模态影像的发展 核医学的显像仪器从早期的直线扫描机，发展成为γ照相机，21世纪又进入多模态影像时代，SPECT、SPECT/CT、PET/CT和PET/MRI成为核医学常规显像手段，仪器的功能和质量都发生了质的变化，与早期的扫描机相比，显像仪器的空间分辨率提高了10倍，探测灵敏度提高了40倍，扫描速度显著提高，不到10min即可完成一次全身多模态显像。目前引进或国产的SPECT和PET大多配备了诊断级的CT装置，PET/CT和SPECT/CT中的CT也从早期的单排发展到现在的4-64排，目前的PET/MRI均配置3.0T磁共振，探测器晶体及元件、图像重建算法等也不断改进。由于核素显像是以显示脏器或组织血流、代谢和功能为优势，但解剖分辨率相对较差，而放射学的CT和MRI虽然具有较好的解剖分辨率，但对于代谢与功能的评价存在不足，因此，PET/CT、PET/MRI和SPECT/CT多模态影像的广泛应用大大提高了医学影像对病灶的分辨率、定位能力和特异性，一次显像不仅能清楚显示病变部位的解剖学结构的细微改变、磁共振多参数生理学信息，同时还能观察该部位的代谢活性、受体功能和血流等变化，从而帮助病变的定位与定性，最大限度地发挥不同显像模式的优势，克服各自的不足。同机、同时采集的CT和MRI信息还用于SPECT、PET影像的衰减校正。这些多模态成像仪器的应用不仅是真正意义上实现了解剖学结构影像与代谢、功能影像的同机图像融合（image fusion），也是医学影像学科中不同专业的相互融合，是医学影像技术发展新的里程碑。

2. 分子核医学（molecular nuclear medicine）与分子影像（molecular imaging）的发展 分子医学是21世纪医学发展的方向，包括分子与基因诊断、分子靶向治疗、免疫与细胞治疗已成为当今临床医学研究的热点。分子核医学是应用核医学示踪技术从分子水平认识疾病，阐明活体组织受体密度与功能的变化、基因异常表达、生化代谢变化、细胞信息传导以及核素靶向治疗等，为疾病的诊断、治疗和疾病的研究提供分子水平信息和分子靶向治疗手段。这些伴随生物学技术发展而建立起来的诊疗方法，不仅促进了分子核医学的形成，也促使医学影像技术向分子影像时代迈出了第一步，分子影像主要包括核医学、磁共振和光学分子成像，但是核医学分子影像是目前最为成熟的分子影像。尤其是应用反映疾病不同生物学过程的特异分子探针进行的PET/CT（MRI）或SPECT/CT显像已经广泛应用于肿瘤、神经退行性疾病和心血管病的早期诊断、分期、疗效监测等各个方面，是实施精准医疗的重要评价手段。

核医学影像与形态学影像相比具有三大特点：一是不同显像剂反映脏器或组织的不同功能，如应用^{99m}Tc-DTPA肾动态显像反映肾小球滤过功能，而应用^{99m}Tc-EC或MAG3则反映肾小管功能等，此特点虽然给临床推广应用带来一定困难，显像剂的兼容性差，但从另一方面讲也是优点，其影像可以特异性地反映某脏器或病变特定功能；二是不同的分子影像探针反映病变不同的生物学行为，如^{18}F-FDG反映细胞的葡萄糖代谢状态，^{68}Ga-DOTATATE则反映生长抑素受体表达，^{68}Ga标记人表皮生长因子受体2（HER2）基因表达显像，用于筛选适合靶向治疗的患者，^{64}Cu-anti-PDL-1显像可以用于免疫检查点显像等；三是核医学影像自身的不足可通过方法优化自我完善，如高分化肝细胞癌患者应用常规的^{18}F-FDG显像常为阴性的，而用^{11}C-胆碱或乙酸盐显像则多为阳性，低级别的神经内分泌肿瘤^{18}F-FDG显像也常为阴性，但^{68}Ga标记的奥曲肽显像阳性率较高，因此，应用不同的分子探针可以互补，提高诊断阳性率和特异性。

分子影像的发展不仅促进了医学影像的进步，也带动了相关生物医学的发展和多学科的融合，不仅是不同模态影像学之间的融合，也包括影像医学与生物学、化学、生物物理以及临床医学之间的融合。近10年来国内外许多大学及研究机构相继建立分子影像研究中心或重点实验室，各国政府也为此投巨资用于分子影像领域的基础和探索性研究，为临床前分子影像的发展以及临床转化创造了条件，也为生命科学的前沿领域研究奠定了基础。

3. 治疗核医学与诊疗一体化 1901年当洛（Danlos）应用放射性Ra试图治疗结核性皮肤病灶，从而揭开了核素治疗的序幕。1903年Alexander Graham Bell利用Ra进行近距离肿瘤治疗，1905年Robert Abbe利用Ra治疗突眼性甲状腺肿，1913年Frederic Proescher经静脉注射Ra进行多种疾病治疗的研究。进入20世纪30年代，随着人工放射性核素的研制成功，核素治疗得到进一步发展，1939年，^{32}P用于白血病治疗，1941年^{131}I用于治疗甲状腺功能亢进症，1946年^{131}I用于治疗甲状腺癌。当前，^{131}I治疗甲状腺功能亢进症和分化型甲状腺癌、^{89}Sr治疗转移性骨肿瘤等已成为临床不可缺少的手段。近几年来，一些新的治疗核素如^{177}Lu、^{225}Ac、^{223}Ra等标记的靶向药物问世，为核素治疗的发展带来了新契机，核素治疗的应用领域不断扩大。目前，应用核素治疗的疾病已达数十种之多，我国每年约有50多万人次接受核素治疗，其中^{131}I治疗甲状腺功能亢进症达14万多人次，甲状腺癌8万多人次。核素治疗与常规化学药物治疗或放疗有其本质区别，一是核素治疗是利用核射线治疗疾病；二是核素治疗药品对病变组织具有选择性或靶向性；三是核素治疗作用持久；四是方法安全、简便、经济。

治疗核医学的发展主要是新的治疗核素和放射性药物的研发，尤其是诊疗一体化药物和α粒子核素的研发与应用，具有应用前景的研究领域包括放射免疫靶向治疗、受体或基因介导的靶向治疗，以及通过介入手段进行的放射性粒子肿瘤组织间定向植入治疗和放射性微球栓塞治疗等。近年来，^{177}Lu受到核医学的关注，该核素既可发射β射线用于内照射治疗，又可发射γ射线进行单光子断层显像，应用^{177}Lu标记某些与肿瘤具有特异性亲和力的生物分子，进入体内后选择性地与肿瘤细胞结合，可以实现肿瘤诊疗一体化。在核医学领域，诊疗一体化特指用同一种放射性药物或多种非常相似的放射性药物用于显像和治疗目的，即将一种或不同放射性核素标记在相同的靶分子上用于显像诊断和核素治疗，如目前常用的^{68}Ga-PSMA/^{177}Lu-PSMA（前列腺特异性膜抗原）进行前列腺癌显像和治疗转移性去势抵抗性前列腺癌（mCRPC），^{68}Ga-奥曲肽/^{177}Lu-奥曲肽神经内分泌肿瘤显像和治疗均取得较好效果，成为当今核素治疗的热点。此外，α粒子治疗也是近年研究热点，α粒子具有较高的电离密度和线性能量传递（LET），对肿瘤细胞的杀伤力强。常用的α粒子核素有^{225}Ac、^{213}Bi、^{224}Ra、^{212}Pb、^{227}Th、^{223}Ra、^{211}At和^{149}Tb等，目前临床上已有应用^{225}Ac-PSMA治疗转移性趋势抵抗前列腺癌、^{225}Ac-DOTATOC治疗神经内分泌肿瘤、^{223}Ra-氯化镭治疗前列腺癌骨转移等，其效果明显优于发射β射线的核素。但是当前面临的问题是α粒子核素需进口、价格贵，其放射性药物制备也比较复杂。可以预料，未来治疗核医学的发展，将会改变过去传统的疾病治疗思维与规范，尤其是肿瘤疾病，核素治疗将成为临床不可缺少的有效手段，在某些方面可代替外照射治疗或化疗，而具有特异性、靶向性的治疗方法以及局部介入放射治疗手段终将取代全身损伤性治疗，成为现代治疗学的重要部分。

纵观核医学的学科内容与发展，核医学科既是一个为医院各临床科室提供诊疗服务的科室，也是一个能独立实施疾病诊断和治疗的临床学科，它为人类探索生命现象的本质提供了一种十分有效的工具，也为人类观测机体内物质代谢和生命活动规律提供了一个窗口。核医学是一门正在逐步走向成熟的年轻学科，随着相关学科的迅猛发展，核医学也面临激烈的竞争与严峻的挑战，某些曾经是临床或研究的重要方法正在被其他技术所取代，也有一些方法其临床重要性正在减弱，而一些更具特色的新技术又不断涌现，成为临床诊疗技术的热点。然而核医学的发展和未来又是难以预测的，因为核医学是一门创新性很强的学科，能够快速适应新的科学发展和临床需求，不断完善和发展自己的理论和方法，如果这种创新继续下去，毫无疑问核医学的未来是光明的。20世纪90年代以来，在医学领域每年都有新的名词诞生，从PCR技术、细胞凋亡、克隆技术、各种组学，直到纳米医学、干细胞移植、基因技术、CAR-T治疗、免疫治疗、3D打印、移动医疗、远程医疗、影像组学、人工智能（AI）、精准医疗、个体化医疗和诊疗一体化等，同时又有许多名词又逐步被人们冷落或遗忘，这就是现代科学发展的特征和规律，犹如不可阻挡的巨浪推动历史前进。

在科学技术爆炸式发展的今天，作为新时代的医学生肩负着医学发展的历史使命，如何去面对、感受、适应、融入和实践科学技术的进步带来的医学科学大发展，如何站在生命科学发展的前沿高度去认识和解决医学面临的问题，为实现中国梦和健康中国的目标作出自己的贡献，是值得大家认真思考的问题。当今的医学教育如果仍然以传统的医学知识、认知和理念去面对全新的科学世界，我们将难以适应和分享先进科学技术所带来的红利，在医学科学发展的历史长河中，我们每一个人都要成为推动历史车轮前进的动力。

思 考 题

1. 核医学的定义是什么？
2. 核医学的学科内容主要有哪些？
3. 核医学对基础医学发展的主要贡献是什么？
4. 什么是核医学的诊疗一体化？举例说明。
5. 核医学影像与形态学影像相比三大特点是什么？

（张永学）

第一篇 基 础 篇

第一章 核医学物理基础

人们第一次观察到的核变化是核物理学的开端，放射性核素是核医学同位素示踪原理的基础，通过放射性核素衰变规律和射线性质的研究，人们探测各种射线，鉴别其种类并测定其能量。放射性衰变研究证明了一种元素可以通过衰变而变成另一种元素。通过对宏观物体的研究，人们知道物质之间有相互作用，这种相互作用是我们了解辐射生物效应、屏蔽防护以及放射性检测、核素显像和治疗的基础。

第一节 原 子

一、原子结构

物质都是由原子组成的，原子是很微小的粒子，半径为 10^{-8}cm 左右，不同元素的原子具有不同的化学性质，但是原子的基本结构大致相同。1869 年门捷列夫发现元素周期表，1895 年伦琴发现 X 射线，1896 年贝克勒尔发现天然放射性现象，1901 年他发现从铀原子中发射出高速电子流（β^-射线），其能量表明这些电子来自原子核深处。原子核发射射线说明原子核不是不可分割的基本粒子。1911 年，卢瑟福提出了原子的核式模型，即原子是由一个原子核和若干个绕核运动的电子所组成。原子核的半径不到原子半径的万分之一，但占有原子质量的 99.9% 以上。1913 年，玻尔在卢瑟福的核式模型基础上，提出了众所周知的玻尔氢原子模型。现在我们知道原子由处于原子中心带有正电荷的原子核和核外带负电荷的电子（electrons）组成（图 1-1）。

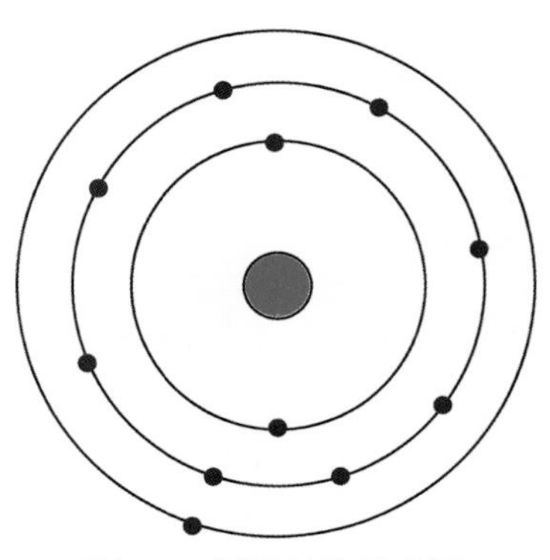

图 1-1 原子结构模式图

1. 原子核 由质子（proton）和中子（neutron）组成，它们统称为核子（nucleon）。通常采用 ${}_{Z}^{A}X_{N}$ 表示原子的结构，其中 X 代表元素符号，Z 代表元素的原子序数，即质子数，N 代表中子数，A 代表原子的质量数（mass number），（$A-Z$）则为核内的中子数。因为元素符号本身就确定了质子数，故原子结构亦可简便地只标记元素符号和质量数 ${}^{A}X$，如 ${}^{131}I$、${}^{18}F$。原子核的核子之间存在着很强的短程作用力，称为核力。核子间距离小于 0.8×10^{-15}m 时，表现为斥力；在 $0.8\times10^{-15}\sim1.5\times10^{-15}$m 时，表现为引力，从而使核子能紧密结合，又不会无限接近。同时带正电荷的质子之间存在静电排斥力，而核力能抵抗库仑力使质子紧密结合。核的稳定性除了与结构有关外，主要取决于核内质子和中子的比例。

质子、中子和电子的质量都十分微小，如一个氢原子质量只有 1.6773×10^{-24}g，一个铀原子质量也不过 3.915×10^{-22}g，用 g 作单位不方便，因此采用原子质量单位（atomic mass unit），常用 u 来表示，它的定义是规定自然界中最丰富的同位素 ${}_{6}^{12}C$ 原子质量的 1/12 为原子质量单位，约为 1.660540×10^{-27}kg。

质子带一个正电荷，中子呈电中性，核外电子带负电荷，原子核中质子所带的正电荷数目与核外电子所带的负电荷数目相等，所以原子本身呈电中性。

2. 核外电子 电子环绕着原子核在一定的轨道上不断高速地旋转着。这些确定的轨道组成一系列壳层，用字母 K、L、M、N、O、P、Q…来表示，一般说来，各壳层里能容纳的最大电子数目可以用 $2n^2$ 来表示，其中 n=1 代表 K 壳层，n=2 代表 L 壳层，依此类推。不同壳层上的电子所具有的能量不同。K 层电子离核最近，与原子核的相互吸引力最强，其电子带有的位能最低，L 层次之，越外层受到原子核的吸引力越小，故其位能也越高。

核外电子都首先占据着能量低的轨道，这种状态即称为基态（ground state）。当原子中的电子从外界吸收光子或与其他粒子相互作用而获得能量时，电子会跃迁到较高的能级，这样的状态称为激发态（excited state）。处于激发态的原子不稳定，会通过放出光子释放能量，发生电子跃迁，整个原子即从激发态回到基态。

能量单位：在核物理中，能量的基本单位是电子伏特（eV），即一个电子在电势差为一伏特的电场中加速可获得的能量，称为1eV。质量和能量的关系由爱因斯坦质能方程 $E=mc^2$ 计算。c 是光在真空中的传播速度，根据这个公式，1u=931.478MeV。

二、核素、同位素、同质异能素

1. 核素　原子核的质子数、中子数和原子核所处的能量状态均相同的原子属于同一种核素（nuclide）。例如，${}^{1}_{1}H$、${}^{12}_{6}C$、${}^{198}Au$ 表示不同的核素。

2. 同位素　凡原子核具有相同的质子数而中子数不同的元素互为同位素（isotope）。如 ${}^{125}I$、${}^{131}I$、${}^{132}I$ 均有53个质子，但中子数不同，在元素周期表中处于同一位置，是同一元素——碘元素。一种元素往往有几种甚至几十种同位素。一个元素所有同位素的化学和生物性质几乎都一样，但物理性质可能有所不同。

3. 同质异能素　核内中子数和质子数都相同但能量状态不同的核素彼此称为同质异能素（isomer）。原子核与核外电子一样，也可以处于不同的能量状态，最低能量状态为基态，激发态是继发于某些核反应、核裂变及放射性衰变后形成的，原子核可暂时处于较高能量的状态。对于激发态的核素，在原子质量数的后面加一小写的“m”来表示，如，${}^{99m}Tc$ 是 ${}^{99}Tc$ 的激发态，${}^{99m}Tc$ 与 ${}^{99}Tc$ 互为同质异能素。

第二节　放射性核衰变

原子核分为两大类，一类原子核稳定存在，不会自发地发生核内成分或能级的变化，或发生概率非常小，此类核素称为稳定性原子核（stable nuclide）。原子核只有当中子和质子的数目保持一定的比例，才能稳定结合。对于原子量较小的核素，$Z/N=1$ 时原子核是稳定的。当质子数较多时（一般为 $Z>20$），斥力增大，必须有更多的中子使核力增强，才足以克服斥力，保持核稳定。

另一类原子核为不稳定性原子核，如果原子核中质子数过多或过少，或者中子数过少或过多，原子核便不稳定。原子核自发转变成别的原子核，或自发地发生核能态变化，变化时伴有射线的发射，这类核素称为放射性核素（radioactive nuclide）。放射性原子核发生上述变化的过程称为放射性核衰变（radioactive nuclear decay），常简称核衰变（nuclear decay）。用人工的方法改变质子和中子的比例，可以使稳定性原子核变成不稳定的放射性核素。

一、放射性核衰变的类型

不稳定的原子核能自发地放出射线，转变成另一种核素，此核素称为子核，有的子核也是不稳定的，将继续衰变，直至转变成稳定性核素，即 A → B → C。不稳定的核素常被称为母核。核衰变时释放的衰变能，大部分由衰变的粒子携带，少部分由反冲核所具有。

（一）α衰变（alpha decay）

不稳定原子核自发地放射出α粒子，而变成另一个核素的过程称为α衰变（图1-2）。α粒子是由两个质子和两个中子组成，实际上就是氦原子核 ${}^{4}_{2}He$。α衰变可用下式表示：

$$ {}^{A}_{Z}X \rightarrow {}^{A-4}_{Z-2}Y + {}^{4}_{2}He + Q \qquad (1\text{-}1)$$

式中，X表示衰变前的核素，即母核，Y表示衰变后的核素，即子核，Q 为衰变过程放出的能量（以MeV为单位），称为衰变能，它在数值上等于α粒子的动能与子核反冲动能之和。母核放出α粒子后，原子序数减少2，质量数减少4。衰变前后的核子数和电荷数守恒。如：

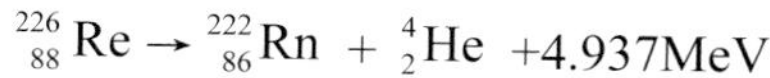

$$ {}^{226}_{88}Re \rightarrow {}^{222}_{86}Rn + {}^{4}_{2}He + 4.937MeV $$

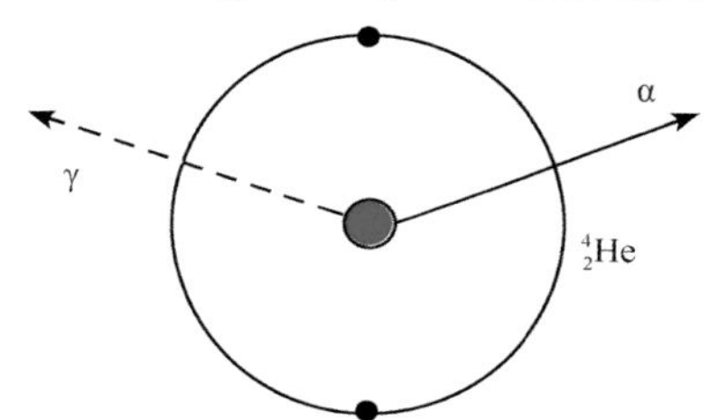

图1-2　α衰变模式图

α衰变发生在原子序数大于82的重元素核素。α粒子的速度为光速度的1/10左右，在空气中射程为3～8cm，在水中和机体内的射程为0.06～0.16mm。其质量大且带2个单位正电荷，穿透力弱、射程短，很容易被物质吸收，一张纸就能阻挡α粒子的通过，因而不能用于核医学显像。由于其能量容易传递给物质，所以要特别注意防止α衰变的放射性物质进入体内。但α射线射程短，能量单一，对局部组织的电离作用强，有目的地引入体内后，可以对核素附近的生物组织产生破坏而不损害远处组织。故α射线在体内恶性肿瘤的放射性核素内照射治疗方面具有潜在的优势。

（二）β衰变（bata decay）

原子核自发地核衰变时放射出β粒子或俘获一个轨道电子而发生的转变称为β衰变。β衰变后的核素原子序数可增加或减少，但其质量数不变。β衰变可分为β^-、β^+和电子俘获三种。

1. β⁻ 衰变 放射性核素的核内放射出 β^- 射线的衰变方式称为 β^- 衰变（图 1-3）。β^- 衰变时放出一个 β^- 粒子（电子）和反中微子（antineutrino，$\bar{\upsilon}$），核内一个中子转变为质子。因而子核比母核中子数减少 1，原子序数增加 1，原子质量数不变，可用下式表示：

$$^{A}_{Z}X \rightarrow {}^{A}_{Z+1}Y+\beta^-+\bar{\upsilon}+Q \tag{1-2}$$

例如：^{32}P 衰变可表示为：

$$^{32}_{15}P \rightarrow {}^{32}_{16}S+\beta^-+\bar{\upsilon}+1.71MeV$$

反中微子（$\bar{\upsilon}$）是一种静止质量几乎为零的中性粒子，在 β^- 衰变中总是有反中微子伴随放射出来。

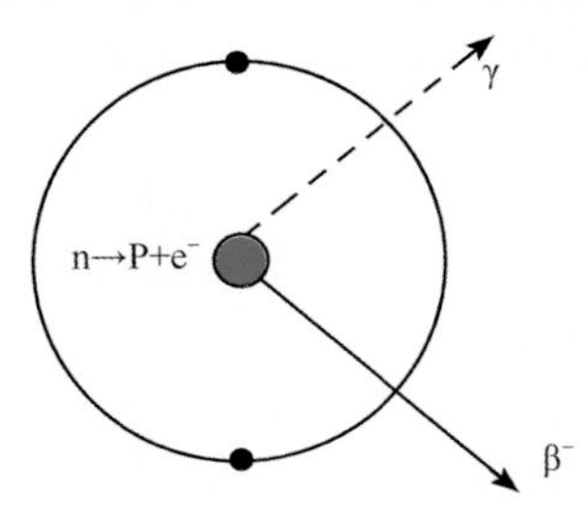

图 1-3 β⁻衰变模式图

β^-射线的本质是高速运动的负电子流。衰变能量 Q 随机分配给 β^-粒子和反中微子，因而 β^-粒子的能量分布从零到最大形成连续的能谱。一种 β^-衰变核素发射 β^-粒子的平均能量约等于其最大能量的 1/3。β^-粒子穿透能力虽然较 α 粒子强，但是在组织中的射程仅为数毫米，能被铝箔和机体组织吸收，因而不能用于核素显像。核素治疗常用的放射性核素多是 β^-衰变核素，如 ^{131}I、^{32}P、^{89}Sr 等核素。

2. β⁺ 衰变 由于核内中子缺乏而放射出正电子的衰变，称为正电子衰变，也叫 β^+ 衰变（图 1-4）。衰变时发射一个正电子（positron）和一个中微子（neutrino，υ），原子核中一个质子转变为中子。β^+ 衰变时母核和子核的质量数无变化，但子核的核电荷数减少一个单位，原子序数减少 1 位。β^+ 衰变可用下式表示：

$$^{A}_{Z}X \rightarrow {}^{A}_{Z-1}Y+\beta^++\upsilon+Q \tag{1-3}$$

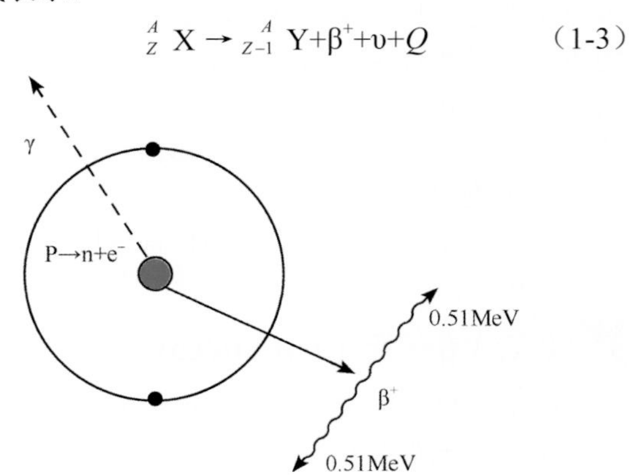

图 1-4 正电子衰变模式图

β^+ 粒子与 β^- 粒子相似，都是连续能谱。β^+ 衰变的核素，都是人工放射性核素，天然的核素不发生 β^+ 衰变。正电子射程仅 1～2mm，在失去动能的同时与其邻近的 β^-粒子碰撞而发生湮灭辐射（annihilation radiation），在二者湮灭的同时，失去电子质量，转变成两个方向相反、能量皆为 511keV 的 γ 光子。正电子发射断层显像仪能探测方向相反的 511keV 光子，进行机体内的定性、定量和代谢显像。

3. 轨道电子俘获 原子核俘获一个核外轨道电子使核内一个质子转变成一个中子和放出一个中微子的过程称为电子俘获衰变（electron capture，EC），见图 1-5。EC 发生在缺中子的原子核，与正电子衰变时核结构的改变相似。一个质子俘获一个核外轨道电子转变成一个中子和放出一个中微子，子核的原子序数比母核减少一个单位，质量数不变。由于反应使质子数减 1，电子捕获反应把一种元素转化成为一种新的元素。其衰变过程可用下式表示：

$$^{A}_{Z}X+e^- \rightarrow {}^{A}_{Z-1}Y+\upsilon+Q \tag{1-4}$$

例如： $^{125}_{53}I+e^- \rightarrow {}^{125}_{52}Te+\upsilon+Q$

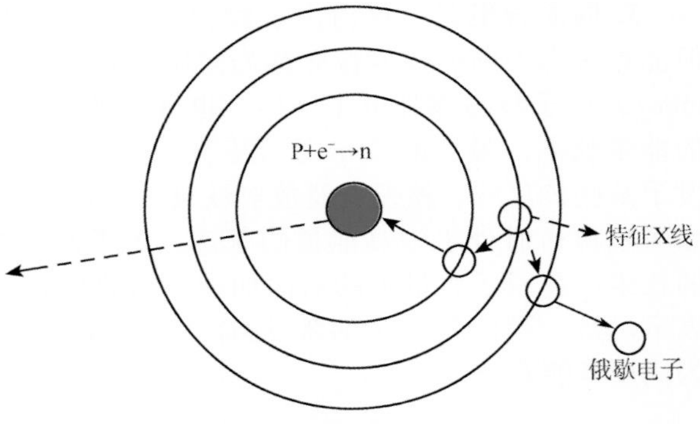

图 1-5 电子俘获衰变图

（三）γ衰变和内转换

轨道电子俘获过程所形成的子核，由于缺少了一个内层电子，原子处于激发状态，它可以通过不同方式退激。对于 K 俘获，当 L 层电子跳到 K 层填充空位，可以发射特征 X 射线。它的能量是 K 层和 L 层电子的结合能之差；当 L 层电子跳到 K 层空位时，也可以不发射特征 X 射线，而把能量交给另一个 L 层电子，使其克服结合能而飞出，这种电子称为俄歇电子。轨道电子俘获总伴随有特征 X 线或俄歇电子的产生。

1. γ 衰变（γ-decay） 激发态的原子核以放出 γ 射线（光子）的形式释放能量而跃迁到较低能量级的过程称 γ 衰变。有些放射性核素在发生 α 衰变、β 衰变或核反应之后，核仍处于激发态，并即刻向基态或低能态跃迁，并以 γ 光子的形式放出多余的能量。γ 射线的本质是中性的光子流，电离能力很小，穿透能力强。在 γ 衰变的过程中核的原子序数和质量均不改变，仅能级改变，所以又称为同质异能跃迁（isomeric transition，IT），用下式表示：

$$ {}^{Am}_{Z}\text{X} \rightarrow {}^{A}_{Z}\text{X}+\gamma \quad (1\text{-}5) $$

例如，^{99m}Tc 衰变可表示为：

$$ ^{99m}\text{Tc} \rightarrow {}^{99}\text{Tc}+\gamma+141\text{keV} $$

核素 ^{99}Mo 衰变时放出 β 射线，半衰期为 66.02h，产生子体放射性核素 ^{99m}Tc，^{99m}Tc 发射 γ 射线回复到基态 ^{99}Tc，半衰期为 6.02h。在多数情况下，原子核处在激发态的时间不到 1μs，甚至无法测出其时间间隔，可认为这两种衰变是同时进行的。例如，^{131}I 衰变可认为同时放出 β 射线和 γ 射线，放出能量合适的、单纯 γ 射线的核素最适合 SPECT；^{99m}Tc 发生 γ 衰变时，发射能量为 141keV 的纯 γ 射线，已广泛用来标记各种显像剂。

2. 内转换（internal conversion） 核素的原子核由激发态向基态或由高能态向低能态跃迁时，将多余的能量直接传给核外壳层电子，使壳层电子获得足够的能量后发射出去，这一过程称为内转换。因内转换放射出的电子称为内转换电子（图 1-6）。

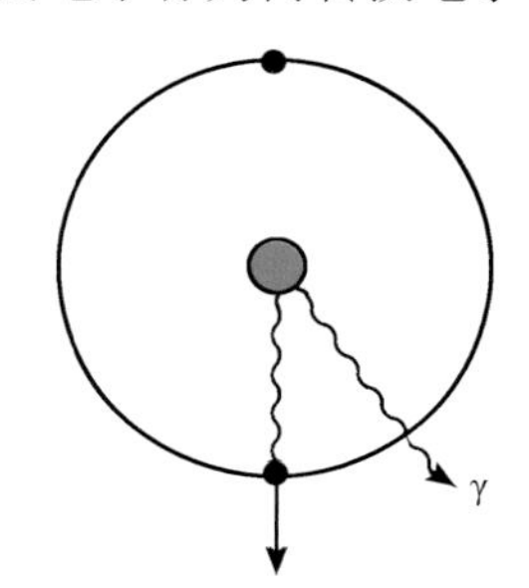

图 1-6 内转换电子模式图

因此，电子俘获衰变核素所发射的特征 X 射线、γ 射线可用于核素显像（如 ^{111}In、^{123}I、^{67}Ga、^{201}Tl 等），俄歇电子和内转换电子可用于核素治疗。电子俘获衰变核素 ^{125}I 广泛用于体外分析中。

二、放射性核衰变的基本定律

（一）衰变规律（decay law）

放射性核素的衰变是一种自发的过程，放射性核素的衰变与周围环境如温度、压力、湿度等无关，也不是瞬间同时完成的。就放射性核素的单一个体而言，什么时候发生核衰变完全是随机的，但是对大量放射性样品的整体来说，是遵循指数递减规律进行衰变的，核衰变速度完全由核子组成不稳定程度和不稳定核数目的多少决定。不同放射性核素每个原子核在单位时间内发生衰变的概率不同，即有不同的衰变常数，以 λ 表示。对整个放射源，λ 表示发生衰变的原子核数占当时总核数的百分数；对单个原子核，λ 表示原子核发生衰变的概率，即可能性。

放射性核素单位时间内衰变的原子核数（即衰变率 $\frac{dN}{dt}$）与现有的原子核总数 N 成正比，即

$$ \frac{dN}{dt}=-\lambda N \quad (1\text{-}6) $$

λ 为衰变常数，对于每种衰变类型和子体核状态，各自都有其固定的 λ 值，λ 是反映放射性核素衰变速率的特征参数。负号表示原子核由于衰变而逐渐减少。

将上式积分，得

$$ N=N_0 e^{-\lambda t} \quad (1\text{-}7) $$

式中，N 是经过时间 t 衰变后剩下的原子核数，N_0 是 t=0 时的原子核数。从式（1-7）可以看出放射性核素是按指数规律衰减的。

（二）半衰期

在核医学中常用的半衰期有物理半衰期、生物半衰期和有效半衰期。

1. 物理半衰期 在实际应用中，放射性核素的衰变速率常以物理半衰期（physical half-life，$T_{1/2}$）表示，$T_{1/2}$ 系指放射性核素数目因衰变减少到原来的一半所需的时间。

各种放射性核素的半衰期长短不一，半衰期长的核素衰变得慢，可长达 10^{10} 年，半衰期短的核素衰变得快，可短至 10^{-10}s；衰变常数大的放射性核素衰变得快，衰变常数小的衰变得慢。一般把半衰期短于 10h 的核素称为短半衰期核素，短半衰期核素是临床诊断中应用最为广泛的放射性核素，如 ^{99m}Tc、^{18}F 等。

物理半衰期是每一种放射性核素所特有的，可通过测定半衰期确定核素种类，甚至推断放射性核素混合物中核素种类。

衰变常数和半衰期都是描述放射性核素衰变速率的特征量，衰变常数大或者半衰期短的放射性核素衰变得快，而衰变常数小或半衰期长的放射性核素衰变得慢。

2. 生物半衰期和有效半衰期 在核医学中，进入人体内的放射性核素除自身衰变外，还可以通过机体代谢排出体外。进入生物体内的放射性核素或其化合物，由于生物代谢从体内排出到原来的一半所需的时间，称为生物半衰期（biological half-life，T_b）；由于物理衰变与生物的代谢共同作用而使体内放射性核素减少一半所需要的时间，称有效半衰期（effective half-life，T_e）。三者关系如下：

$$ \frac{1}{T_e}=\frac{1}{T_{1/2}}+\frac{1}{T_b} \quad (1\text{-}8) $$

$$ T_e=\frac{T_{1/2}\times T_b}{T_{1/2}+T_b} \quad (1\text{-}9) $$

（三）放射系列和放射平衡

许多放射性核素并非一次衰变就达到稳定，有些放射核素衰变后形成的子核（daughter nucleus）仍为放射性核素，子核又以本身的规律继续衰变，直至衰变成稳定性核素。自然界天然存在的铀系、锕系、钍系三种放射系列，分别以 ^{238}U、^{235}U、^{232}Th 为母核，其中锕系母核是铀的同位素 ^{235}U，俗称锕铀（AcU）。这三个系列经过若干次衰变，最终变成稳定性铅。如 ^{238}U（$T_{1/2}$=4.47×10^{9}a）→ ^{234}Pu+ ^4_2He+Q，经 14 次系列衰变后，最终变成稳定性的 ^{206}Pb。天然放射系列衰变是环境中天然本底辐射的来源之一。临床核医学使用的钼-锝核素发生器等也是系列衰变之一。^{99}Mo（$T_{1/2}$=66.02h）→ ^{99m}Tc（$T_{1/2}$=6.02h）→ ^{99}Tc（$T_{1/2}$=2.12×10^{5}y）→ ^{99}Ru。

当母核半衰期很长，而子核的衰变远比母核快，经过一定时间衰变后，子体核素与母体核素的原子核数以一定的比例达到平衡，两者的衰变率基本相等，称为长期平衡（secular equilibrium）。例如，锡-铟核素发生器等属于这一类，^{113}Sn（$T_{1/2}$=115d）→ ^{113m}In（$T_{1/2}$=1.66h）→ ^{113}In。

当母核的半衰期比子核长但相差不大时，经过一定时间衰变后，母核数逐渐减少，子核数先是逐步增加到最大值，以后随母核减少而减少，子体原子核数与母体原子核数在比例上保持不变，故称暂时平衡（transient equilibrium）。若时间再长，经一定时间后，达到子体与母体以相同衰变率衰变。故这种情况也可以是长期平衡与暂时平衡共存，很有利于核医学应用。钼-锝核素发生器就属于这一类。

（四）放射性活度

放射性活度（radioactivity，A）是表示单位时间内发生衰变的原子核数，过去习惯称之为放射性强度。即

$$A=-\frac{dN}{dt}=\lambda N=\lambda N_0e^{-\lambda t} \quad (1\text{-}10)$$

放射性活度等于衰变常数与处于某一特定能态的该核素的原子核数目之乘积，即 $A=\lambda N$，故上式可写成：

$$A=A_0e^{-\lambda t} \quad (1\text{-}11)$$

式中，A_0 是 t=0 的放射性活度。从式(1-11)可知，放射性活度变化服从指数规律，决定放射性强弱的既包括 λ，也包括 N。

在新的国际制单位（SI）中，放射性活度的单位是贝可（Becquerel，Bq），定义为每秒一次衰变。放射性活度的旧制单位是居里（Curie，Ci），1Ci 表示每秒 3.7×10^{10} 次核衰变。居里与贝可的换算关系是

$$1Ci=3.7\times10^{10}Bq$$

$$1Bq\approx2.7\times10^{-11}Ci$$

对核医学通常使用的放射源的活度，居里的单位较大，为方便使用，通常采用较小的单位，如毫居里（mCi）、微居里（μCi）等；贝可相对太小，通常用 kBq（10^{3}Bq）、MBq（10^{6}Bq）、GBq（10^{9}Bq）等。

$$1mCi=37MBq$$

$$1\mu Ci=37kBq$$

为了表示各种物质中的放射性核素含量，通常还采用比活度（specific activity）及放射性浓度（radioactive concentration）。

比活度定义为单位质量或单位摩尔物质中含有的放射性活度，单位是 Bq/g、MBq/g、MBq/mol 等。

放射性浓度定义为单位体积溶液中所含的放射性活度，单位是 Bq/ml、mCi/ml 等。临床核医学使用放射性浓度较多。

第三节　射线与物质的相互作用

射线的运动空间充满介质，射线就会与物质发生相互作用，射线的能量不断被物质吸收。这种相互作用亦称射线的物理效应，是我们了解辐射生物效应、屏蔽防护以及放射性检测、核素显像和治疗的基础。

一、带电粒子与物质的作用

1. 电离作用（ionization） 是指 α、β 等带电粒子（charged particles）通过物质时与物质原子的核外电子发生静电作用，使物质中的原子失去轨道电子而形成自由电子和正离子的过程。入射粒子的电荷量越大，速度越慢，电离作用越强。所以，α 粒子的电离本领比 β 粒子大得多。若脱离出来的自由电子能量足够大，它又可以使其他原子电离，称为间接电离方式或次级电离。

带电粒子电离作用的强弱常用传能线性密度（linear energy transfer，LET）度量，表示射线在其单位长度轨道上消耗的平均能量，单位是 keV/μm。在单位路径中形成的离子对数为电离密度，是反映电离本领的指标。

2. 激发作用（excitation） 带电粒子通过物质时，如果原子的核外电子所获得的能量还不足以使其脱离原子，而只能从内层轨道跳到外层轨道，这时原子从稳定状态变成激发状态，这种作用称为激发作用。被激发的原子极不稳定，很快由激发态退回到稳定的基态，同时释放出多余的能量。

电离和激发作用是一些探测器工作的理论基础，是射线引起物理、化学变化和生物效应的机制之一。

3. 散射作用（scattering） β 射线由于质量小，行进途中易受介质原子核静电场的作用而改变原来的运动方向，这种现象称为散射。一般情况下，带

电粒子在物质中通过可能经过多次散射。

4. 韧致辐射（bremsstrahlung） 高速带电粒子通过物质时，在原子核库仑电场作用下，急剧减低速度，粒子的一部分或全部动能转化为光子形式辐射出来，这种现象称为韧致辐射，其实质就是连续X射线的发生机制。

韧致辐射的强度和β粒子的反向散射的概率随屏蔽物质的原子序数增大而增大，还随β粒子的能量增加而增加。因此，β射线的屏蔽要用原子序数低的材料制成，如铝、塑料、有机玻璃等。α射线由于自身质量数大、运行速度慢，较少产生韧致辐射。

5. 切连科夫辐射（Cherenkov radiation） 高速带电粒子在非真空的透明介质中穿行，当粒子速度大于光在这种介质中的速度时，发出的一种以短波长为主的电磁波，表现为蓝色辉光的特征。这种现象即切连科夫辐射。

切连科夫辐射是强偏振辐射，其电矢量在传播方向与粒子运动方向组成的平面内。可用于制成探测高速粒子的切连科夫计数器。它具有计数率高、分辨时间短、能避免低速粒子干扰、准确测定粒子运动速度等优点。

6. 吸收作用（absorption） 带电粒子使物质的原子发生电离和激发的过程中，射线的能量全部耗尽，射线不再存在，称作吸收。粒子在物质中沿运动轨迹所经过的距离称为路程，而路程沿入射方向投影的直线距离称为射程（range）。带电粒子的能量损失与粒子的动能和吸收物质的性质有关，所以射程能比较直观地反映带电粒子贯穿本领的大小。

二、光子与物质的相互作用

γ射线和X射线及韧致辐射等属于电磁辐射，都是中性光子流，与物质相互作用方式相同，主要产生三个效应：光电效应、康普顿效应和电子对效应。

1. 光电效应（photoelectric effect） γ光子和靶物质原子相互作用，将全部能量交给原子中的某个束缚电子，使之脱离原子发射出来而光子消失的过程称为光电效应（图1-7）。光电效应中发射出来的电子称为光电子，放出光电子的原子，由于电子壳层有空位产生，原子处于不稳定状态，此空位立即被外层电子填充，随即发射出特征X射线或俄歇电子。当光子的能量小于0.8MeV时，在高原子序数的材料中产生光电效应的可能性最大，即很容易屏蔽电磁辐射。

2. 康普顿效应（Compton effect） 随着光子能量的增加，γ光子与原子中的电子作用时，只将部分能量传递给核外电子，使之脱离原子核成为康普顿电子发射出来，而γ光子本身能量减少，改变方向继续运行。当光子能量在0.8～4MeV之间时，对任何物质来说康普顿效应的发生概率都占主导地位（图1-8）。

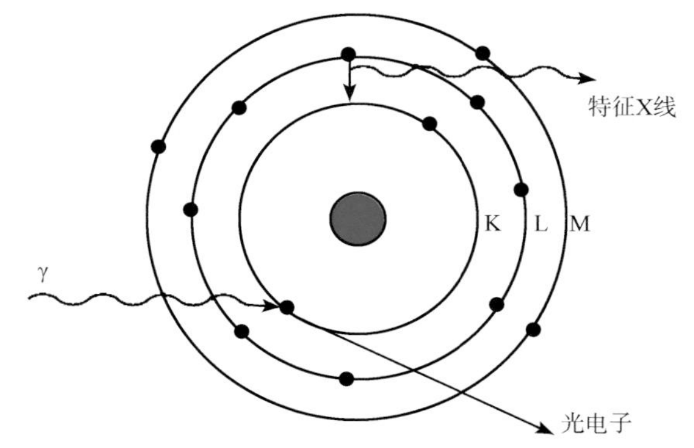

图1-7　光电效应示意图

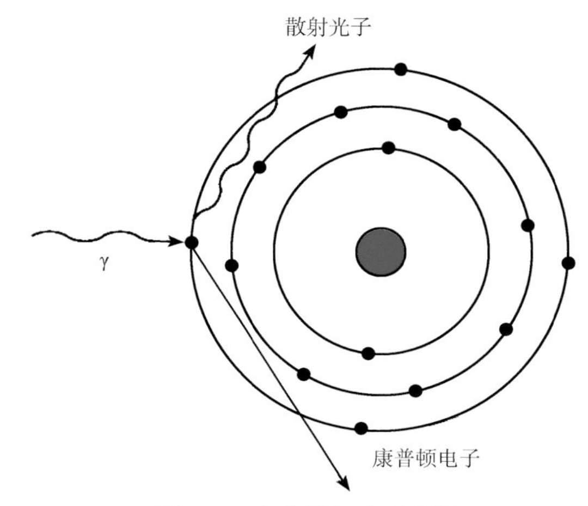

图1-8　康普顿效应示意图

对于软组织而言，光子能量低于50keV时，主要发生光电效应。光子能量为50～90keV时，光电效应与康普顿效应同等重要，光子能量为200keV～2MeV时仅有康普顿效应。康普顿效应的发生率还与材料的Z/A比值和被照射面积成正比，与距离的平方成反比。

3. 电子对效应（electron pair effect） 光子穿过物质时，光子与介质原子核电场的相互作用过程中突然消失而产生一对正、负电子，这种作用被称为电子对生成。这只有在γ射线的能量大于1.02MeV时才可能发生。当光子能量为5～10MeV时软组织中的主要效应为电子对效应。电子对效应的发生率与物质的原子序数的平方成正比，随光子的能量增大而增大，到极高能时趋于一个稳定值（图1-9）。

光子与物质的这三种作用形式与光子的入射能量和物质的原子序数有关，能量低的光子和高原子序数的物质，以光电效应为主；中等能量的γ射线以康普顿散射为主；电子对效应主要发生在高能光子和高原子序数的物质的作用中。

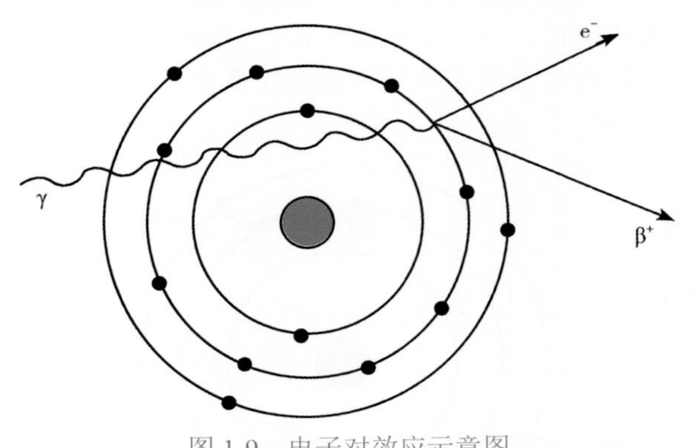

图 1-9 电子对效应示意图

当光子通过物质时，因为发生光电效应、康普顿效应和电子对效应，引起射线的被吸收或减弱。γ射线与物质相互作用产生光电子、康普顿电子、生成电子对等次级电子，这些次级电子也如β射线等带电粒子一样能引起物质的电离和激发。

思 考 题

1. 什么是核素、同位素、同质异能素、放射性核素、放射性核衰变？

2. 如何表示放射性核素的放射性强度及其物理变化规律？

3. 哪几种核射线可以进行核医学显像？该射线与物质的作用方式是什么？

（胡 硕）

第二章　核医学常用仪器

核医学仪器是在医学中用于探测和记录放射性核素发出射线的种类、能量、活度，以及随时间变化的规律和空间分布的各种仪器的统称，是实现核医学工作必不可少的基本工具。根据使用目的不同，核医学常用的仪器分为脏器显像仪器、脏器功能测定仪器和放射性计数测量仪器等几种主要类型。

第一节　放射性探测仪器的基本原理

一、放射性探测的基本原理

放射性探测是用放射性探测仪器把射线能量转换成可记录和定量的光能、电能等，通过一定的电子学线路分析计算，表示为放射性核素的活度、能量、分布的过程，其基本原理建立在射线与物质相互作用的基础上。

在核医学领域，一般利用以下三种现象作为放射性探测的基础：

1. 电离效应　各种射线均可引起物质电离，称为电离效应。电离效应能产生相应的电荷数或电离电流，这种电信号的变化是可测的，并能反映射线的活度和能量。根据此原理制成的探测器称为电离探测器，如电离室、盖革计数器等。

2. 荧光效应　带电粒子或射线能直接或间接激发闪烁物质发出荧光，称为荧光效应。荧光可以转换成电信号，通过光电倍增管放大后可以测量。测得的电信号的数目和高度分别反映射线的活度和能量。荧光效应是进行射线监测和计量非常重要的机制，根据该原理制成的探测器称为闪烁探测器。

3. 感光效应　射线可使感光材料中的卤化银形成“潜影”，经过处理可将“潜影”中的感光银离子还原为黑色的金属银颗粒，感光材料形成黑色颗粒的数量与射线的量成正比。根据感光材料产生黑影的灰度及位置，判断放射性存在的量和部位。依据感光效应，放射自显影技术得以建立和发展。

二、放射性探测仪器的种类

（一）放射性探测仪器概况

1. 放射性探测仪器的种类　放射性探测仪器根据其探测原理主要分为闪烁探测器（scintillation detector）、电离探测器（ionization detector）、半导体探测器和感光材料探测器。

2. 放射性探测仪器的基本构成　放射性探测仪器种类繁多，但其基本构成是一致的，通常都由三大部分组成：放射性探测器、电子学线路和各种附加部件。

（1）放射性探测器：通常被称为探头，其功能是利用射线与物质相互作用产生的各种效应，将射线的辐射能转变为电信号，实质上探头是一个将射线能量转变为电能的换能器。探头是仪器中最重要的部分，决定了设备的主要性能。

（2）电子学线路：放射性探测器输出的电信号必须经过电子学线路的处理才能被记录和显示。最基本的电子学线路包括放大器、脉冲高度分析器、计数定量、记录、显示和供电线路等，可以将放射性探测器输入的电信号进行放大、运算、分析、选择等处理。

（3）各种附加部件：该部分起辅助作用，帮助完成检查，并对结果加以记录和显示，从而完成对射线的探测和分析过程。附加部件主要包括机架机械系统、计算机数据处理系统、自动控制系统、显示系统和存储系统等。

（二）放射性探测器

1. 闪烁探测器　是利用荧光效应制成的放射性探测仪器，由闪烁探测材料（闪烁体）、光导、光电倍增管等组成。工作时，射线使闪烁体内的原子激发，原子从激发态回到基态或较低能态时发出荧光。这些荧光是可见光，经光电倍增管转换放大，输出一个电脉冲信号。电脉冲信号的幅度取决于荧光的数量。记录电脉冲信号的幅度、波形、数量就可以获得射线的能量、种类和强度等信息。

根据闪烁体材料的不同，闪烁探测器可分为固体闪烁探测器和液体闪烁探测器。晶体闪烁探测器（crystal scintillation detector）是核医学仪器最常用的固体闪烁探测器，且可根据需要选择不同的晶体材料，如单光子探测多选用碘化钠晶体（NaI），正电子探测常选用锗酸铋（bismuth germanate，BGO）晶体、硅酸镥（lutetium oxyorthosilicate，LSO）晶体及硅酸钇镥（lutetium yttrium oxyorthosilicate，LYSO）晶体等。液体闪烁探测器主要用于低能 β 射线、低能 γ 射线及切连科夫效应等测量。

闪烁探测器是核医学仪器中应用最广泛的探测器，主要应用于核医学显像仪器，功能测定仪器和

体外 β、γ 射线测量分析仪器等。显像仪器有 γ 相机、SPECT、PET、PET/CT 等；功能测定仪器有肾功能测定仪、甲状腺功能测定仪和 γ 计数器；体外分析仪器有井型 γ 计数器、放免仪及液闪仪等。

2. 电离探测器 是利用射线能使气体分子电离的原理设计的放射性探测仪器，常采用玻璃、塑料或石墨等材料构成一个充满惰性气体的密闭的圆柱形管，管子的中央有一个金属丝为阳极（anode），管壁内衬一层薄金属为阴极（cathode）。电离探测器的工作原理是：射线使气体分子电离，在电场作用下，带正电荷的离子向阴极移动，带负电荷的离子向阳极移动，从而在电路中产生一次电压变化，形成一个电脉冲。电脉冲的数量及电信号的强弱与射线的数量及能量有关，收集所形成的电脉冲次数和电量强弱信号，就可以反映射线的活度和能量。

电离探测器主要应用于辐射防护仪器和测定放射源活度，包括辐射剂量监测仪、表面污染监测仪、放射性活度测量仪等，主要有电离室、盖革计数器及正比计数器（proportional counter）等。

3. 半导体探测器 主要采用半导体材料如硅、锗等制作而成，其探测原理与电离探测器基本一致，利用射线与半导体材料的电离作用，将射线能量转换为可以记录的电脉冲，通常是测量单个射线粒子产生的脉冲信号，具有能量分辨率高、脉冲时间短、能量线性好、体积适中、工作电压低等特点。

半导体探测器目前在核医学射线检测中应用相对较少，已经应用于心脏专用型 SPECT、乳腺 SPECT、小动物 PET、小动物 SPECT 等核医学仪器。

4. 感光材料探测器 是利用射线可使感光材料感光的原理制作的放射性探测仪器。射线使感光材料感光，形成与射线强度相关的影像。根据影像的灰度和位置，对被测样品中的放射性做出定位和定量的判断。感光材料探测器主要用于实验核医学的放射自显影技术和胶片剂量计。

第二节 脏器显像仪器

一、概 况

核医学显像仪器是从人体外探测体内放射性核素分布及其动态变化过程，从而观察体内组织器官的功能和病理生理变化情况的一种特殊的探测装置。

1951 年美国加利福尼亚大学的 Cassen 成功研制第一台闪烁扫描机，实现了核医学静态显像，奠定了影像核医学的基础。1958 年，Anger 发明了 γ 照相机（γ-camera），使核医学显像从静态显像进入了动态研究。

1963 年 Kull 和 Edwards 研发出放射断层系统，做出了放射性核素断层图像。20 世纪 80 年代初制造出了以 Anger γ 照相机为基础的单光子发射计算机断层显像仪，明显提高了放射性核素图像的对比度，并将放射性核素的临床应用提高到了新的水平。进入 90 年代后，探测正电子的显像设备——正电子发射计算机断层显像仪也用于临床。

SPECT、PET 显像设备所获得的核医学影像在显示解剖结构上不如 X 线计算机断层成像（computed tomography，CT）、磁共振成像（magnetic resonance imaging，MRI）清晰。1999 年随着 SPECT/CT、PET/CT 的诞生，从根本上改变了 SPECT、PET 图像显示解剖结构的不足，将核医学影像技术在临床上的应用提高到了一个新的阶段，是核医学发展史上的一个重要里程碑。2005 年第一台 PET/MR 一体机的出现，推动了现代核医学多模态分子影像技术的发展。

按照探测器原理、结构和探测脏器种类的不同，将核医学显像设备分为探测脏器平面图像的 γ 照相机和探测人体三维断面图像的计算机断层仪。按照探测单光子和正电子的不同，将断层仪又分为 SPECT 和 PET 两种。

二、γ 照 相 机

γ 照相机是一种采用大型晶体、一次成像的核医学仪器，它由探头、电子学线路及显像装置三部分组成。它的成像原理是利用探头探测到 γ 光子，经电子学线路分析形成脉冲信号，经计算机采集、处理，最后以二维灰度图像显示脏器的放射性分布。γ 照相机可进行体内放射性核素分布的动态和静态显像，只能做平面（二维）显像，不能做断层显像。随着时间的推移和核医学设备的不断发展，γ 照相机已逐渐被 SPECT 取代。

三、SPECT

（一）SPECT的成像原理

SPECT 的显像原理及结构与 γ 照相机相似，它的探头实际上是一个可以围绕身体某一部位作 180° 或 360° 旋转的 γ 照相机，探头每旋转一定角度就可以采集一帧图像，经计算机处理后可重建出横断、冠状、矢状和任意斜面的断层图像。相对于 γ 照相机，SPECT 具有灵敏度高、空间分辨率好、成像时间短的优点，另外 SPECT 还能兼具平面显像、断层显像和全身显像。

（二）基本结构

1. 探头（detector） SPECT 的探头结构一般由准直器、晶体、光导、光电倍增管组成，其外形可以是圆形、方形或矩形，有单探头、双探头和三探头之分（图 2-1，图 2-2）。

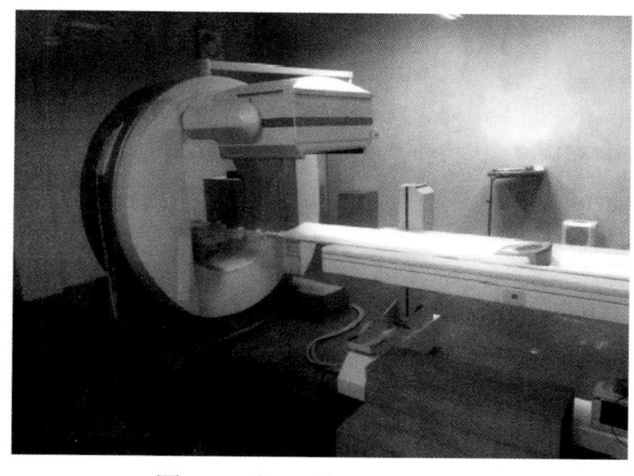

图 2-1　矩形单探头 SPECT

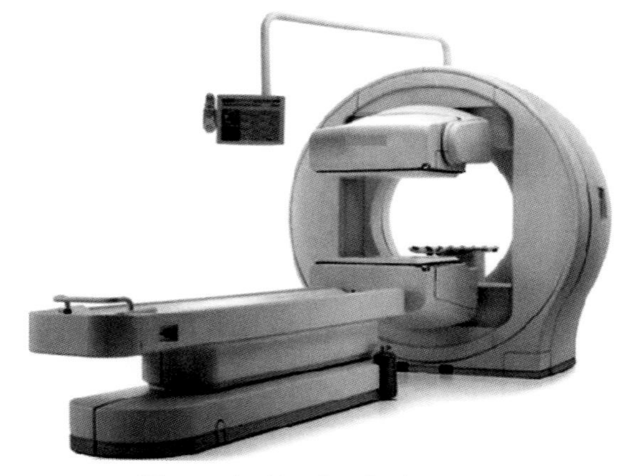

图 2-2　矩形可变双探头 SPECT

（1）准直器（collimator）：位于探头最前端，一般制作材料为铅或钨合金。人体内发射的γ射线首先通过准直器，然后进入探测晶体。准直器的作用是限制散射光子，仅允许特定方向的γ光子通过并与晶体发生作用，其性能在很大程度上决定了探头的性能。准直器按照其外形分为针孔准直器、平行孔准直器、扩散孔准直器、斜孔准直器和扇形准直器五类。平行孔准直器按照准直器能够接受的最佳能量分为低能准直器、中能准直器、高能准直器和超高能准直器；根据低能准直器的灵敏度和分辨率又可分为低能通用型、低能高分辨率、低能高灵敏度三种。准直器孔径大小和准直器的分辨率成反比，即准直器的孔径越大，灵敏度越高，它的分辨率就越小。各种准直器的性能见表 2-1 和表 2-2。根据需要，一般首选平行孔低能通用型准直器，其次是高分辨率准直器，再次是高能准直器。

表 2-1　不同种类准直器的物理性能

准直器类型	孔径（mm）	壁厚（mm）	系统灵敏度（kps/μCi）	系统分辨率（mm）
低能通用型	1.9	0.2	270	8.7
低能高分辨率型	1.5	0.2	160	7.9
中能通用型	2.3	1.5	190	10.7
高能通用型	2.6	2.6	140	10.4

表 2-2　按能量不同区分准直器

准直器类型	适用能量范围（keV）	临床应用
低能通用 / 高分辨率型	75～170	^{99m}Tc 类显像
中能通用 / 高分辨率型	170～300	^{67}Ga 类显像
高能通用型	270～360	^{131}I 类显像
超高能型	511	^{18}F 类显像
超高能双核素型	120～520	脏器的血流灌注和代谢显像

（2）晶体：晶体紧贴准直器，是探头的主要部件，一般为碘化钠晶体［NaI（Tl）］，它在探头中的主要作用是将放射性脉冲转换成光脉冲，即将γ光子转换成可见光。晶体种类不同，与γ射线作用发生光电效应的效率也明显不同（表 2-3）。晶体的形状可分为方形、矩形和圆形等几种，其规格有 280mm×500mm、400mm×400mm、640mm×400mm 等几种，其厚度最薄者为 6.2mm，最厚者为 12.5mm，通用的厚度为 9.3mm。一般晶体越薄，分辨率越高，但对高能射线的探测率则降低。

表 2-3　不同晶体材料的性能比较

晶体材料	发射波长（nm）	衰减时间	折射率	密度（g/cm^3）	γ闪烁效率（%）
NaI（Tl）	410	0.23μs	1.85	3.67	100
Cs（Tl）	565	1.0μs	1.79	4.51	85
BGO	480	0.3μs	2.15	7.13	7～14
LYSO	420	42ns	1.82	7.15	75

（3）光电倍增管（photo-multiplier tube，PMT）：光电倍增管是将射线和晶体相互作用后产生的光能转变为电信号的装置。光电倍增管将在阴极端接收到的光子转换成极其微量的电子，微量电子在光电倍增管内经过多次倍数放大后，在光电倍增管的阳极端形成电信号输出。由此可见光电倍增管在探头内起着将收集到的信号放大、集中的作用。其形状（表 2-4）一般为圆柱状，PMT 的个数因视野大小和 PMT 的大小而异，排列形状依晶体的形态而定，如圆形视野 PMT 呈六角形排列，最少 19 个，最多 90 多个，增加 PMT 个数可以改善空间分辨率，但影响探头的均匀性。

表 2-4　光电倍增管外形分类及其性能

PMT 形状	优点	不足
圆形	制造简单，性能稳定，价格较低	光电倍增管之间有间隙，减少了γ射线计数率；探头周边均匀度差
六边形	光电倍增管之间无间隙，可以提高γ射线计数率	探头周边均匀度差
正方形	光电倍增管之间无间隙，可以提高γ射线计数率	探头周边均匀度明显高于圆形和六边形光电倍增管

（4）光导：位于晶体和PMT之间，由塑料等材料制成，用以提高光的传输效应，改善光的空间分布；硅油也可作为光导材料。

2. 电子线路

（1）放大器：由光电倍增管输出的信号是非常弱的，要使光电倍增管输出的信号变为有用的信号，必须经过一系列的处理，或者说放大器的目的就是将探头的信号成形和放大。放大器分为前置放大器和信号放大器，前置放大器在探头内，其作用是放大由光电倍增管输出的信号，并对光电倍增管输出的信号波形进行整形，使光电倍增管输出的信号和后续电路处理系统相匹配，并尽量减少信号的传输损失；信号放大器的作用则在于对前置放大器输出的信号进一步放大和整形。

（2）单道脉冲高度分析器（single channel pulse height analyzer）：其作用是将放大器输出的信号按照预先设置的条件分成一定的档次，对信号进行统计学分析。用来选择放射性核素的能量和能谱范围，由上、下阈和中心构成。上、下阈之间为道宽，一般为20%。中心线又称基线，位于窗的中间，不同的放射性核素选用不同的基线，即光电峰的位置。

（3）取样线路：即缓冲库，把探头送来的信号先储存起来，然后再分批输入后面的处理电路，它决定了信号的处理快慢。

（4）均匀性校正电路：计算机的均匀性校正由一微处理器对原始数据进行实时校正。

3. 机架 探头是获得平面图像的基础，机架则是获得SPECT断层图像的基础。SPECT机架类型有悬臂机架、平衡机架、双环闭式机架、开放式机架和开放滑环机架等。

4. 患者检查床 患者检查床是SPECT系统不可缺少的部分，特别是核医学检查中断层显像以及心脏门控断层显像对检查床均有非常高的要求。随着符合电路系统、全身断层显像等新技术的应用，要求SPECT成像系统的检查床至少具有二维运动功能，检查床水平移动的精度也要非常高。

5. 计算机系统 SPECT计算机系统和CT、MR等医学影像设备计算机系统的结构基本相同，主要功能有：

（1）系统控制：主要负责扫描程序的制定和控制，信号的接收和处理，图像的重建以及图像的后处理。

（2）图像采集：常用的采集软件有以下几种。平面图像，有静态、动态、表模式、门控及全身显像等采集方式；断层图像，有普通断层、门控断层、全身断层等采集方式；符合电路，含心脏、肿瘤符合电路采集方式；双核素心肌同步采集等。采集工作站要求采集速度特别快，具有非常强的网络功能；一个采集工作站能够同时控制两台以上的机架和探头的采集功能；采集工作站一般都具有彩色图像显示功能。

（3）图像处理：平面图像工作站应具有图像局部放大、局部定量分析等功能；动态图像工作站的处理需要对动态序列图像制作出的动态时间-放射性曲线进行分析，以及振幅和相位分析。由于临床对图像处理功能的要求越来越高，不但要求具有网络功能、高分辨率的迭代图像重建功能等，同时要求其处理速度更快。核医学图像处理工作站中除常规的临床软件如局部定量、产生时间-放射性曲线、全部或局部放大、图像平移、图像旋转、常规投影数据重建、均匀性衰减校正等以外，还有心肌定性分析、心肌门控定量分析、三维显示等特殊软件。

（三）SPECT图像采集

1. 模拟与数字转换 SPECT采集的信号在进入计算机之前是模拟信号，必须进行数字化处理。将模拟信号转换成数字信号需要使用模数转换器（analog-to-digital converter，ADC），它能将时间、幅值连续的模拟信号转换为离散的数字信号。因此，一幅图像可以有两种表现形式，即模拟方法和数字方法。

2. 像素和矩阵

（1）矩阵（matrix）：是一个数学概念，它表示一个横成行、纵成列的数字方阵。矩阵是由纵横排列的直线相互垂直相交而成，一般纵行线数与横行线数相等，各直线之间有一定的间隔，呈栅格状，一个栅格就是坐标的一个点（x，y），其实它只是一个数学概念。数字成像就是根据每一个栅格所接受到的射线剂量的多少而将每一个栅格赋予不同的数值，由这些不同的数值构成的二维图形被称为数字矩阵。矩阵有影像矩阵和显示矩阵之分。影像矩阵指CT重建得到的影像或CR、DR采集到的每幅影像所用矩阵；显示矩阵是指显示器上显示的影像矩阵。常用的矩阵有64×64、256×256、512×512、1024×1024等。

（2）像素（pixel）：将扫描层面的数字矩阵，依其数值的高低赋予不同的灰阶，进而转换为黑白不同灰度的方形图像单元，称为像素。像素是数字图像的基本构成单位，是一个二维概念，其大小可由像素尺寸表示，如100μm×100μm。每一个像素的灰度为均一值，像素结构中的平均灰度决定其灰度值，由二进制的位数表示，如10bit、12bit、16bit等，它直接影响图像的分辨力。

3. 重建方法 在SPECT中，常用的图像重建方法是滤波反投影法（filtered back projection，FBP）和迭代法（iterative method）。FBP快速、准确，适用于完全角度的重建；迭代法适用于不完全角度的重建，但费时。

（四）SPECT与X-CT的异同

SPECT 和 X-CT 在成像技术、图像重建方法等方面具有一致性，但二者在射线源、射线性质、成像参数、成像剂量、图像质量、空间分辨率、各自优势等方面却有许多不同之处（表 2-5）。

表 2-5 SPECT 与 X-CT 的异同

参数	SPECT	X-CT	备注
成像技术	计算机断层	计算机断层	
图像重建方法	FBP	FBP	
射线源	放射性核素	射线管	
射线性质	γ 射线	X 射线	均属电磁辐射
射线入射方式	体内向体外发射	体外穿过人体	
成像参数	放射性活度	衰减值	
图像特点	属功能影像	属形态影像	
空间分辨率	低于 X-CT	较高	
各自优势	形态与功能结合重在代谢功能研究	形态结构为主	

四、PET

（一）PET的成像原理

PET 临床显像是将从回旋加速器得到的发射正电子的放射性核素（如 ^{18}F 等），标记到能够参与人体组织血流或代谢过程的机体代谢底物或类似物上，给受检者静脉注射标记化合物后，让受检者在 PET 的有效视野范围内进行显像。放射性药物发射出的正电子在体内移动大约 1mm 后和负电子结合发生湮灭反应，正负电子消失并同时产生两个能量相等（511keV）、方向相反的 γ 光子，被 PET 探头内两个相对应的探测器分别探测到。在两个探测器探测到光子后就可以确定体内放射性药物的分布投影，然后进行图像重建确定体内药物的分布情况。

探测器探测到的两个光子由于在体内经历的路径不同，分别到达两个探测器的时间也有一定的差别。通常把探测到这两个光子的过程称为探测符合事件过程，这两个光子产生的过程称为符合事件。

发射正电子的放射性核素及特性见表 2-6。

表 2-6 发射正电子的放射性核素及特性

核素	半衰期（min）	最大正电子能量（MeV）	产生方法
^{11}C	20.3	0.96	加速器
^{13}N	9.97	1.19	加速器
^{15}O	2.03	1.70	加速器
^{18}F	109.8	0.64	加速器
^{68}Ga	67.8	1.89	发生器
^{82}Rb	1.26	3.15	发生器
^{124}I	4.2 天	0.51	加速器

（二）PET探测系统

PET 探测系统由闪烁探头以及后续电路系统组成。探头是整个正电子发射显像系统中最主要的部分。

1. 闪烁探头 最主要的作用是将高能光子通过闪烁物质转换成可见光，这和单光子探测系统一样，要经历射线和闪烁物质通过光电效应或康普顿效应丢失部分能量转换成可见光的过程。理想的闪烁物质应该是闪烁物体的原子系数大，射线在闪烁体中能够产生大量而且尽可能强的光，闪烁体对由射线产生的光吸收最小，闪烁体具有和玻璃对光相近的折射率。目前应用较多的闪烁晶体有锗酸铋（BGO）晶体、碘化钠（NaI）晶体、硅酸镥（LSO）晶体和硅酸钆（GSO）晶体等。

2. 脉冲处理 由闪烁体产生的光子经过 PMT 转换成电信号被进一步用于产生时间信号，而经过数字化、通过常分鉴别器后的脉冲信号被用于符合电路信号处理。鉴别器被分为低能鉴别器和高能鉴别器，低能鉴别器用来消除散射射线，但是该方法并不能完全消除散射射线，因为有一些散射线的能量接近于 511keV。

3. 符合电路系统 通过符合电路系统（图 2-3）处理获得湮灭反应产生的信号后，就能够确定有无正负电子符合发生。

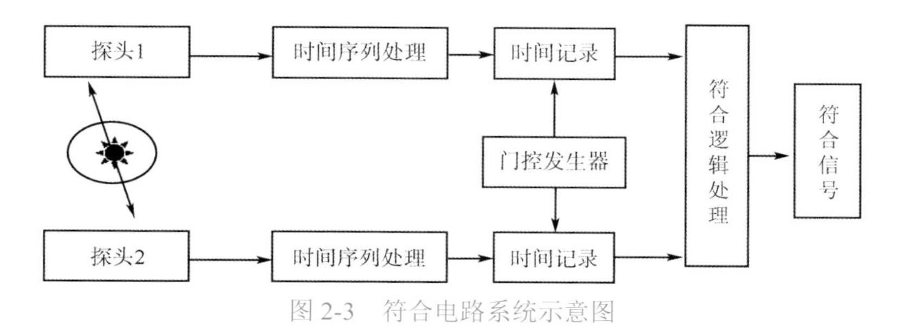

图 2-3 符合电路系统示意图

4. 死时间（dead time）校正 PET系统处理每个事件所需的时间称为死时间。如果在后一个湮灭事件发生之前来不及处理完前一个事件，该事件就会丢失，这就是死时间损失。符合电路系统的计数率是SPECT系统计数率的10倍以上，因此死时间对计数率的影响是非常严重的，这要求整个电子系统具有高速处理功能，这样能够减少计数的丢失。

5. PET系统 并不是一个环两个探头的符合电路探测系统，因为一个环探测的有效视野非常小，没有实际意义。临床上常常采用十几个至几十个环，成百上千个、多者可达上万个探测器结合在一起形成临床型的PET（图2-4）。在环和环之间是环间隔，它对消除散射具有重要作用。

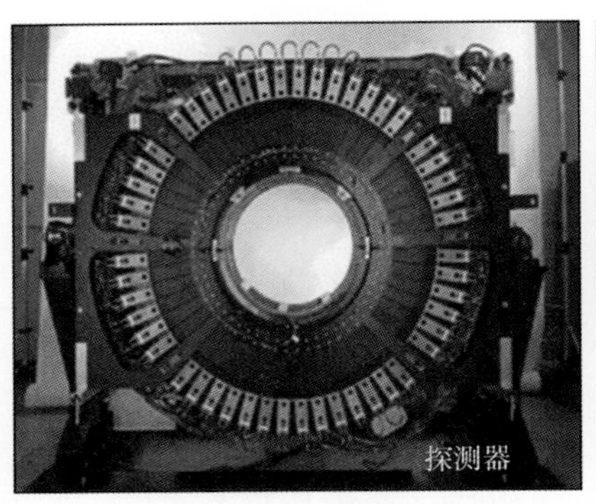

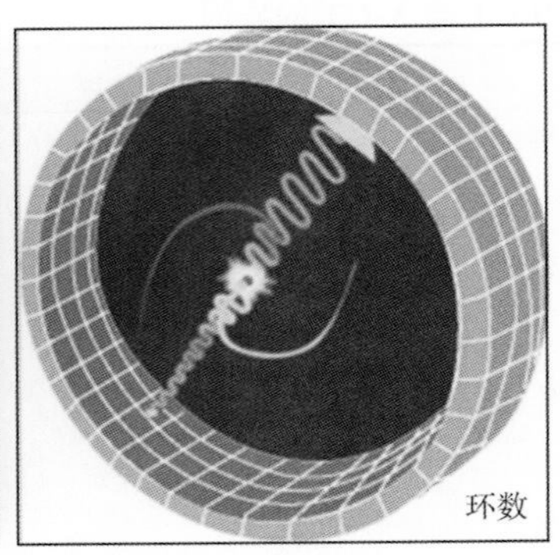

图2-4 PET探测器示意图

（三）PET采集方式

PET采集方式有2D和3D两种方法。2D采集是在环和环之间放置铅或钨间隔以减少散射对图像质量的影响，适合仅仅使用环内探测器或邻近几个环。符合计算是将邻近几个环（一般2～3个环）的计数进行相加计算或是在轴向通过数据重组成环数乘2加一个平面的数据，以便采用常规方法进行图像重建。3D采集是取消环之间的间隔后在所有的环内进行符合计算的过程。3D采集明显提高了计数率，但是数据重组时需要花费非常多的运算。2D采集分辨率高，但是计数率低；3D采集计数率非常高，但是散射非常严重，图像的分辨率较低。2D和3D采集时另一个重要区别是灵敏度不同。3D采集时视野中心的灵敏度最高，这是3D采集的特点。无论是2D采集还是3D采集，探头的有效视野（FOV）对灵敏度均有影响，FOV大，系统的灵敏度就高。

（四）PET校正技术

在PET图像处理过程中，为了达到体内放射性药物分布的定量分析，就需对影响图像质量的许多因素进行校正。常用的校正技术有衰减校正、散射校正、死时间校正、探头系统正常校正。

PET显像的放射性药物发射出的正电子在体内与负电子结合发生湮灭反应，产生的γ光子在到达探测器的过程中会通过光电效应及康普顿散射衰减。因此必须计算出不同组织的衰减系数，对原始图像进行校正处理，获得组织真实放射性分布的图像。散射是影响图像质量的一个重要因素，在常规PET采集数据中有35%～40%的计数是散射来的计数，目前仍然采用和单光子相同的方法进行散射校正，即卷积相减方法、直接测量方法和模型基础方法。2D和3D采集方法中，均有大量的计数丢失，为了达到定量目的需要对采集的计数进行死时间校正。在PET探头系统由于每个环以及每个环之间均存在均匀性的差异，直接影响图像质量，因此需要相应的测试标准进行校正。

五、图像融合技术

图像融合技术（image fusion technology）是将不同的医学影像或同一类型但不同方法获得的医学影像数据，经过计算机等图像处理方法进行空间匹配或融合，使两个或多个图像数据有机融合到一张图像的技术。它能充分利用多模态影像进行信息互补，使得临床诊断和肿瘤定位等更为精细和准确。

图像融合有异机图像融合和同机图像融合之分。异机图像融合就是将两种不同设备各自独立获得的相同部位的两种不同类型的图像进行融合，其准确性和精确性欠佳；同机图像融合不用移动患者，在同一机器和同一体位先后分别采集两种不同类型的图像，借助后处理软件对同一部位的两种图像进行融合，使影像更加直观，解剖定位更加准确。目前，临床上应用的SPECT/CT、PET/CT、PET/MR都能实现同机图像融合。

六、PET/CT

PET/CT是将PET与CT两种影像技术有机结合在一起而形成的一种新的医学影像设备（图2-5～图2-7），是医学影像技术的一次革命。PET本质上是一种功能成像技术，根据所用的显像剂选择性地反映特定的代谢过程，能在功能影像水平发现病变，但也存在着解剖结构显示不佳、空间定位能力不足等弱点。CT成像速度快，解剖结构显示精细，病变结构特征显示清楚，空间定位能力强，但存在只能从大体形态结构变化和密度改变等方面发现病变的不足。PET/CT将两种成像技术有机结合起来，充分发挥二者的优势，达到“1+1 ＞2”的效果。自2000年PET/CT问世以来，立即引起医学界的瞩目，装机量迅速增长，目前已广泛应用于肿瘤、冠心病和神经精神疾病等病变的临床诊断和治疗指导。

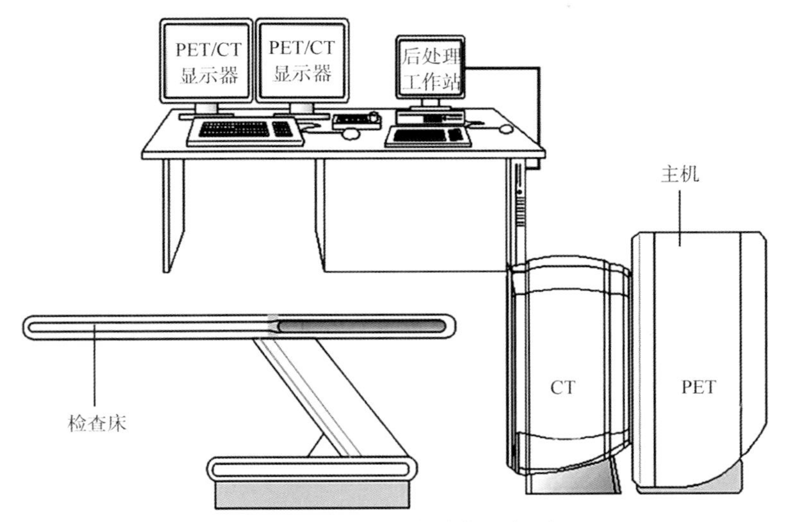

图2-5　PET/CT的结构示意图

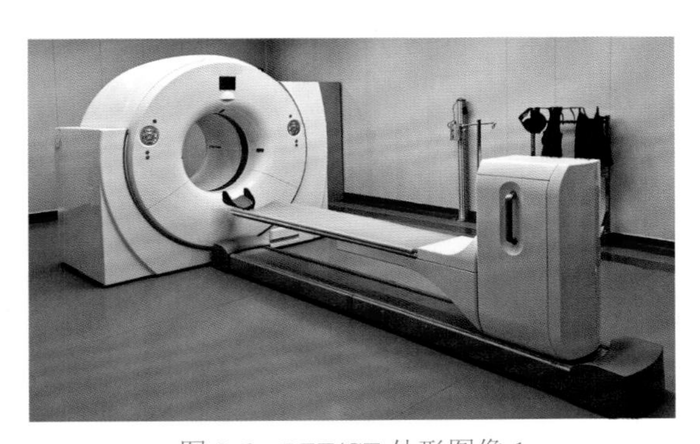

图2-6　PET/CT外形图像1

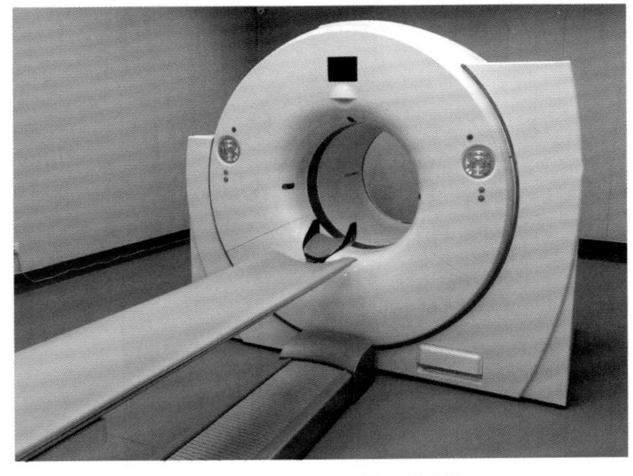

图2-7　PET/CT外形图像2

（一）PET/CT的结构与功能

PET/CT不是PET与CT的简单相加，而是将PET扫描仪和CT扫描仪进行一体化，在同一个机架内有PET探测器、CT探测器和X线球管，共用同一个扫描床、同一个图像采集和图像后处理工作站等。PET/CT检查时，通常先进行CT扫描，再进行PET扫描，然后通过软件将两种图像融合在一起，得到PET/CT融合图像。PET/CT也可以单独进行PET扫描或CT扫描。

PET/CT中CT能清晰显示解剖结构的位置信息，对病变具有精确的定位作用，可以帮助确定病变范围及与周围脏器的毗邻关系。其次，CT提供的病变形态、大小、密度等方面的诊断信息，和PET的功能信息相互补充，能显著提高诊断准确率。另外，CT扫描的X线可代替放射性棒源，用于PET图像的衰减校正，大大缩短了PET检查时间。PET/CT一次检查可获得PET图像、相应部位的CT图像、PET与CT的融合图像，实现了PET的功能代谢影像和CT解剖结构影像的同机融合，融合后的图像既有精细的解剖结构，又有丰富的生理、生化等功能代谢信息，两种技术相互印证、优势互补，为病变发现、精准定位、定量诊断等提供更多的信息，临床实用价值得到明显提高。

（二）PET/CT图像特点

1. 多模态成像　PET/CT图像同时具有PET功能代谢图像和CT解剖结构图像，以及二者的融合图像，诊断信息更加丰富。

2. 大范围成像　PET/CT一次检查能对人体进

行大范围成像，常规扫描范围是从头顶至股骨中段（图 2-8），根据病情可进行自头顶至足底的全身成像，提供全面的诊断信息，同时也有助于从整体观念去诊断疾病。

3. 多种方式的图像显示 PET/CT 可以同时在横断位、矢状位和冠状位上显示病变（图 2-9），有助于全面评价病变。全视野影像的最大密度投影（maximum intensity projection，MIP）图像（图 2-8）能直观反映 PET 显像剂在人体的分布状况，是对断层图像的有效补充。

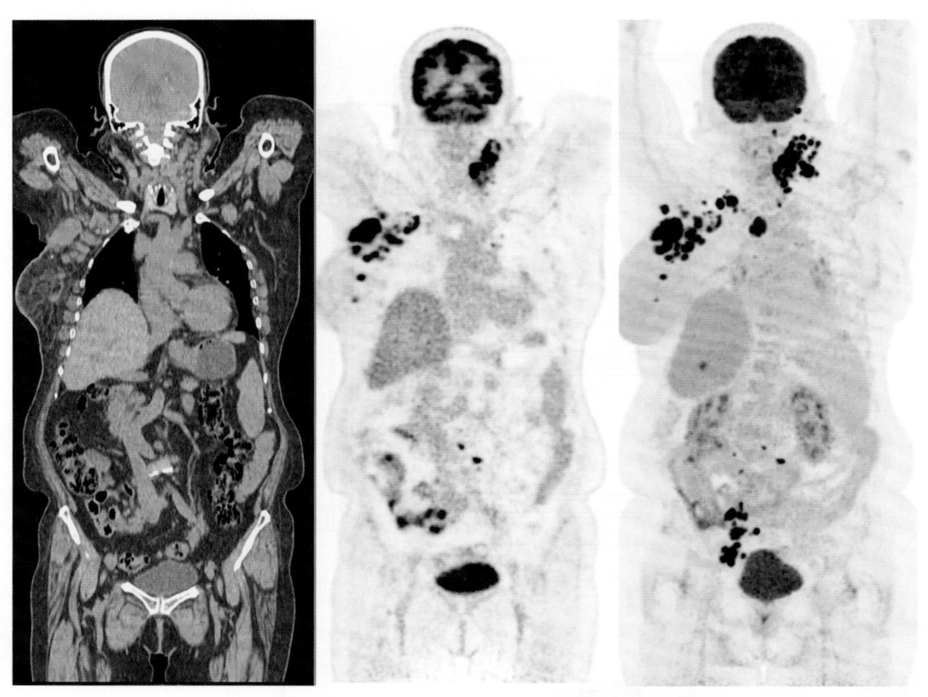

图 2-8 PET/CT 从头顶至股骨中段的大范围成像

从左到右分别为冠状位 CT 图像，冠状位 PET 图像和 PET 的全视野 MIP 图像

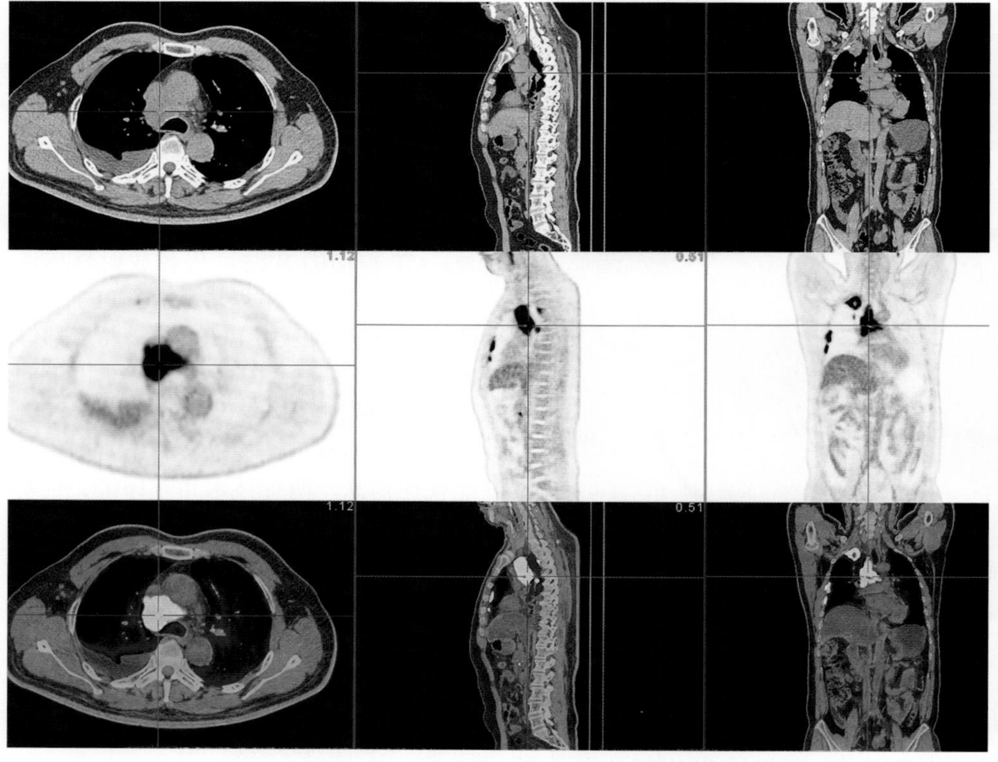

图 2-9 PET/CT 的临床应用图像

第 1、2 和 3 排分别是横断位、矢状位、冠状位的 CT 图像、PET 图像和 PET/CT 融合图像

4. 能进行半定量评估　PET 图像上能通过测量标准摄取值（standard uptake value，SUV）等半定量指标来反映组织结构的代谢强度，CT 图像上能通过 CT 值定量评估组织结构密度的高低。

七、PET/MR

PET/MR 是继 PET/CT 之后又一尖端多模态核医学成像仪器，是将 PET 与 MR 两种影像技术有机结合起来的一种新技术，大多配置 3T MR。

MRI 是利用人体的氢原子核（^{1}H）在外加磁场内发生磁共振现象所产生的信号经重建成像的一种成像技术，具有多参数、多方位、多序列成像能力。与 CT 相比，MRI 具有无辐射损伤、组织分辨力特别是软组织分辨能力更强等优点，能直接进行水成像、血管成像，以及扩散加权成像（diffusion weighted imaging，DWI）、灌注加权成像（perfusion weighted imaging，PWI）、磁共振波谱（magnetic resonance spectroscopy，MRS）等多种功能成像技术，为临床诊断提供更多信息。

近年来 PET/MRI 的研制和临床应用成为了研究热点，并且作为一种新的多模态分子影像学技术，能够实现解剖结构、功能信息与分子代谢一体化成像。但 PET/MRI 还面临着成像时间过长、基于 MRI 数据的 PET 衰减校正、MRI 检查禁忌证等方面的问题，目前尚未在临床广泛应用。

第三节　脏器功能测定仪器

核医学脏器功能测定仪器是从体表测量放射性核素在脏器中随时间的动态变化，描记或显示脏器中的时间-放射性曲线，借以分析、判断脏器的功能或血流量的一类仪器，一般由闪烁探测器连接计数仪或记录器组成，大部分仪器配有计算机处理系统，其结构如图 2-10 所示。脏器功能测定仪器根据其性能分为两类，即针对某一脏器功能测定而设计的专用仪器（如肾功能测定仪、甲状腺功能测定仪等）和可供测定多种脏器功能的多探头脏器功能测定仪。又可按探头多少分为单探头计数仪（如甲状腺功能测定仪）、双探头计数仪（如肾功能测定仪）和多探头计数仪。

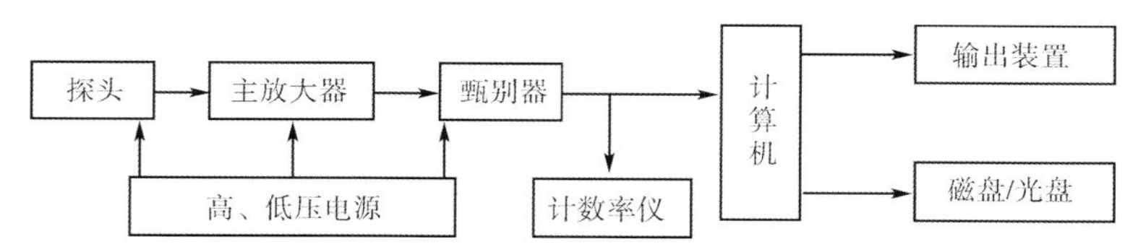

图 2-10　脏器功能测定仪器的结构示意图

一、甲状腺功能测定仪

甲状腺功能测定仪（图 2-11）亦称甲功仪，是单探头计数仪的代表，主要用于甲状腺对碘的摄取功能测定，是各级医院核医学科临床常规检查仪器之一。其基本结构包括准直器、碘化钠晶体（φ40mm×400mm）、光电倍增管、主放大器、单道脉冲分析器、计数器和计算机等。甲功仪一般具备三项测量功能：①甲状腺摄碘率；②甲状腺抑制率；③过氯酸钾排泌试验。一般有两种测定能量选择方式，即 ^{131}I 和 ^{99m}Tc。

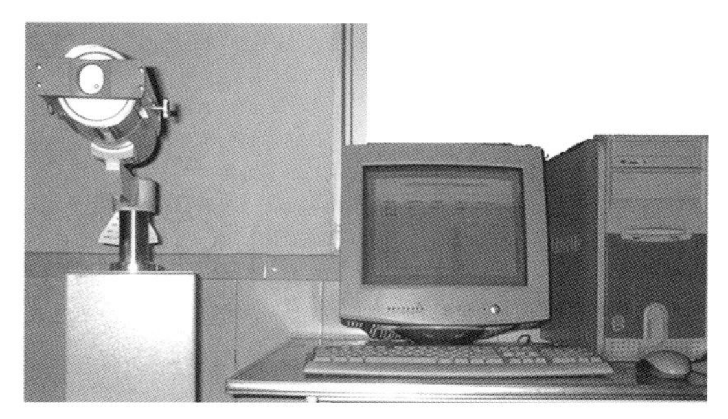
图 2-11　甲状腺功能测定仪

二、肾功能测定仪

肾功能测定仪即肾图仪，是双探头计数仪的代表（图 2-12），是从体外描记肾脏放射性活度随时间变化的曲线来测定肾功能及肾血流量动态变化的专用诊断仪器。肾图仪的特点是主要结构一式两件，可供检查过程中分别对左右两肾的功能进行同时测定，获得各自的数据和结果，反映各自的功能和尿路的通畅情况。

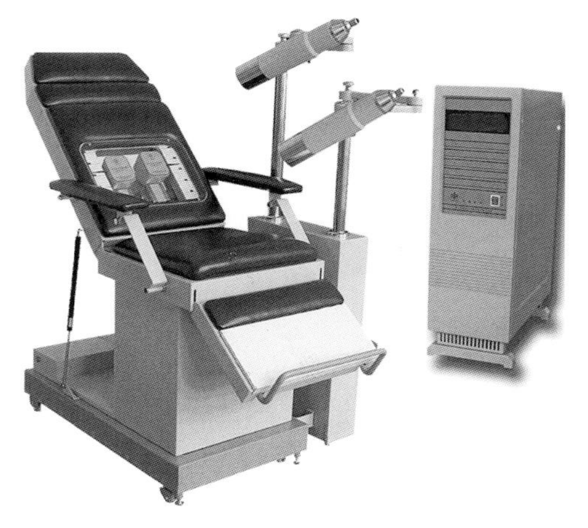
图 2-12　肾功能测定仪

三、多探头脏器功能测定仪

多探头脏器功能测定仪一般配置有多个探测器和相应的电子学测量仪表以及不同形式、不同尺寸的铅准直器，以便于进行不同脏器的功能测定。它可以同时测定多个脏器或一个脏器的多个部位的功能状况。多探头脏器功能测定仪通常可用于肾功能、脑血池通过时间、肝血浆流量以及甲状腺吸碘功能的测定。

（黄劲柏）

第四节 放射性计数测量仪器

放射性计数测量仪器是对待测量样品或环境中的放射性进行相对或绝对定量分析的仪器，现广泛应用于体外放射分析及其他示踪研究等方面。根据测量的射线种类和应用目的不同，放射性计数测量仪器可分为多种类型。

一、γ射线测量仪

γ射线测量仪是对待测样品中的放射性进行相对定量分析的仪器，由射线探测器和后续电子学元件两大部分组成。射线探测器是能量转换器，其作用是把γ射线的辐射能转换为电信号后，再输给后续电子学线路进行放大、分析、记录和显示。γ射线测量仪的结构如图 2-13 示。γ射线探测器常用的是固体闪烁探测器（solid scintillation detector），由闪烁体、光导和光电倍增管组成。

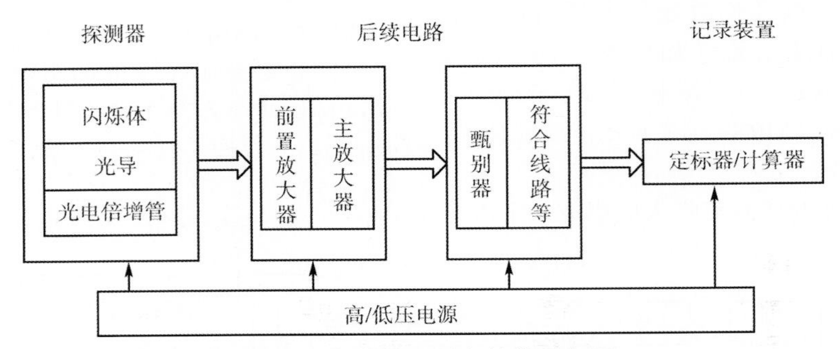

图 2-13 γ射线测量仪结构示意图

常用的γ测量仪器有：γ闪烁计数器、医用γ谱仪、γ免疫计数器（图 2-14）等。目前常用的γ免疫计数器大多采用计算机控制，具有数百个样品自动换样装置、数据自动化处理功能和测定结果打印报告系统，已广泛用于甲状腺激素系列、肿瘤标志物系列、肝炎系列、生殖激素系列等放射免疫分析（RIA）测定和免疫放射分析（IRMA）测定等，为核医学进行体外分析测定微量活性物质的必备设备。

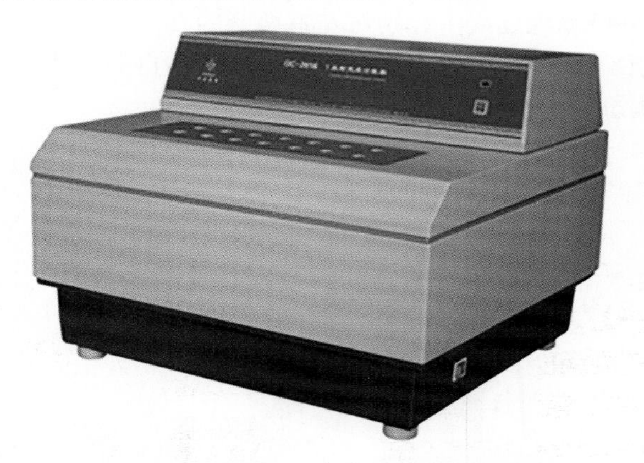

图 2-14 γ免疫计数器

二、活 度 计

活度计是对放射性药物或样品的活度进行绝对定量测定的专用仪器，它对保证核医学显像药物或核素治疗药物剂量的准确性，保证诊断和治疗效果与使用安全都是非常重要的。目前临床常用的放射性活度测量仪器是电离室活度计。

电离室活度计由带铅壁的气体电离室、后续电路和显示器组成，有的配置计算机显示测量结果和质控结果，并由打印机打印测量结果（图 2-15，图 2-16）。

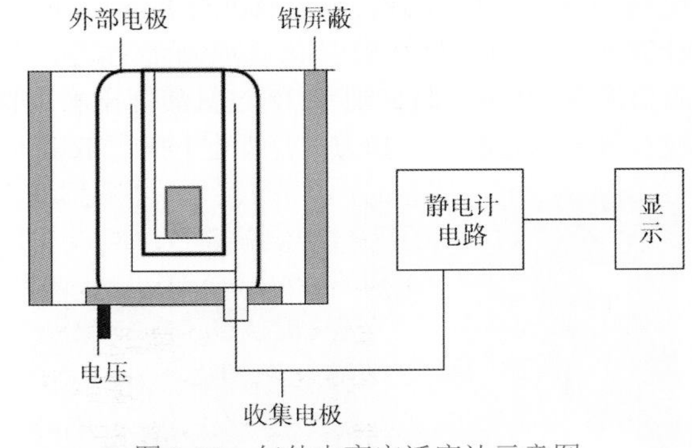

图 2-15 气体电离室活度计示意图

气体电离室是一种全封闭式、井、圆柱形薄金属室，其内充满气体，放射源置于井内，电离室几乎有 4π 的立体角，这种电离室又称 4π 电离室。电离室中心为金属阳极，四壁为阴极，当工作电压处于饱和区，放射源发射的射线直接或间接引起电离室内气体电离，所产生的电子和离子（即离子对）各自向极性相反的电子移动，从而产生脉冲信号。由于在工作电压的饱和区基本上不存在离子对的饱和，也无气体放大作用，经过一定的电路放大、转换和记录这些信号，在适当能量校正后，即可显示所测放射源的准确活度。

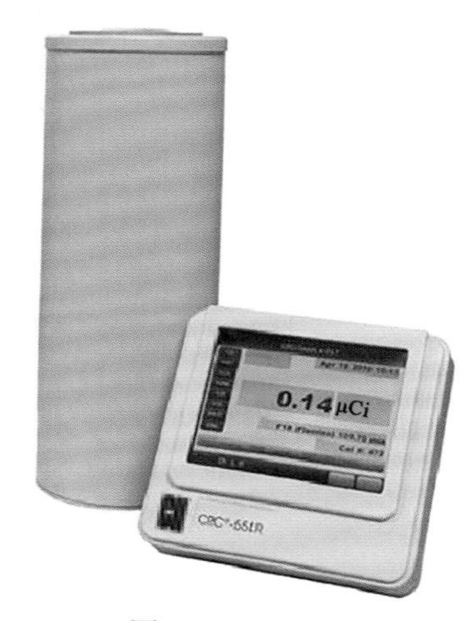

图 2-16　活度计

活度计最重要的性能是被测活度的精密度、准确度和线性，有不少因素可以影响测量结果，需加以控制。

（1）精密度（precision）测试：用活度与平时使用活度和能量相近的γ放射源或监测源在恰当的工作条件下测定 10 次，每次测量时间要足够长使计数稳定，减本底后读数为 A_i，10 次读数的均值为 A_0，测量的精密度 R 即为：[（A_i-A_0）/A_0]×100%。一般要求小于 ±5%。

（2）准确度（accuracy）测试：所用标准源活度为 C，测定的活度为 A，则准确度 E 为：[（A-C）/C]×100%。一般要求小于 ±10%。

（3）线性（linearity）测试：目的是了解在所用测量范围内读数与活度的线性关系。最简单的方法是用短半衰期的放射性核素如 ^{99m}Tc 或 ^{113m}In 溶液，活度大于或等于平时使用活度，在近 10 个半衰期内间断多次测定，所有读数经本底和衰变校正后，在半对数坐标纸上作图，根据中间段各读数拟合出最佳直线，此直线下降一半的时间应与被测核素的物理半衰期一致。所测全部数据一般应在 ±10% 范围内。

三、β 射线测量仪

β 射线测量仪常用的是液体闪烁计数器（liquid scintillation counter），主要用于低能 β 射线的计数测量（图 2-17）。液体闪烁计数器也由射线探测器和后续电子学元件两大部分组成。射线探测器也是能量转换器，但它的作用是把 β 射线的辐射能转换为电信号后，再输给后续电子学线路进行放大、分析、记录和显示。β 射线测量仪的后续电子学元件部分与γ射线测量仪相似，但射线探测器部分却有所不同。

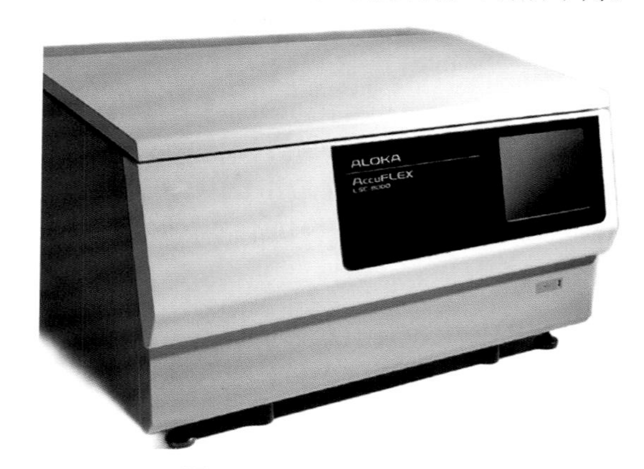

图 2-17　液体闪烁计数器

液体闪烁计数器的射线探测器是由两个光电倍增管和一个样品室组成。两个光电倍增管呈水平布局，中间是样品室。样品室的白色双曲面漫射体尽量将从样品发射的各个方向的荧光光子反射到光电倍增管的光阴极上。输出的脉冲一路由光电倍增管的阳极输送给相加放大器，另一路则由最后第一、二或三联极输送至符合电路。绝大多数射线形成的荧光光子属多光子事件，能使两个光电倍增管同时有信号到达符合电路，有信号输出，使门电路开启，允许脉冲通过，成为有效信号。而噪声、化学发光和磷光等形成的脉冲则是由两个光电倍增管分别发生的，只有一个光电倍增管产生的信号到达符合电路，无脉冲输出，成为无效信号。

目前常用的液体闪烁计数器大多采用计算机控制，具有 100 个样品自动换样，外标准猝灭校正，数据自动化处理等功能。

第五节　放射性药物合成仪、分装仪

一、正电子药物合成模块系统

放射性药物一般由放射性核素和药物两部分组成，除了少数情况放射性核素可以单独作为放射性药物使用之外，绝大多数情况下都需要将放射性核素标记到相应的化合物分子上。正电子核素的标记过程远较单光子药物复杂，需要设计专门的装置完成药物的自动化标记过程，这就是正电子药物合成模块系统。

正电子药物合成模块按照核素种类主要分为 ^{18}F 药物合成模块和 ^{11}C 药物合成模块，此外随着 ^{68}Ga 应用的快速发展，也出现了专门用于 ^{68}Ga 标记的药物合成模块。^{18}F 药物合成模块以 ^{18}F-FDG 合成模块为主（图 2-18），集成了靶水 ^{18}F 离子富集与洗脱、脱水干燥、加热反应、纯化等功能，可通过电脑远程控制 ^{18}F-FDG 合成。目前应用最多的是卡套式合成模块，即所有药盒集成到卡套上，这样可最大程度地保证整个药物生产过程中尽量避免接触细菌和热源。除了 ^{18}F-FDG 合成模块，常用的 ^{18}F 药物合成模块还有配备了液相分离系统的多功能合成模块，主要应用于其他 ^{18}F 标记药物的制备及新药研究。^{11}C 药物合成模块一般为配备了液相分离系统的多功能合成模块。与 ^{18}F 多功能合成模块不同，^{11}C 药物合成模块因为涉及的反应多，组件更为复杂，不同类型的合成模块选用的反应类型和原理也不完全相同。

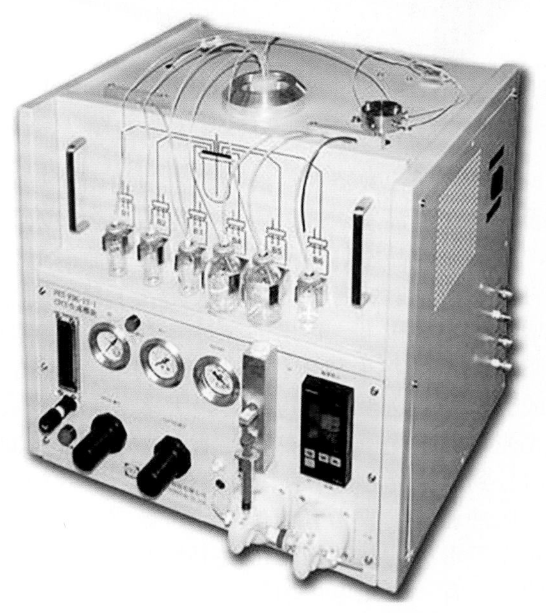

图 2-18 ^{18}F-FDG 自动化合成模块

二、正电子药物分装仪

通过加速器和药物合成模块生产出来的正电子药物放射性活度比较高，一般有几百毫居里甚至数个居里，使用时需要对其进行分装，即由大剂量分成适合每位患者检查所需的剂量。正电子药物分装仪根据自动化程度分为自动化（图 2-19）和半自动化两类。半自动化正电子药物分装仪常需借助机械手进行药物的分装，如测量分装药物的活度等。自动化正电子药物分装仪可通过计算机控制步进电机、气动装置等机械模块进行自动化分装，并可自动化输出分装活度、抽取体积、抽取时间、抽取序号、操作者等参数，不仅可以尽可能地减少工作人员接受的辐射剂量，提高工作效率，同时也能保证药物分装的准确性与可重复性。

三、^{131}I 放射性核素自动分装仪

^{131}I 放射性核素自动分装仪由储药罐及铅屏蔽防护装置、自动分装系统、内置活度计、计算机控制系统等部分组成（图 2-20），主要用于辅助医生实施甲亢或甲癌患者治疗量的自动化服药。操作员可以在本机界面或远程计算机设定样品的分配活度、体积和计划使用时间，系统会自动完成将放射性原料（母液）进行稀释处理、定量分配、在线活度测量和样品体积配比的全部工作。在给药场所一般都设计了计算机远程控制，包括视频监控和双向的语音对讲，以便指导患者完成自动化服碘过程，实现服碘的隔室操作、最大限度地降低操作人员的辐射损伤和危害。

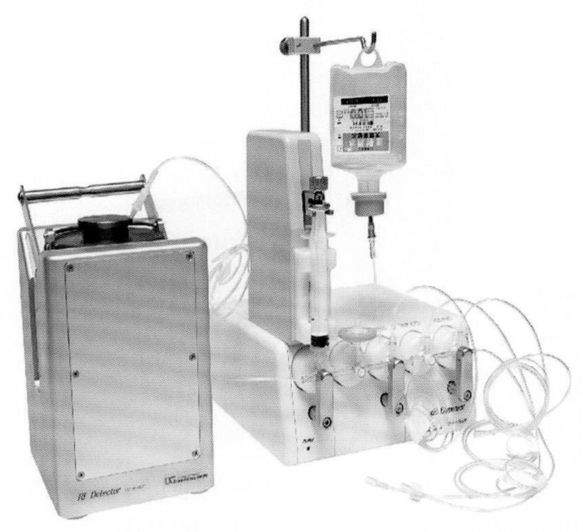

图 2-19 自动化正电子药物分装仪

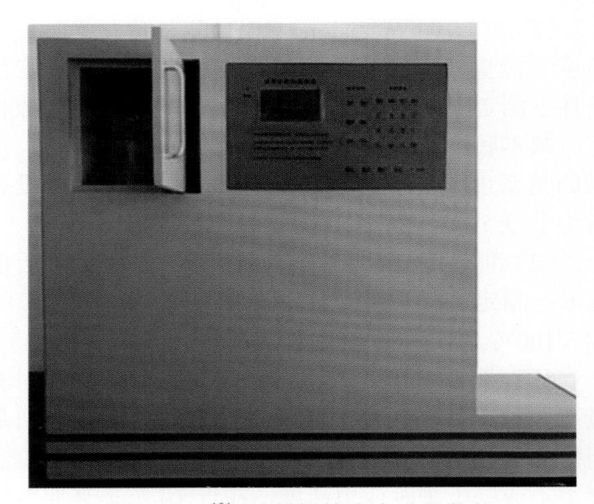

图 2-20 ^{131}I 放射性核素自动分装仪

第六节 常用辐射防护监测仪

1. 电离室（ionization chamber） 分电流电离室（测量大量粒子所产生的平均电离电流或累积电荷以测定粒子总活度）和脉冲电离室（记录单个粒子的电离效应）。

2. 计数管（counter tube）

（1）正比计数管（proportional counter tube）：圆柱形电离室，金属外壳为阴极，中央金属丝为阳极，适合探测 X、γ 射线。

（2）G-M 计数管（盖革氏管）：分卤素和惰性气体两种，该计数管工作于电离电流-电压的 G-M 区。

3. 个人辐射剂量监测仪　佩戴在人体适当部位，用来测量个人接受外照射剂量的仪器（图 2-21），常用的有袖珍剂量仪、胶片剂量仪、热释光剂量仪。

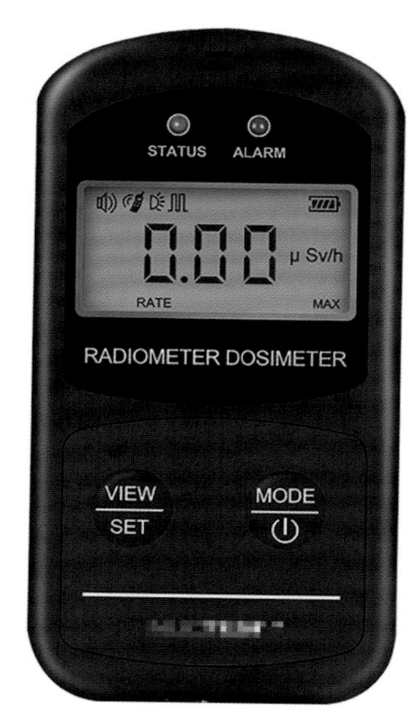

图 2-21　个人辐射剂量监测仪

（1）袖珍剂量仪：即个人剂量笔，有直读式和非直读式之分，是一种专门用于监测个人接受剂量的个人剂量监测仪，由一个绝缘良好的电容型电离室组成。当个人剂量笔受到照射时，内部空气被电离，电荷量减少，其减少的程度在一定范围内与受照剂量成正比，因而可通过测量残留电荷来度量个人受照剂量的大小。

（2）胶片剂量仪：是使用最早且至今仍在采用的一种监测个人接受剂量的个人剂量监测仪，由胶片暗盒和黑度计组成。它是根据射线可使胶片感光的原理使受照胶片产生潜影，经处理后用黑度计测定胶片的变黑程度，而黑度与受照剂量成正比，以此度量受照剂量的大小。

（3）热释光剂量仪：也是一种专门用于监测个人接受剂量的个人剂量监测仪，常用的热释光元件有 LiF（Mg、Ti）、天然 LiF、CaF（Mn）、$CaSO_4$（Dy）等。它是利用这些热释光元件在加热时发光的特性，通过测量这些发出的可见光便可确定受照的剂量。

4. 表面污染及场所剂量监测仪　是用于对从事放射性核素的工作场所或实验室工作台面、地面、墙壁以及工作人员的体表和衣物表面污染的活度测量的仪器（图 2-22）。该类仪器有分别测量 α、β、γ 辐射表面污染的测量仪，分可携式和固定式两种。可携式可携带做巡回检查，固定式可放置在适当的位置对操作核素后工作人员体表、衣物有无污染及其程度做相应的监测。一般根据不同的放射性核素工作场所选用不同的剂量监测仪。

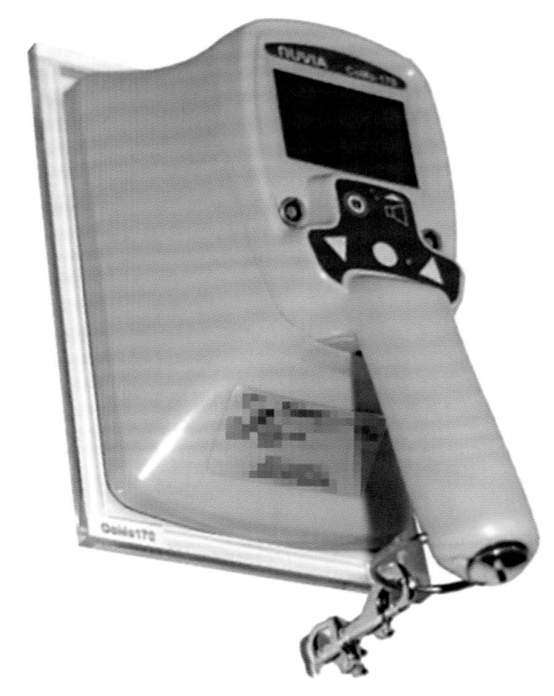

图 2-22　表面污染监测仪

（佘华龙）

思考题

1. SPECT/CT 的基本结构、工作原理是什么？
2. PET/CT 的基本结构、工作原理是什么？
3. 功能测定仪器和放射性计数测量仪器有哪些？各自的临床用途是什么？
4. 常用的核医学图像融合技术有哪些？各有何优势？

第三章　放射性药物

第一节　基本概念

一、定　义

放射性药物（radiopharmaceutical）是指符合医用和药典要求，能直接用于人体进行临床诊断、治疗和科学研究的放射性核素及其标记化合物。放射性药物还可称为放射性示踪剂（radiotracer）、放射性化学药品（radiochemical）、放射性探针（radioactive probe）等，用于显像的放射性药物习惯上又称为显像剂（imaging agent）。某些放射性药物可以是放射性核素本身，如 ^{99m}Tc、^{201}Tl、^{131}I 等，可直接用于临床诊断和治疗。而大部分放射性药物则是将特定的放射性核素通过某些方法连接到感兴趣的载体物质上，如小分子多肽、蛋白质、抗体、化合物、细胞、病毒等，利用放射性核素的示踪原理探测其发出的射线，可以追踪药物的分布从而反映生物体特定的生理、生物化学或病理过程来进行疾病的诊断，或利用核素发出的射线照射病变组织所产生的生物效应治疗疾病。放射性药物治疗疾病利用的是射线产生的辐射生物效应，而不是利用载体药物本身的药效学效应。放射性药物通常以亚药理学剂量给药，因此一般不会造成任何明显的化学毒性。

放射性药物的发展是核医学发展的重要基础。没有放射性药物，SPECT 和 PET 显像将无法完成，核素内照射治疗也无法完成。因此，放射性药物的发展是核医学发展的基石。随着分子生物学及药物化学的不断进步，一些新的疾病标志物被发现，而针对这些生物标志物的新型放射性药物也在药物化学技术的支撑下快速发展，正在快速地推动核医学诊疗技术的进步，也给临床诊疗带来了新的策略。

二、特　点

放射性药物最突出的特点是含有放射性，能够发出射线，可用于显像诊断或放射治疗。主要表现在以下几个方面：

1. 放射性　能不断衰变释放射线，因此在其制备、储存、运输、应用及废弃物处理等过程均需严格按照放射性物质管理规定，需要特殊包装和标志，使用时需要采取有效的防护措施和测量设备。

2. 特定的物理半衰期和有效使用期　放射性药物随时间衰变致活度递减，每次使用时均需进行衰变校正，并需根据有效半衰期考虑药物在体内的有效时间。临床上应用的绝大多数放射性药物，如 ^{99m}Tc 标记的放射性药物，均需当日制备，当日使用。

3. 治疗作用基础不同于普通药物　普通药物是依靠药物的药理作用发挥治疗作用，而放射性药物的化学量极微，主要是利用放射性核素发出的射线引起的生物效应达到治疗作用。因此通常无明显化学毒性。

4. 计量单位与普通药物不同　以放射性活度为计量单位，而不是采用化学量。与普通药物的一次用量（10^{-6}～10^{-3}mol 级）相比，放射性药物引入的化学量非常少，如 ^{99m}Tc 标记的放射性药物，一次应用 370MBq（10mCi），但其化学量约在 10^{-10}～10^{-9}mol 级，因此几乎不会在体内引起化学毒性。

5. 生理、生化特性取决于被标记物的固有特性　一般具有特异性。某种放射性药物仅选择性聚集在某脏器或某种病变部位，使该脏器或病变部位显像和（或）发挥治疗作用，而在其他脏器或正常组织的分布较少。

6. 在储存过程中可能发生放射性核素脱标记　致使其放射化学纯度和比活度发生改变。某些被标记物对射线较敏感，可能产生辐射自分解，从而影响放射性药物的生理、生化特性。

7. 放射性药物和一般药物一样，必须经过严格的质量控制　符合药典的基本要求，如无菌、无致热源、化学毒性小等。

第二节　放射性核素的来源

目前，用于临床或生物医学研究的放射性核素有数十种之多，需要根据实际使用需求进行选择，以标记获得更合适的放射性药物。表 3-1 列出一些常用放射性核素的基本特性、用途及主要来源。目前，临床应用的放射性核素大多由人工方法生产，其来源主要有三方面：反应堆（nuclear reactor）、加速器（accelerator）和放射性核素发生器（radionuclide generator）。

表 3-1　临床诊断和治疗常用的放射性核素

名称	射线	能量	半衰期	用途	主要来源
^{125}I	γ	35.5keV	60.2d	体外分析	反应堆
^{131}I	γ（$β^-$）	364keV（606keV）	8.04d	诊断、治疗	反应堆
^{99m}Tc	γ	140keV	6.02h	SPECT 显像	发生器
^{201}Tl	γ	135～167keV	73h	SPECT 显像	反应堆
^{18}F	$β^+$	633keV	110min	PET 显像	回旋加速器
^{11}C	$β^+$	960keV	20min	PET 显像	回旋加速器
^{13}N	$β^+$	1.2MeV	10min	PET 显像	回旋加速器
^{15}O	$β^+$	1.73MeV	2min	PET 显像	回旋加速器
^{153}Sm	$β^-$（γ）	810keV（103keV）	46.8h	治疗	反应堆
^{89}Sr	$β^-$	1.46MeV	50.5d	治疗	反应堆
^{32}P	$β^-$	1.71MeV	14.3d	治疗	反应堆
^{68}Ga	$β^+$	1.9MeV	67.6min	PET 显像	发生器 / 回旋加速器
^{223}Ra	α	5.7MeV	11.4d	治疗	反应堆
^{177}Lu	$β^-$（γ）	498keV（208keV）	6.7d	治疗 / 显像一体	反应堆
^{90}Y	$β^-$	2.28MeV	64h	治疗（微球或标记）	反应堆

近年来放射性核素内照射治疗发展很快，能用于治疗的放射性核素（药物）的种类不断增加，临床应用也取得了令人瞩目的成果。一个理想的治疗用放射性药物，应具备以下特征：①合适的有效半衰期，以 1～5 天为宜；②能准确地定位于靶器官，靶 / 非靶比值高；③体内稳定性好，能较长时间滞留在靶部位；④核素应发射纯 α 或 $β^-$ 射线或以发射 α 和 $β^-$ 射线为主，且射线能量适中。

一、反应堆生产医用放射性核素

核反应堆是获得医用放射性核素的主要方法和来源。将容易发生核裂变并能够维持连续不断的核裂变反应的物质（如 U 和 Pu）作为核燃料，人为控制其裂变反应的速度，从而使核辐射和能力以适当的速度释放出来的装置叫作核反应堆。核反应堆是可控制的核裂变装置。通过核反应堆释放出的强大中子流轰击各种靶原子核可以产生新的放射性核素。这种原子核被具有一定能量的其他粒子或原子核撞击后转变为另一种原子核的物理过程称为核反应。核反应堆通过核反应可生产多种放射性核素，且成本较低，是目前医用放射性核素的主要来源。但其难以在医院内应用，通常生产一些长半衰期核素，运输至各地以供临床医疗和科研使用。

反应堆生产的放射性核素大多是丰中子核素，它们主要通过（n，γ），（n，p），（n，α），（n，2n），（n，f）等核反应得到（n 代表中子数）。

1.（n，γ）反应　主要是热中子，容易引起（n，γ）反应，是反应堆生产放射性核素的主要途径。通过（n，γ）反应生产放射性核素有如下的特点：①周期表中所有元素，除氦以外均能发生（n，γ）反应，其中，中、重核的反应截面较大，反应单一，放射性杂质少。如 ^{51}Cr、^{59}Fe、^{99}Mo、^{131}I、^{153}Sm 等都是由（n，γ）反应生产的。②由于中子的穿透能力强，且引起（n，γ）反应的中子能量范围宽，因此对靶的形状、厚度要求不很苛刻，但对靶材料的纯度要求很高，否则会影响产物的放射性纯度。③（n，γ）反应前后的核素互为同位素，进行化学分离较难，产品比活度不高。要提高产品的比活度，需用高通量的反应堆。

2.（n，p）和（n，α）反应　对于热中子反应堆，只有质量数低的少数核素才能进行这类反应，所得到的放射性核素是与靶材料不同的元素，可用化学分离法得到无载体的高比活度核素。通过（n，p）和（n，α）反应生产的医用放射性核素有 ^{3}H、^{32}P、^{35}S、^{45}Ca、^{58}Co 等。

二、加速器生产医用放射性核素

回旋加速器是一种可将带电粒子加速到特定能量后轰击靶原子核制造放射性核素的装置。回旋加速器由磁场系统、射频系统、离子源、真空系统、靶系统和冷却系统组成。质子、氘核、氚核、α 粒子等带电粒子在电场和磁场的作用下在回旋加速器的真空腔内做圆周飞行。当粒子通过磁场中两个半圆的 D 形电极缝隙时，电极的极性瞬间改变，将粒子加速，能量增加，飞行半径加大。当粒子被加速到一定速度后，带有巨大能量的粒子被引出轰击各种靶原子核，便可引起核反应，生成不同的放射性核素。

回旋加速器生产的放射性核素一般为短半衰期的乏中子核素，大都以电子俘获或 β^+ 的形式进行衰变，适合于 SPECT 和 PET 显像，图像清晰，辐射危害小。与 PET 配套使用的发射正电子核素 ^{11}C、^{13}N、^{15}O、^{18}F 等短半衰期核素均由加速器生产。^{18}F 是目前临床上最常用的正电子放射性核素，半衰期 110min，发射的 β^+ 能量相对较低，组织中射程短（4～5mm），性质活跃，易于标记一些小分子。^{18}F-氟代脱氧葡萄糖（^{18}F-FDG）是目前临床上应用最多的 PET 显像剂，占临床应用的 90% 以上。

加速器生产的医用放射性核素主要有下列几个特点：

1. 发射 β^+ 或 γ 射线 加速器生产的放射性核素大都是乏中子核素，往往通过 β^+ 衰变发射正电子，或因电子俘获（EC）发射特征 X 射线，许多加速器生产的放射性核素发射单能 γ 射线，容易探测，辐射损伤也相对小。

2. 半衰期短 患者使用时所受辐射剂量小，可以多次作重复检查。但是有些核素的半衰期太短，制备相应的化合物需要特殊的快速化学分离装置，如 ^{11}C、^{13}N、^{15}O、^{18}F 等均用特殊合成装置合成所需的化合物。

3. 比活度高 带电粒子核反应生成的核素大部分与靶核素不是同位素，可通过化学分离得到高比活度或无载体的放射性核素，例如，^{18}O、^{18}F。无载体的放射性核素在标记一些生物活性物质时，可减少非放射性同位素的竞争反应，提高标记率。

三、发生器生产医用放射性核素

放射性核素发生器是医用放射性核素的主要来源之一，很多短寿命的放射性核素通过发生器得到，给医学研究和应用提供了方便。

放射性核素发生器（图 3-1）是一种从较长半衰期的放射性母体（parent）核素中分离出由它衰变而产生的较短半衰期子体（daughter）放射性核素的一种装置。在发生器中随着母体核素的衰变，子体核素不断生长、衰变直至达到放射性平衡。用合适的分离手段就可从母体核素中得到无载体的子体放射性核素。母体不断衰变，上述分离过程可反复进行。所以发生器可在一段时间内重复使用，直到母体核素的放射性活度降到很低为止。这一现象如同母牛挤奶，因此放射性核素发生器常被人称为“母牛”。

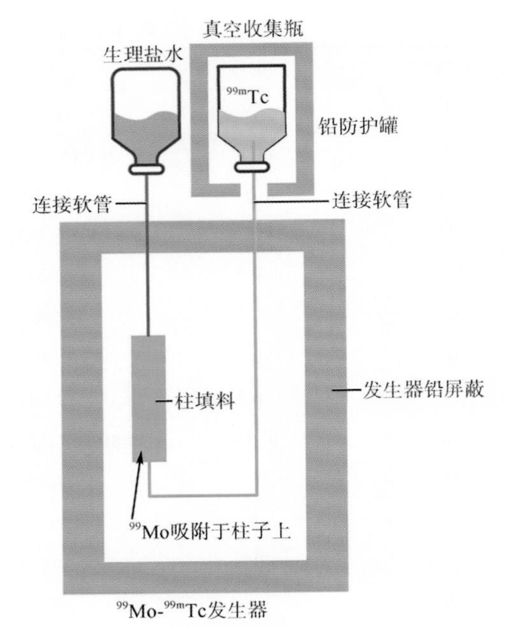

图 3-1 放射性核素发生器示意图

放射性核素母、子体的关系可用下列通式表示：

$$A_2(t)=\frac{\lambda_2}{\lambda_2-\lambda_1}A_1(0)\left(e^{-\lambda_1 t}-e^{-\lambda_2 t}\right)+A_2(0)\,e^{-\lambda_2 t} \quad (3\text{-}1)$$

式（3-1）中，t 为母体和子体衰变的某一时刻，A_2（t）为子体在 t 时刻的放射性活度，A_1（0）为母体的初始放射性活度，A_2（0）为子体的初始放射性活度，λ_1 和 λ_2 分别为母体和子体的衰变常数。

发生器的设计与生产一般要求母体的半衰期要有几周以上，以确保从工厂运输到医院并有一段时间的使用期。目前，能提供商品化的医用发生器很多，其中钼-99/锝-99m（^{99}Mo-^{99m}Tc）发生器应用最普遍。^{99}Mo-^{99m}Tc 发生器的母体 ^{99}Mo 半衰期为 66h，经 β^- 衰变后产生子体 ^{99m}Tc，其半衰期 6.02h，^{99m}Tc 以同质异能跃迁或 γ 跃迁的方式衰变，发射出 140keV 的 γ 射线。^{99}Mo-^{99m}Tc 发生器中，随 ^{99}Mo 的衰变，^{99m}Tc 的放射强度不断增长，达到平衡峰值的时间约为 24h（图 3-2）。因此，可每隔 24h 用生理盐水洗脱，每次获得的 ^{99m}Tc 放射性强度约为前一次的 80%。由于 ^{99}Mo 不断衰变，其活度不断减少，衰变产生的 ^{99m}Tc 也不断减少，通常一台发生器可使用 1 周左右便无法满足临床应用需求了，此时需要更新新的发生器。^{99m}Tc 具有较为理想的物理半衰期，发射几乎单一的 γ 射线，在洗脱液中以 $Na^{99m}TcO_4$ 的形式存在，其价态从 +7～−1。当用还原剂将其还原成低氧化态时，^{99m}Tc 具有活泼的化学性质，可以标记多种显像药物。

近年来，随着技术的进步，一些新的放射性核素发生器被研发出来，并开始量化生产，应用于临床和科研，如 ^{68}Ge-^{68}Ga 发生器，经过 β^+ 衰变将长半衰期的 ^{68}Ge 衰变产生短半衰期的 ^{68}Ga，利用稀盐酸淋洗即可获得高纯度的 $^{68}GaCl_3$，通过一些络合物可用于多种放射性药物的标记。由于 ^{68}Ge 半衰期长，一台 ^{68}Ge-^{68}Ga 发生器通常可使用一年左右，淋洗寿命可达 400 多次。而 ^{68}Ga 则半衰期较短，适合 PET 显像。新的放射性核素发生器的研发，极大地方便了临床应用。

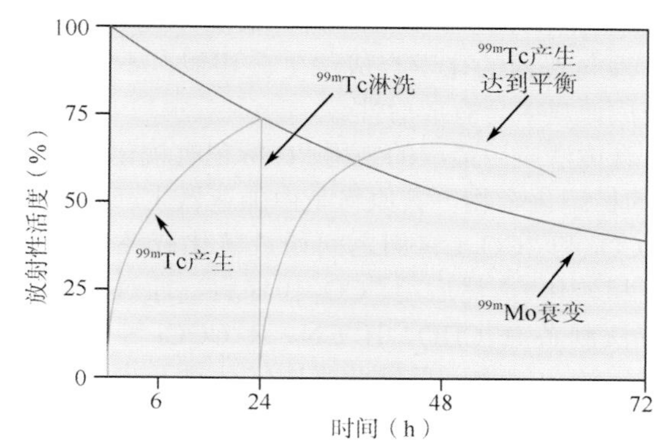

图 3-2　^{99}Mo-^{99m}Tc 发生器 ^{99m}Tc 的产生与使用活度曲线

第三节　放射性药物的制备与质量控制

一、放射性药物的基本要求

除少数核素本身即可被用于诊断和治疗外，大部分放射性药物都是由放射性核素和载体共同构成（图 3-3）。通常将放射性核素通过特定的方法与载体相结合形成放射性药物，这一过程称为放射性标记（radiolabeling）。

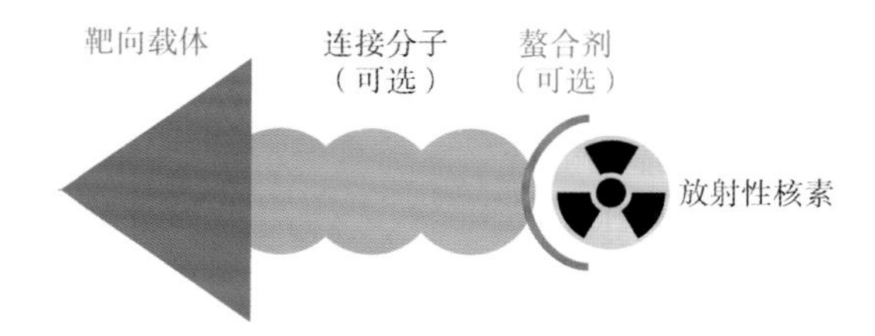

图 3-3　放射性药物的构成示意图

设计和制备放射性药物的出发点主要取决于其使用目标，即我们想观察或治疗什么。我们可以观察一个器官或系统的功能，也可以观察某种疾病的特征生物标志物，还可以是针对某个疾病进行靶向治疗。而放射性药物的载体和放射性核素就是针对这些目标进行选择。载体必须具有足够的特异性，以便能够针对这些特定的目标进行准确可靠的识别并能够体现出差异。放射性核素则需要满足诊断或治疗要求。如为诊断药物，则其需要发射 γ 射线或 $β^+$ 射线，而治疗药物则需要选择发射 α 或 $β^-$ 射线的核素。除此之外，其还需满足以下条件：

1. 理想的核性质

（1）具有适宜的射线类型和能量：用于诊断用的放射性核素应发射 γ 线或高能 X 射线或正电子（$β^+$），最好不发射或少发射 $β^-$ 射线，不发射 α 射线，以减少机体不必要的辐射损伤。用于诊断的单光子放射性药物 γ 衰变比例要高，能量适宜，最佳能量范围是 100～300keV 之间，此范围内 γ 射线既能穿透机体，又适合于扫描机、γ 照相机和 SPECT 探测，可获得清晰且分辨率高的显像图。能量过高的 γ 射线会穿透探测器，导致探测效率和分辨率降低，而低能 γ 射线在体内的自吸收较大，很难穿透机体到达探测器。正电子发射核素标记的放射性药物则要求其发射 $β^+$ 粒子能量不能过高，组织穿行距离小，能够具有更佳的分辨率。

用于治疗的放射性药物其放射性核素应发射 α、$β^-$ 射线，不发射或少发射 γ 射线和 X 射线。α、$β^-$ 射线电离密度大，传能线密度高，相对辐射生物效应强，因而治疗效果好，但射线能量不宜过大，以免射程长而损伤周围组织。一般 α 射线能量小于 6MeV，$β^-$ 射线能量小于 1MeV 为宜。

（2）具有合适的半衰期：放射性核素的物理半衰期必须足够长，以便能够有充分的时间：①完成放射性标记过程；②进行质量控制测试（一般不包括无菌性测试）；③给患者注射或服用；④放射性药物在体内充分分布；⑤足够的图像采集和观察时间。而放射性药物在体内还存在生物清除，因此其代谢排出速度，即生物半衰期，也要比较合适，这通常由载体分子的生物特性决定。因此，为了获得满意的放射性药物分布来实现理想的诊断或治疗，放射性核素的物理半衰期与其标记的放射性药物的生物半衰期应该较为搭配。比如，通常使用锆-89（^{89}Zr，物理 $T_{1/2}$=78h）而不是镓-68（^{68}Ga，物理 $T_{1/2}$=68min）来标记大的蛋白质（生物半衰期长），如抗体。另外，用于诊断的放射性核素，其物理半衰期（$T_{1/2}$）还应在满足药物制备及诊断检查所需总时间的前提下尽可能地短，以便在完成诊断的情况下尽量减少放射性药物在体内存留时间，将辐射损伤减少到最低限度。一般 $T_{1/2}$ 以几十分钟到几个小时为宜。随着快速标记技术和探测技术的发展，$T_{1/2}$ 为几分钟的放射性核素也开始用于临床，如 ^{13}N、^{15}O、^{81m}Kr 等。但这类核素不适宜运输，只能在有回旋加速器的单位应用。治疗用放射性核素其 $T_{1/2}$ 不可太短也不宜太长，目标是其在待治疗组织中能够持续作用一段时间，确保治疗效果，一般半衰期以 1～5 天为最佳。

（3）毒性小：体内使用的放射性核素及其衰变产物的化学毒理效应尽可能小，且容易从体内廓清，以减少不必要的机体损伤。毒性大而又有确切疗效的，在临床使用时必须严格控制在安全范围内。

2. 理想的生物学性质

（1）定位能力：放射性药物应该具有良好的定位

性能，即药物进入机体后能迅速进入靶器官或组织，并且在靶区滞留或滞留一段时间，靶器官与非靶器官的放射性比值高，血液和非靶组织清除快。

（2）排泄能力：对于诊断用放射性药物，要求在诊断完成后，在体内滞留时间短，能很快通过泌尿道、肠道、呼吸道排出体外。治疗用放射性药物在体内除定位于病变组织的部分外，其余均应尽快排出体外。

3. 良好的稳定性 放射性药物是一类特殊药物。一方面，由于放射性药物在储存或在体内循环过程中可能发生放射性核素从标记药物上脱落的情况，致使其放射化学纯度和比活度发生改变，导致药物在体内显像时受到脱落核素显像的影响，给标记物的真实分布判断带来干扰。另一方面，某些被标记物对射线较敏感，可能会由于被放射性核素产生的射线照射而分解，从而影响放射性药物的生理、生化特性，这种情况称为辐射自分解。因此，放射性药物要求具有良好的体外和体内稳定性，体外稳定性好可以便于药物的运输、储存和持续应用，而体内稳定性好则对药物在体内的正确分布和正确成像至关重要。一般在新放射性药物研发时，会测定药物在原溶液中放置的时间稳定性和在血清中的稳定性，有时还会测试一些体内常见的酶类对放射性药物尤其是多肽类小分子放射性药物的影响。

4. 良好的经济性 放射性药物所用的放射性核素一般应易于获得，生产成本适中。同时进行放射性标记的方法应尽量简单、快速，并且保证尽可能高的标记率。

二、放射性药物合成

放射性药物的合成因放射性核素及被标记药物的特性的不同而不同。理想状态下，被标记物及反应辅助试剂会被制成药瓶或试剂盒，使用时将放射性核素溶液注入药瓶中，反应一段时间即可获得标记率在95%以上的放射性药物，如 ^{99m}Tc 标记亚甲基二磷酸盐（MDP）。但有时由于标记较为复杂，难以做成快速反应药瓶，通常需要一些半自动或全自动的放射性药物合成器进行放射性药物生产，如 ^{18}F 标记 FDG、^{11}C 标记胆碱等。放射性药物的合成一般可通过以下四种常用的方法完成：

1. 同位素交换法（isotope exchange method） 是利用同一元素的放射性同位素取代其稳定性同位素来制备标记化合物的方法，其反应表示如下：

$$AX+BX^* \rightarrow AX^*+BX \quad (3\text{-}2)$$

式（3-2）中，X 和 X^* 分别为同一元素的稳定同位素和放射性同位素；AX 为待标记化合物；BX^* 为放射性同位素的简单化合物。AX 与 BX* 混合，在特定条件下发生同位素交换反应，但并不引起体系中这两种化合物化学状态的改变。同位素交换法包括气相曝射交换法（gas-exposure exchange method）和液相催化交换法（liquid-catalytic exchange method）等方法。常用于放射性碘、磷、硫的标记。

2. 化学合成法（chemical synthesis method） 是借助有机合成和化学工程相结合的技术，是制备有机放射性标记化合物最经典、最基本的方法之一。其原理与普通的化学合成法十分相似，不同的是所用合成原料中含有放射性。

合成法应用最广的是用 ^{11}C 标记有机化合物，如 ^{11}C 的标记化合物，其原料是由加速器生产的初级产品 $^{11}CO_2$ 和 ^{11}CO（它们之间通过氧化或还原可方便地互相转化），然后用 $^{11}CO_2$ 作原料，通过各种成熟的方法制备 H^{11}CHO、H^{11}CN、R^{11}COCl 等有机合成中有用的中间体，再用此类中间体进一步合成各种 ^{11}C 的药物。化学合成法可分为取代法、加成法和逐步合成法等。

对于一些短半衰期的放射性核素（^{11}C、^{13}N、^{15}O、^{18}F、^{68}Ga），制备完成时间一般要求控制在3个半衰期之内，以保证合成产率和最终产量。对于临床应用的放射性药物，一般在计算机控制的自动合成装置（chemistry process control unit，CPCU）中进行。如 ^{18}F 制备的方法有亲核氟代标记法和亲电氟代标记法。

3. 生物合成法（biosynthesis method） 是利用动物、植物、微生物的生理代谢过程或酶的生物活性，将简单的放射性物质在体内或体外引入化合物中而制得所需标记物。本法可合成一些结构复杂、具有生物活性而又难以用化学合成法制备的放射性标记化合物。例如，可用 ^{75}Se 或 ^{35}S 标记的 L-蛋氨酸掺入杂交瘤的细胞培养液中，制得 ^{75}Se 或 ^{35}S 标记的单克隆抗体（monoclonal antibody，McAb）。也可利用生物组织中某种特定的酶，促进标记前体物质的合成反应，生成所需的标记产物。但是，用生物合成法得到的标记化合物成分复杂，放射性核素的利用率低。

4. 金属络合法 目前在核医学中应用广泛的金属放射性核素标记的药物如 ^{99m}Tc、^{67}Ga、^{68}Ga、^{111}In、^{113m}In 和 ^{201}Tl 的标记药物，一般采用金属放射性核素直接形成络合物的方法进行标记，此法可称为金属络合物法。络合法合成放射性药品时，大多需要在载体上连接双功能螯合剂，通过络合反应生成复杂的“放射性核素-螯合剂-被标记物”形式的化合物。这种方法的特点是标记反应对试剂浓度、pH、离子强度等反应条件极其敏感。例如，^{99m}Tc 与 DMSA 在 pH 低时可得到 Tc（Ⅲ）的络合物，常用于肾显像，而在 pH 高时得到 Tc（Ⅴ）的络合物，则可用于肿瘤阳性显像，它们在体内的生物学行为发生了改变。同时，螯合剂会不同程度改变原被标记物的药代动力学特性以及特异性等，设计此类放射性药物时需要考虑螯合剂的影响。

三、放射性药物的质量控制

医用放射性药物有着严格的要求，必须进行严格的质量控制（quality control，QC），才能引入人体进行诊断与治疗，以确保患者安全和诊治效果。对于放射性药物的要求和质量控制主要包括以下几方面：

1. 物理性质检测 放射性药物应具有良好的物理性状，以满足临床用药的基本要求。物理性质检测包括颜色、透明度、颗粒度。绝大多数的放射性药物是清澈透明的溶液，少数呈半透明状，如 ^{99m}Tc-SC。一般应按照生产厂家提供的说明书来判断药物的外观形状。放射性药物颗粒大小可通过光学显微镜或电镜检测，如肺灌注显像剂 ^{99m}Tc-MAA 颗粒直径应在 10～100μm，而肝显像剂 ^{99m}Tc-SC 的胶体颗粒直径范围为 80～500nm。

比活度（specific activity）是指单位质量（或物质的量）的放射性药物含放射性核素的放射性活度。比活度越高，则表明单位化学量的载体上含有的放射性核素越多。一般在制备放射性药物时应控制适宜的比活度，以达到较好的显像质量或治疗效果。

放射性核纯度（radionuclide purity），也称放射性纯度（radioactive purity）是指特定的放射性核素的放射性活度占药物中总放射性活度的百分比。放射性药物中除了规定的放射性核素外，含有极少其他放射性核素。放射性核素的放射性纯度只与其放射性杂质的量有关，与非放射性杂质的量无关。如临床上用于人体显像的 ^{99m}Tc 的放射性纯度要求在 99.9% 以上（1mCi 的 ^{99m}Tc 溶液中 ^{99}Mo 含量不超过 0.15μCi）。而 ^{99m}Tc 淋洗液中含有铝等非放射性杂质的多少仅影响其化学纯度，并不影响其放射性纯度。该指标主要用于监测其他放射性核素的沾染程度，一般来说，放射性核素的不纯主要是发生在工厂生产过程和核素发生器的洗脱过程的漏穿。放射性核纯度一般通过能谱仪测定。每种放射性核素发出的射线都有特征能谱，通过对能谱进行识别则可以检测出放射性药物中含有的其他放射性核素的种类及含量。但能谱仪普及受限，一般临床上可通过屏蔽法和半衰期法进行检测。屏蔽法是根据不同放射性核素发出的射线的能量不同，选择适当的屏蔽材料将所需核素或杂质的放射性进行屏蔽，测定屏蔽前后的放射性活度，求出放射性核纯度。比如要测定 ^{99m}Tc 标记药物中 ^{99}Mo 的含量，则将药物样本测定活度后放入一个特定厚度的铅容器中，其能够将 ^{99m}Tc 发出的 140keV 的射线吸收，而不能吸收 ^{99}Mo 发出 700～800keV 的射线，然后在铅罐外再次测量活度，即可通过计算求出 ^{99}Mo 的含量。半衰期法是根据不同放射性核素的半衰期不同，测定不同时间的放射性活度，求得放射性核纯度。

2. 化学性质检测 包括离子强度、pH、化学纯度、溶剂残留量。放射性药物溶液中电解质的浓度反映其离子强度，在制备过程中常加入酸、碱、缓冲液来调节。pH 的测定应采用精密 pH 试纸或 pH 计检测，检测的 pH 应该符合注射或口服药物规定的范围。化学纯度是指特定化学结构化合物的含量，与放射性无关。另外，在进行药物合成中，经常会引入一些化学辅助试剂和有机溶剂。其中化学辅助试剂的残留可能对患者产生毒副作用，在放射性标记过程中还可能产生放射性杂质而影响放化纯度。而一些溶剂尤其是有机溶剂残留量过高也对人体存在潜在的危害，如乙腈、丙酮、甲醇等。一般常用气相色谱-质谱联用仪（GC-MS）和比色法来鉴定有机溶剂及化学杂质残留，各种物质的残留量均应参照国家标准进行质控，避免使用化学残留超标的放射性药物。

放射化学纯度（radiochemical purity）是指特定化学结构的放射性药物的放射性占总放射性的百分比。该指标是衡量放射性药物质量的最重要的指标之一，是常规质控项目，医用放射性核素应具有高的放化纯度才能保证它得到最有效的利用。用于放化纯度测定的方法有纸层析法、聚酰胺薄层层析法、快速硅胶薄层层析法、离子交换色谱法、高效液相色谱法以及纸或凝胶电泳法，对某些特殊理化性质的放射性药物，可采用过滤法、萃取法和沉淀法。目前临床常用的方法是高效液相色谱法及薄层层析法（thin-layer chromatography，TLC）或纸层析法。

化学纯度是指特定化学结构化合物的含量，与放射性无关。化学成分的杂质存在可能对患者产生毒副作用，在放射性标记过程中还可能产生放射性杂质而影响放化纯度。临床上常用比色法来鉴定化学杂质。

3. 生物学检测 主要包括无菌、无热源、毒性鉴定和生物分布试验。

放射性药物必须是无菌无热源的。常用的方法是采用微孔滤过膜过滤法灭菌。还有其他灭菌方法，如高压灭菌法、γ 射线辐射消毒法以及环氧乙烷消毒法等。热源亦称内毒素，是黏多糖或微生物代谢产生的脂多糖。目前主要通过在制备药物过程中严格无菌操作来预防。可用家兔法和鲎试验法查验，详见《中华人民共和国药典》。

放射性药物毒性包含被标记药物毒性和辐射安全性。被标记药物的一次性使用量很少，其化学毒性甚微，通常在获准临床应用前，已通过异常毒性及急慢性毒性试验。辐射安全性问题的评价指标是医用内照射剂量（MIRD），其应用值要求符合国家有关法规的规定。

放射性药物用于体内某一特定物质的示踪时，要求放射性药物的生物学行为与被研究的特定物质完全相同或者十分接近，换言之，即放射性核素的标记应不影响或微弱影响该物质的生物学性质。另外，放射性药物也应具有良好的药代动力学特性，要求能迅速进入靶器官，并且从血液及全身快速清除，靶与非靶器官的放射性比值高，以保证图像清晰、本底低及显示异常图像的灵敏度高和特异性强。放射性药物体内生物学行为测定是获准临床使用前必须进行的工作。动物实验及放射自显影对放射性药物的生物活性检测有重要价值。对某些特殊药物还要检测它的免疫活性，如抗体的免疫活性要利用相应的抗原，根据抗原抗体反应的原理测定该抗体的免疫活性。

第四节 放射性药物的分类与使用

一、诊断用放射性药物

诊断用放射性药物按用途可分为脏器显像药物和功能测定用药物两类。

脏器显像药物通过口服、吸入或注射进入体内，其产生的γ射线被显像仪器记录下来，获得药物在体内的位置及分布图像，同时可获得它们在体内不同器官组织中放射性活度随时间的变化信息，用以诊断各种疾病，故又称显像剂。显像方式可分为静态显像和动态显像，这两种显像方式对放射性药物的体积、浓度及比放射性等要求不同，如动态显像一般以弹丸式注射，要求放射性药物比活度高，体积小，而静态显像则无严格要求。

功能测定用药物是指患者口服、吸入或注射某种放射性药物后，选用某特定的放射性探测仪测定有关脏器或血、尿、粪中放射性的动态变化，以评价脏器的功能状态。与显像剂一样同是利用放射性药物示踪的原理，根据药物在脏器的分布情况及时间-放射性改变的差别获得诊断信息。一般来讲，所有功能测定用药物的剂量比脏器显像药物的剂量要少。如甲状腺摄碘功能测定需空腹口服 Na^{131}I 74kBq，而甲状腺显像则需口服 3.7～7.4MBq。

进入 21 世纪以来，得益于新的分子机制的揭示和特征标志物的发现，以及药物合成与筛选技术的发展，放射性药物发展十分迅速，功能覆盖范围不断扩大，应用越来越广泛，临床地位也愈加重要。表 3-2 中按临床用途不同，对一些较为常用的诊断用放射性药物及其用途进行了汇总。其中既包含了传统的诊断用放射性药物（如 ^{99m}Tc-ECD，^{18}F-FDG 等），也包含了一些已经开展了临床试验并取得了确定性效果的新型放射性药物（如 ^{11}C-compound B（PIB）、^{68}Ga-FAPI-04、^{11}C-DASB 等）。

表 3-2 常用诊断用放射性药物

分类	放射性药物	主要用途
脑显像	^{99m}Tc-ECD，^{99m}Tc-HMPAO，^{123}I-IMP	评价局部脑血流，脑血流储备功能
	^{123}I-IBZM，^{123}I-β-CIT，^{18}F-Dopa，^{11}C-raclopride	多巴胺受体显像研究
	^{18}F-AV-1451（fortaucipir）	评价神经退行性变脑内 Tau 蛋白沉积
	^{11}C-compound B（PIB），^{18}F-forbetaben，^{18}F-forbetapir，^{18}F-futemetamol	评价神经退行性变脑内 Aβ 沉积
	^{123}I-IQNB，^{11}C-Nicotine，^{11}C-QNB	乙酰胆碱受体显像研究
	^{123}I-Ketanserin，^{11}C-DASB	5-HT 受体显像研究
	^{123}I-Morphine，^{123}I-IA-DNP，^{11}C-DPN，^{11}C-CFN	阿片肽受体显像研究
	^{18}F-FDG，^{15}O-H_2O	脑葡萄糖和氧代谢与功能研究
心肌显像	^{201}Tl，^{99m}Tc-Sestamibi（MIBI），^{13}N-NH_3，^{82}Rb	评价心肌血流灌注
	^{11}C-棕榈酸，^{18}F-FDG，^{11}C-乙酸	心肌脂肪酸、葡萄糖和氧代谢研究
	^{123}I-MIBG，^{11}C-MQNB 和 ^{11}C-心得安（普萘洛尔）	心肌受体显像研究
	^{99m}Tc-焦磷酸盐	急性心肌梗死显像诊断
	^{99m}Tc-PnAO-硝基咪唑，^{99m}Tc-HL91	心肌乏氧显像
肾显像	^{131}I-OIH，^{99m}Tc-MAG3，^{99m}Tc-EC	肾小管分泌型肾显像
	^{99m}Tc-DTPA	肾小球滤过型肾显像
	^{99m}Tc-DMSA	肾皮质结合型肾显像
肾上腺显像	^{131}I-19-碘胆固醇，^{131}I-6-IC，^{131}I-6β-INC	肾上腺皮质功能显像
	^{131}I-MIBG，^{123}I-MIBG	肾上腺髓质功能显像

续表

分类	放射性药物	主要用途
肿瘤显像	^{99m}Tc-MIBI，^{18}F-FDG，^{99m}Tc-HYNIC-Octreotide ^{68}Ga-DOTATATE，^{68}Ga-PSMA-617，^{68}Ga-FAPI-04 等	亲肿瘤阳性显像
骨骼显像	^{99m}Tc-MDP，^{99m}Tc-EDTMP	了解骨质代谢活性
肺显像	^{99m}Tc-MAA	评价肺血流灌注，诊断肺栓塞
	^{99m}Tc-DTPA 雾化颗粒，^{133m}Xe 气体	评价肺通气功能
淋巴显像	^{99m}Tc-DX，^{99m}Tc-微胶体	淋巴功能，诊断淋巴道阻塞
肝脾显像	^{99m}Tc-胶体，^{99m}Tc-植酸钠	肝脾吞噬功能
	^{99m}Tc-HIDA，^{99m}Tc-EHIDA	胆系功能与胆道通畅情况

二、治疗用放射性药物

用于治疗的放射性药物主要由两部分组成，即载体和治疗用放射性核素。载体是指能将放射性核素运载到病变部位的物质，通常是小分子化合物或生物大分子，或某些特殊材料制成的微球或微囊。放射性核素应该具有发射高电离能力的射线，通过射线的电离激发作用产生辐射生物效应，达到治疗目的。放射性核素一般要求纯 β^-或 α 发射体、合适的能量、半衰期以 1～5 天为宜。

1. 甲状腺疾病治疗药物　碘 [^{131}I] 化钠溶液（Na^{131}I）是治疗甲状腺疾病的主要放射性药物。^{131}I 是 16 种碘的人工放射性同位素中重要的核素之一，它可以从铀（^{235}U）的裂变产物中分离，也可通过反应堆 ^{130}Te（n，γ）反应生成的 ^{131m}Te 衰变获得。目前，临床应用的药物多是直接由药厂提供的碘 [^{131}I] 化钠溶液或特制胶囊。^{131}I 半衰期（$T_{1/2}$）为 8.03 天，有效半衰期为 3.5～5 天，能产生 0.61MeV 的 β^-射线和 365keV 的 γ 射线。口服后几乎全部被甲状腺组织吸收，^{131}I 发射的 β 射线在甲状腺组织内射程短，平均为 1mm，最长 2.2mm。其辐射生物效应适用于治疗甲状腺功能亢进、分化型甲状腺癌转移灶及功能自主性甲状腺腺瘤，也可用于结节性甲状腺肿及巨大甲状腺肿等甲状腺疾病。

甲状腺癌原发病灶绝大多数摄碘能力低下，^{131}I 对未行甲状腺切除术的原发病灶治疗意义不大。分化型甲状腺癌转移灶具有与甲状腺组织同样摄碘的功能，如乳头状腺癌、滤泡状癌能浓聚碘，在行甲状腺切除术后可以采用 ^{131}I 治疗。Na^{131}I 可有效破坏转移灶，使其纤维化和钙化，达到治疗目的。而对其他组织和脏器无明显影响。

2. 转移性骨肿瘤疼痛治疗药物　利用亲骨性放射性药物作为骨痛患者的姑息疗法，可有效缓解骨痛，而全身和血液学副作用相对较小，提高了患者的生存质量。

（1）^{32}P- 磷酸盐：其主要化学形式是磷酸氢二钠（Na_2HPO_3），^{32}P 用于治疗骨痛的主要治疗机制是 ^{32}P- 磷酸盐可浓聚于骨病变部位，病灶和正常骨摄取比为 5∶1，破坏肿瘤细胞和抑制分泌的致痛物质。然而 ^{32}P 对造血系统有抑制作用，导致严重的血常规降低，限制了它的临床应用。^{32}P 的副作用主要是由于其半衰期长（$T_{1/2}$=14.3 天）和 β 射线能量偏高（1.71MeV）所致。另外，^{32}P 可通过参与核蛋白、核苷酸、磷脂代谢以及 DNA 与 RNA 的合成进入细胞内部，在细胞内聚集程度与细胞分裂速度成正比，血液恶性细胞分裂迅速，^{32}P 聚集较多，直接破坏过度增生的 DNA 和 RNA，所以可用来治疗真性红细胞增多症、原发性血小板增多症和白血病等恶性血液病。

（2）$^{89}SrCl_2$（氯化锶 [^{89}Sr]）：^{89}Sr 半衰期为 50.5 天，β 射线能量为 1.43MeV，以二价阳离子存在，类似同族元素 Ca。与 Ca 一样，^{89}Sr 一旦进入体内，30%～80% 的 ^{89}Sr 与骨组织的主要成分羟基磷灰石晶体结合，在骨组织中至少可滞留 100 天。骨转移灶和正常骨摄取比为（2～2.5）∶1，因此转移灶可获得大部分辐射效应，治疗骨转移癌疼痛的效果较好。由于 ^{89}Sr 的生成截面积很小，成本高，应用受到限制。

（3）^{186}Re-HEDP（1-羟基-亚乙基-1,1-二膦酸）：^{186}Re 半衰期为 3.8 天，β^-射线能量为 1.07MeV。^{186}Re 具有与 ^{99m}Tc 相似的化学特性，能与 HEDP 形成稳定的络合物浓聚于骨组织，病变骨和正常骨摄取比为 5.4∶1，其 β^-射线在骨中的平均射程为 0.5mm，在组织中为 4mm。一次性用 1.2～1.8GBq 的 ^{186}Re-HEDP 治疗前列腺癌及乳腺癌转移性骨痛有效率为 80%～90%。与 $^{89}SrCl_2$ 相比，症状缓解更为迅速。^{186}Re 衰变时发射 137keV 的 γ 射线，适合显像，可了解病灶的治疗情况。但 ^{186}Re 血浆清除较慢，肾脏残留较多，毒性反应同样是一过性骨髓抑制。

（4）^{153}Sm-EDTMP（乙二胺四甲叉膦酸）：是一个成熟的治疗骨转移癌疼痛的放射性药物，与其他治疗核素相比，^{153}Sm 具有 β 射线能量适中（810keV 占 20%，710keV 占 50%，640keV 占 30%），在组织中射程短（3mm），半衰期短（46.3h）及化学状态单一、稳定等优良的理化性质。与 ^{186}Re 一样，其发射的 103keV（30%）γ 射线适宜病灶显像。^{153}Sm-EDTMP 具有良好的体内生物学分布特性。静脉给药后 2～3h，50%～60% 的注射量沉积于骨，33%～50% 经尿排出。因此血中清除迅速，6h 排泄基本完全，残留于体内的放射性药物绝大部分浓聚于骨。病灶与正常骨摄取比为(4～17)∶1，只有＜2% 的放射性出现在非骨组织中。与 ^{89}Sr、^{186}Re 相比，^{153}Sm 骨髓毒性低且是暂时性的。由于 ^{153}Sm-EDTMP 在血和尿中清除迅速，非骨组织的放射性损伤轻微。一般认为，^{153}Sm-EDTMP 投药剂量控制得当，重复治疗是安全的。

（5）$^{223}RaCl_2$（氯化镭 [^{223}Ra]）：^{223}Ra 是一种 α 衰变放射性核素，半衰期为 11.4 天，与其他核素相比，其最大的特点是发射 α 射线。其 α 粒子发射半径小于 100μm（不到 10 个细胞直径），且具有更高的电离能力，对辐射损伤效应更强。^{223}Ra 的性质与钙离子相似，能通过与骨骼中的羟基磷灰石（HAP）形成复合物，具有亲骨性，尤其是骨转移病理骨增生活跃的区域。其发射的 α 粒子能够在邻近肿瘤细胞中引发高频率的双链 DNA 断裂，从而产生强烈的细胞毒效应。因此 $^{223}RaCl_2$ 是一个新兴的治疗骨转移癌的放射性药物，能够有效延长前列腺癌骨转移患者的生存期。

3. 放射性敷贴治疗药物　将放射性核素制成敷贴器，用于治疗多种顽固性浅表疾病，如神经性皮炎、慢性湿疹、黏膜白斑、皮肤毛细血管瘤、皮肤瘢痕、皮肤肿瘤等。放射性敷贴器分为两类：① γ 射线敷贴器：目前常用的是 ^{60}Co 眼科敷贴器，用于治疗视网膜母细胞瘤及恶性黑色素瘤。② $β^-$ 射线敷贴器：放射性核素为 ^{32}P、^{90}Sr-^{90}Y、^{106}Ru-^{106}Rh、^{147}Pm 等。^{90}Sr-^{90}Y 可制成商品敷贴器，^{32}P 无载体溶液可临时配制成敷贴器。

4. 核素介入治疗药物　利用穿刺、植入、动脉灌注或插管经过血管、体腔、囊腔、组织介质以及淋巴液集中区，用载体将高活度放射性药物引入病灶内，直接对病变组织、细胞进行内放射治疗，达到放疗和栓塞“双效”治疗目的，称为核素介入治疗。介入治疗药物与化学导向药物和生物导向药物不同，不能以分子形式存在，否则药物会从肿瘤组织中泄漏，进入血液循环，在体内重新分布。介入治疗药物必须以一定大小的分子聚合体或微颗粒形式使用。常用的核素介入治疗药物有放射性胶体、大颗粒悬浮物、碘油以及各类玻璃微球（直径在 10～30μm）。较常用的放射性微球主要有 ^{131}I-碘化油，^{32}P、^{198}Au、^{90}Y、^{211}At 等标记的胶体或相应的陶瓷、树脂和玻璃微球。

近年来，组织间放射性粒子植入（也称近距离）治疗法开展较多。早期用于粒子治疗的放射性核素有 ^{192}Ir、^{137}Cs 等；近年主要使用放射性核素 ^{125}I 制作粒子进行植入治疗。

5. 核素内照射靶向治疗药物　将放射性核素标记于特定的载体上，利用其靶向分布特性，便可将放射性核素带到肿瘤细胞中，通过其发出的射线对肿瘤进行近距离放射治疗，这便是内照射治疗。其中将特定的抗体用放射性核素标记形成放射性药物，注入体内后与具有表达相应抗原的肿瘤细胞特异性结合并产生辐射生物效应，达到治疗效果，即为放射免疫治疗。如 ^{131}I-抗 CEA 抗体用于治疗结肠癌。另一类常见的靶向放射性内照射治疗药物是受体介导靶向治疗药物。将放射性药物标记于特定的配体上，注入体内后，配体会浓集到有高密度对应受体表达的肿瘤细胞上，形成放射性配体-受体复合物，利用放射性核素的特性就能进行肿瘤的受体显像或治疗，即受体介导的内照射治疗，如 ^{177}Lu-DOTATATE 用于治疗神经内分泌肿瘤。

与放疗不同的是，内照射治疗的射线不是从体外施加，而是通过特异性的载体与病灶中内源性目标特异性结合，或者通过肿瘤的各种生理机制积累，从而将射线的能量被直接传递到癌细胞或其微环境中，射线在体内病灶局部进行释放，从而杀伤病变细胞，这类似于化疗或生物靶向治疗，但其发挥治疗作用的是放射性核素发出的高能射线产生的局部生物效应，从而更加高效地破坏病灶组织细胞。

与靶向治疗不同的是，它无须对靶目标的生物信号通路进行深入理解（靶向治疗通常依赖于对某特定信号通路的干扰发挥作用，因此需要充分理解该治疗靶点所发挥的生物作用机制），对靶目标的表达水平依赖性要小得多。同时放射性药物化学量少，一般不会引起化学毒副作用。除此之外，大部分靶向治疗放射性药物都可以通过标记显像核素进行可视化，以评估药剂的靶向性，这与现有的治疗方法相比具有很大的优势。有些靶向治疗放射性药物所用的放射性核素在发出 $β^-$ 射线和 α 射线还会发出少量的 γ 射线，可实现在治疗的同时动态观察药物分布情况，这种被称为诊疗一体化放射性药物。

与化疗不同的是，放射性药物治疗反应通常不需要许多个月（或周期）的治疗，通常在一次或最多五次用药后就能观察到显著的疗效；如果观察到副作用，如脱发或周围神经病变，通常也比化疗要轻得多。

靶向治疗性放射性药物的开发是一项多学科的工作，需要放射化学、放射生物学、肿瘤学、药理学、医学物理学和放射性核素成像和剂量学方面的专业知识。然而多年来大多数制药公司对放射性药物治疗并不熟悉，肿瘤学界对放射性药物用于癌症治疗也不熟悉，因此一直发展较慢，多年来它一直是一种“孤儿治疗”模式。如 ^{131}I-间位碘代苄胍（^{131}I-MIBG）治疗嗜铬细胞瘤及其转移灶。直到近几年，针对原发性癌症和远处转移的放射性药物治疗临床研究发现其具有巨大的潜力，并逐渐被认为是一种更加有效、安全、可行的治疗方式，开始重新受到大小制药公司和医学界的关注。一些新的放射性治疗药物也开始被各国药品监督管理部门批准应用于临床。如 ^{177}Lu-DOTATATE（一种用于治疗神经内分泌肿瘤的 β^- 发射药物）。放射性药物靶向治疗已经得到高度的认可和吸引了更多的药物企业与医学研究的兴趣，加上不断发现更佳的肿瘤相关靶点、放射化学的改进、放射性核素（尤其是 α 粒子发射体）的增加和低成本供应、放射性药物靶向与其他治疗方式的联合，已有越来越多的放射性药物开始走入临床试验，如 ^{177}Lu-PSMA-617、^{225}Ac-PSMA 等。预计将会有更多的放射性药物被批准用于临床治疗或诊疗一体化。

三、放射性药物的使用

核医学显像和治疗都必须将放射性药物引入人体，受检者不可避免地要接受一定程度的辐射。作为医务工作者，应时刻谨记全心全意为人民群众的健康服务的宗旨，全面掌握放射性药物的特性和放射性药品的使用原则，合理开展放射性药物显像及治疗工作，使患者在放射性药物诊疗过程中的健康受益最大化。一般需要考虑到以下几方面：

1. 正当性　使用放射性药品进行诊疗前，首先要权衡进行该放射性诊断或治疗的益处与辐射引起的危害，即最终临床收益大于其引起的潜在危害，方值得进行这项检查或治疗。同时还应尽量减少不必要的重复检查等，以最大限度地减少不必要的辐射。

2. 放射性药品的合理选择　有些检查或治疗可能会有多种放射性药品可供选用，在选择时应根据临床需求和辐射剂量最小化原则合理选择药物。

3. 内照射剂量和用药剂量的规范确定　医用内照射剂量必须低于国家有关法规的规定，按照诊疗规范进行给药。

4. 正常组织保护措施　对于患者应采取必要的保护措施，如封闭某些游离核素可能积聚的器官、促进排泌等措施。

5. 必要的辐射防护措施　有些患者尤其是进行放射性核素内照射治疗的患者，如所用放射性药物同时发出 γ 射线，且比例较大，则应该在特殊的防护病房进行治疗。

6. 特殊人群的处理　核医学检查是比较安全的检查。但根据国际原子能机构规定的“辐射剂量应尽可能低”的原则以及辐射的敏感性，对于孕妇、哺乳期妇女、近期准备生育的妇女、婴幼儿等应用放射性药品要慎重考虑。对于必须要进行核医学检查的婴幼儿及儿童（如肝胆显像），应严格控制药物活度，按照体重进行计算剂量，以尽可能减少辐射照射。

四、放射性药物的临床转化

凭借着多种不同功能的放射性药物，核医学助力人们能够利用影像可视化从分子水平去研究、认识、诊断和治疗疾病，放射性药物和分子影像探针的研发与转化已成为当前放射化学、核医学和分子生物学交叉领域最为活跃的一个分支，成为现代医学和精准诊疗的重要基石。随着基因组学、蛋白质组学、分子生物学、化学、计算机科学的快速发展，国内外每年都能开发出数十种新型放射性药物，在细胞和动物水平进行安全性和可靠性研究验证。而一些效果非常好的放射性药物则需要进一步进行临床转化应用。与新药研究相仿，放射性药物或分子影像探针研发可分为药物的研发、临床前试验研究、临床试验研究和临床应用审批等四个阶段。

第一阶段：药物的研发

通过分子生物学、生物信息学等技术，寻找和选择合适的分子靶点，根据靶点，利用适当的药学、化学与计算机模拟等技术设计、合成与该分子高特异、高亲和力的分子、抗体等，或者在已有药物的基础上进行变构、修饰、筛选等找出适合放射性核素标记的分子，在尽量不改变分子靶点生物特性的基础上进行放射性核素标记，获得新的放射性药物。

第二阶段：临床前试验研究

严谨的临床前研究是放射性药物是否能走向临床应用的关键。在优化前期制备的放射性药物的基础上，进行临床前细胞学、药代动力学和毒理学试验，必要时还需进行生物诱变性研究，观察放射性药物针对目标疾病的识别能力（特异性和灵敏度）、药物稳定性、生物活性、体内药代动力学特性，以及对非目标组织的毒性（即生物安全性评估）。在可靠的临床前研究基础上，开启下一步临床转化研究。

第三阶段：临床试验研究

新放射性药物的临床转化需要按照药物临床试验标准开展严格的临床试验。①临床试验Ⅰ期：主要是在伦理委员会审批后，招募 20～80 名正常健康志愿者，研究放射性药物的正常人体分布与药代动力学（吸收、分布、代谢、排泄、作用持续时间等），评估药物安全性，如安全剂量范围。②临床试验Ⅱ期：此阶段需要招募 100～300 名志愿患者进行控制研究，评价放射性药物在病变中的聚集能力和时间分布特征。③临床研究Ⅲ期：此阶段通常需要招募 100～300 名患者，在前期临床试验基础上通过监测和随访确定诊疗效果和不良反应。

第四阶段：临床应用审批

完成临床试验后，便可向药监部门申请药物文号审批，包括批准前检查和批准。①批准前检查：在批准前要核实申报资料中数据的真实性和可靠性，并报告研究单位在放射性药物生产过程中任何可能偏离药品生产质量管理规范（good manufacturing practice，GMP）法规的情况，确保研究单位生产的分子探针符合GMP要求。②批准：一旦药管部门批准了一份新放射性药物申请，必须继续向药管部门提交阶段性报告，包括所有的不良反应和质量控制记录。药管部门还可能要求对一些新的放射性药物做进一步的研究（临床研究Ⅳ期），以评价放射性药物的长期效果。最终实现该放射性药物的产业化和临床常规应用。

五、放射性药物发展前景

在过去的50年里，放射性药物科学和核医学得到了飞跃式的进步。除了一些灵敏度、分辨率更高的高端多模态成像设备被研发出来应用于临床外，放射性药物更是快速发展。在核物理、化学、生物学、基因组学、蛋白质组学、细胞生物学、计算机、数学等技术发展的基础上，各类新型放射性核素及其标记的放射性药物纷纷被研发出来，并进行临床转化。世界各国的政府及医疗管理机构、医务人员、科研人员、药企均开始高度重视放射性药物的研发与转化。由于放射性药物通常使用的化学量小，其生物毒性小，却又具有高度的特异性和灵敏性，能够在基因、分子、细胞水平对基因表达、细胞生物过程、组织器官功能等多层面多角度实现可视化，在人工智能和影像组学等成像技术的加持下，惠及多种疾病的研究、临床诊断。同时，由于治疗性放射性药物的高度靶向性与α、β^-粒子的高辐射生物效应，靶向放射性核素内照射治疗也在临床肿瘤治疗中取得了令人瞩目的效果。新的诊断性和治疗性放射性药物正在被各国食品和药物管理局批准应用于临床。新同位素如^{225}Ac、^{177}Lu、^{203}Pb、^{223}Ra、^{89}Zr、^{52}Mn、^{86}Y、^{47}Sc、^{55}Co和许多其他同位素的生产和供应方面的进展正在扩大新放射性药物合成的范围与方法。

除了一些用于肿瘤诊疗的放射性药物外，针对于神经系统疾病和精神疾病的放射性药物也不断地被推出，用于神经退行性病变（如阿尔茨海默病、帕金森病等）以及精神疾病的显像（如抑郁症、精神分裂症、成瘾等）也取得了突破性的进展，能够从神经受体、递质、血流灌注、蛋白沉积等多个维度对疾病进行评估和观察，为临床神经及精神疾病的评估提供了能够动态观察的可视化手段，已在我国脑科学计划中发挥着重要的作用。

人民群众日益增长的健康需求，是我们不断创新、发展放射性药物的驱动力，也为放射性药物的发展提出了更高的要求。人民群众的健康需求与医者为人民健康服务初心相辅相成，放射性药物必将有更广阔的发展前景。

2021年在党和国家对医用同位素发展的高度重视下，国家原子能机构、科技部、公安部、生态环境部、交通运输部、国家卫生健康委、国家医疗保障局、国家药品监督管理局依据《“健康中国2030”规划纲要》，联合发布了《医用同位素中长期发展规划（2021—2035）》，为医用同位素高质量发展提供了重要的指导思想、主要原则、发展目标、重点任务以及保障措施。放射性药物将在大好的政策环境下迎来更高质量和更长远的发展。

思考题

1. 什么是放射性药物？
2. 放射性药物的特点有哪些？
3. 放射性核素的主要来源有哪些？
4. 对放射性药物的基本要求有哪些？
5. 对放射性药物质量检测有哪几项内容？

（马晓伟）

第四章　放射性核素示踪与显像技术

放射性核素示踪技术是以放射性核素或其标记化合物为示踪剂，用射线探测方法进行检测，研究示踪剂在生物体或外界环境中的客观存在及变化规律的技术，具有灵敏度高、准确性好的特点。根据研究的对象不同，放射性核素示踪技术分为体内示踪技术和体外示踪技术两大类。所有的核医学诊断方法都是建立在放射性核素示踪技术基础上的。放射性核素显像是根据放射性核素示踪原理，利用放射性核素或其标记化合物在体内代谢分布的特殊规律，在体外获得脏器和组织功能结构影像，反映脏器和组织的生理和病理生理改变，提供组织和器官的血流、代谢等功能信息。与CT、MRI等显像方式相结合的SPECT/CT、PET/CT乃至PET/MRI等可同时提供解剖与功能等更为全面的信息，更有效地指导疾病的诊断与治疗。

第一节　放射性核素示踪技术

所谓示踪（tracing），就是显示特定物质的行踪。示踪剂（tracer）是为观察、研究和测量某种物质在指定过程中的行为或性质而加入的一种标记物，常用的示踪剂有放射性核素示踪剂、酶标示踪剂、荧光标记示踪剂、自旋标记示踪剂等。放射性核素示踪技术（radionuclide tracer technique），是以放射性核素标记化合物（radionuclide compound）作为示踪剂，来追踪和定量检测各种代谢物、药物等的摄取、分布、更新、转化及排泌等的代谢规律的一类技术。1935年Hevesy首先使用^{32}P示踪磷的生态循环以及研究大鼠活体内的磷代谢，获得1943年诺贝尔化学奖。由此可见，放射性核素示踪技术以其独特优势在生物医学研究中占据重要位置。目前此类技术已广泛应用于生物医学的多个领域，特别在生物化学与分子生物学、分子药理学、分子免疫学、分子遗传学以及分子核医学等学科领域的研究更为深入。

一、基本原理与类型

放射性核素示踪技术根据被研究的对象不同，通常将其分为体内示踪技术和体外示踪技术两大类。

体内示踪技术又称在体示踪技术，是以完整的生物机体作为研究主体，研究被标记化学分子在生物系统中的吸收、分布、代谢及排泄等体内过程的定性、定量及定位动态变化规律。体内示踪技术还包括体内微量物质定量测量或测定液体容量的放射性核素稀释法、研究物质在标本中位置和数量的放射自显影法、测定脏器功能的放射性核素功能测定以及放射性核素显像等方法。

体外示踪技术又称离体示踪技术，是以整体分离出来的组织、细胞或体液作为研究对象，多用于某些特定物质如蛋白质、核酸等的转化规律研究，细胞动力学分析以及超微量物质的体外测定等。体外示踪技术是在体外条件下进行，减少乃至避免了众多的体内因素对实验结果的直接影响。体外示踪技术包括研究物质进入生物机体后转化、分解等参与机体生命活动过程的物质代谢与转化的示踪研究；研究各种增殖细胞群体的增殖、分化、迁移和衰亡等过程的变化规律以及体内外各种因素对它们的影响和调控的细胞动力学分析；研究待测样品中稳定性核素的种类与含量的超微量活化分析技术以及体内微量生物活性物质定量分析的体外放射分析技术等。

二、方法学特点

由于射线探测仪器具有很高的灵敏度，因此放射性核素示踪技术具有灵敏度高，方法相对简便，准确性较好，合乎生理条件，能进行定性、定位及定量测量等特点。

（一）灵敏度高

由于射线的特性、放射性测量仪器的检测能力以及标记化合物的比活度高，因此放射性核素示踪技术可以精确地探测出极微量的物质，一般可达到10^{-18}～10^{-14}水平。

（二）方法相对简便、准确性较好

由于测定对象是核射线，而放射性核素示踪剂的衰变不受其他物理和化学因素（如温度、压力、pH等）的影响，同时放射性测量受反应体系中其他非放射性杂质的干扰很小，不仅简化了实验程序，而且提高了实验结果的可靠程度，可以获得较好的准确性。

（三）合乎生理条件

由于灵敏度高，示踪剂所需化学量极小，不致扰乱和破坏体内生理过程的平衡状态，反映的是被

研究物质在生理剂量和原有生理状态下的代谢和变化，而非药理（或毒理）的过程。

（四）定量、定位与定性相结合

放射性核素示踪技术能准确地定量测定和进行动态变化的研究，而且也可以通过放射性显像进行定位与定性，从而提供更全面的信息。

由于放射性核素示踪技术涉及放射性物质的应用，不仅需要专用的实验条件，还需要具有一定资质的专业工作人员等，因此，具有一定的局限性。

第二节　放射性核素显像技术

放射性核素显像是根据放射性核素示踪原理，利用放射性核素或其标记化合物在体内代谢分布的特殊规律，从体外获得脏器和组织功能结构影像的一种技术。主要包括放射性显像剂、显像技术和影像分析技术等内容。人体的大部分脏器都可以使用放射性核素显像技术进行检查；目前常用显像仪器包括 SPECT、SPECT/CT、PET/CT 等，将功能代谢显像与解剖结构影像有机地结合；影像分析技术从信号采集、信息处理、图像重建等已实现计算机自动化。放射性核素显像技术正由传统的功能影像向分子影像及功能影像与高分辨率解剖结构影像相融合的方向发展。

一、方法学原理

脏器和组织显像的基本原理是放射性核素或其标记化合物的示踪作用；不同的放射性核素显像剂在体内有其特殊的靶向分布和代谢规律，能够选择性聚集在特定的脏器、靶组织，使其与邻近组织之间的放射性分布形成一定程度的浓度差，而显像剂中的放射性核素可发射出具有一定穿透力的γ射线，放射性测量仪器在体外探测、记录到这种放射性浓度差，从而在体外显示出脏器、组织的形态、位置、大小和脏器功能及某些分子变化。在短时间内自动连续成像，或者在一定时间内多次显像，可以获得特定脏器、靶组织的系列图像，通过计算机处理可计算出特定区域的时间-放射活性曲线及相应的参数，从而对其进行定量分析，将定位和定性诊断与定量分析有机地结合起来。

放射性核素显像是建立在脏器组织和细胞对显像剂特异性结合或分子代谢的基础之上。不同的显像剂在特定的脏器、靶组织中选择性聚集的机制各不相同。

二、显像类型与特点

放射性核素显像的方法很多，同一种方法从不同的角度出发，可以归为不同的类型。

（一）根据影像获取的状态分类

1. 静态显像　当显像剂在脏器内或病变处的浓度处于稳定状态时进行的显像称为静态显像。这种显像允许采集足够的放射性计数用以成像，故所得影像清晰而可靠，适合于详细观察脏器和病变的位置、形态、大小和放射性分布，如甲状腺显像（图 4-1）。

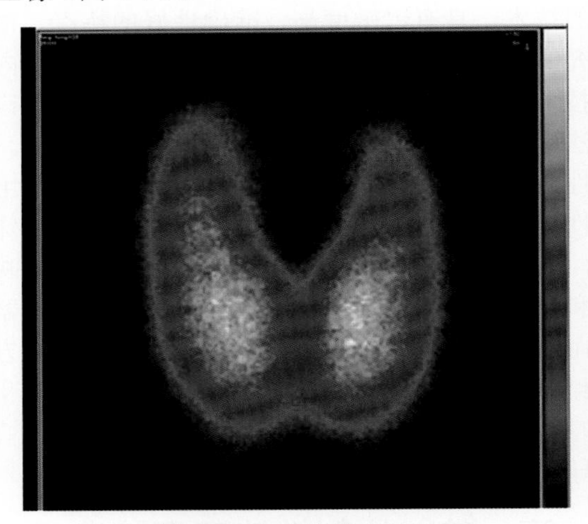

图 4-1　甲状腺静态显像

2. 动态显像　显像剂引入体内后，迅速以设定的显像速度动态采集脏器的多帧连续影像称为动态显像。显像剂随血流流经和灌注脏器、或被脏器不断摄取和排泄、或在脏器内反复充盈和射出等过程，造成脏器内的放射性在数量上或在位置上随时间而变化（图 4-2）。利用计算机 ROI 技术可以提取每帧影像中同一个感兴趣区域内的放射性计数，生成时间-放射性曲线，进而计算出动态过程的各种定量参数，进而用于功能评价，如心功能测定，肾 GFR、ERPF 测定等。

为进一步提高诊断效能，可将动态显像与静态显像联合进行，先进行动态显像获得局部灌注和血池影像，间隔一定的时间后再进行静态显像。如静脉注射骨骼显像剂后先进行动态显像获得局部骨骼动脉灌注和病变部位血池影像，延迟 3h 再进行显像得到反映骨盐代谢的静态影像，称为骨骼三相显像。

（二）根据影像获取的部位分类

1. 局部显像　仅限于身体某一部位或某一脏器的显像称为局部显像（图 4-3）。这种方法一般使用较大的采集矩阵（如 256×256 或 512×512），得到的信息量大，图像清晰，分辨率较高，如甲状腺显像、肝胶体显像（图 4-4）等。

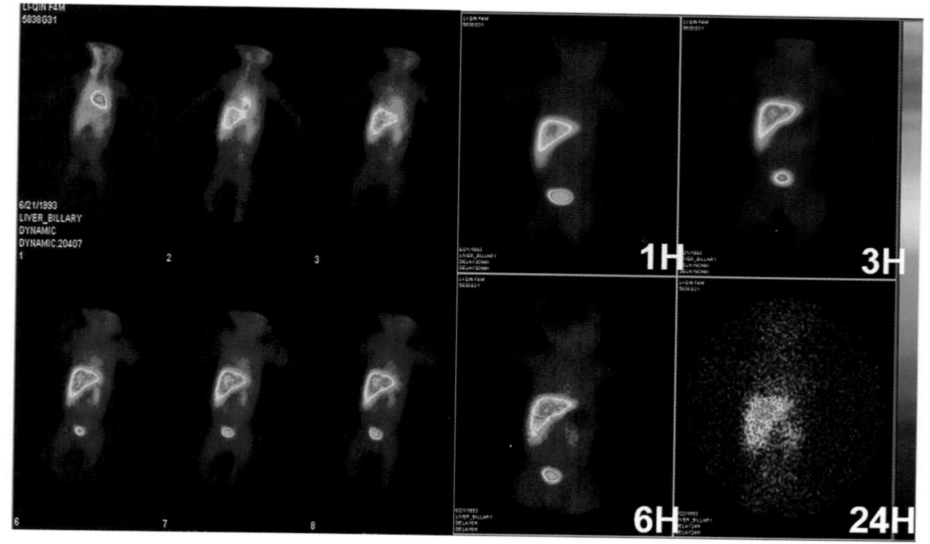

图 4-2　肝胆动态显像

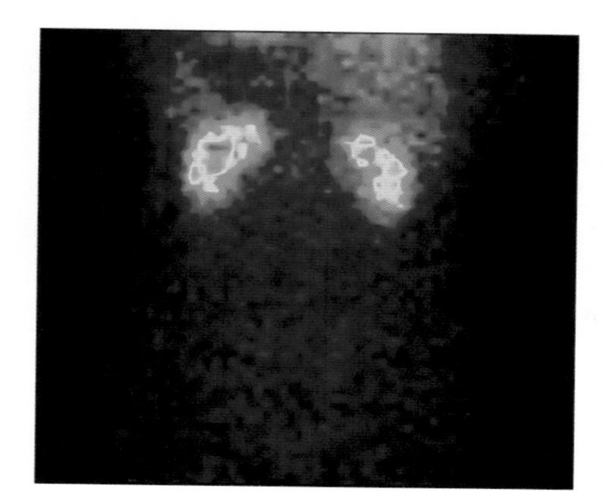

图 4-3　局部显像

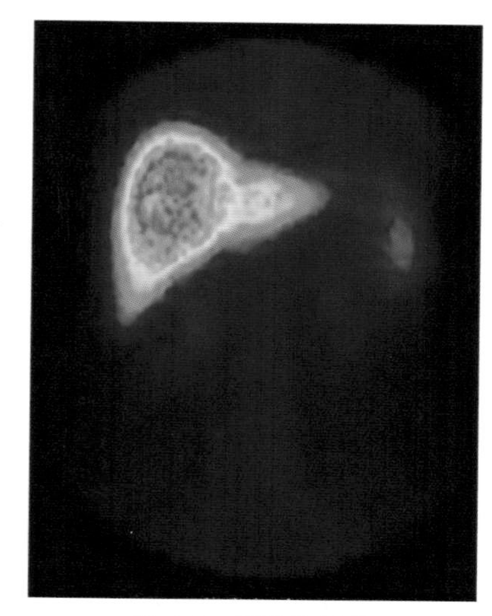

图 4-4　肝胶体显像

2. 全身显像　利用放射性探测器沿体表做匀速移动，从头至足依序采集全身各部位放射性的显像称为全身显像（图 4-5）。注射一次显像剂即可完成全身显像，在全身范围内寻找病灶，如全身骨骼显像、全身骨髓显像等。

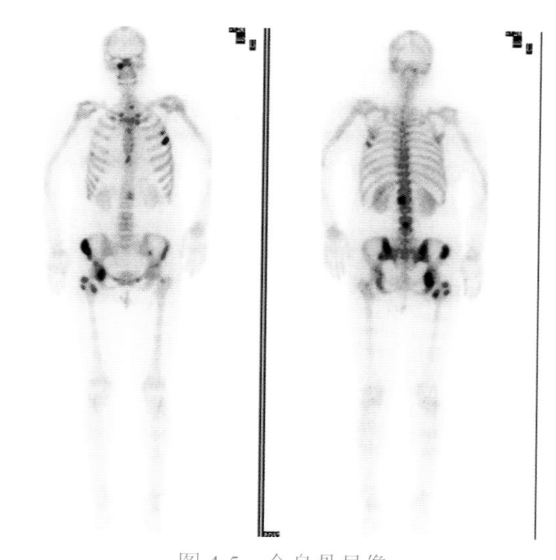

图 4-5　全身骨显像

（三）根据影像获取的层面分类

1. 平面显像　将放射性探测器置于体表的一定位置采集脏器或组织放射性影像称为平面显像（图 4-6）。平面影像是由脏器或组织在该方位上各处的放射性叠加所构成，可能掩盖脏器内局部的放射性分布异常，为弥补这种不足，常采用前位、后位、侧位和斜位等多体位显像的方法，达到充分暴露脏器内放射性分布异常的目的。

2. 断层显像　用可旋转的或环形的探测器，在体表连续或间断采集多体位平面影像数据，再由计算机重建成为各种断层影像的方法称为断层显像（图 4-7）。断层影像在一定程度上避免了放射性的重叠，能比较正确地显示脏器内放射性分布的真实情况，有助于发现深部结构的放射性分布轻微异常，检出较小的病变，并可进行较为精确的定量分析，是研究脏器局部血流量和代谢率必不可少的方法。

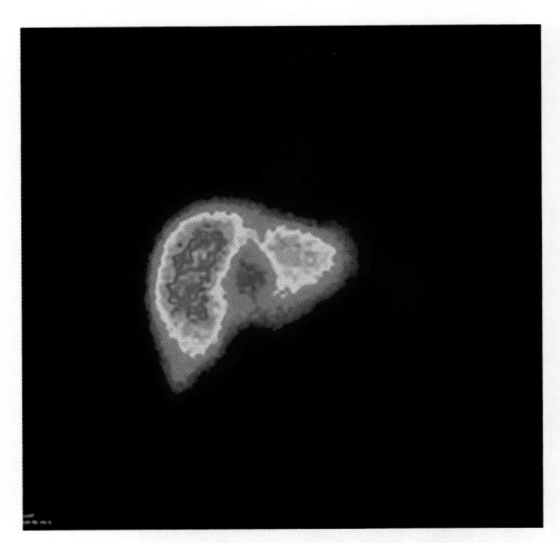

图 4-6　平面显像

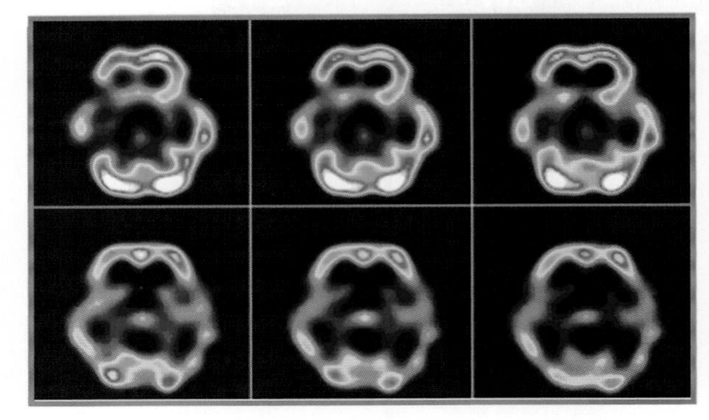

图 4-7　断层显像

（四）根据影像获取的时间分为早期显像和延迟显像

1. 早期显像　显像剂注入体内后 2h 以内所进行的显像称为早期显像，主要反映脏器血流灌注、血管床分布和早期功能状况，常规显像一般采用这类显像（图 4-8）。

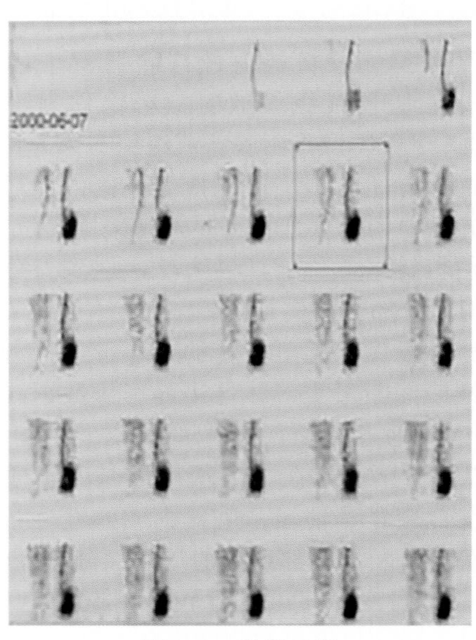

图 4-8　早期显像

2. 延迟显像　显像剂注入体内 2 小时以后，或在常规显像时间之后延迟数小时至数十小时所进行的再次显像称为延迟显像（图 4-9）。一些病变组织由于细胞吸收功能较差，早期显像血液本底较高，图像显示不满意，易误诊为阴性结果。通过延迟显像可降低本底，提高阳性检出率。有时是显像剂被靶组织摄取缓慢，而周围的非靶组织的清除也较慢，需要足够的时间让显像剂从非靶组织中洗脱，以达到理想的靶/非靶比值。例如，^{99m}Tc-MIBI 可同时被正常甲状腺组织和功能亢进的甲状旁腺病变组织所摄取，但两种组织对显像剂的清除速率不同。静脉注射 ^{99m}Tc-MIBI 后 15～30min 采集的早期影像主要显示甲状腺组织，2～3h 再进行延迟影像，甲状腺影像明显减淡，而功能亢进的甲状旁腺病变组织显示明显。

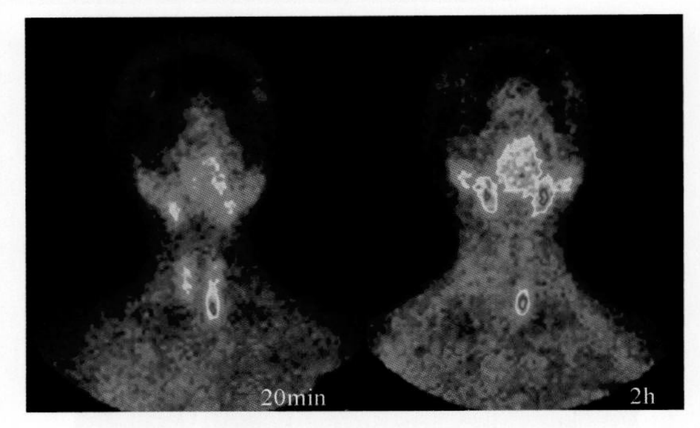

图 4-9　延迟显像

（五）根据显像剂对病变组织的亲和力分类

1. 阳性显像　指显像剂主要被病变组织摄取，而正常组织一般不摄取或摄取很少，在静态影像上病灶组织的放射性比正常组织高而呈“热区”改变（图 4-10），如心肌梗死灶显像、亲肿瘤显像、放射免疫显像等。

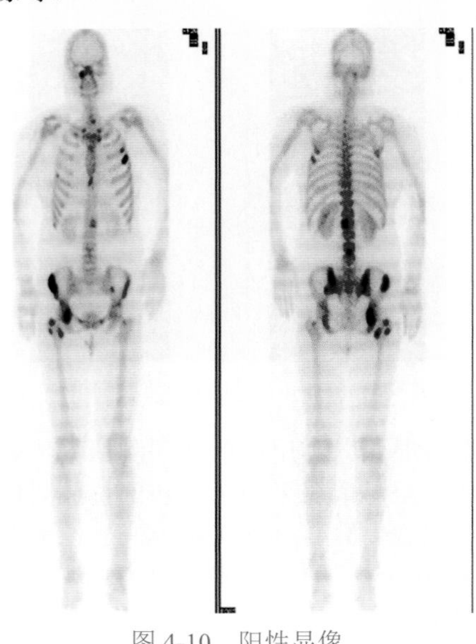

图 4-10　阳性显像

2. 阴性显像　指显像剂主要被有功能的正常组织摄取，而病变组织基本上不摄取，在静态影像上表现为正常组织器官的形态，病变部位呈放射性分布稀疏或缺损（图 4-11），如心肌灌注显像、肝胶体显像、甲状腺显像等。

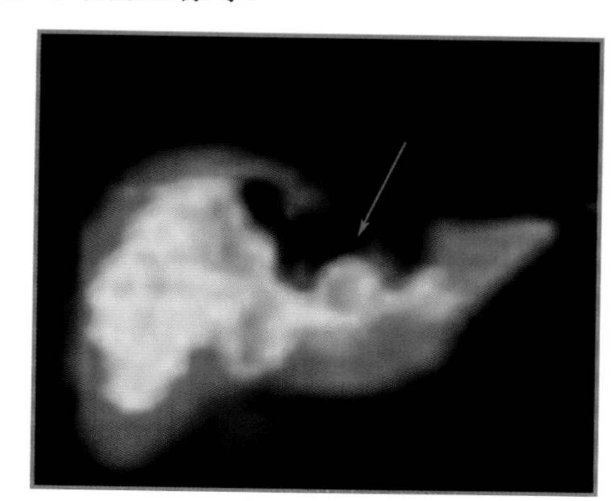

图 4-11　阴性显像

箭头所示为肝病变部位

（六）根据显像时机体的状态分为静息显像和负荷显像

1. 静息显像　当显像剂引入人体或影像采集时，受检者处于没有受到生理性刺激或药物干扰的安静状态下，此时所进行的显像，称为静息显像（图 4-12），如静息心肌显像、肾显像、脑血流灌注显像等。

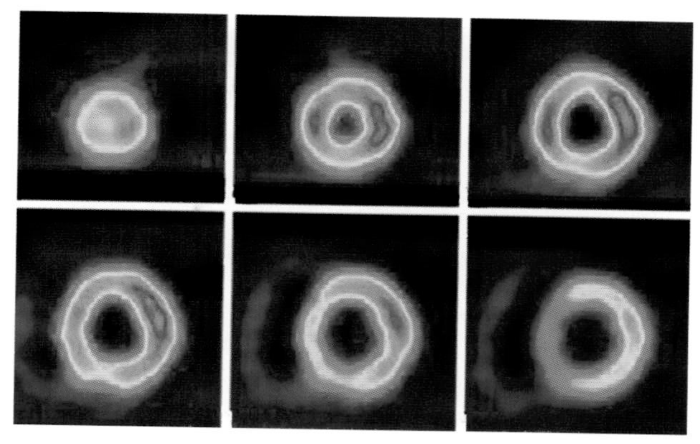

图 4-12　静息显像

2. 负荷显像　受检者在药物或生理性活动干预下所进行的显像称为负荷显像（图 4-13）。借助药物或生理刺激等方法增加某个脏器的功能或负荷，通过观察脏器或组织对刺激的反应能力，可以判断脏器或组织的血流灌注储备功能，并增加正常组织与病变组织之间放射性分布的差别，有利于发现在静息状态下不易观察到的病变，从而提高显像诊断的灵敏度。临床检查时常用的负荷方法有运动负荷试验、药物负荷试验和生理性负荷试验，如心脏运动负荷试验、脑血流药物负荷显像、利尿肾显像等。

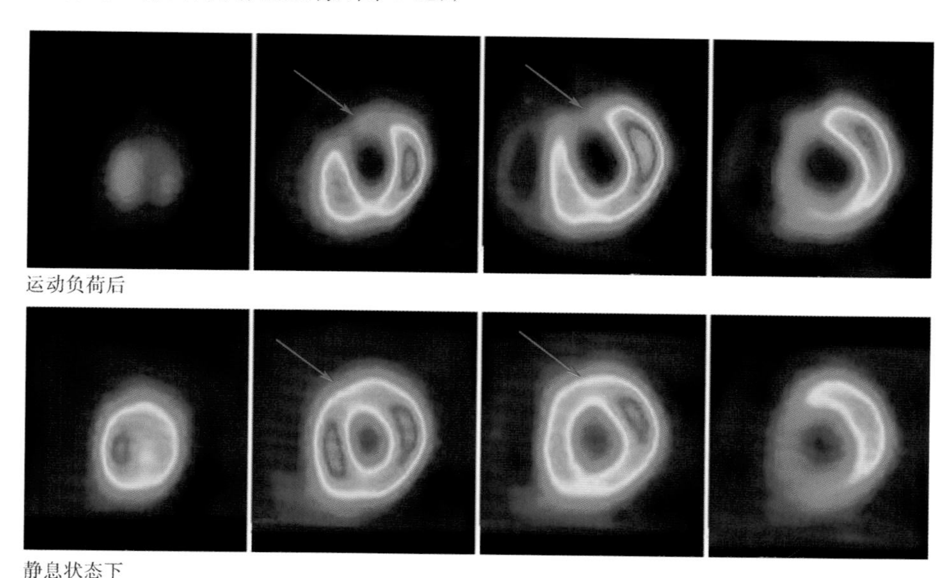

图 4-13　负荷显像

（七）根据显像剂发出的射线分类

1. 单光子显像　使用探测单光子的显像仪器（如γ照相机、SPECT）对显像剂中放射性核素发射的单光子进行的显像，称为单光子显像（图 4-14），是临床上最常用的显像方法。

2. 正电子显像　使用探测正电子的显像仪器（如 PET、符合线路 SPECT）对显像剂中放射性核素发射的正电子进行的显像技术，称为正电子显像（图 4-15）。需要指出的是，用于正电子显像的仪器并非探测正电子，而是探测正电子产生湮没辐射时发出的一对能量相等（511keV）、方向相反的光子。正电子显像主要用于代谢、受体和神经递质显像。

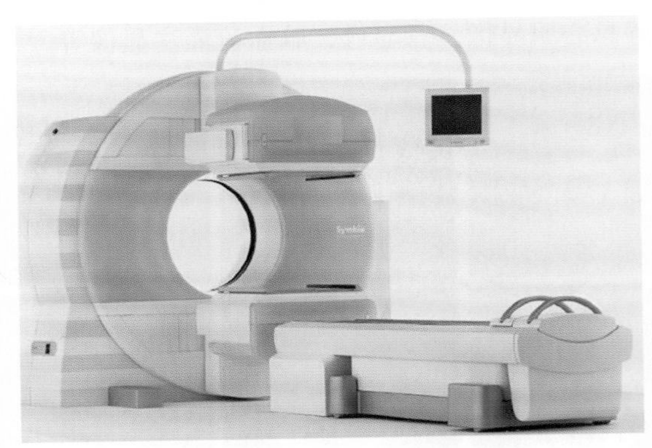

图 4-14 单光子显像

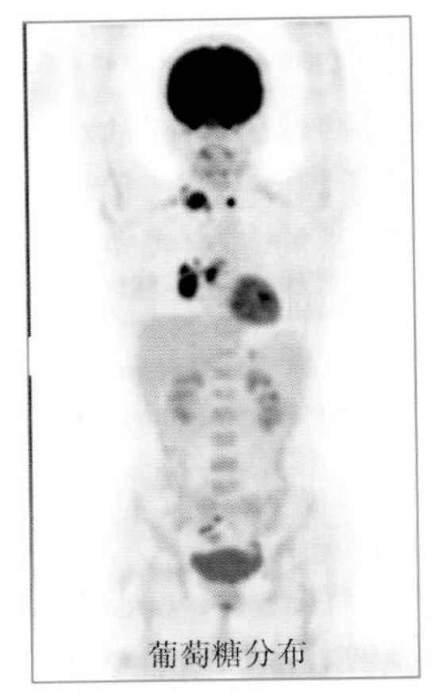

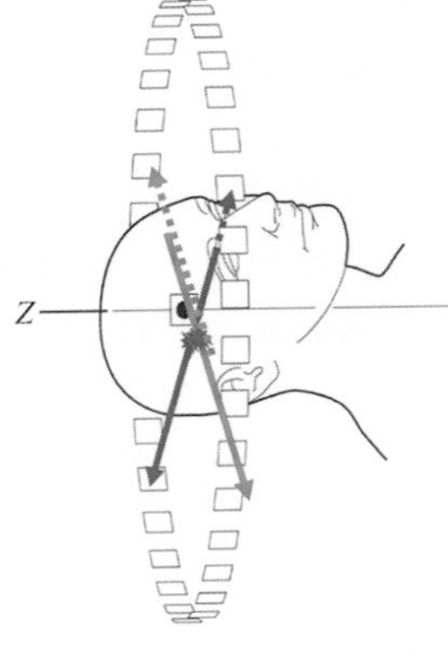

图 4-15 正电子显像

三、图像分析要点

核医学图像的分析判断，必须掌握科学的思维方法，运用生理、生化和解剖学知识，排除各种影响因素的干扰，并密切结合临床表现及其他影像学方法并综合其结果，对所获得图像的有关信息进行正确分析，才能得出符合客观实际的结论，避免出现人为的诊断失误。对于核医学图像进行分析判断应注意以下几个方面。

（一）图像质量

进行图像分析首先应当对已获得的核医学图像质量有一个正确的评价。良好的图像应符合被检器官图像清晰、轮廓完整、对比度适当、病变部位显示清楚、解剖标志准确以及图像失真度小等要求。严格的显像条件和正确的方法（采集与处理）是获得高质量图像的保证。放射性核素显像中放射性药物的放化纯度、放射性药物的注射方法、显像时间、受检者的体位、采集的放大倍数及矩阵大小、重建图像滤波函数的选择均应严格按照质量要求进行。对不符合质量标准的图像要及时分析原因并进行复查。因某种原因不能复查者，在进行图像分析时要认真考虑到那些机械的或人为的误差对图像的临床评价带来的影响，以免得出错误的结论。

（二）正常图像的认识

认识和掌握正常图像的特点是识别异常、准确诊断的基本条件。核医学图像中所表现出的脏器和组织的位置、形态、大小和放射性分布，都与该脏器和组织的解剖结构及生理功能状态有密切关系。一般来说，实质性器官的位置、形态、大小，与该器官的体表投影非常接近，放射性分布大致均匀，较厚的组织显像剂分布相对较浓密。对于断层图像，首先应正确掌握不同脏器断面影像的获取方位与层面。其次，还需对各断层面的影像分别进行形态、大小和放射性分布及浓聚程度的分析。同时分析图像时应把脏器形态和位置的正常变异与病理变化严格区分开来，减少把正常图像诊断为异常，防止假阳性的发生。例如，部分正常的甲状腺可见锥体叶；正常肝脏大多呈三角形，但有大约 30% 的肝脏呈其他形状等。

（三）异常图像的分析

核医学方法所获得的图像最常见的有静态图像、动态图像和断层图像等类型，对于不同的图像类型应从不同的角度进行分析判断。

1. 静态图像分析要点 ①位置：注意被检器官与解剖标志和毗邻器官之间的关系，确定器官有无移位、异位或反位，必须在排除了正常变异后方能确定是否有位置的异常；②形态大小：受检器官的外形和大小是否正常，轮廓是否清晰，边界是否完整，如果器官失去正常形态时，还应判明其是受检器官内部病变所致还是器官外邻近组织的病变压迫所致；③放射性分布：一般是以受检器官的正常组织放射性分布为基准，比较判断病变组织的放射性分布是否增高或降低（稀疏）、缺损；④对称性：对于脑、骨骼等对称性器官的图像进行分析时，还应注意两侧相对应的部位放射性分布是否一致，当然，有些病变会出现对称性改变，如早老性痴呆患者脑血流灌注显像可见双侧颞叶对称性分布稀疏；⑤功能状态：一般情况下放射性显像图像中显像剂分布的多少与组织的功能状态相关。功能状态较强的组织摄取的显像剂较多，而功能状态较弱的组织摄取的显像剂较少。判断靶器官或病变组织的功能状态时应以周围正常组织或其他器官的放射性分布作为参考。

2. 动态图像分析要点 ①显像顺序：是否符合正常的血运和功能状态，如心血管的动态显像应按正常的血液流向，即上（下）腔静脉、右心房、右心室、肺、左心房、左心室及主动脉等腔道依次显影。如果右心相时主动脉或左心室过早出现放射性填充，提示血液有由右至左的分流；当左心室显影后右心室影像重现，双肺持续出现放射性，则提示存在着血液由左至右的分流。②时相变化：主要用于判断受检器官的功能状态，影像的出现或消失时间超出正常规律时，提示被检器官功能异常。例如，肝胆动态显像时，如果肝胆显影时间延长，肠道显影明显延迟，提示肝胆系统有不完全梗阻；若肝持续显影，肠道一直不显影，则表明胆道系统完全性梗阻。

3. 断层图像分析要点　断层图像的分析必须在充分掌握正常断层图像的基础上进行判断。单一层面的放射性分布异常往往不能说明什么问题，如果连续两个以上层面出现放射性分布异常，并且在两个以上断面的同一部位得到证实，则提示病变的可能（图 4-16）。

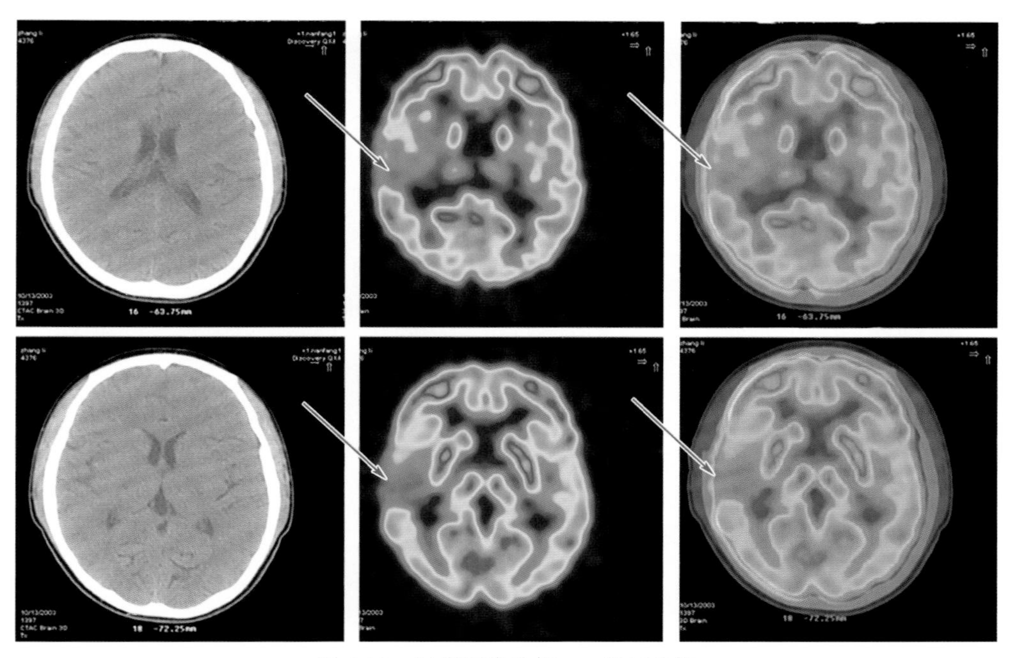

图 4-16　异常图像分析——断层分析

箭头所示为病灶区

（四）密切结合临床进行分析判断

核医学影像如同其他影像学方法一样，图像本身一般并不能提供直接的疾病诊断和病因诊断，除了密切联系生理、病理和解剖学知识外，还必须结合临床相关资料以及其他相关检查结果进行综合分析，才能得出较为符合客观实际的结论，否则会造成某些人为的错误。

四、放射性核素显像的特点

放射性核素显像是对器官组织血流、功能和代谢变化的示踪，与 CT、MRI 和超声等影像学方法相比，有以下几个显著特点（图 4-17）。

（一）可同时提供脏器组织的功能和结构变化，有助于疾病的早期诊断

放射性核素显像是以脏器、组织以及病变部位与周围正常组织的显像剂分布差别为基础的显像方法，而显像剂聚集量的多少又与其血流量、细胞功能、细胞数量、代谢率和排泄引流等因素有关，因此放射性核素显像不仅显示脏器和病变的位置、形态、大小等解剖结构，更重要的是能够同时提供有关脏器、组织和病变的血流、功能、代谢和排泄等方面的信息；由于新型高靶向性分子显像剂的出现，可观察到分子水平代谢和化学信息变化，有可能在疾病的早期尚未出现形态结构改变时诊断疾病。

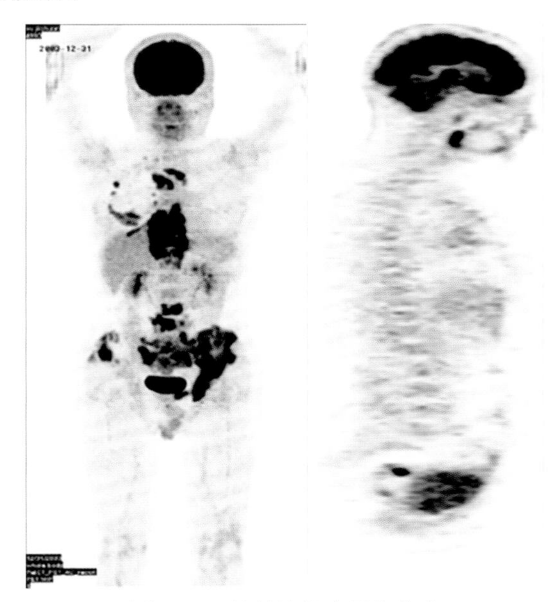

图 4-17　放射性核素显像特点

（二）可用于定量分析

放射性核素显像具有多种动态显像方式，使脏器、组织和病变的血流和功能等情况得以动态显示，根据系列影像的相关数据可计算出多种功能参数进行定量分析，有利于疾病的随访和疗效观察。

（三）具有较高的特异性

放射性核素显像本质都是建立在放射性药物与靶器官或靶组织特异性结合的基础之上，用这些放射性药物进行显像，不仅仅是解剖学的影像，也是功能性的影像，这是核医学影像诊断和靶向治疗赖以生存和发展的基本条件，也是有别于其他影像的关键所在。

（四）安全、无创

放射性核素显像采用静脉注射显像剂，然后进行体外显像的方法，属于无创性检查；显像剂的化学量甚微，不会干扰机体的内环境，过敏和其他毒副作用也极少见；受检者的辐射吸收剂量也较小，往往低于同部位的X射线检查。因此放射性核素显像是一种很安全的检查，符合生理要求，特别适用于随诊。

总之，放射性核素显像可以概括为一种有较高特异性的功能性分子显像，除显示形态结构外，它更主要是提供有关脏器、组织和病变的功能甚至是分子水平的代谢和化学信息。放射性核素显像与CT、MRI、超声同属医学影像技术，它们的显像原理、技术优势各不相同，它们之间是一种互补关系而不是一种技术对另一种技术的取代。只有将各种不同显像方式相互融合的多模态显像才能实现优势互补，提供更为全面而必要的信息，更好地指导疾病的诊断与治疗。随着PET/CT、SPECT/CT、PET/MRI等设备的问世，多模态融合显像正逐步替代单一的核医学显像模式，真正实现了解剖结构影像与功能/代谢影像的实时融合，也弥补了传统核医学影像分辨率差的缺陷，成为影像医学的发展方向。

思 考 题

1. 简述放射性核素示踪技术的原理。
2. 简述放射性核素显像剂在体内的定位机制。

（张万春　安　锐）

第五章　体外分析技术

1950年，美国免疫学家Pressmen应用放射性碘标记抗原对抗原-抗体免疫反应进行了研究。1953～1956年，美国生物学家Berson和Yalow使用放射性碘标记蛋白质，进行蛋白质代谢的实验研究，其间他们意外地发现应用外源性胰岛素治疗的糖尿病患者血清中存在着抗胰岛素抗体。在接下来的进一步研究中他们发现非标记抗原能竞争抑制标记抗原与抗体的结合，并可以从其结合能力检测出未知抗原的量，从而建立了一种新的检测方法（1959年），这就是放射免疫测定（radioimmuno assay，RIA），在医学检验史上具有里程碑式的重要意义，Yalow因此在1977年获得诺贝尔生理学或医学奖（其时Berson已病故）。1960年Ekins利用血清中的甲状腺结合球蛋白（TBG）和甲状腺素（T_4）具有特异结合的特点，建立了甲状腺素（T_4）的竞争蛋白结合分析（competitive protein binding assay，CPBA）。1963年墨菲（Murphy）等进一步完善了这类技术，建立了血浆皮质醇竞争蛋白结合分析。1968年迈尔斯（Miles）和Hales用放射性核素标记抗体，用过量的标记抗体和待测物反应直接测定待测物的含量，建立了免疫放射分析（immunoradiometric assay，IRMA）法。1970年Lefkowitz在竞争性抑制结合反应原理基础上，利用某些激素受体与激素呈现特异结合的特性，以组织受体为结合剂建立了放射受体分析法。其后随着医学科学的进步，出现了应用放射性核素标记配基与特异的受体结合——受体放射性配体结合分析（radioligand binding assay of receptor，RBA）简称受体放射分析（radioassay of receptor）。用放射性核素标记的这类体外分析方法目前已广泛应用于生物化学、分子生物学和生理学等基础医学理论研究和心血管疾病、内分泌疾病、肿瘤等临床诊治过程中。

基于放射分析原理与技术，目前非放射分析技术迅猛发展，如化学发光分析、时间分辨荧光免疫分析等。其中以电化学发光分析法最具有代表性。非放射分析技术具有以下优点：自动化、标准化程度高，微量、快速、线性范围宽，灵敏度更高、特异性更强，无放射污染等。

体外分析技术，目前能检测的微量生物活性物质已达数百种，可测物质包括蛋白质、多肽激素、病毒抗原、肿瘤相关抗原、维生素、环磷酸腺苷、小分子物质和某些药物等。极大地推动了医学理论研究的进程，提高了临床诊断疾病的可靠性和准确性。

第一节　体外放射分析

一、基本原理

体外放射分析是指在体外条件下，以结合反应为基础，以放射性核素标记物为示踪剂，以放射测量为定量手段，对体内微量物质进行定量检测技术的总称。以放射免疫分析和免疫放射分析为其代表。

（一）放射免疫分析

放射免疫分析（radioimmunoassay，RIA）是体外放射分析技术中建立最早、应用最广泛的一类技术，其基本原理是待测抗原与标记抗原间的竞争抑制。免疫分析离不开抗原和抗体，抗原与抗体的结合在一定条件下可双向进行，既能结合又可能离解，这种可离结合与多种因素相关。放射免疫技术就是在抗原抗体的结合反应中，加入用放射性核素标记的抗原，其与有限量的特异性抗体发生竞争结合，这种竞争可以用如下反应式来表达：

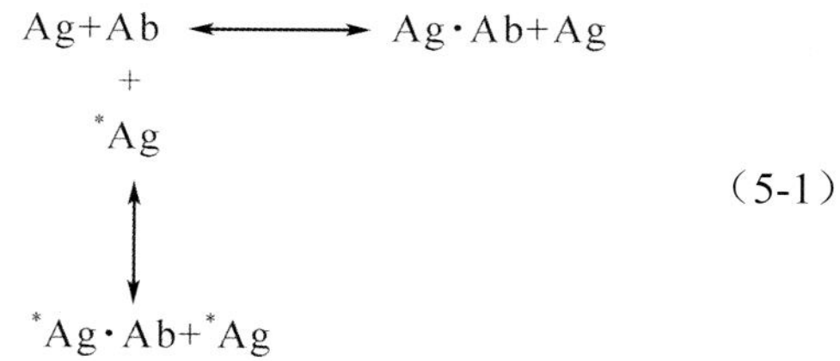

（5-1）

式中，*Ag表示标记抗原，Ag表示待测抗原，Ab表示特异性抗体，*Ag · Ab表示标记抗原抗体复合物，Ag · Ab表示待测抗原抗体复合物。当这个反应体系中同时存在*Ag、Ag和Ab，而*Ag的量已知（可以人为控制）、Ab的量一定时，随着Ag量的增加，*Ag · Ab的量就会相应减少，即与Ag的量呈负相关。当反应达到平衡后，将反应体系中的标记抗原抗体复合物（*Ag · Ab）与游离的标记抗原（*Ag）分离，测定其放射性。如果我们加入已知浓度的标准抗原，以已知标准抗原的浓度为横坐标，以标记抗原抗体复合物的结合率（如B/T、B/F或F/T）为纵坐标，可绘制出剂量-反应曲线（图5-1）。

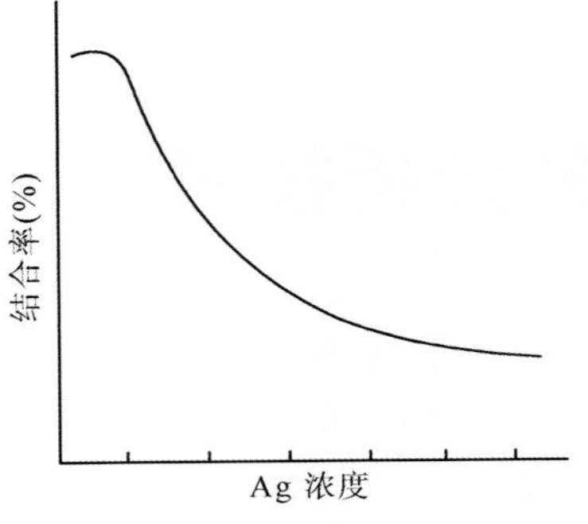

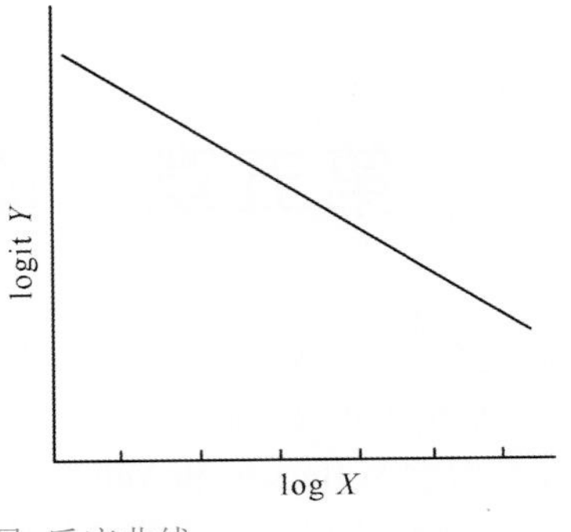

图 5-1 RIA 剂量-反应曲线

（二）免疫放射分析

免疫放射分析（immunoradiometric assay，IRMA）是把放射性核素标记到抗体上，然后以过量的标记抗体与待测抗原结合，将标记的抗原抗体复合物与未结合的标记抗体分离，通过放射测量可求得待测抗原的含量。免疫放射分析标记的是过量抗体，反应系统是非竞争性的全量反应，如下式所示：

$$Ag+{}^{*}Ab \longleftrightarrow Ag \cdot {}^{*}Ab+{}^{*}Ab \quad (5\text{-}2)$$

式中，Ag 表示待测抗原，*Ab 表示标记抗体。当 *Ab 过量加入反应体系中时，可将待测抗原全量结合，通过一定手段分离复合物与剩余的标记抗体。实验进行时先以已知含量抗原制作一条标准曲线（即剂量-反应曲线，图 5-2）。通过该标准曲线可以刻度待测抗原的含量，这条标准曲线反映剂量与标记复合物结合率为正相关关系。

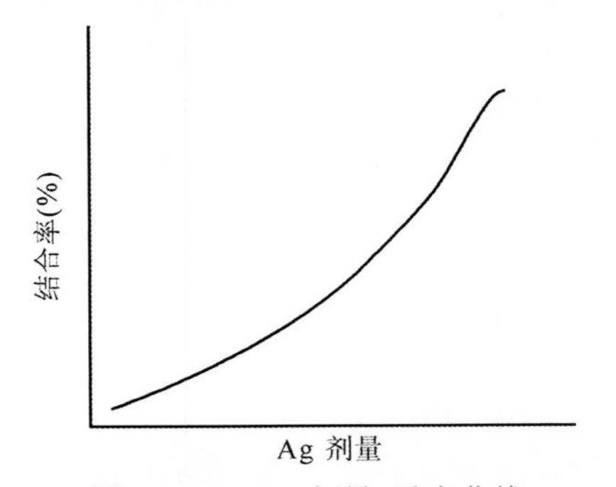

图 5-2 IRMA 剂量-反应曲线

免疫放射分析较放射免疫分析技术具有许多优势，首先免疫放射分析系统中标记抗体，不会改变抗原的免疫活性，而抗体是大分子蛋白，含有多个酪氨酸，标记抗体比标记抗原更容易且稳定；其次免疫放射分析使用过量抗体，反应迅速，应用固相技术容易分离，操作简便。

（三）受体放射分析

受体放射分析又称为受体的放射性配体结合分析是目前研究受体亲和力和受体数量最基本、最主要的方法。它是应用放射性核素标记配体与特异性的受体结合，测定受体的亲和力和数量，也可用作研究受体亚型的方法。受体放射分析的基本原理与放射免疫分析相似，用放射性核素标记配体，与组织、细胞或含有受体的制剂一起温育，使受体与配体充分结合，形成受体-配体复合物，终止反应后，采用一定方法分离并去除未被结合的标志物，测定结合部分的放射性，即可计算出配体结合的受体的量。如下式所示：

$$R+{}^{*}L \longleftrightarrow R^{*}L+{}^{*}L \quad (5\text{-}3)$$

式中，R 为受体浓度，*L 为标记配体浓度，L 为非标记配体浓度，R*L 为受体与标记和非标记配体复合物浓度。

受体放射分析具有灵敏度高、特异性强、专一性好等优点，放射性核素标记配体一般不会改变其结合活性，具有严格构型和构象的标记配体才能与特异性的受体相结合；受体制剂还有多用性，同一组织和细胞上有不同的受体，因此某种组织的制剂可用多种配体作受体结合分析，而且人和动物间的受体存在相容性，用动物的受体制剂研究所取得的知识多数可用于人类，给受体研究带来了方便。

二、基本方法

（一）试剂制备

以放射免疫为例，放射免疫分析的反应中主要包括三种试剂：标记抗原、抗体、标准抗原（标准品），除此之外，还须提供分离试剂或分离材料、缓冲液及质量控制用品等。

1. 标记抗原 用于标记抗原的放射性核素主要有 ^{125}I、^{14}C 和 ^{3}H，科研和临床上常用的是 ^{125}I。^{125}I 标记抗原方法简便，成本低，γ 计数器易于测量。^{125}I 标记的产品比活度高，放射化学纯度好，且有很好的免疫活性。

2. 抗体 需要选择亲和力大、特异性强、滴度高的抗体。抗体的亲和力（affinity）是指特定抗原和抗体之间的结合能力和其牢固性，亲和力越高结合速度越快，解离度越小。由于抗体和抗原的结合是非极性的，结合和解离处于可逆状态，当两者达到平衡状态时，结合和解离的比率，就是抗体的亲和力，用亲和常数（affinity constant，*K*）表示。RIA一般要求K值在10^{10}～10^{12}L/mol。抗体的特异性（specificity）是指抗体分别与相应抗原和抗原结构类似物结合能力的比较。抗体和抗原结构类似物的结合称为"交叉反应"。交叉反应越小，特异性越强。抗体的滴度（titer）以免疫反应中所需抗血清稀释度的倒数来表示，稀释倍数越高，滴度越高，所需的抗血清量越少，杂质干扰也越少。通常滴度高于1∶1000以上，血清中干扰物质影响就很小。

3. 标准品（standard substance） 即标准抗原，是样品定量的基础，它的质和量的变化会直接影响测量结果。要求如下：①应与被测物属同一物质，其化学结构和免疫活性相同；②放射化学纯度高，影响分析的杂质少；③定量精确。现多用与患者样品基质相似的校准品（calibration substance）替代标准品。

（二）分离技术

分离的目的是放射免疫反应达到平衡后，使抗原抗体复合物和游离抗原分开，分别测量其放射性。分离技术直接影响分析结果的准确性，理想的分离技术应具备既安全又迅速，不受其他因素干扰，操作简便，重复性好等优点。常用的分离方法有双抗体法、沉淀法、双抗体法+沉淀法、吸附分离法和固相分离法等。

（三）放射性测量和数据处理

体外放射分析常用的测量仪器有两类：测量γ射线的γ井形计数器（well-type counter），如核素^{125}I标记的物质；测量β射线的液体闪烁计数器（liquid scintillation counter），如用核素^{3}H或^{14}C标记的物质。

利用计算机系统对被测样品进行自动测量、处理数据并打印结果报告。

第二节 非放射标记免疫分析

体外放射分析技术以其灵敏度高、特异性强、结果准确可靠，得到了广大医学研究人员和医学临床工作者的充分肯定。但是，也存在难以自动化、分析时间较长、不适合急诊检测和由于放射性衰变使得试剂的货架期短等缺点。几十年来，人们不断探索和研究，希望能够寻找到既能克服放射分析的上述不足，又能保持放射分析的高灵敏度和特异的体外分析方法。

20世纪90年代，在体外放射分析技术的理论基础上建立了一些非放射性标记的体外免疫分析技术，如酶联免疫分析、荧光免疫分析、化学发光免疫分析、时间分辨分析及电化学发光免疫分析等。尤其是后三种技术分析操作简便，灵敏度高，稳定性好，自动化程度高，出结果快，试剂至少可以存放半年以上，是医学超微量检测技术的又一次革命。这里仅介绍化学发光免疫分析和时间荧光分辨免疫分析。

一、化学发光免疫分析

化学发光免疫分析，可以分为直接化学发光免疫分析、化学发光酶免疫分析和电化学发光免疫分析。目前应用最多最广泛的是直接化学发光免疫分析和电化学发光免疫分析。

1. 直接化学发光免疫分析（chemiluminesce immunoassay，CLIA） 直接化学发光是利用化学发光物质经催化剂的催化和氧化剂的氧化形成一个激发态的中间体，当激发态的中间体回到稳定的基态时，同时发射出光子，测定光子产额可用以定量被测物的数量。CLIA包括免疫反应系统和化学发光反应系统两个部分。目前常用的标记化学发光物质主要是吖啶酯类化合物（acridinium ester，AE）。AE是一类发光效率较高的化学发光剂，将其标记于抗原或抗体上，通过启动发光试剂（$NaOH-H_2O_2$），在1s内产生强烈、快速的闪烁发光；经光密度测定仪可以测定出被测物的含量，其灵敏度可达10^{-15}g/ml。根据分子大小CLIA可以分为两种：测定小分子抗原采用竞争法；大分子抗原采用夹心法。夹心法非特异性结合少，本底低，与分子结合不会减少所产生的光亮，从而增加灵敏度。

2. 电化学发光免疫分析（electrochemi-luminescence immunoassay，ECL） 是继化学发光分析技术之后出现的一种新的发光分析技术。电化学发光的反应在电极表面进行，发光底物为三联吡啶钌$Ru(bpy)_3^{2+}$，用三丙胺（TPA）来激发光反应。在阳极表面，这两种物质可同时失去电子，发生氧化反应。在电极板上二价的$Ru(bpy)_3^{2+}$迅速被氧化成三价$Ru(bpy)_3^{3+}$，与此同时TPA也在电极板上被氧化成阳离子自由基（TPA^{+*}），（TPA^{+*}）自发地释放一个质子而变成非稳定分子（TPA^{*}），将一个电子传递给$Ru(bpy)_3^{3+}$，形成激发态的$Ru(bpy)_3^{2+*}$。$Ru(bpy)_3^{2+*}$在衰减时发射一个波长为620nm的光子，重新回到基态$Ru(bpy)_3^{2+*}$。这一过程在电极表面反复进行，产生高效、稳定的连续发光，并不断增强。

ECL为电促发光，因其产生高效、稳定的连续发光，同时，由于$Ru(bpy)_3^{2+}$在发光反应中的再循环利用使发光得以增强、稳定，而且使检测步骤大大简化，且更易于自动化。电化学发光免疫分析较其他化学发光分析技术有明显的技术优势：①可控的反应体系，反应体系中施加磁场，吸附磁性微珠，分离结合在磁珠上的免疫复合物，以去除影响信号检测的因素，显著提高检测结果灵敏度。施加电压启动电化学发光反应，三联吡啶钌和三丙胺正常状态下非常稳定，只有电压存在的情况下才会被激活。电压启动反应可使信号均一稳定。②高精密度和高灵敏度。③低标本检测用量，标本用量通常为5～20μl，这种标本量不足以检测的情况更少发生，难以采取大量标本的婴幼儿患者仍能完成检测，实验室需要处理的标本量将更少。④可一次检测的线性范围宽，因此很少需要稀释复检。⑤快速的检测时间，通常18min可以出结果。⑥应用范围广，目前商品供应的试剂盒就可达150余种。⑦无放射污染。

二、时间分辨荧光免疫分析

早在1941年荧光抗体已应用于免疫组化技术，但由于荧光本底高和荧光易淬灭等问题，使得荧光免疫测定发展迟缓。1983年，Soini和Kojola用新型的荧光物质作为标记物建立了时间分辨免疫分析（time-resolved fluoroimmunoassay，TRFIA）。其基本原理是利用具有双功能基因的三价稀土离子（如镧系元素）及其螯合物作为示踪剂标记抗原，其被激发后产生的荧光寿命比一般荧光长，因此可待短寿命的本底荧光衰退后再进行测量（即所谓延迟测量），减少干扰，提高灵敏度和准确度。镧系元素本身对能量吸收较低，发出荧光也较弱。当与某些有机配体（螯合物）结合后，经紫外光或激光激发，才能有效地吸收激发能量，将能量传递给镧系离子，显示强的离子荧光。镧系元素最常见的螯合剂为多氨基、多羟基类螯合剂，如二乙撑三胺五乙酸（DTPA）等，这是一种溶解度高、稳定性好、螯合能力强的双功能螯合剂。三价的镧系元素中Eu^{3+}、Sn^{3+}、Tb^{3+}、和Dy^{3+}发射的离子荧光最强，Eu^{3+}最为常用，Sm^{3+}则多用于双标记测定。镧系元素的荧光有两个特性：①镧系离子结合与有机配体（螯合剂）后，其荧光信号的寿命比非特异的本底荧光要长出几个数量级。Eu^{3+}在50～1000μs，Sm^{3+}为10～50μs，而非特异荧光仅为0.01μs。②所发射的荧光谱显示发光谱的激发峰与发射峰之间有较大的峰移和比较窄的发射峰，一般峰移可大于200nm，其激发峰谱在305～340nm，而发射光谱则不同，Eu^{3+}为613nm，Sm^{3+}为597nm。

Eu^{3+}等镧系元素作为标记的时间分辨荧光免疫分析具有以下特点：①标记技术如同放射免疫分析一样，也属原子标记技术，但为非放射性，对被标记物损伤小，稳定性好，药盒寿命远长于RIA，可达1年。②测量原理为延迟测量，彻底地清除了非特异荧光本底的干扰，被誉为“零”本底测定，在规定的测量时间内，实际荧光测定达1000次之多，故其灵敏度比其他非放射性标记免疫分析为高，特异性也好。③由于可应用的镧系元素有Eu、Tb、Sm、Dy等四种之多，且其荧光信号的寿命长短各异，因此有利于制备双标记试剂盒，提高检测的灵敏度，方便临床应用。④目前的全自动非放射标记免疫分析技术，几乎全部都是封闭试剂，不同公司的仪器与试剂不能兼容。而TRFIA是唯一的开放型仪器，对各种时间分辨荧光免疫分析试剂均可兼容，有利于试剂盒的实验室研制和国产化。

（苏 莉）

第三节 核医学体外免疫分析的质量管理

核医学体外免疫分析实验室是医疗机构临床实验室的重要组成部分，体外免疫分析的质量管理应遵循《医疗机构临床实验室管理办法》进行，并创造条件进行ISO15189认可。ISO15189标准是国际标准化组织关于医学实验室质量和能力要求的国际认可标准。我国对体外分析实验室质量管理的基本要求是：①体外分析实验室所属医疗机构执业许可证书的诊疗科目中应有体外分析实验室；自获准执业之日起，体外分析实验室开展体外分析至少2年；应至少有1名具有副高及以上专业技术职务任职资格工作人员，从事体外分析工作至少5年的人员负责技术管理工作。②制定并严格执行体外分析项目标准操作规程和检测仪器的标准操作、维护规程。③体外分析实验室使用的仪器、试剂和耗材应当符合国家有关规定；应当保证检测系统的完整性和有效性，对需要校准的检验仪器、检验项目和对临床检验结果有影响的辅助设备定期进行校准。④体外分析实验室设施和环境条件符合要求，包括配置不间断电源（UPS）和（或）双路电源以保证关键设备的正常工作；制定环境温湿度控制标准并记录；应依据用途制定适宜的水质标准（如电导率等），并定期检测。

一、室内质量控制

实验室室内质量控制（quality control within laboratory）是指在一个实验室内，为保证分析系统能给出可接受和可重复的结果而采用的措施。体外分析室内质量控制包括分析前、分析中及分析后的质量控制全过程。

1. 分析前质量控制 分析前阶段按时间顺序，始于临床医师提出检验申请，止于分析检验程序启动，其步骤包括：检测申请包括患者标识、标本类型、检测项目临床诊断、注意事项；分析前患者的正确准备包括饮食、运动、妊娠、节律、药物；标本的正确采集包括信息核对、采集时间、采集量、采集管、采集顺序；标本运送包括运送时间、运送方式、运送安全性、运送期间标本的放置和保存；标本接收和储存包括标本接收、标本拒收、标本处理、标本保存、标本管理。临床实验室需要向各临床科室提供“送检标本采集规范”一类文件。其内容至少应有：①检验项目名称；②采集何种标本；③标本量；④是否抗凝，用何抗凝剂及抗凝剂与血液比例（如用真空采血管采血，注明用何种真空采血管）；⑤是否防腐，用何防腐剂，防腐剂用量；⑥最佳采样的时间和方式；⑦患者准备的要求；⑧标本保存条件；⑨采样至送检间隔最长时间；⑩有何特殊要求等。临床科室应按照送检标本采集要求采取标本，以保证检验结果的有效和可信。临床实验室还应作好送检标本的验收工作，如标本不符合要求的可退回。退回如有困难，应在检验报告单上注明，如溶血、乳糜血，送检时间过长，标本量不足等，便于解释结果时参考。

2. 确定分析方法和分析程序准确性、精密度和可报告范围　真实性（trueness）是由大量测试结果得到的平均数与接受参照值间的一致程度。精密度（precision）是在规定条件下，多次独立测试结果间的一致程度。通常用标准差来衡量精密度的高低。精密度越低，标准差越大。临床可报告范围是指对临床诊断有意义的待测物浓度范围。此范围如果超出了分析测量范围，可通过样本稀释、浓缩等预处理使待测物浓度处于分析测量范围内，最后乘以稀释或除以浓缩的倍数。

3. 确定生物参考区间（参考值范围）　实验室应建立本室生物参考区间，确定参考值范围时应综合考虑参考区间来源、检测系统一致性、参考人群适用性等。临床需要时，还应根据性别、年龄等划分参考区间。建立本实验室参考区间时，样品数量应不少于120例，若分组，每组的样品数量应不少于120例。

4. 质量控制图　对开展的体外分析项目要进行室内质量控制，绘制质量控制图。出现质量失控现象时，应当及时查找原因，采取纠正措施，并详细记录。

5. 制定室内质控程序　使用适当的质控规则，检查随机误差和系统误差是实验室内质量控制的重要内容。随机误差（random error）指由于多种难以确定且无法控制的原因所引起的误差，如技术不熟练、设备性能不稳定等引起的误差；系统误差（systematic error）指由于一些可以确定的原因而引起的误差，如仪器故障、试剂变质等引起的误差。室内质控程序主要应包括以下内容：①质控项目：认可的所有检测项目均应开展室内质量控制。②质控品的选择：宜使用配套质控物，使用非配套质控物时应评价其质量和适用性；对于质控物的浓度水平，至少使用2个浓度水平（正常和异常水平）的质控物。③每次质控时质控品的数量、放置位置应基本相同。④质控频度：根据检验样品量定期实施，检测当天至少1次。⑤质控方法选择：如采用何种质控图，质控图的绘制、均值及控制界限的确定等。⑥“失控”与否的判断规则：体外分析实验室常采用Westgard多规则评价质控效果，即遵守Westgard多规则（12s规则、13s规则、22s规则、R4s规则、41s规则、10x规则）。⑦“失控”时原因分析及处理措施：首先检查失控对之前患者标本检测结果的影响。失控后质控管理员应报告质控小组或质量负责人；根据质控规则，判断可能的误差类型；暂停失控项目的检测，已经检测的报告暂不审核，等失控纠正后重新检测或抽样验证结果；填写失控报告。重新测定同一质控品，如若结果在控，则可能是人为误差或随机误差，如继续失控，则新开一瓶质控品，如若结果在控，应检查是否前一瓶质控品过期、变质或污染；如继续失控，进行仪器维护或更换在机试剂，以查明是否为仪器或试剂原因，如果继续失控，要重新校准，进行测定，以排除校准的原因；如果以上4步都未能得到在控结果，则建议和厂家联系请求技术支持。⑧质控数据管理要求：实验室应定期对质控品有效期内的质控数据进行汇总和统计处理，对室内质控数据的当月x、S、CV进行评价分析；查看与以往月的x、S、CV之间是否有明显不同，如差异有显著性，应对发生的偏差进行分析；偏差严重时可更换质控血清、校正检测系统、对质控图的x、S、CV进行修改或对质控方法重新设计。⑨其他事项：主要包括检测后标本保存条件和保存期限，临床沟通与医患沟通等。

6. 体外放射分析质控判断标准　①标准曲线参数：测定方法及试剂批号相同，总放射性（T）、ED_{25}、ED_{50}、ED_{75}、斜率、截距应相对稳定。②放射免疫分析：最大结合率（B_0）应≥35%，非特异（NSB）应≤5%，取代比（Bmax/Bmin）应≥25。③批内复管误差（CV）应＜5%，批间复管误差（CV）应＜10%。④质控血清：有下列情况之一者，应整批或部分样品重新测定：3个质控血清中有一个测定值＞3SD；3个质控中有两个测定值在同一个方向＞2SD；3个质控血清测定值均在同一个方向＞1SD。

7. 室内质控图的绘制和分析　绘制室内质控图，可使用Levey-Jennings质控图和（或）Z分数图。质控图应包括质控结果、质控物名称、浓度、批号和有效期、质控图的中心线和控制界线、分析仪器名称和唯一标识、方法学名称、检验项目名称、试剂和校准物批号、每个数据点的日期和时间、干预行为的记录、质控人员及审核人员的签字。应制定程序对失控进行分析并采取相应的措施，应检查失控对之前患者样品检测结果的影响。

**8. Levey-Jennings质控图的绘制和Westgard多

规则质控评价　Levey-Jennings 质控图是一种利用质量控制血清样品值作图的实验误差检测分析方法，是临床检验误差常用的批间指标之一。作图方法：以 QC 测定数值为纵坐标，画出均值 $\bar{x}$ 和 ±1～3SD 水平线；再将以往 10～20 次测定值点在图上并用直线相连，日常质控的检测结果依次绘入质控图中（图 5-3）。

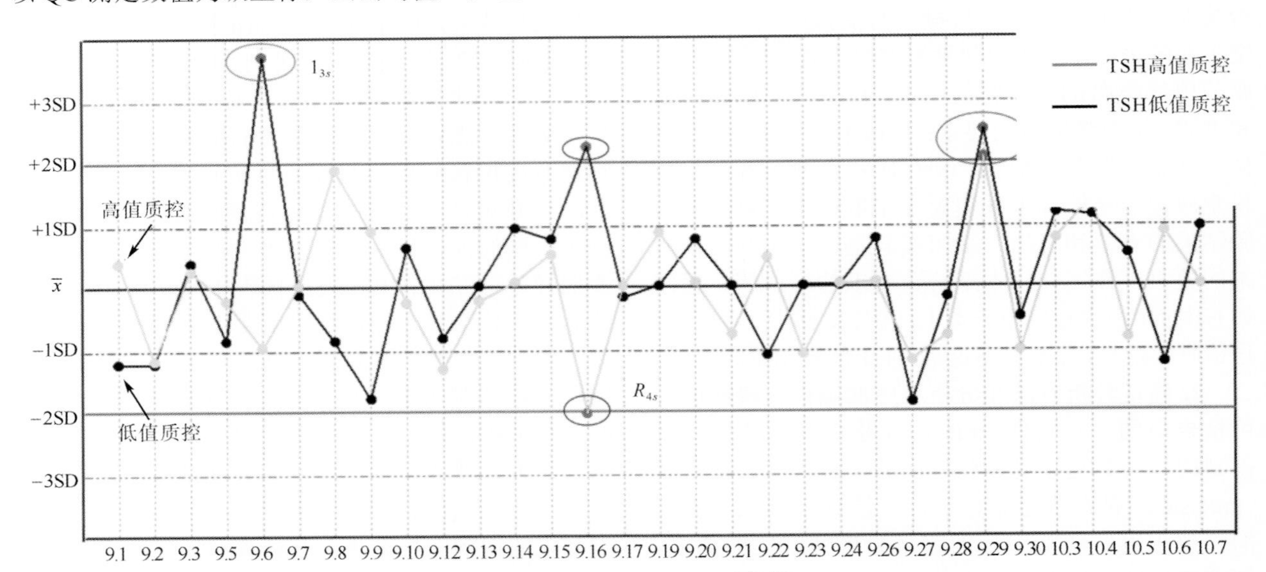

图 5-3　Levey-Jennings 质控图

横坐标：QC 测量日期；纵坐标：QC 测量值

体外分析宜采用 Westgard 多规则来评价质控效果，即遵守 Westgard 多规则（1_{2s} 规则、1_{3s} 规则、2_{2s} 规则、R_{4s} 规则、4_{1s} 规则、10_x 规则）。1_{3s} 规则：如果结果超过了 ±2SD 的限制线，并且超过了 ±3SD 的限制，则说明“失控”，也就是说本批检测的结果存在问题；2_{2s} 规则包括两种表现情况：①同一批检测的两个控制品的检测结果都超过了 2SD 限制，且为同方向超出；②同一控制品的两次检验结果均超过 2SD 的限制的情况，且两次的超出方向为同一个方向，提示处于系统误差失控的情况；R_{4s}，这一控制规则表示的是在同一批的两个控制结果，其中之一超过 +2SD 限制，而另一个则超出了 –2SD 的限制，这种情况下属于一种随机误差过大的情况，属于一种较为严重的失控；4_{1s} 规则：质控品检测结果全部超过 +1SD 或者 –1SD，且为同方向的超出；10_x 规则：连续 10 次的质控结果出现于均值的同一方向。

失控的初步评判：1_{3s} 和 R_{4s} 规则失控常指示随机误差，2_{2s}、4_{1s} 和 10_x 规则常指示系统误差。随机误差可能是由于试剂温度、电力不稳或有气泡等原因。系统误差通常与试剂或校准问题有关，可能是由于试剂或校准品批号更换、试剂或校准品变质等原因。只有彻底找出失控的原因，并及时地解决问题，才能为真正做好室内质控打下基础。

9. 分析后的质量保证　①结果输入。可用不同的格式记录结果，包括手工书写报告单，电脑记录和打印报告单及实验室信息系统（laboratory information systems，LIS）记录检测结果。对于手工书写报告单要仔细核对检查项目、准确填写测定数据包括小数点位置和测定单位，必要时做出建议或提示。对于电脑记录和实验室信息系统 LIS 结果录入要定期监测系统的安全性和做好数据备份。②结果审核。每一份检查结果均要有更高级用户进行仔细的审核和批准。高级的 LIS 可以使用先进的专家决策来进行结果自动验证。另外，要定期检查 LIS 内的最终报告结果与原始数据是否一致，要有防止数据传输错误的程序和记录。同时 LIS 中能显示患者的历史数据，以便检验人员在报告审核时进行检测数据的比较。③结果发布。结果报告的及时性是否符合规范要求。危急值结果的优先发布并发出预警。并通过相关程序及时通知临床（如医师、护士工作站闪屏）并记录（包括患者相关信息，危急值的接收者、接收的日期和时间，以及实验室通知者、通知的日期和时间）。普通结果做到按时发布。④样品不合格率：目标：＜1%；可接受：1%～2%；警告：2%～3%；不合格：23%；⑤ TAT 合格率：目标：98%；可接受：95%～98%；警告：90%～95%；不合格：＜90%；启动 PDCA，提交必要整改材料。

二、室间质量控制

实验室室间质量评价（external quality assessment，EQA）的目的是评价实验室测定结果的准确性，建立起实验室间结果的可比性。EQA 是实验室检验质量的客观证据，也是实验室认可的重要依据。

1. 室间质量评定机构　体外分析的室间质量控制由国家临床检验中心或省、市核医学质控中心负责完成。其方法是按预先规定的质控流程，由多家实验室对相同样本同一时间范围进行检测，收集检测结果进行分析评价，再反馈信息给参评实验室，以此评价实验室的检测质量。

2. EQA评价靶值的设定　EQA评价结果是以参加EQA活动的实验室的测定值与靶值的偏差或离散程度为依据的。因此，靶值的确定对室间质评至关重要。目前室间质评评价靶值普遍采用的是同方法组均值，即对同一项目的同一测定方法进行评价，如果是同一项目的不同测定方法则进行分别评价。

3. 评价标准的设立　①采用Whitehead变异指数得分（VIS）记分法，评价的是实验室的操作水平，评价结果表示实验室测定结果与靶值的离散程度；分级标准是VIS≤80为优秀即A级，80＜VIS≤150为良好即B级，VIS＞150为不合格即C级。②实验室能力验证（proficiency testing，PT）方案，它是以美国临床实验室改进修改法案（CLIA′88）的允许总误差作为评价标准，实验室测定结果的偏差小于允许总误差即为可接受；测定结果的偏差大于允许总误差即为不可接受。评价的结果以“满意”或“不满意”表示。若80%的结果为可接受定为“满意”，否则定为“不满意”。

三、环境场所质量管理

体外放射分析实验室的工作场所、仪器设备及防护设施应与获准开展临床核医学工作相适应。依据《临床核医学放射卫生防护标准》（GBZ 120—2022）可以判定体外放射分析实验室的工作场所属于Ⅲ类场所。不同类别核医学工作场所的室内表面及装备结构要求（表5-1）。

表5-1　Ⅲ类核医学工作场所的室内表面及装备结构要求

场所分类	结构屏蔽	地面	表面	分装柜	通风	管道	盥洗与去污
Ⅲ	不需要	易清洗	易清洗	不必须	一般自然通风	普通管道	洗手盆[a]

a 洗手盆应为感应式或脚踏式等手部非接触开关控制

体外放射分析实验室与使用大量同位素的实验室不同，其可以设立于一般临床实验室（三级实验室）。但也必须在指定的地方进行，并标明有警告的符号和定期监测。所有的实验台和仪器设备应该定期监测。

实验室的工作区、生活区及办公区需区分开，并设有明显的标识。实验室的主要功能分区，除了要设立分析操作区和检测区外，还要有试剂标本存放区、污物处理区、洗涤区、放射性废物存放区等，并配备相关记录本，如室内温湿度记录表、放射性污染检测本、防污染一次性单子、消毒记录表等。

思　考　题

1. 放射免疫分析的基本原理是什么？放射免疫分析与免疫放射分析的基本原理有何异同？

2. 电化学发光免疫分析技术的优势表现在哪些方面？

3. 怎样用Westgard多规则来评价室内质控效果？

（赖建平）

第二篇　影像诊断篇

第六章　分子核医学与分子影像

分子核医学（molecular nuclear medicine）是核医学与分子生物学技术的进一步发展和相互融合而形成的新的核医学分支学科。分子核医学是应用核医学的示踪技术从分子水平认识疾病，阐明脏器或组织受体密度与功能变化、基因表达、抗原标志物异常、生化代谢变化及细胞信号转导等，为临床诊断、治疗和疾病的研究提供分子水平的生物学信息。分子核医学为观察机体某一特定病变部位的生化过程变化提供了一个窗口，人们可以通过此窗口，将以某种生化过程变化为表型的疾病与其相应的基因型联系起来。分子核医学不只限于显像诊断领域，也包括分子水平的体外分析技术以及由受体、抗体或基因等介导的核素靶向治疗等。

分子影像（molecular imaging）是近年来医学影像学科最活跃的研究和应用领域，其定义为“对人或其他活体从分子和细胞水平的生物学过程进行定性、定量和可视化的成像技术”，主要包括核医学分子影像以及磁共振、超声和光学分子影像等，其中核医学分子影像是目前最成熟的分子影像，许多方法已经广泛应用于临床实践。

自20世纪90年代初提出分子核医学概念至今，经过20多年的发展，分子核医学已成为核医学发展的重要方向之一，也是当今分子影像中最重要和最成熟的技术，对核医学的发展产生了深远影响，尤其是PET/CT、PET/MRI显像的广泛应用改变了多年来核医学影像徘徊不前的局面，成为核医学乃至整个医学影像发展的亮点。多模式分子影像仪器以及建立在代谢、受体、基因、抗体、乏氧以及凋亡显像基础的分子影像探针和靶向放射性药物的研发和临床转化，极大地推动了分子核医学与分子影像的发展，在精准医疗的临床实践中发挥重要作用。

一、分子核医学的理论基础

对于分子核医学与分子影像来说，分子识别（molecular recognition）是这一新兴领域发展的重要理论基础。在分子核医学与分子影像有关的技术中，尽管不同的技术和研究手段其依据的方法学原理各不相同，但是其共同的理论基础就是“分子识别”，分子识别是指两个分子间选择性相互作用而结合的过程，两个分子的结合部位具有结构互补性和相应的基团，能产生足够的作用力，分子识别是一种普遍的生物学现象。例如，抗原与抗体的结合，配体与相应的受体结合，多肽类药物与相应靶细胞的受体结合，酶与底物的结合以及建立在核苷酸碱基互补基础上的结合等都是通过分子识别而结合的结果。分子核医学开发新型放射性药物及分子影像探针的理论基础也是建立在分子识别基础之上，因为核医学诊断与治疗的本质大多都是建立在放射性药物与靶器官或靶组织特异性结合基础之上的，用这些放射性药物进行显像，不仅仅是解剖学的影像，也是特异的分子表达和功能影像，这是核医学影像诊断和核素靶向治疗赖以生存和发展的基本条件，也是分子影像有别于其他解剖形态影像的关键所在。

二、分子核医学的主要内容

分子核医学包含的领域很多，但最重要的领域主要是三个方面，一是基于受体与配体分子的研究，二是抗原与抗体的研究，三是基因表达的研究。在临床上以代谢、功能以及解剖学结构异常为表现的各种疾病其实质都是在基因或受体水平变化（或生化变化）基础上的具体表现。受体显像是分子核医学的基础，用放射性核素标记配体进行受体显像，为人类观察细胞间和细胞内的生物学过程提供了窗口，疾病的发生往往反映在受体数目和亲和力的改变、信号转导功能的异常，而这些均与受体基因缺陷和突变有关。分子核医学不仅可以通过体外受体放射分析测定生物样品中受体的含量及其活性，还可应用显像仪器在活体内直接探测到体内受体密度、功能与分布变化，这也是目前在活体内获得受体功能与分布信息的唯一方法，目前已广泛用于神经退行性疾病和肿瘤疾病的诊断。

建立分子核医学与核医学分子影像技术必须具备两个基本条件和环节，一是寻找合适分子靶点，而且这个靶点能够代表某种疾病生物学特性，如受体、转运体、目的基因、抗原等在体内的表达水平；二是合成合适的标记分子探针或放射性药物，如放射性核素标记针对上述分子靶点的配体、反义寡核苷酸、单克隆抗体、多肽分子等，这些标记化合物与分子靶点的结合具有较高的特异性和亲和力，能实现高灵敏的探测或有效的内照射靶向治疗。

分子核医学包括的内容非常广泛，而且正在不断发展和完善之中（图 6-1）。当今分子核医学研究较多且具有应用前景的技术主要有代谢显像、受体显像、标记反义探针基因显像、报告基因显像、重组单抗片段或多肽放射免疫显像等。不仅如此，在这些特异性分子显像的基础上，改变标记的放射性核素类型还可建立放射性核素靶向治疗或诊疗一体化，如受体介导的核素治疗、基因以及抗体介导的核素治疗等，部分方法已经在临床上用于治疗某些恶性肿瘤。

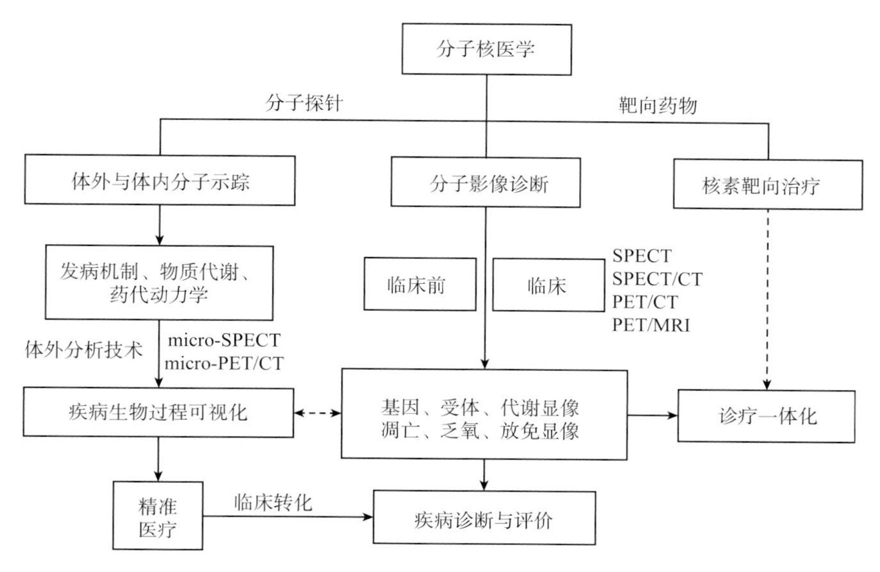

图 6-1　分子核医学组成示意图

（一）代谢显像

代谢显像（metabolism imaging）虽然不像受体、基因和抗体分子显像那样具有特异性，但具有很好的适应性，临床应用范围广泛，是当前最简便、最成熟的分子影像技术。临床最常用的代谢显像剂为 ^{18}F-氟代脱氧葡萄糖（^{18}F-FDG），Wagner 教授曾在美国第 43 届核医学年会上将 FDG 命名为“世纪分子”。^{18}F-FDG 代谢显像在临床上主要用于肿瘤的早期诊断与分期、残留与复发监测、疗效评价及神经、精神疾病与脑功能的研究（图 6-2）。此外，代谢显像可测定心肌细胞的存活，区别心肌的病变是坏死或瘢痕，还是可逆性缺血的存活心肌（如冬眠心肌、顿抑心肌），为冠心病患者血运重建治疗的选择提供重要的依据，是判断心肌细胞存活的“金标准”。同时，^{18}F-FDG 也可作为炎症显像剂。

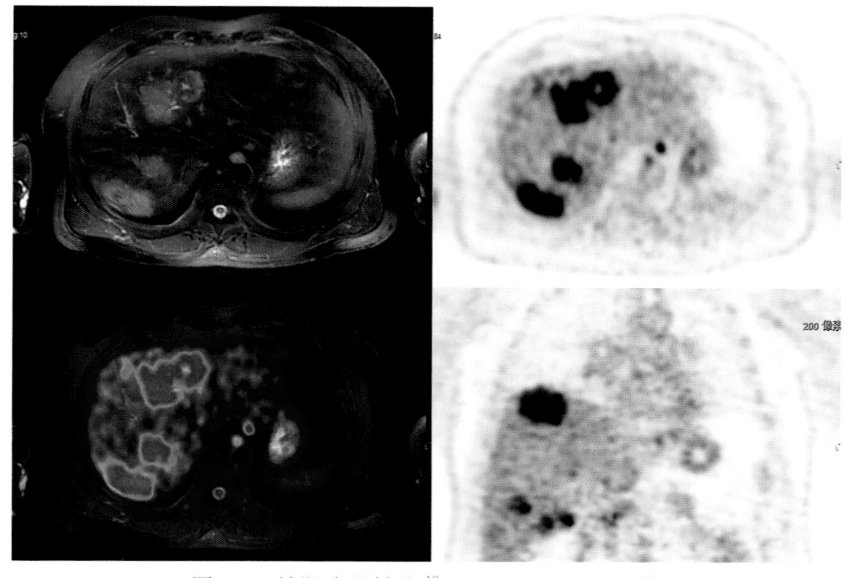

图 6-2　结肠癌肝转移 ^{18}F-FDG PET/MRI 显像

（二）受体显像

受体是指细胞膜或细胞内的一些能首先与生物活性物质（如药物、神经递质、激素和抗体等）相互作用的生物大分子。而受体显像（receptor imaging）是利用放射性核素标记的某些配体能与靶组织中某些高亲和力的受体产生特异性结合，通过显像仪器显示其受体功能与分布的技术。由于体内受体的含量极少，如脑内的受体含量仅占全脑的百万分之一，因此，目前应用其他的显像技术无法显示出来。而核医学受体显像为在生理状态下，研究人体受体的分布（定位）、数量（密度）和功能（亲和力）提供了唯一、无创性手段。目前已有多种受体显像应用于临床，如多巴胺受体及转运体等神经受体显像对帕金森病的诊断、雌激素受体显像用于乳腺癌的评价、生长抑素受体显像用于神经内分泌肿瘤诊断以及整合素受体显像用于血管生成显像等。

近年来，应用多肽类放射性药物进行受体显像也是分子核医学研究的重要课题，肽类放射性药物的优点是：分子量小、在血中清除快、穿透能力强、与受体的亲和力较高，容易得到较清晰的显像；此外，肽比较容易合成（小的可用肽合成仪，大的可用基因重组技术），用于显像只需取大分子肽中与结合有关的部分肽段，并可根据标记的需要将其与受体结合无关的羧基端延长，为放射标记提供方便，在核医学显像与治疗中有重要的发展前景。

受体显像的发展也促进了受体介导的放射配体治疗的研究。配体与相应的膜受体结合，除了能传递细胞信息，引起细胞发生生理、生化改变等生物效应外，还可通过内化（internization）过程与受体一起不断地进入细胞内。进入细胞质的配体和受体可在溶酶体酶的作用下被降解，而受体也可再循环返回至胞膜，成为影响和调节细胞膜受体浓度的重要环节。某些配体与受体之间的结合还可诱导细胞凋亡，若用合适的放射性核素标记能抵抗生物降解的特异性配体，则放射性配体通过与受体结合而聚集在细胞质内，利用其放射性核素衰变时发射的射线，便可有效地杀伤细胞，达到治疗肿瘤疾病的目的，目前较成熟的有 ^{177}Lu 标记生长抑素类似物（DOTATATE、DOTATOC 等）治疗神经内分泌肿瘤等（图 6-3）。

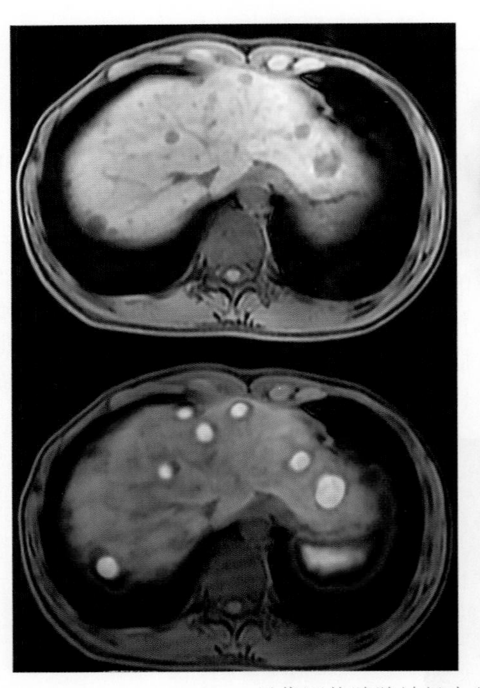
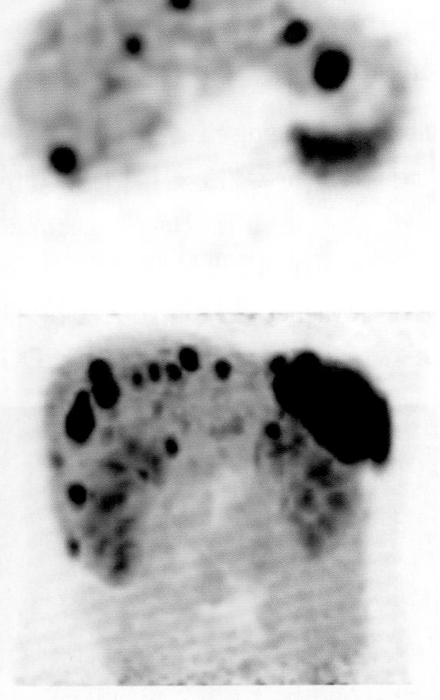

图 6-3 ^{68}Ga-DOTATATE PET/MRI 显像评价胰腺神经内分泌肿瘤多发肝转移患者 ^{177}Lu-DOTATATE 治疗

（三）反义与基因显像

一方面，应用放射性核素标记人工合成的反义寡核苷酸，引入体内后，通过体内核酸分子杂交而与相应的靶基因结合，通过显像仪器便可观察其与病变组织中过度表达的目标 DNA 或 mRNA 发生特异性结合过程，显示特异性癌基因过度表达的癌组织，定位和定量特异的靶基因，从而达到在基因水平早期、定性诊断疾病的目的，这种以显示癌基因为基础的反义显像（antisense imaging），使疾病的显像诊断进入了基因水平，成为核医学显像中具有发展前景的技术，也有可能成为未来“分子影像学”的重要组成部分（图 6-4）；而另一方面，利用聚集于靶基因局部的放射性核素发射的射线，破坏相应的致病基因，引起 DNA 链的断裂和损伤，以达到基因放射治疗目的。

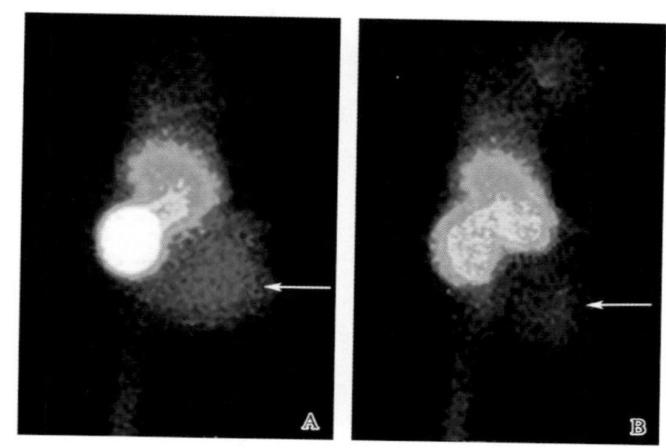

图 6-4　肿瘤移植瘤模型 ^{99m}Tc-suivivin 反义基因显像
A. 阻断前；B. 阻断后
箭头所示为肿瘤移植瘤

近年来，基因治疗和干细胞移植治疗成为研究的热点，尤其是对缺血性疾病、神经退行性疾病以及肿瘤疾病的治疗可能具有很好的前景。基因重组技术可以将产生治疗疾病机制的特殊制造蛋白质基因连接在病毒的 DNA 上，利用携带治疗基因的病毒“感染”患者，从而将治疗基因带到患者细胞的染色体 DNA 上，并转录到 mRNA，进而制造此特殊蛋白质用以治疗疾病。如何监测携带治疗基因的病毒是否成功感染患者以及是否会成功转录到 mRNA 上对基因治疗非常重要，而核素显像为解决基因治疗的监测问题提供一种可行的手段。人们可以在重组治疗基因的病毒 DNA 上同时插入一段报告基因（如 *tk* 基因），治疗基因与报告基因共表达，这样只要能探测到报告基因的表达出现在患者体内，就能推论治疗基因的成功植入与表达，人们将这一技术称为报告基因显像（report gene imaging）。

报告基因显像的另一用途是监测干细胞移植治疗。干细胞移植治疗技术发展很快，并显示出良好的应用前景，有可能成为将来治疗缺血性疾病、造血障碍性疾病、神经退行性疾病等的重要手段。而在细胞治疗过程中，对于干细胞存活、迁徙、定位和分化的监测是治疗成功与否的关键。应用报告基因显像可以将报告基因，如 *tk* 基因或钠碘转运体（sodium-iodide symporter，NIS）等基因转染进入移植干细胞内，通过对其表达产物的监测如常用 ^{18}F-FHBG 或 ^{131}I（^{123}I）进行 PET/CT 或 SPECT 报告基因显像，间接提供有关移植细胞的存活状态、定位分布、分化增殖等信息（图 6-5）。目前用于报告基因监测的方法主要有核素报告基因显像、荧光显像、磁共振显像等。

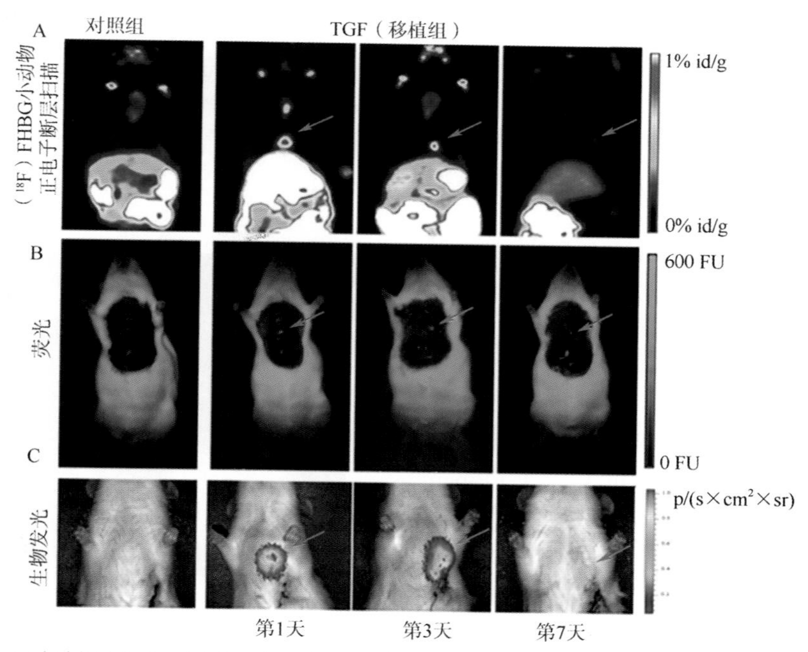

将 HSV1-tk-EGFP-Fluc，TGF 多功能融合基因转染给间充质干细胞并移植到心肌梗死部位，再通过静脉注射报告基因探针 ^{18}F-FHBG 行报告基因多模态分子影像，监测干细胞的定位与功能

图 6-5　心肌梗死模型干细胞移植后报告基因显像监测
A. ^{18}F-FHBG PET/CT 显像；B. 荧光显像；C. 生物发光显像，三模态影像均显示移植干细胞显影

（四）放射免疫显像

放射免疫显像（radioimmunoimaging，RII）是利用放射性核素标记某些单克隆抗体或抗体片段，引入体内后与体内病变组织（如肿瘤）中相应的抗原产生特异性结合反应，利用核医学显像仪器对病灶进行显示，达到特异性显像的目的；而放射免疫治疗

（radioimmunotherapy，RIT）是利用发射β或α射线的放射性核素标记针对肿瘤抗原的特异性抗体，引入体内后与肿瘤细胞表面的抗原产生特异性结合，利用标记抗体释放的射线杀灭肿瘤细胞，达到内照射治疗的目的。RII 和 RIT 是具有广泛应用前景的领域，国外已有多个产品上市并用于肿瘤诊断和治疗。近年来，应用放射性核素标记生物靶向治疗的单抗放射免疫显像取得了良好结果，如应用 ^{99m}Tc 标记靶向 EGFR 突变的单抗（吉非替尼）、^{89}Zr 标记抗 EGFR 单抗（西妥昔单抗）等。此外 ^{64}Cu-anti-PD-1、^{64}Cu-anti-PDL-1、^{89}Zr-DFO-PD-L1 mAb、^{64}Cu-DOTA-ipilimumab、CTLA-4 等已用于靶向免疫检查点治疗的监测，这些单抗是目前临床最常用的靶向治疗药物，因此正电子核素标记单抗进行的放射免疫 PET/CT 显像具有很好的发展前景，被称为免疫 PET/CT 显像（immuno-PET/CT），这些方法的建立对于生物靶向治疗的监测和选择合适的靶向治疗患者具有重要作用。

（五）凋亡显像

细胞凋亡又称程序性细胞死亡，是一种由多种基因调控的主动性细胞死亡过程，其细胞的消失不伴有炎症反应出现。过去对细胞凋亡的监测主要是通过流式细胞仪在体外进行，而放射性核素凋亡显像（apoptosis imaging）通过 SPECT 或 PET/CT 对活体组织的细胞凋亡过程进行显像，达到诊断某些疾病和监测治疗疗效的目的。目前常用的凋亡显像剂是以细胞膜上磷脂酰丝氨酸（phosphatidylserine，PS）异常表达为靶点，利用放射性核素标记的 35kDa 生理蛋白膜联蛋白（如 ^{99m}Tc-annexin Ⅴ）与 PS 具有较强的亲和力为基础。正常细胞的质膜上 PS 带负电荷的磷脂端朝向细胞内侧胞质，故不能与引入体内的标记膜联蛋白结合，当发生细胞凋亡时 PS 向外翻转而暴露在外，与静脉注入体内的 ^{99m}Tc-annexin Ⅴ 特异性结合而显影。近年来，应用正电子核素标记 annexin Ⅴ 或多肽（如 ^{18}F-annexin Ⅴ、^{18}F-FP-peptide）进行 PET/CT 凋亡显像进入临床试用。凋亡显像对于肿瘤治疗效果监测、心脏移植排异反应监测、急性心肌梗死与心肌炎的评价等具有重要价值（图 6-6）。

（六）乏氧显像

乏氧是恶性肿瘤细胞的一种重要的生物学特征，直径＞1cm 的实体瘤多存在大量的乏氧细胞，乏氧可对放疗和某些化疗药物的耐受性增强，成为肿瘤复发、再生长的重要根源，从而影响肿瘤治疗的效果，容易导致远处转移。因此，了解肿瘤乏氧状态有助于肿瘤患者实施个体化医疗，通常乏氧细胞的等效致死量是富氧细胞的 3 倍左右，相同的放疗剂量，含乏氧细胞多的肿瘤的放疗效果比含乏氧细胞少的肿瘤效果差，故有乏氧细胞者需要给予更高的剂量。此外，乏氧显像（hypoxia imaging）也用于恶性肿瘤放、化疗疗效评估。目前研究的乏氧显像剂较多，大致分为硝基咪唑类和非硝基咪唑类显像剂两类。硝基咪唑具有迅速的抗厌氧感染的作用，在乏氧环境下具有较高的浓度，是一种肿瘤乏氧组织放射增敏剂。硝基咪唑在细胞内酶（如黄嘌呤氧化酶等）的作用下发生单电子还原而产生自由基阴离子，在正常细胞中该中间体被迅速氧化成原化合物扩散到细胞外；在乏氧细胞中该中间体被进一步还原，其产物与细胞内成分结合并滞留在细胞内。放射性核素标记的硝基咪唑（misonidazole，MISO）类化合物，如 ^{18}F-fluoromisonidazole（^{18}F-FMISO）、MISO 衍生物 ^{18}F- 氟赤硝基咪唑（FETNIM）以及 ^{99m}Tc 标记的丙胺肟（exopropylene amineoxine，PnAO）等通过上述机制在肿瘤乏氧组织有较高的浓聚，故可用 PET/CT 或 SPECT 进行乏氧显像。非硝基咪唑类显像剂如 ^{99m}Tc-HL91（4,9-diaza-3,3,10,10-tetramethyldodecan-11-dine dioxime，BnAO）等标记化合物可用于 SPECT 显像。^{99m}Tc-HL91 与乏氧组织结合的机制尚不清楚，其显像效果优于硝基咪唑类显像剂，且无毒性，是一种具有应用前景的乏氧显像剂。近年来，正电子核素 ^{64}Cu 标记的双-氯甲基砜（bisthiosemicarbazone，BTS）类衍生物成为非硝基咪唑类乏氧显像剂研究的热点，该化合物通过异常线粒体还原机制选择性滞留于乏氧细胞内，而含氧正常的细胞则能将其迅速排出。

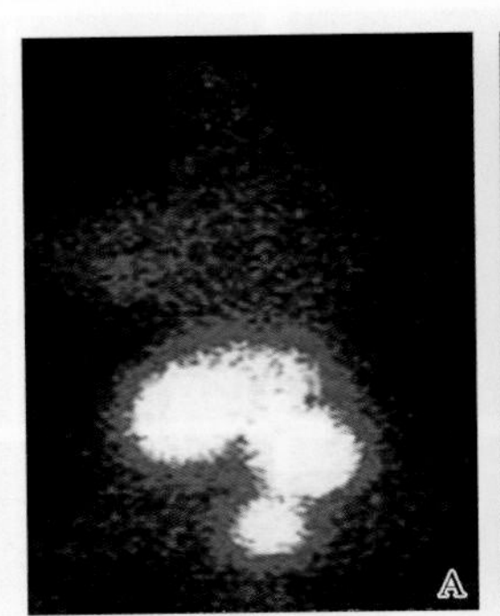

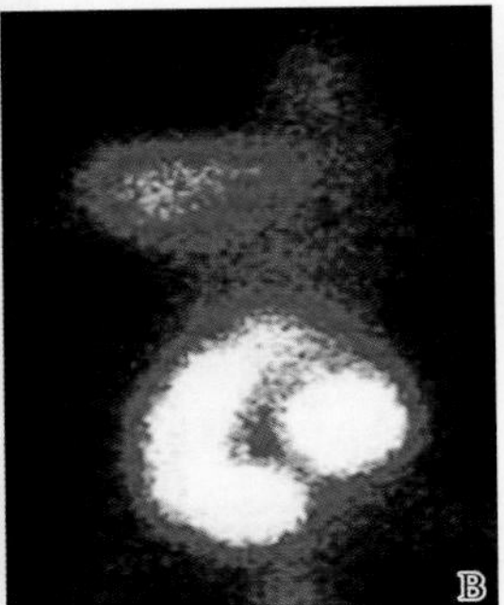

图 6-6　肿瘤模型 ^{99m}Tc-HYNIC-annexin Ⅴ后 6h 细胞凋亡显像

A. 生理盐水对照组显像；B. 应用环磷酰胺处理后 6h 显像

三、分子影像的主要特点

分子核医学是由核医学分子影像诊断、分子靶向治疗和体外分子示踪几个方面组成。其中建立在放射性核素示踪技术基础上的核医学分子影像是分子核医学最重要内容之一，也是当今分子影像技术的重要组成部分。分子影像（molecular imaging）是“对人或其他活体从分子和细胞水平的生物学过程进行定性、定量和可视化的成像技术”，其包含的内容也非常广泛，目前除了广泛应用于临床的核医学分子影像外，还包括MRI、超声和光学分子影像。在核医学分子影像中，应用PET/CT或SPECT进行的代谢显像、受体显像、乏氧显像以及放射免疫显像已经用于临床，而基因与报告基因显像、凋亡显像等还未在临床上常规应用；磁共振分子影像主要包括使用磁性纳米材料标记某些特异性分子的显像、功能磁共振与磁共振波谱分析等，目前除了功能磁共振和磁共振波谱分析外，其他磁共振分子影像技术还没有用到临床；超声分子影像的发展比较单一，目前仅限于以超声微泡为载体的分子影像研究，还不能用于人体；此外，光学分子影像是一种非常有临床前景的技术，不仅在细胞和小动物水平的临床前研究中得到广泛应用，而且在将发光物质标记某些特异分子引入体内后用于术中导航、手术机器人导航等实施精准手术治疗，指导腔镜活检以及探测前哨淋巴结等方面具有重要价值。因此，迄今为止核医学分子影像是最成熟的、可用于临床的分子影像技术。

分子影像的主要特点是能够在活体状态下显示正常及病变组织细胞的生理、生化变化信息，因此也称为“生化影像”，用于疾病相关分子改变的诊断、药物研发和治疗监测等。在疾病的形成过程中，病变细胞基因的异常表达、受体密度和功能的变化以及代谢活性的异常，都是细胞某种生化改变的过程，由生化的改变导致功能改变，继而产生解剖学结构与形态的改变，最后在临床上出现症状和体征。因此，分子水平的变化是疾病发生的最早期信息。随着分子生物学和医学影像技术的研究进展，可以预料，影像医学的发展将从解剖学或病理学的影像时代，逐步走向“分子影像”阶段。一些较成熟的分子影像技术已用于临床诊断和疾病的评估，如^{18}F-FDG葡萄糖代谢显像、^{11}C-胆碱代谢显像、^{18}F-HLT核苷酸代谢显像、^{11}C-乙酸盐代谢显像、^{68}Ga-奥曲肽生长抑素受体显像、^{68}Ga-PSMA在前列腺癌的应用等已经成为恶性肿瘤诊断与分期、复发与疗效监测的重要手段；此外，放射性核素整合素受体以及神经受体显像也已经在临床上使用，成为当今分子影像临床应用的典范。然而也有很多分子影像技术（如放射免疫显像、凋亡和乏氧显像、基因与报告基因显像等）还处于研发阶段，需要进一步完善，通过小动物或micro-PET/CT研究标记探针动物模型体内的生物分布和动力学变化，称为临床前分子影像（pre-clinical molecular imaging），也是当今分子影像基础研究的重要内容。

四、分子核医学与精准医疗

2015年初，精准医疗（precision medicine）计划的启动和实施在国内外医学界引起了强烈反响，也意味着一个全新的医疗模式来临。精准医疗是以个体化医疗为基础，将基因测序与生物信息和大数据科学交叉融合应用建立的新型医学诊疗模式，是将现代科学技术、分子影像技术、生物信息技术与患者的生活环境和临床数据相结合，制订患者的个体化诊断、治疗和疾病预防策略，因此精准医疗的本质是个体化医疗进一步发展和深入的结果，其目标是给患者提供最有效、经济的诊疗手段，降低患者医疗费用负担、提高治疗疗效、避免不必要的伤害。

20世纪50年代，DNA双螺旋结构模型及理论的提出宣告现代分子生物学的诞生，也标志着分子医学时代的来临，人类认识到核酸是信息分子结构的基础，也确立了核酸是遗传物质的理论。在人类基因组计划影响下，分子生物学的主要目标从传统的单基因研究转向对生物整个基因组结构和功能的研究，形成了基因组学。在此基础上，又相继提出了转录组学、蛋白质组学、代谢组学以及影像组学等概念，为系统生物学的形成奠定了基础。这些组学的研究对于人类疾病的诊断、治疗、预防和研究产生了重大影响。目前已描绘出人类基因的初步草图，明确了人类基因学中90%以上的碱基配对序列，阐明了许多疾病的发生与基因的突变、异常表达和缺陷之间的关系。通过由基因（或部分基因）的改变研究其机体所产生的生化反应或表现型基因，追踪表现型与基因间的关联，为人类修复致病基因，针对某些异常基因设计靶向治疗药物，彻底攻克某些疑难疾病带来了光明的前景。

患者的基因型是由生化过程来表达的，分子核医学利用放射性核素示踪技术不仅可以观察到体内生化过程的变化（Wagner教授称之为“化学型”），而且有可能将这种以某种生化过程变化为表型的疾病与其相关的基因型联系起来，从而使人们对于疾病的认识以及诊断、治疗提高到一个崭新的水平。如何将疾病与基因型相关联，核医学分子影像诊断和分子信息监测将会为二者的联系架起一座桥梁。

疾病的分子或生物学分型关系到治疗方案的制订和临床决策。临床上，基因测序只能在体外进行，分析的对象是生物样品，对于可以手术切除的肿瘤，通过病理和免疫组化可以获得病变的分子分型，但是由于肿瘤存在异质性，原发灶与转移灶间其生物学行为可能存在差异，因此难以获得患者体内每个病灶的分子信息，而分子影像全身显像能无创性获得疾病不同的分子信息，可称之为“虚拟活检”（virtual biopsy），对病变进行精确的分子分型，准确的分期，病灶残留、复发和疗效早期监测，是实施精准医疗的重要依据。

1. 精确的分子分型　不同疾病都有其特定的生物学改变，同一种疾病也可有不同的生物学特征，特别是恶性肿瘤存在的异质性给临床选择治疗方法带来困难。近年来，生物靶向治疗已经成为某些恶性肿瘤治疗的重要方法，目前大多数生物靶向治疗的药物是以恶性肿瘤人表皮生长因子受体2（human epidermal growth factor receptor-2，EGFR或HER-2）基因高表达为靶点。生物靶向治疗的药物很多，如西妥昔单抗（cetuximab）、贝伐单抗（bevacizumab）、凡德他尼（vanderthanib）等。然而，不是所有癌症患者都适合生物靶向治疗，只有HER-2基因高表达的肿瘤对这些生物靶向药物治疗才有效，利用放射性核素标记EGFR单克隆抗体显像（如^{89}Zr-西妥昔单抗PET/CT显像等）可以获得全身HER-2基因表达的信息，为选择合适的治疗对象和方法，提高治疗效果，避免有害而无效治疗，降低医疗费用具有重要意义，也是精准医疗所倡导的选择正确患者、正确时间和正确治疗方法的原则。

无论是精准医疗还是个体化医疗，其基本的理念都是改变传统的诊疗模式，由“千人一药”，向“量体裁药”的个体化用药模式转变，根据病变的分子信息采取“同病异治”、“异病同治”或“同病同治”的治疗方法。

（1）个体化医疗与同病异治：由于肿瘤的异质性，许多相同的肿瘤患者需要采用不同的方法进行治疗，例如，乳腺癌患者手术治疗和内分泌激素治疗是常用的有效方法，可以获得较好的预后，但是内分泌治疗仅适合于雌激素（ER）受体阳性的患者，而对于ER受体阴性而EGFR表达阳性的乳腺癌患者，需要采用EGFR抑制剂实施生物靶向治疗，如针对HER-2基因的曲妥珠单抗——赫赛汀（herceptin），而有些患者ER和HER-2表达都是阴性的患者，则只能采用化疗。由于肿瘤病灶存在不同的生物学表现，部分患者还需要多种方法联合治疗。临床上，哪些患者适合内分泌治疗？哪些患者适合于生物靶向治疗？哪些患者需要联合治疗？目前应用^{18}F（或^{99m}Tc）标记的ER可以进行全身ER受体显像，探测全身ER受体高表达病灶，而^{89}Zr（或^{64}Cu）等核素标记的抗EGFR单抗PET/CT显像可以探测全身EGFR表达的病灶，为临床选择个体化治疗方案提供依据。同样，如果不同肿瘤患者间以及不同病灶间的分子表达相同，则可采用相同的治疗方法，即“同病同治”。

（2）个体化医疗与异病同治：临床上有许多恶性肿瘤有不同程度的HER-2基因高表达，如有20%～30%的乳腺癌呈高表达，且预后较差；50%～63%的肺癌有高表达，其中仅36%的腺癌、14%的鳞状细胞癌适合于西妥昔单抗等靶向治疗。此外，神经内分泌癌、卵巢癌、结肠癌等也可有不同程度的阳性表达。由于还不到一半的肿瘤患者适合于生物靶向治疗，因此，选择合适的患者成为生物靶向治疗的关键。近年的临床前研究表明，^{99m}Tc标记的吉非替尼（gefitinib）以及正电子显像剂^{64}Cu-DOTA-西妥昔单抗-F（ab′）2等可作为分子影像探针用于评估恶性肿瘤EGFR表达，其结果与免疫组化结果相关；临床研究也证明，^{89}Zr-西妥昔单抗PET/CT显像能够清晰地显示进展的结肠癌骨骼转移患者的EGFR高表达。因此，放射性核素标记的单克隆抗体放射免疫PET/CT显像可有效的监测恶性肿瘤患者基因和受体的异常表达，为临床正确的决策提供重要依据。

2. 正确的疾病分期和早期疗效监测　在临床上，分子影像在精准医疗中的作用还体现在疾病的正确分期、残留与复发监测和早期疗效评价上，从而制订个体化治疗方案，改善患者的预后。尤其是恶性肿瘤患者，正确的分期关系到患者是选择手术治疗、放疗、化疗或生物靶向治疗的依据。由于PET/CT能够灵敏无创性地进行全身显像，正确评价恶性肿瘤侵犯范围、局部和全身转移情况，是目前肿瘤分期的重要手段。

3. 核医学分子影像与临床治疗决策　制订正确的临床诊疗决策对于改善患者的预后至关重要，如冠心病心肌缺血患者临床上是采用内科保守治疗还是血管再通手术治疗？关键取决于心肌细胞是否存活，而核医学心肌葡萄糖代谢PET显像结合血流灌注显像是判定心肌细胞存活的金标准；恶性肿瘤患者是采用化疗、放疗还是手术治疗？PET/CT的正确分期是制订治疗决策的重要依据，许多恶性肿瘤患者在^{18}F-FDG PET/CT显像后，约有30%的患者改变了治疗决策和方案，使患者得到最佳的治疗。此外，恶性肿瘤患者行放射治疗前需要正确判断肿瘤的边界，并根据肿瘤的生物活性决定放疗的剂量，实现肿瘤的精确放疗，即肿瘤的生物调强放疗，最大限度地杀灭肿瘤细胞，保护正常细胞免受伤害；而肿瘤患者实施药物治疗期间PET/CT早期评估治疗反应，帮助临床医师及时调整治疗方案，避免无效治疗。核医学分子影像能够提供疾病的生物学信息，是实施精准医疗必不可少的监测工具。

五、分子影像与诊疗一体化

诊断治疗一体化（theranostics）的概念是将诊

断和后续的治疗之间紧密地联系起来。Theranostics一词是1998年由John Funkhouser首次使用，他开发了一种用于监测新抗凝药物疗效的测试方法；2002年Funkhouser又进一步描述为将诊断和治疗于一体考虑设计癌症的新诊疗制剂，为疾病的诊疗特别是癌症提供一种全新的思路和方法。诊疗一体化是以分子水平的诊断为基础，获得疾病的精确信息，然后根据患者的个体情况实施治疗，减少不必要的副作用，提高治疗效果。由于纳米颗粒具有独特的物理、化学及生物学性质，其表面易于修饰和连接各种功能基团，使其成为诊疗一体化制剂的主要载体。一般由纳米颗粒、诊断成像域、治疗剂和靶向配体共同构成具有靶向性、诊断和治疗作用的多功能纳米复合物，实现对肿瘤组织和细胞的靶向成像与治疗。在诊疗一体化纳米颗粒设计中，常将诊疗药物包装在载体内，表面被覆亲水聚合物（如PEG、右旋糖酐、聚左旋谷氨酸等），引入靶向部件（如抗体、多肽、糖类等），使用具有生物相容性和可生物降解的材料。

通常在纳米复合物核内包装化疗药物，或在其表面连接各种治疗剂，可使该纳米复合物用作投递药物的载体，达到治疗目的。此外，在纳米复合物表面连接各种显像模式的特异性分子探针，可将该纳米复合物用于相应的显像诊断，起到诊断、监测药物投递、评估治疗反应和监测治疗效果的作用。某些纳米颗粒平台本身具有多功能性，如金纳米颗粒可用于光热治疗、光声显像、CT显像、拉曼显像等。相比之下，核医学诊疗一体化比较容易转化为临床，将某些放射性核素如^{131}I、^{177}Lu等标记肿瘤特异分子，引入体内后同时具有显像诊断和治疗作用。目前已有多种核素诊疗一体化方案用于临床诊疗，如^{68}Ga/^{177}Lu-DOTATATE用于神经内分泌肿瘤、^{68}Ga/^{177}Lu/^{225}Ac-PSMA用于去势抵抗的前列腺患者等，取得了很好疗效，随着新的放射性药物的开放，将来会有更多的诊疗一体化方法问世。

六、分子核医学与转化医学

转化医学（translational medicine）是近十多年来国际医学界提出的新医学研究模式，其目的旨在解决基础医学、前沿科学技术发展与实际临床应用脱节的问题，将医学生物学基础研究的成果迅速有效的转化为临床可用的理论、技术、方法和药物，建立基础研究与临床应用之间的直接通路，即从实验室到病床（bench to bedside）的转化。由于分子影像可以无创性提供活体组织的功能和生物学信息，因此是转化医学研究或临床前研究的重要手段。

核医学分子影像在转化医学中的作用主要有以下几个方面：

1. 新型分子影像探针的转化研究 新型分子影像探针的基础研究与转化关系到分子影像的发展和应用，在新的分子影像探针应用于临床之前，需要通过细胞实验、动物实验及动物模型获得探针安全性、有效性的临床前信息，在获得足够证据表明安全、有效情况下再进行临床转化应用，进一步获得有关药物监管部门批准后才能成为临床常规应用的药物。

2. 临床新药的药效和药代动力学研究 利用放射性核素标记和示踪技术可用于临床新药的转化研究。将放射性核素标记待研究的新药，引入动物体内后研究药物的生物分布、药代动力学特性、药物毒理学，研究疾病模型的药效作用和疗效，提供药物作用情况下的细胞生理和功能信息，用于药物的筛选，较传统的药代动力学分析更加准确、简便、灵敏，加速新药研究进程，缩短新药研究周期，尤其是近年国产2m大视野全身PET/CT问世，为活体全身药代动力学研究及新药临床转化提供了良好的研究工具。

3. 寻找和确认药物和生物治疗的新靶点 利用核医学分子影像的受体显像、免疫PET显像和基因显像是确认药物作用靶的重要方法。临床上某些作用于受体的药物，如多肽药物、内分泌激素等在临床转化过程中，都可应用分子影像技术进行靶点验证和确认，利用放射性核素标记药物或内分泌激素等配体分子进行受体显像，了解病灶受体的功能、分布和密度等，也为临床选择合适的治疗对象提供依据；免疫治疗和生物靶向治疗是当今某些难治性恶性肿瘤常用的治疗手段，而靶向药物在应用于临床之前需要进行临床前的研究，获得药物的作用靶点及其靶分布，确定治疗药物的有效性，例如，放射性核素标记单克隆抗体进行放射免疫显像等。

4. 基因治疗、干细胞移植以及CAR-T治疗监测 基因、干细胞移植和CAR-T治疗对于某些缺血性疾病、神经退行性疾病和肿瘤疾病的治疗具有良好的前景，而放射性核素报告基因显像可作为基因、干细胞移植和CAR-T治疗的监测手段，无创性获得移植基因的表达、移植细胞的定位、迁徙与分化等信息以及CAR-T细胞的在体监测，放射性核素标记的RGD整合素受体显像还可用于评价新生血管等，促进基因与细胞治疗的临床转化。

综上所述，分子核医学与分子影像涉及的内容非常广泛，除了核医学分子影像外，还包括分子靶向治疗及体外分子示踪研究，其中核医学分子影像是当今最成熟的分子影像技术，许多方法已经用于临床，为疾病的诊断、治疗和监测提供重要的手段。

思 考 题

1. 分子核医学主要包括哪些内容？

2. 分子核医学的理论基础是什么？

3. 什么是分子影像？分子核医学与分子影像的关系是什么？

4. 目前最成熟的核医学分子影像技术有哪些？

5. 分子核医学在精准医疗中的作用是什么？

6. 什么是诊疗一体化？举一个在核医学中应用的例子。

7. 分子核医学在转化医学中作用有哪些？

（张永学　王　攀）

第七章 神经系统

20世纪80年代以来，随着SPECT和PET的逐步推广应用以及新的脑显像剂（cerebral imaging agent）的研制成功，神经核医学（nuclear neurology）发展迅速并取得了令人瞩目的成就。近年来，神经核医学面临着CT、MRI和脑磁图（magnetoencephalography，MEG）等医学影像在清晰显示形态解剖结构的基础上也在努力探索显示脑功能、血流等新技术的挑战。随着现代影像核医学的迅速发展，SPECT/CT、PET/CT、PET/MRI这些具有同时反映解剖结构和功能代谢的先进核医学仪器问世，使得核医学更能达到精准定位、定性、定量和定期，从分子水平上显示人脑解剖、生理、病理变化状态及脑认知功能，为精准医疗提供新的技术手段。神经核医学在观察和研究脑血流分布、代谢方面有着重要作用；在探索人类行为、情感等生理行为变化和脑部疾患上，核素神经递质和受体显像也越来越受到重视。因此，神经核医学在神经精神疾病的临床诊治、脑生理生化功能与病理机制的探讨以及人脑认知功能的研究中具有独特的优势，有着广阔的发展前景。

神经核医学内容主要包括脑血流显像（cerebral blood flow imaging）、脑代谢显像（cerebral metabolic imaging）、脑神经递质和受体显像（neurotransmitter and neuroreceptor imaging）、放射性核素脑血管显像（radionuclide cerebral angiography）以及脑脊液显像（cerebrospinal fluid imaging）。

第一节 脑血流灌注显像

一、原理和方法

1. SPECT脑血流灌注显像 显像剂为分子量小、不带电荷和脂溶性的化合物，能穿透完整的血-脑脊液屏障入脑细胞，经脑内酶水解或构型转化转变为水溶性化合物不能反扩散出脑细胞而滞留其内。常用的显像剂为锝[^{99m}Tc]-双半胱乙酯（^{99m}Tc-ECD）、^{99m}Tc-六甲基丙胺肟（^{99m}Tc-HMPAO）和碘[^{123}I]-安菲他明（^{123}I-IMP）。静脉注射显像剂后，其进入脑细胞量与局部脑血流（regional cerebral blood flow，rCBF）呈正相关，用SPECT进行脑断层显像，图像经重建处理后获得横断、冠状和矢状三个断层面显示的大小脑、神经基底核团和脑干影像。利用计算机勾画感兴趣区（region of interest，ROI）技术和借助一定的生理数学模型（physiomathematic model），可算出各部位的局部脑血流量（CBF）和全脑平均血流量。统计参数图分析（statistical parametric mapping，SPM）主要用于脑功能显像领域，是目前国际上脑功能影像学研究的公认方法，是基于像素水平的图像统计分析方法，它以整个三维图像中所有像素作为分析对象，获得每个像素所包含的信息大小，然后对每个像素的数值大小进行统计检验，将统计意义上的像素提取出来后得到统计参数图。主要优点是较之传统的感兴趣区分析法客观、重复性好，不受分析者主观影响。

2. 氙[^{133}Xe]脑血流测定及断层显像 ^{133}Xe为脂溶性惰性气体，进入血液循环后能自由通过正常血-脑脊液屏障，通过弥散方式被脑细胞摄取，继而迅速从脑组织清除，最后经肺排出。其在脑组织的清除率与rCBF成正比，测定各区域脑组织^{133}Xe的清除率，可以计算rCBF和CBF。常用的是^{133}Xe吸入法。

3. 负荷试验脑血流灌注显像 由于脑部供血系统具备一定的储备能力，仅脑储备血流下降时，常规的脑血流灌注断层显像往往不能发现异常。通过负荷试验，了解脑血流和代谢的反应性变化，可以提高缺血性病变特别是潜在的缺血性病变的阳性检出率。常用的负荷试验方法有药物介入试验，如乙酰唑胺（acetazolamide，商品名diamox）试验等。下面以乙酰唑胺试验为例阐述其显像原理。

乙酰唑胺能抑制脑内碳酸酐酶的活性，使碳酸脱氢氧化过程受到抑制，导致脑内pH急剧下降，正常情况下会反射性地引起脑血管扩张，导致rCBF增加20%～30%；而病变部位血管的这种扩张反应很弱，应用乙酰唑胺后潜在缺血区和缺血区的rCBF增高不明显，在影像上出现相对放射性减低或缺损区。本检查主要用于评价脑循环的储备功能，对缺血性脑血管病的早期诊断很有价值。检查需行两次显像，首先行常规SPECT rCBF灌注断层显像，随后进行乙酰唑胺负荷试验，方法是静脉推注乙酰唑胺1g，10min后行第二次显像。将两次显像所得的影像进行对比分析。

二、图像分析

（一）正常影像

SPECT脑血流灌注断层影像可见两侧大脑皮质、基底核神经核团、丘脑、小脑放射性较高，呈对称性均匀分布，且脑灰、白质对比度好，影像轮廓清晰（图7-1）。全脑平均血流量的参考值为(44.2±4.5) ml/（100g · min）。

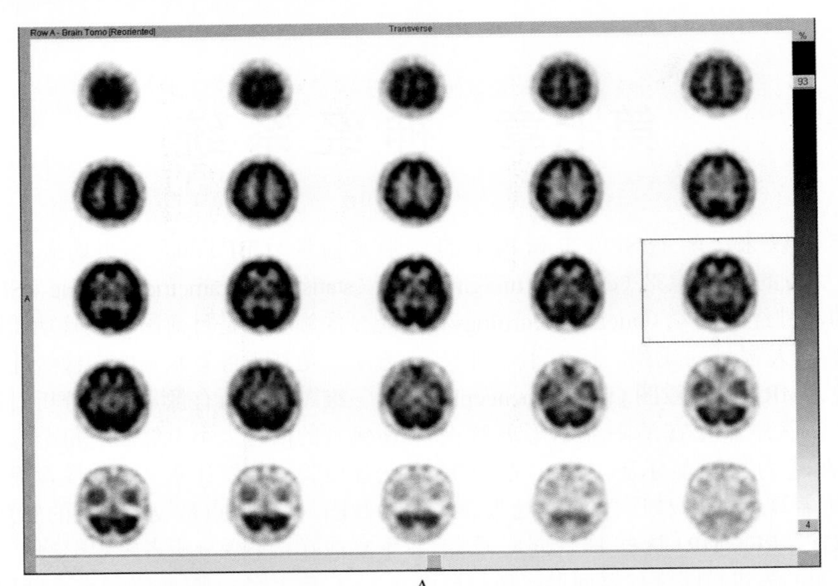
Row A - Brain Tomo [Reoriented]
Transverse
%
93
4
A

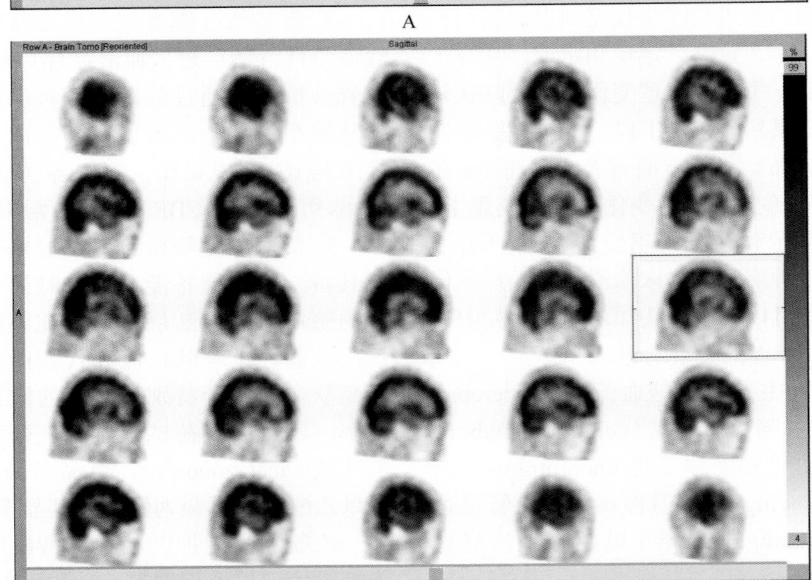
Row A - Brain Tomo [Reoriented]
Sagittal
%
99
4
B

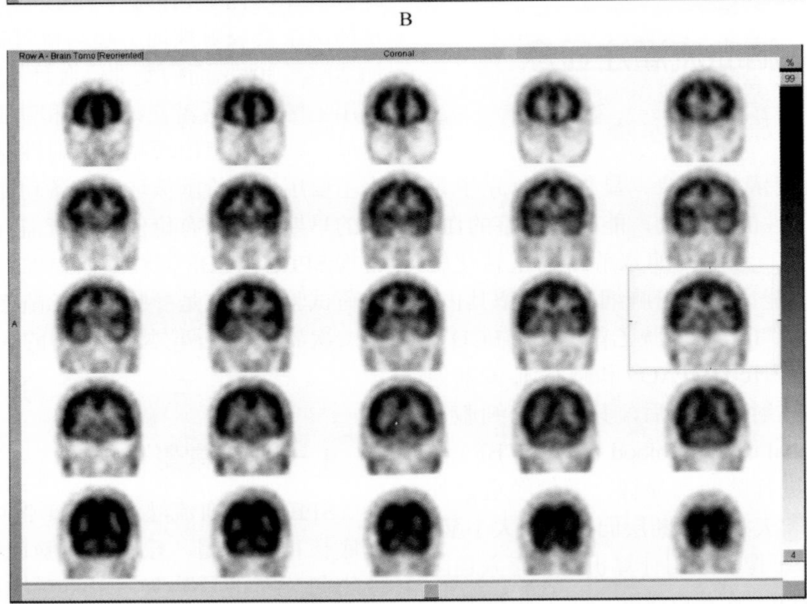
Row A - Brain Tomo [Reoriented]
Coronal
%
99
4
C

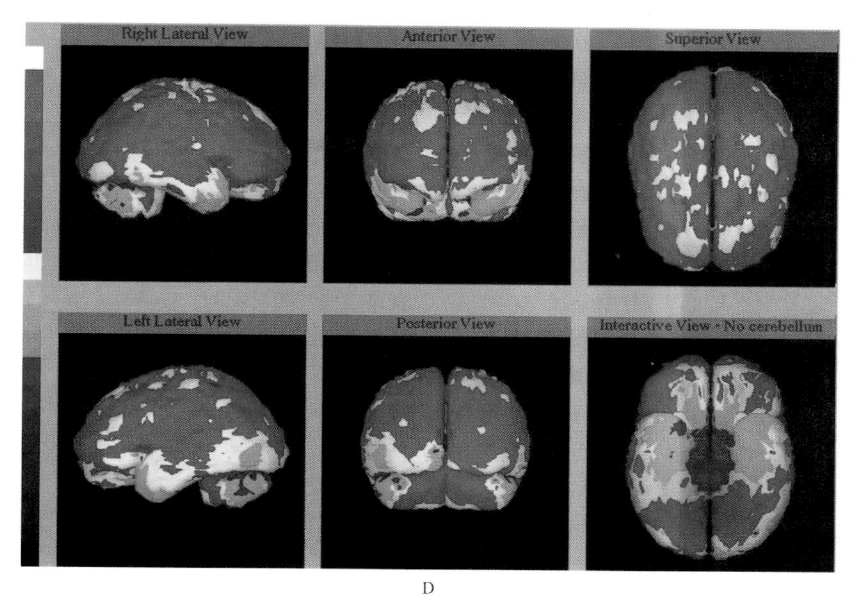

D

图 7-1　正常 rCBF 断层显像

A. 横断面；B. 矢状面；C. 冠状面；D. 3D 投射图

（二）异常影像

至少两个断面上有一处或多处大脑皮质异常放射性减低（缺损区）或异常浓聚灶，其范围 ＞2cm×2cm；脑室及白质区域扩大或尾状核间距增宽；两侧丘脑、尾状核及小脑较明显不对称等均视为异常。异常影像见图 7-2。

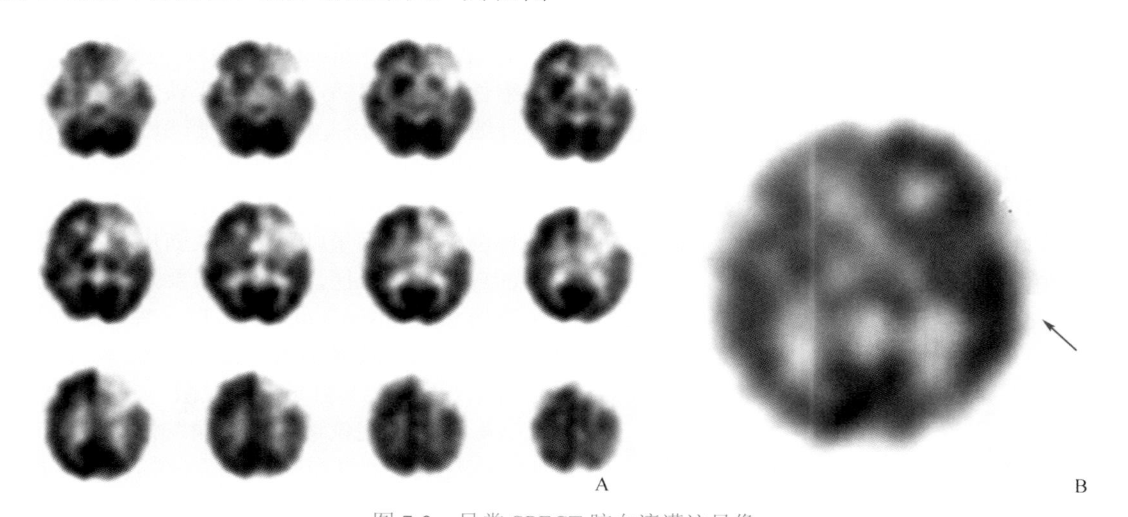

图 7-2　异常 SPECT 脑血流灌注显像

A. 脑梗死患者，左侧额叶、顶叶及左侧基底节呈放射性分布减低缺损区；B. 癫痫患者，左侧颞叶、额叶皮质呈异常放射性浓聚灶

三、适　应　证

1. 缺血性脑血管疾病的诊断。
2. 脑梗死的诊断。
3. 癫痫灶的定位诊断。
4. 脑肿瘤治疗后坏死或复发的鉴别诊断。
5. 痴呆的诊断与鉴别诊断。
6. 脑生理与认知功能研究。
7. 精神性疾病的研究与用药指导。
8. 药物成瘾与依赖性的研究。

四、临床应用

脑缺血性疾病

1. 短暂性脑缺血发作和可逆性缺血性脑病的诊断　短暂性脑缺血发作（transient ischemic attack，TIA）是颈动脉或椎-基底动脉系统的短暂性血液供应不足而引起的脑缺血发作，临床表现特点为发病突然、持续时间短、恢复快，常有反复发作的病史。相对于 TIA，可逆性缺血性脑病（prolonged reversible ischemic neurological deficit，PRIND）则恢复较慢。一般认为皮质 rCBF 低于 23ml/（100g·min）时，才会出现临床症状。当 rCBF 逐渐恢复，数值超过此限后，症状消失，但 rCBF 可能仍未恢复到正常范围 [50ml/（100g·min）] 左右，处于慢性低灌注状态。长期处于慢性低灌注状态的患者若不及时治疗可能导致不可逆脑缺血，最终发展为脑梗死。故及早发现慢性低灌注状态，对于患者的治疗和预后非常有意义（图 7-3）。TIA 和 PRIND 患者神经系统检查及 CT 和 MRI 检查结果多为阴性，而 rCBF 断层影像可发现近 50% 患者脑内存在缺血性改变，特别是可发现慢性低灌注状态的存在，病变部位表现为不同程度的放射性减低或缺损区，阳性检出率高于 CT 或 MRI。脑 SPECT 显像发现 TIA 于其发作 24h 内的敏感度约为 60%，一周后下降至约 40%，如使用 CO_2、乙酰唑胺和潘生丁等反映脑血管储备能力的物质进行介入试验可显著提高敏感性，有助于慢性低灌注状态 [患者无明显临床症状，rCBF 为 23～50ml/(100g·min)] 病灶的检出。乙酰唑胺刺激试验已被用于评价在 TIA 及中风及其他疾病中脑血管储备能力。静脉注射 1g 乙酰唑胺可使血管扩张并在 20～30min 内使 rCBF 较基础灌注状态增加 20%～30%，2～3h 内 rCBF 恢复至正常，而有病变危险的区域或异常灌注区对这种刺激将表现为仅有轻微反应或甚至无反应。与基础脑血流量的正确对比以及对此试验的结果分析判断，可以对局限性脑缺血的机制提供重要的信息。利用 rCBF 断层影像观察治疗前后 rCBF 的变化，还可以评价疗效。因此，rCBF 断层影像在 TIA 和 PRIND 的早期诊断、治疗决策、疗效评价和预后判断方面具有重要的临床实用价值。

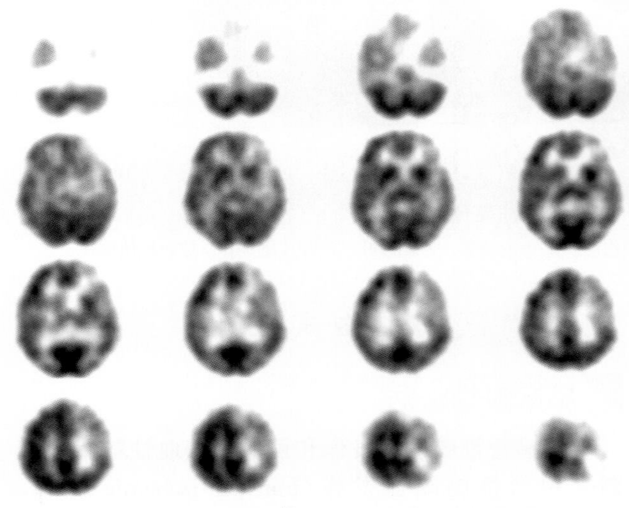

图 7-3 TIA 患者 ^{99m}Tc-ECD rCBF 断层影像

左侧额叶呈局限性放射性分布减低或缺损

2. 脑梗死 rCBF 显像在发病早期即可检出，脑梗死区呈局限性或大范围的放射性减淡或缺损（图 7-4）。SPECT 受仪器分辨率限制，小的腔隙性梗塞常为阴性，CT 和 MRI 在病变区形成明显的结构改变后的阳性检出率高。近年来 CT 弥散成像或 MR 弥散加权成像可诊断发病小于 6h 或更早期的脑梗死，其敏感度和特异性分别高于 94% 和达 100%。但 rCBF 显像可检出难以被 CT 或 MRI 发现的脑内交叉性小脑失联络（crossed cerebellar diaschisis）征象，表现为病变对侧小脑呈放射性减低，这是一种血管神经性反应，并非对侧小脑出现器质性病变，其发生机制尚不清楚，一般认为与皮质脑桥小脑束的中断、神经元的退行性病变及兴奋性神经毒细胞的损伤等有关。少数病例可能出现过度灌注（luxury perfusion）现象，即发病数日后，若侧支循环丰富，在 rCBF 断层影像上可见到缺血区周围出现异常放射性摄取增高区，脑缺血后缺血区血管扩张和血管反应性增强引起脑血流灌注增加可能是其原因。缺血半暗带（ischemic penumbra）是处于功能障碍而形态完整的阈值水平的脑组织，表现为 rCBF 降低，氧摄取分数（OEF）增高而氧代谢率（$CMRO_2$）无变化，急性脑梗死病灶坏死区中脑细胞死亡，但其周围区域由于存在侧支循环或部分血供，有大量可存活的神经元，如果短时间内血流灌注改善，则缺血半暗带有恢复的可能。

3. 阿尔茨海默病的诊断与鉴别诊断 阿尔茨海默病（Alzheimer disease，AD），是一种弥漫性大脑萎缩性退行性疾病，病理改变以大脑弥漫性萎缩和神经细胞变性为主。AD 患者脑 SPECT rCBF 显像可表现为以双侧顶叶和颞叶为主的大脑皮质放射性分布对称性明显减低，多不累及基底节和小脑。而多发性脑梗死性痴呆则表现为大脑皮质多发性散在分布的放射性减低区，且往往累及基底节和小脑。帕金森病（Parkinson’s disease，PD）痴呆表现基底节放射性减低，大脑皮质也可见减低区。进行性核上性麻痹主要表现为额叶放射性减低。

4. 癫痫灶定位诊断 癫痫发作期局部脑血流增加，病灶放射性分布明显增高（图 7-5A），而发作间期局部血流减低，病灶放射性减低或缺损（图 7-5B），CT 检查常为阴性（图 7-5C）。rCBF 显像对癫痫灶检出率 70%～80%，CT 和 MRI 对癫痫灶阳性检出率分别为 30%～50% 和 50%～70%，增强 CT 和 MR 可提高对病灶的探测效率。同时 rCBF 显像对病灶的定位诊断准确率也明显高于脑电图（EEG）。近年来，脑磁图（MEG）在临床上已广泛用于癫痫灶的定位，其在癫痫诊断中明显优于 EEG。MEG 特别适合于：①多发性致痫灶或者双侧半球广泛性癫痫活动者。②癫痫灶局限于一侧半球而无局灶性脑器质性损害者。③致痫灶位于重要功能区而不宜进行切除手术者。④精神障碍症状为主，伴有智能障碍而不能进行经典切除手术癫痫患者的致痫灶定位。

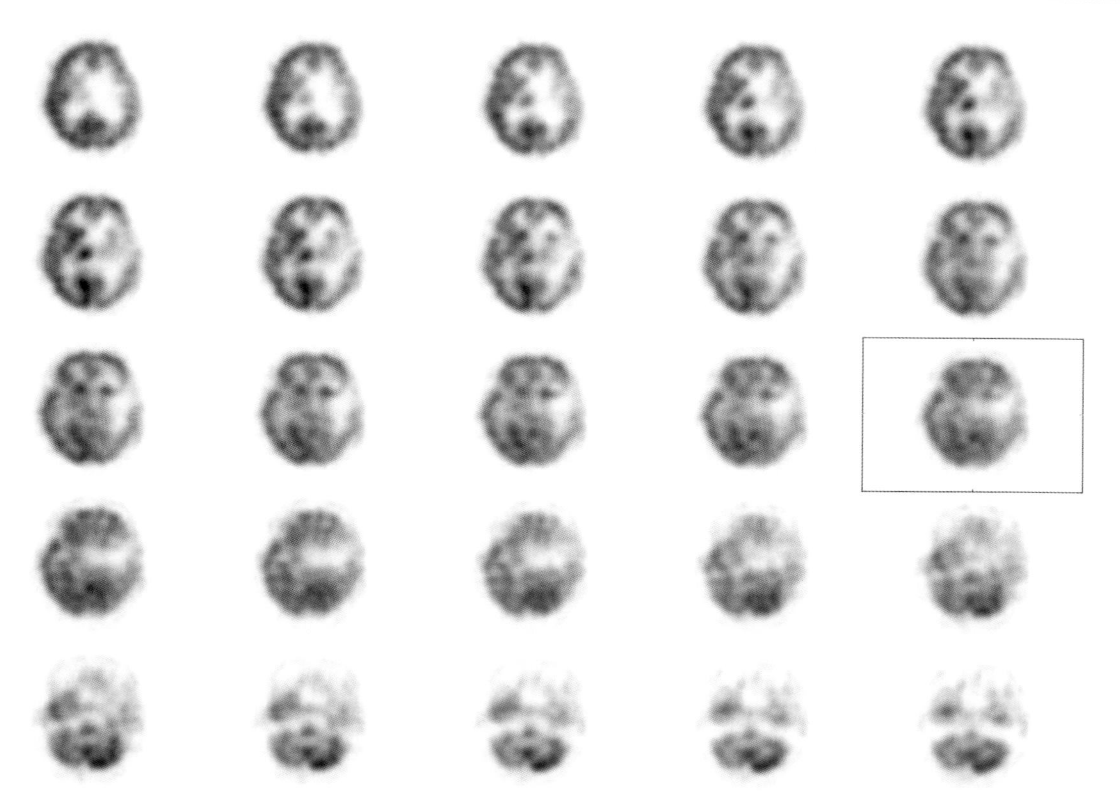

图 7-4 脑梗死患者 ^{99m}Tc-ECD rCBF SPECT 左侧顶叶、颞叶、左侧基底节、左侧丘脑放射性分布减低，右侧小脑交叉性失联络

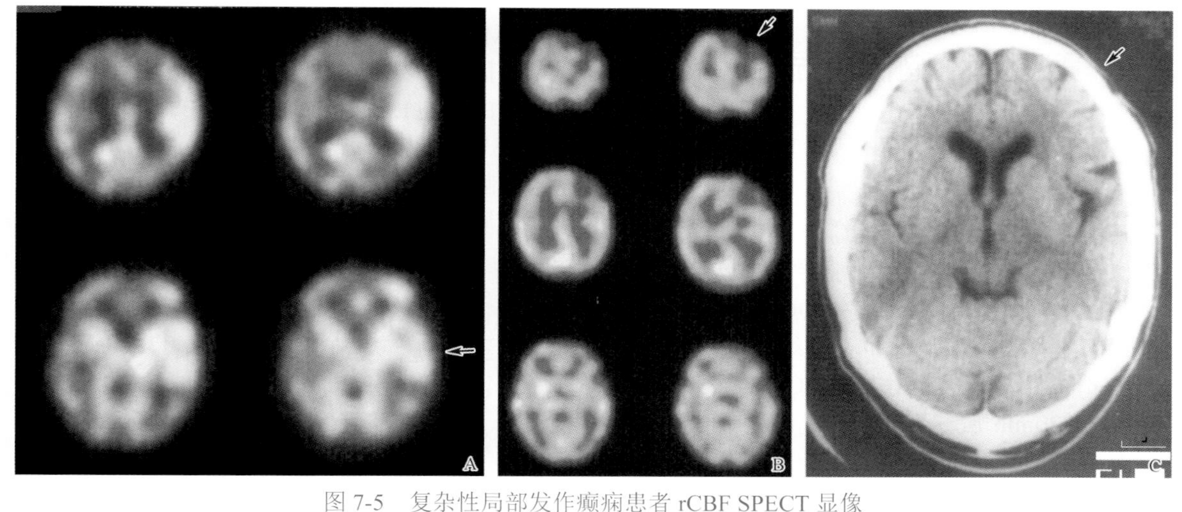

图 7-5 复杂性局部发作癫痫患者 rCBF SPECT 显像

A. 发作期：左侧颞顶叶放射性分布增高；B. 发作间期：左侧额顶叶放射性分布减低；C. CT：未见明显异常

5. 脑肿瘤手术及放疗后复发与坏死的鉴别诊断 rCBF 断层影像对脑肿瘤的诊断不能提供有决定性意义的信息，但对诊断脑肿瘤术后或放疗后的复发有一定价值。恶性肿瘤的血供丰富，复发灶的 rCBF 常增高，影像表现为放射性增浓区；而坏死区基本上没有血供，影像上呈放射性减低或缺损区。也可进行铊（^{201}Tl）或 ^{99m}Tc-MIBI 显像，以了解肿瘤活性与恶性程度，若 ^{201}Tl 或 ^{99m}Tc-MIBI 影像示局部有异常放射性浓聚，则支持肿瘤复发。但值得注意的是，虽然恶性肿瘤的血供丰富，但肿瘤内有时存在着血管异常和动静脉短路，到达肿瘤组织的实际血流量并不增高甚至降低；另外一些恶性肿瘤由于生长迅速引起组织相对缺血导致坏死，这些因素会导致 rCBF 断层影像中肿瘤部位不表现放射性增高。无疑 CT 和 MRI 在显示脑瘤大小和解剖关系起着主导作用，但 rCBF 断层影像在判断肿瘤复发方面具有独特优势。

6. 脑生理和认知功能研究 rCBF 显像在一定程度上反映人脑功能活动，因此应用 rCBF 影像与各种生理刺激试验可研究人脑对各种不同生理刺激的反应与解剖学结构的关系。运用视觉、听觉、语言等刺激可分别在 rCBF 影像上观察到枕叶视觉中枢、颞叶听觉中枢以及额叶语言中枢或精神活动区脑血流量增加。定量分析右上肢和右下肢负重随意运动时，可见对侧中央前回和中央后回的运动与感觉支配中枢放射性浓聚，rCBF 较对侧增加 5.8%～13.5%，比安静状态增加 9%～12.9%，同时双侧颞叶皮质、视皮质、丘脑、基底节和小脑的 rCBF 也增高 5%～15%。近年来，基于脑的电气物理学原理将脑功能可视化的技术，即脑磁图（MEG）测量脑神经细胞内的电流，通过直接检测神经元电活动，直接反映因自发或诱发而引起的大脑活动的功能信息，在脑功能研究具有一定的优势。

7. 其他神经精神疾病 通过 rCBF 断层显像可观察到脑血流的改变。如偏头痛发作时 rCBF 显像出现放射性分布增高或减低的变化；精神分裂症患者 rCBF 的变化特点是从脑前部向后部呈阶梯形改变，以额叶损害最严重，rCBF 明显减低，基底节和颞叶亦常受损，左侧受损程度常较右侧重；抑郁症患者额叶和颞叶、边缘系统的 rCBF 减低；遗传性舞蹈病患者大脑皮质和基底节出现多处 rCBF 减低区；小儿缺氧缺血性脑病（HIE）局部放射性降低或缺损；脑动静脉畸形处 rCBF 明显减低。

第二节 脑代谢显像

（一）原理和方法

1. 脑葡萄糖代谢显像 葡萄糖几乎是脑组织的唯一能源物质。^{18}F-氟代脱氧葡萄糖（^{18}F-FDG）为葡萄糖类似物，具有与葡萄糖相同的细胞转运及己糖激酶磷酸化过程，但转化为 ^{18}F-FDG-6-P 后不再参与葡萄糖的进一步代谢而滞留于脑细胞内。受检者禁食 4～6h 以上，静脉注射 ^{18}F-FDG 185～370MBq（5～10mCi）30min 后进行 PET 脑葡萄糖代谢显像（cerebral glucose metabolic imaging）。采集数据经计算机处理并重建获得 ^{18}F-FDG 在脑内分布的横断、冠状和矢状面图像及三维立体影像。利用计算机 ROI 技术和一定生理数学模型可得到大脑各部位局部脑葡萄糖代谢率（local cerebral metabolic rate of glucose，LCMRGlu）和全脑葡萄糖代谢率（cerebral metabolic rate of glucose，CMRGlu）。

2. 脑氧代谢显像 正常人脑的重量只占全身的重量的 2%，但其耗氧量占全身的 20%，因此脑耗氧量是反映人脑功能代谢的一个重要的参考指标。受检者吸入氧 $[^{15}O]_2$ 后即刻进行 PET 动态显像，可得到脑氧代谢率（cerebral metabolic rate of oxygen，$CMRO_2$），结合 CBF 测定，可计算氧摄取分数（oxygen extraction fraction，OEF）。

3. 脑氨基酸代谢显像 脑氨基酸代谢显像主要反映脑内蛋白质合成代谢水平，常用的显像剂有碳[^{11}C]、^{18}F 或 ^{123}I 标记的氨基酸，如 ^{11}C-甲基-L-蛋氨酸（^{11}C-MET）、^{18}F-氟代乙基酪氨酸（^{18}F-FET）、^{11}C-酪氨酸（^{11}C-TYR）、^{123}I-碘代甲基酪氨酸（^{123}I-IMT）等。目前临床最常用的 ^{11}C-MET 易穿透血-脑脊液屏障进入脑组织，注药后一定时间进行脑代谢显像可获得氨基酸在脑内分布的断层影像，利用生理数学模型即可获得脑内氨基酸摄取和蛋白质合成动力学功能代谢参数。

4. ^{11}C-胆碱显像 胆碱的代谢途径是参与细胞膜磷脂的合成，胆碱通过特异性转运载体进入肿瘤细胞，入胞后的代谢途径为：胆碱→磷酸胆碱→胞嘧啶二磷酸胆碱→磷脂酰胆碱，作为终末代谢产物的磷脂酰胆碱最终整合到细胞膜上，即“化学滞留”。许多肿瘤细胞膜上的磷酸单酯（主要是磷脂酰胆碱和磷脂酰乙醇胺）成分增多，胆碱摄取速率反映细胞膜的合成速率，因而也是肿瘤细胞增殖的指标。

（二）正常影像

正常人的脑代谢影像与脑血流灌注影像相近。大脑皮质、基底节、丘脑、小脑放射性较高，两侧基本对称（图 7-6）。

CMRGlu 的参考值为（20～51）mmol/（100g·min）。脑部各区的 LCMRGlu 均有相应的参考值，左、右大脑半球的平均 LCMRGlu 分别为（37.67±8.67）mmol/（100g·min）和（37.11±8.72）mmol/（100g·min）。随着年龄增大，LCMRGlu 值有所下降。

灰质 $CMRO_2$ 的参考值为 259mmol/（100g·min），白质为 80mmol/（100g·min）；灰质和白质的 OEF 参考值分别为 0.49 和 0.48。

（三）适应证

（1）致痫灶的定位诊断、术前评价及疗效判断。

（2）脑胶质瘤分级判断；术前脑功能评价及预后评价；治疗后复发与坏死的诊断与鉴别诊断；指导肿瘤活检部位的选择；转移性脑肿瘤的诊断，全身显像有助于寻找肿瘤原发灶和颅外转移灶。

（3）痴呆的诊断（包括早期诊断和痴呆严重程度评价）和鉴别诊断、病程评价。

（4）锥体外系疾病如 PD、亨廷顿病（Huntington disease，HD）等诊断与病情评价。

（5）脑生理与认知功能研究。

（6）脑外伤、精神疾病、脑血管性病变、脑感染性病变（AIDS、弓形虫病等）、药物成瘾及滥用、酗酒等有关脑功能评价。

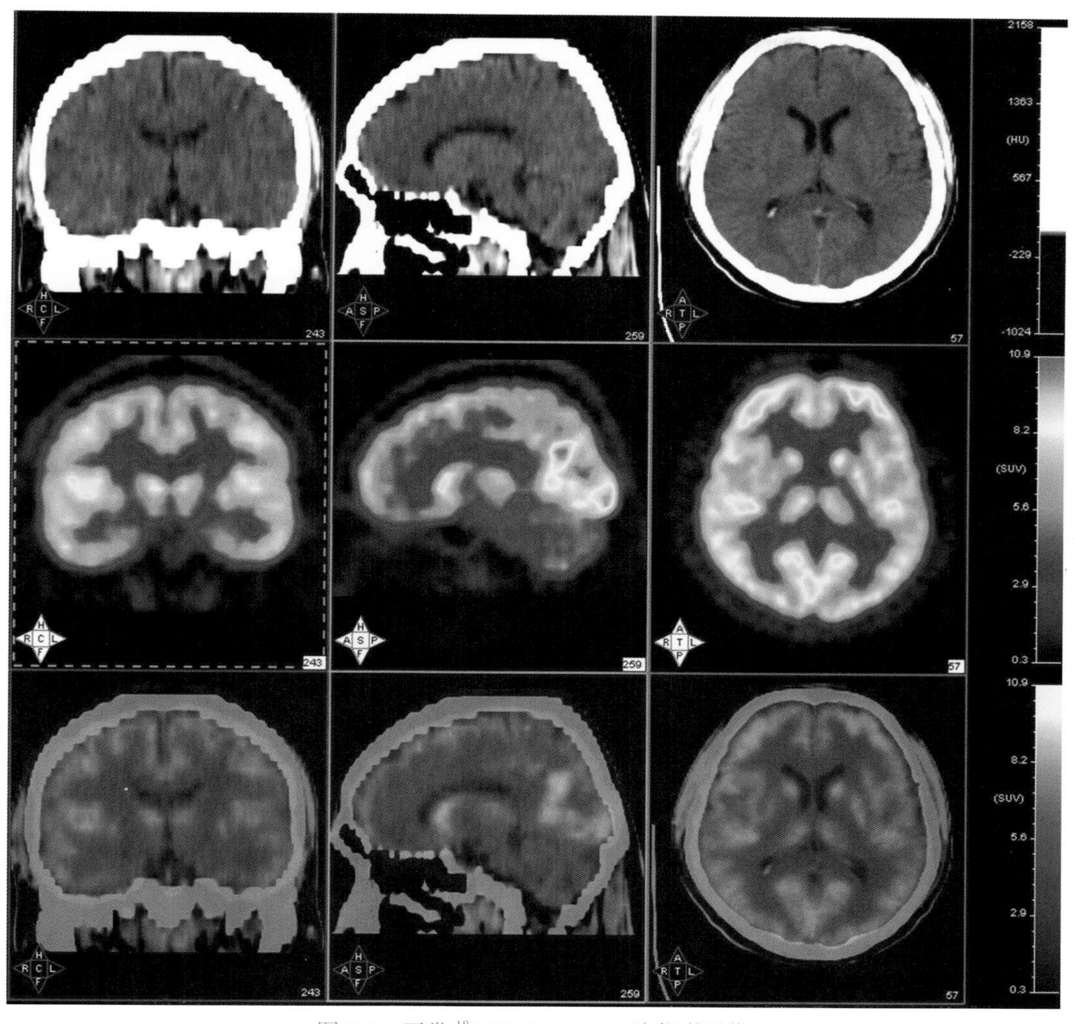

图 7-6 正常 ^{18}F-FDG PET/CT 脑代谢显像

（四）临床应用

1. 致痫灶的定位诊断 对药物难治性原发性癫痫，手术切除癫痫灶是有效的治疗方法，而成功的关键是术前准确定位。原发性癫痫患者头皮脑电图（EEG）、CT、MRI 检查难以发现致痫灶。FDG PET 研究表明，癫痫发作间期病灶部位葡萄糖代谢减低（图 7-7），而发作期代谢增高（图 7-8）。1982 年 Engel 等发现，发作间期致痫灶表现为低葡萄糖代谢状态，而发作期则表现为高代谢状态，其变化与 rCBF 一致。根据这一特点，可以用 ^{18}F-FDG PET 显像对致痫灶进行诊断和定位，发作间期致痫灶定位诊断的灵敏度为 70%～90%，发作期诊断灵敏度达 90% 以上。脑葡萄糖代谢显像对癫痫灶的定位诊断与皮质脑电图的一致性约为 95%，与病理结果的符合率为 90%。颞叶患者低代谢可波及同侧海马及额叶、顶叶，丘脑的低代谢可作为癫痫灶定位诊断的一个有价值的指标。小脑的低代谢可发生于对侧、双侧或同侧。Newberg 等报道丘脑代谢的不对称性可作为癫痫预后评价的一个指标，颞叶癫痫丘脑代谢不对称，特别是对侧丘脑代谢减低患者，颞叶切除手术后预后较差。对 MRI 显像阴性的颞叶癫痫，PET 癫痫灶定位灵敏度为 60%～90%。病理学显示往往存在神经胶质增生、变性或神经细胞发育不良，但范围较 PET 所显示的异常代谢区为小。颞叶癫痫患者，FDG PET 结果与视频 EEG 密切相关，能够预测颞叶切除术后患者的预后。广泛低代谢的患者手术效果差，致痫灶低代谢程度越严重，手术切除后癫痫发作的概率越高。癫痫发作期癫痫灶血流和葡萄糖代谢增高，但是由于正电子核素的半衰期较短，进行发作期 PET 显像的机会相对较少，另外发作期脑葡萄糖代谢的升高幅度变化较大（30%～300%），复杂部分发作及全身性强直痉挛发作持续时间短，低于 FDG 在脑内的摄取时间（30～40min），因而发作期显像实际上包含了发作间期、发作期和发作后的代谢时相，这取决于癫痫发作与注射显像剂的间隔时间。目前一般主张发作间期 FDG PET 结合发作期 ^{99m}Tc-HMPAO 或 ^{99m}Tc-ECD 脑血流灌注显像对癫痫灶的定位具有重要价值。

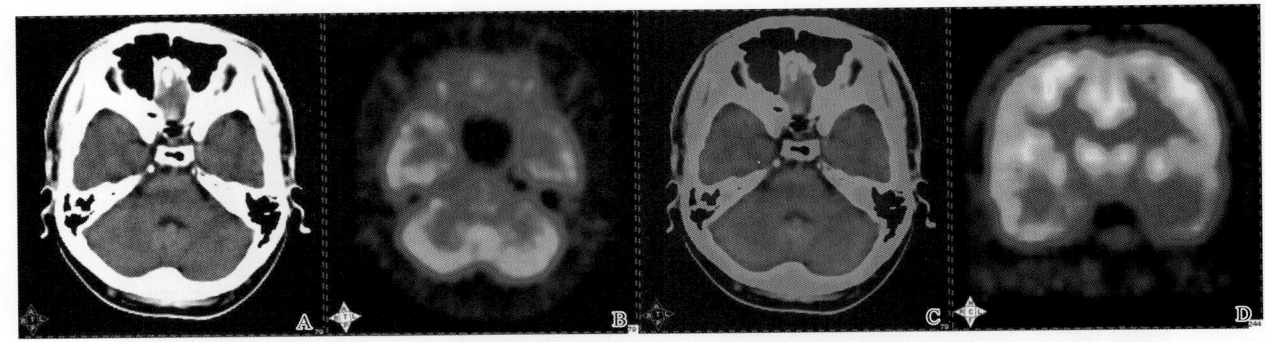

图 7-7 癫痫发作间期 FDG PET/CT 示左侧颞叶葡萄糖代谢减低

A. CT；B. 横断面 FDG PET；C. 融合图像；D. 冠状面 FDG PET

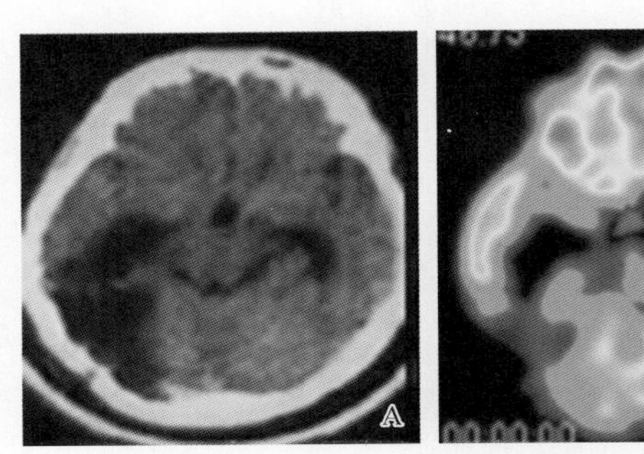

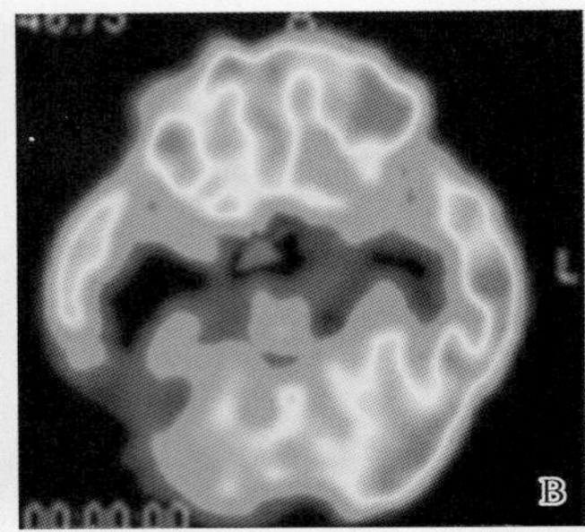

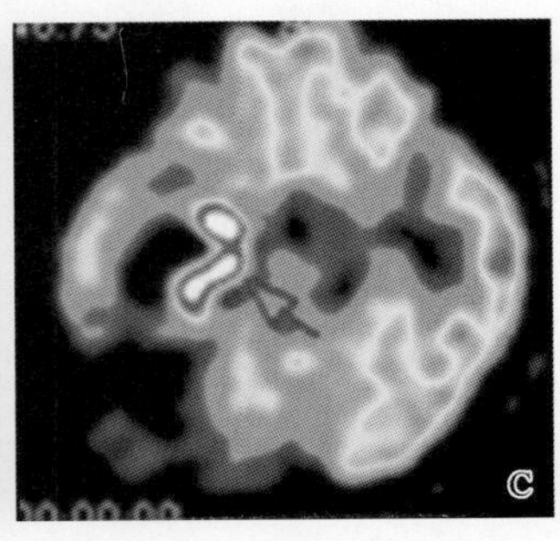

图 7-8 右侧颞叶 AVM 术后癫痫患者

A. CT 右侧颞叶低密度灶；B. 发作间期右侧海马 FDG 代谢减低；C. 发作期右侧海马 FDG 代谢增高（南方医院病例）

2. AD 诊断和病情严重程度评价 PET 有助于 AD 的早期诊断与鉴别诊断。前瞻性研究发现，PET 比临床诊断方法（包括血液学检查、神经心理测试、EEG 和解剖影像）能提前约 2.5 年检测 AD，其准确性在 90% 以上。PET 对痴呆治疗的评价也是重要的，这是因为 PET 能够早期准确诊断 AD、鉴别诊断、病程分期及治疗的生物学反应评价。AD 的 FDG PET 影像特点是以双侧顶叶和后颞叶皮质、后扣带回为主的葡萄糖代谢减低，而感觉运动皮层、基底神经节和小脑通常不受累（图 7-9）。病理学研究显示这些区域均存在神经细胞的退行性变，很多研究也证实 AD 的低代谢伴随于突触的缺失或功能异常。多发梗死性痴呆（MID）典型图像表现为脑内散在的、多发和不规则的代谢减低区，往往和脑血流灌注显像所示的放射性减低、缺损区相吻合。Wilson 病表现为豆状核葡萄糖代谢明显下降，也可伴有全脑的葡萄糖代谢减低。而亨廷顿病（HD）痴呆，无论早、晚期尾状核代谢始终减低。帕金森病（PD）伴痴呆除颞顶叶代谢减低外，纹状体糖代谢异常，特别是初级视觉皮质代谢明显减低，侧枕叶中度减低，而中颞叶相对保留。FDG PET 还可对记忆能力的减退作出预后评价，例如，相关皮层的相对低代谢能够预测是否会发生认知功能的下降，而且发现有关记忆标准测试结果下降幅度与下顶叶、上颞叶及后扣带回初期的低代谢程度相关（r=0.71）。Silverman 与 Phelps 报道 FDG PET 用于数年内（可长达 9 年，平均 3 年）临床病理转归的预测灵敏度 90%～93%，特异性 74%～77%，准确性 83%～85%。痴呆患者的神经功能缺失症状往往与低代谢或低灌注区相吻合，有明显语言功能障碍或出现失语时，可见左额、颞、顶叶以及外侧裂区代谢明显减低；记忆缺失者，双侧中颞叶血流灌注减低且以右侧为著。

早期 AD 和晚期 AD 患者在 ^{18}F-FDG 显像中有一定差异，以此有助于对病程的评价。早期患者葡萄糖代谢减低以顶叶和扣带回后部明显；晚期患者明显受损部位在颞叶和额叶中部。另外，早期患者基底神经节区和丘脑极少受累；而晚期该区域葡萄糖代谢常有减低表现。

3. 脑胶质瘤诊断 ^{18}F-FDG PET 显像可用于脑肿瘤良恶性鉴别、恶性度分级、放射性坏死与肿瘤复发或残存病灶的鉴别诊断、预后判断。FDG PET 显像结果表明，高度恶性肿瘤为高代谢、而低度恶性肿瘤为低代谢。为鉴别Ⅰ-Ⅱ级低度恶性肿瘤与感染性、脱髓鞘等良性疾病，通常需要 ^{18}F-FDG 与 ^{11}C- 甲硫氨酸、^{18}F-FET 或 ^{11}C- 胆碱联合显像（图 7-10）。Di Chiro 等对 72 例患者研究结果表明，低度恶性肿瘤 rCMRGlc 为（4.0±1.8）mg 葡萄糖 /（100g · min），而高度恶性肿瘤为（7.4±3.5）mg 葡萄糖 /（100g · min）。低代谢与局部水肿、囊性变、肿瘤附近的坏死以及与肿瘤在神经元有联系的区域有关，另外还可见远处代谢的异常，如对侧小脑半球代谢减低（CCD）。

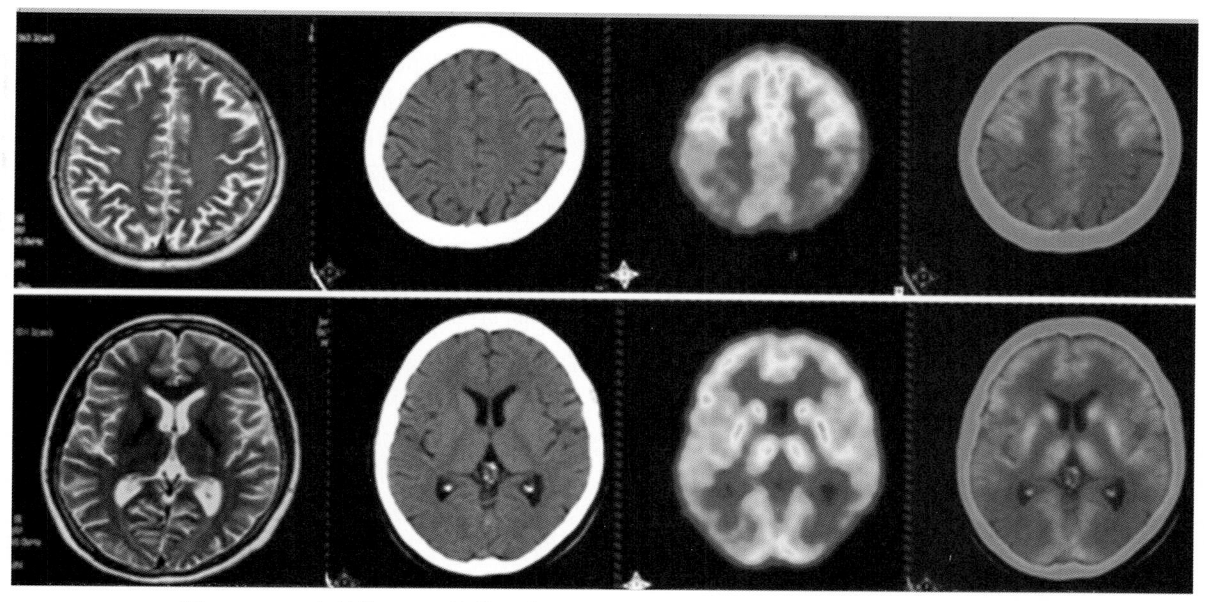

图 7-9 AD 患者 ^{18}F-FDG 影像示大脑皮质双侧顶叶和枕叶对称性放射性分布减低

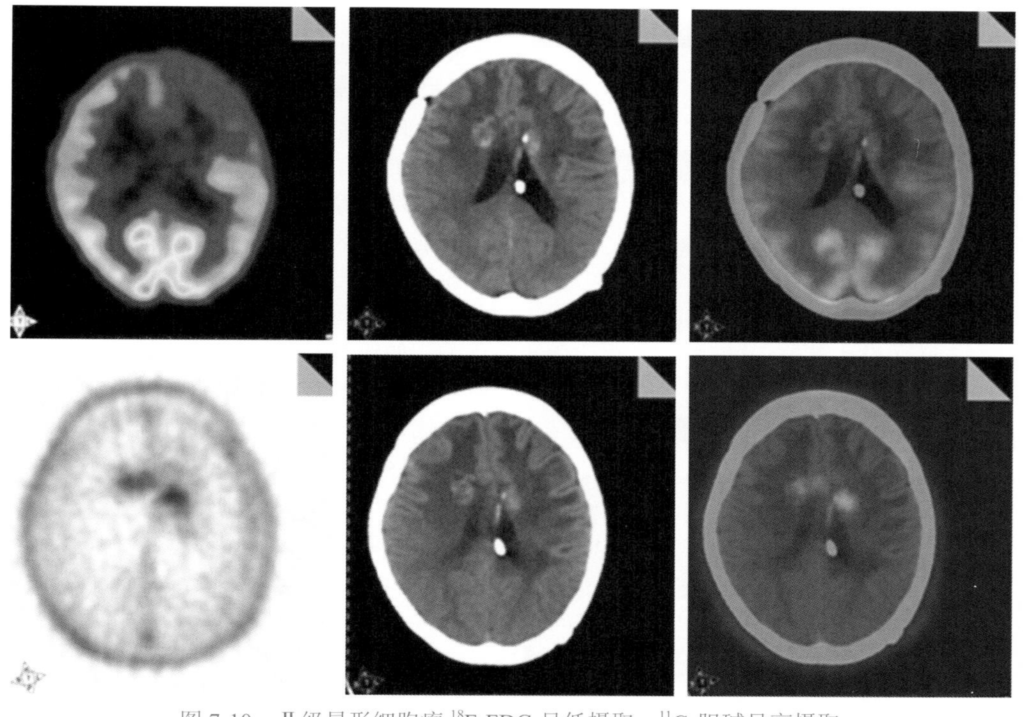

图 7-10 Ⅱ级星形细胞瘤 ^{18}F-FDG 呈低摄取，^{11}C-胆碱呈高摄取

PET 在脑肿瘤中应用较多且具有重要价值的是脑肿瘤放射性坏死与复发的鉴别诊断。综合文献报道，FDG PET 鉴别胶质瘤放射性坏死与复发的灵敏度 80%～100%，特异性 63%～100%，阳性预测值 80%～92%，阴性预测值 46%～89%。脑放射性损伤是放疗的主要并发症，其症状也为颅内高压的表现，与肿瘤复发相似；由于两者都有占位效应，并且皆有血-脑屏障破坏，CT 和 MRI（包括增强）表现也多相仿，故两者鉴别诊断困难，但两者预后和治疗方案又完全不同。PET 有助于鉴别肿瘤的复发与坏死，由于放射性损伤后脑细胞较正常组织少，故损伤区糖代谢低于正常。如果增强病灶存在 FDG 摄取，则提示有活力的肿瘤存在或肿瘤复发。

胶质瘤治疗后的复发在 FDG PET 图像上可表现为不规则片状、环状、局灶性或点状的异常放射性浓聚。相反，如果无 FDG 摄取，则为坏死（特别是高恶性肿瘤和治疗前 PET 图像上 FDG 摄取增高者）。脑肿瘤病变治疗后病变区出现明显的团块样、环状或半环状 FDG 增高影时，诊断脑肿瘤复发无困难（图 7-11）；但当出现不典型的轻度增高时，诊断就有困难，如术后的胶质增生也可引起 FDG 的轻度摄取。近期放疗、大剂量激素的应用、恶性程度较低、肿瘤细胞数较少等均可造成PET对复发评价的假阴性结果；非肿瘤的炎症（包括放疗后的放射性炎症）、难治性癫痫的亚临床发作、脑脓肿等可造成FDG PET假阳性。故一般认为，放射治疗后3～6个月后的结果较为可靠。对低恶性脑肿瘤，治疗前基础的FDG PET显像也具有重要意义，其复发灶的葡萄糖代谢可以不增高，结合^{11}C-甲硫氨酸、^{18}F-FET或^{11}C-胆碱显像更有价值（图7-12）。Di Chiro等研究发现放射性坏死只与白质内低代谢有关，而化疗引起的坏死除与白质异常外还与灰质变化有关。

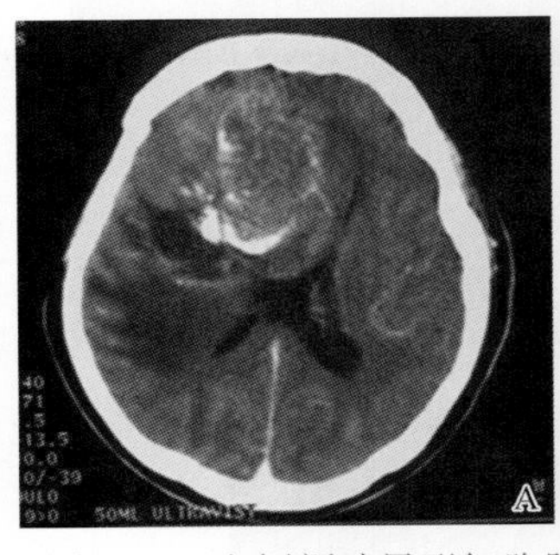
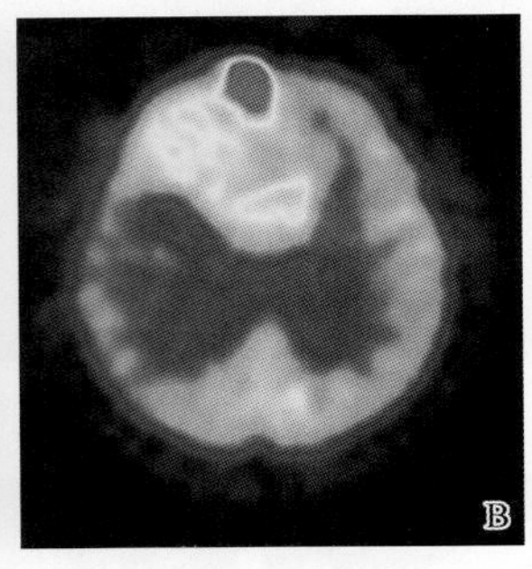

图7-11 右侧额叶星形细胞胶质瘤Ⅰ级术后复发及恶变
A. CT；B. FDG PET

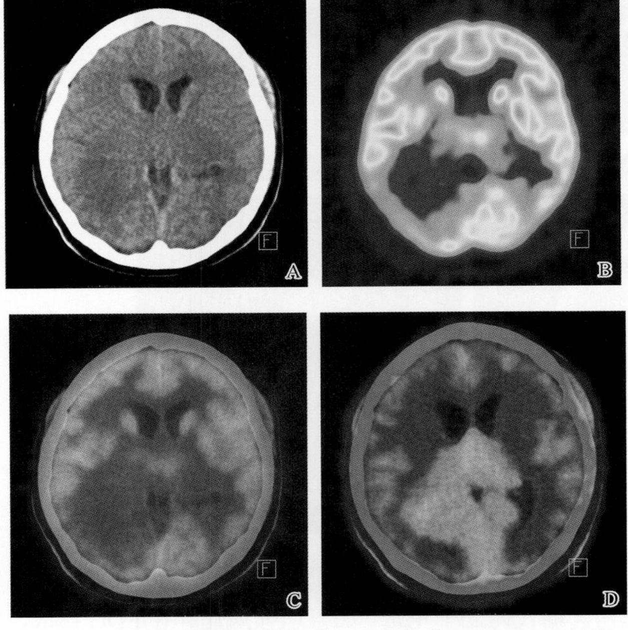

图7-12 Ⅱ～Ⅲ级脑胶质瘤^{18}F-FDG和^{11}C-MET PET显像
A. CT图像可见右顶枕叶低密度灶；B. ^{18}F-FDG PET显像右顶枕病灶葡萄糖代谢减低；C. ^{18}F-FDG PET与CT的融合图像右顶枕病灶葡萄糖代谢减低；D. ^{11}C-MET PET显像可见CT右顶枕叶低密度灶^{11}C-MET摄取明显增高

PET能预测胶质瘤患者的生存期，Alavi等发现高代谢胶质瘤从明确诊断平均生存期为7～11个月，而低代谢胶质瘤平均生存期为33个月（1～7年及以上）。

脑转移瘤的FDG PET显像可表现为高代谢、等代谢或低代谢，病灶周围的水肿或中心区的坏死表现为低代谢或摄取缺损。PET对脑转移瘤的价值在于判断转移瘤的活力以及原发病灶或其他部位的转移灶，对脑转移瘤的诊断应以增强MRI为金标准。

4. 锥体外系疾病的诊断 PD是中枢神经系统的变性疾病，主要病因是黑质-纹状体神经元变性脱失，导致纹状体的多巴胺含量减少。由于PD起病隐匿而缓慢，早期诊断比较困难。CT和MRI检查多无明显异常，脑葡萄糖代谢显像可发现纹状体葡萄糖代谢增高。单侧病变患者早期，患肢对侧豆状核氧代谢和葡萄糖代谢相对增加；双侧病变的患者全脑CMRGlu减低。若伴发痴呆，可见顶枕叶损害加重。值得提出的是通过多巴胺神经递质、多巴胺受体及多巴胺转运蛋白显像，更有助于PD的早期诊断及病情严重程度的判断，并可与PD综合征鉴别。亨廷顿病（HD）是基底核和大脑皮质变性的一种遗传性疾病，其特征为慢性进行性舞蹈样动作和痉挛。HD患者的脑葡萄糖代谢显像可见双侧豆状核和尾状核放射性减低。

5. 脑生理功能和智能研究 脑代谢显像可用于人脑生理功能和智能研究，包括智力的神经学基础研究，如语言、数学、记忆、注意力、计划、比较、思维、判断等涉及认知功能的活动，同时还能够研究大脑功能区的分布、数量、范围及特定刺激下上述各种活动与能量代谢之间的内在关系。患者临床上的各种不同表现往往与脑内低代谢区所在的部位有关，如语言功能障碍或失语者左侧额叶、颞叶、顶叶以及外侧裂区代谢明显减低；记忆缺失者双侧颞叶代谢减低，且以右侧为著。研究表明人脑活动与特定区域的LCMRGlu水平有直接关系。尽管近年来功能性MRI依靠血氧合水平成像的方法在脑功能研究方面成绩斐然，但脑代谢显像作为一种无创性的方法，能够在人体生理条件下进行人脑功能探索和智力开发研究，仍具有广阔的应用前景。

6. 精神疾病研究 ^{18}F-FDG PET可用于精神疾病的诊断和治疗效果的评价。精神分裂症患者常见额叶葡萄糖代谢率减低，其次为颞叶的低代谢，也可以出现左颞叶葡萄糖代谢增加伴有左基底节代谢减低的情况。抑郁症等情感性精神障碍^{18}F-FDG PET影像学表现呈多样性，双相精神病的抑郁期整个幕上结构的葡萄糖代谢降低可达25%，治疗前后的对比有助于了解疗效和判断预后。^{18}F-FDG PET发现强迫症患者扣带回、眶额叶、尾状核头部呈高代谢，药物治疗后^{18}F-FDG代谢减低的程度与强迫理念的改善具有相关性。

7. 脑外伤 急性脑外伤患者，脑功能异常可以超出解剖病变的范围，出现创伤部位外的远隔影响，PET结合CT或MRI影像对脑外伤的评价可提供更多的信息。脑挫伤、颅内血肿及伴发的脑软化等引起的代谢变化常局限于损伤部位，而硬膜下及硬膜外血肿可引起广泛性代谢减低，也可引起对侧半球的变化。脑外伤患者也可出现交叉性小脑失联络或同侧小脑的代谢减低。重度脑外伤患者与轻中度脑外伤患者比较，发生全脑葡萄糖代谢率减低的概率高，分别为86%、67%。

8. 其他 ^{18}F-FDG PET对脑中风的研究表明，PET比CT更能够早期发现病灶，并且所显示的病灶范围超过CT所显示的范围。对于脑缺血或梗死区周围有活力的脑组织是否可以恢复，可以用 ^{18}F-FDG PET进行评价。^{18}F-FDG PET还可以用于脑功能重塑机制研究，酒精滥用、可卡因等药物成瘾或者新生儿缺血缺氧性脑病等的脑功能改变和机制研究等。

第三节 脑神经受体显像

一、原理与方法

中枢神经递质和受体显像（central nervous neurotransmission-neuroreceptor imaging）是根据受体-配体特异性结合性能，用放射性核素标记特定的配体（表7-1），通过PET或SPECT对活体人脑特定解剖部位受体结合位点进行精确定位和获取受体功能代谢影像，并借助生理数学模型，获得定量或半定量脑内受体与配体特异性结合浓度及其相关代谢参数如受体的分布、数目（密度，B_{max}）和功能（亲和力，BP_{ND}、Ki）等，从而对与受体有关的疾病作出诊断，指导合理用药、评价疗效和判断预后，同时为神经生物学研究提供一种新方法。

表7-1 目前神经递质和受体显像的主要放射性配基

受体	SPECT	PET
多巴胺	^{123}I-ILIS，^{123}I-IBZM，^{123}I-β-CIT，^{99m}Tc-TRODAT1	^{18}F-dopa，^{11}C-NMSP，^{11}C-Raclopride，^{11}C-*d*-threo-MP，^{11}C-β-CIT
乙酰胆碱	^{123}I-IQNB	^{11}C-Nicotine，^{11}C-QNB
苯氮杂䓬	^{123}I-Iomazenil	^{11}C-Flumazenil
5-羟色胺	^{123}I-2-Ketanserin，^{123}I-β-CIT	^{76}Br-2-Ketanserin，^{11}C-β-CIT
阿片	^{123}I-Morphine，^{123}I-*O*-IA-DPN，^{131}I-DPN	^{11}C-DPN，^{11}C-CFN

神经受体显像常用到定量分析方法，主要有经典的短时间多次采血法，借助生理数学房室模型，获得结果准确，但耗时和临床应用受到限制；绘图分析法（graphical analysis）和简化参考区域组织模型（simplified reference tissue model）法，这两种方法计算快且较稳定，在估算中非常有用，但其结果不如采血法精确；还有一种方法是开始时弹丸式注射放射性受体显像剂，然后持续静脉注入受体显像剂使组织和血液中达到固定含量，体内结合能力（BP_{ND}）和分布容积（V_T）可以通过计算组织和血液中的放射性活度量的比例而获得。

二、正常影像

大脑皮质及神经基底核团受体结合位点放射性分布均匀，影像轮廓结构清晰。小脑放射性分布较低（图7-13）。

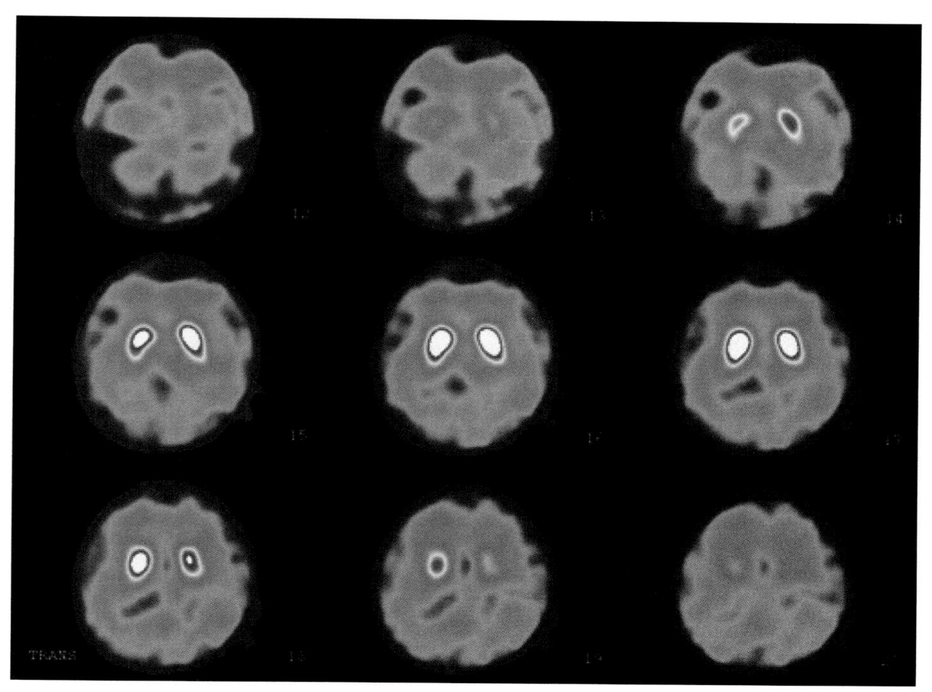

图7-13 正常 ^{99m}Tc-TRODAT-1影像

目前研究和应用比较多的神经递质和受体主要有多巴胺受体显像（dopamine receptor imaging），乙酰胆碱受体显像（acetylcholine receptor imaging），5-羟色胺受体显像（5-serotonin receptor imaging），苯二氮䓬受体显像 [benzodiazepine（BZ）receptor imaging]，阿片受体显像（opioid receptor imaging）等。

三、适 应 证

1. 锥体外系疾病的诊断、鉴别诊断。
2. 痴呆的诊断与研究。
3. 精神性疾病的研究与用药指导。
4. 药物成瘾与依赖性的研究。

四、临床应用

1. 多巴胺系统相关显像 PD 和 HD 由于黑质纹状体多巴胺通路代谢功能紊乱，导致纹状体多巴胺受体数目、密度和功能减低，从而可对 PD 和 HD 进行早期诊断，动态观察还能判断疗效和预后。

（1）多巴胺能神经递质显像：^{18}F-多巴（^{18}F-dopa）是临床应用研究最广泛的多巴胺神经递质显像的显像剂。^{18}F-dopa 为多巴胺神经递质显像剂，它为 L-多巴的类似物，是多巴胺能神经元的神经递质，它能透过血-脑屏障，入脑后分布在纹状体，经摄取、储存、释放以及与多巴胺受体进行特异性结合而发挥生理效应。用 ^{18}F-dopa PET 对正常对照和 PD、HD、精神分裂症、Pick 病显像发现注药后 90～120min 健康者的纹状体放射性浓聚，影像结构清晰；而各种神经精神病患者纹状体呈不同程度的放射性减低或放射性缺损，且给予积极治疗后临床症状改善或明显改善者的再次显像，显示纹状体放射性呈不同程度地增高。PET 研究活体人脑化学神经传递过程的能力，使把神经递质的化学过程与解剖结构以及精神和行为机能联系起来成为可能。

（2）多巴胺转运蛋白显像：中枢神经系统多巴胺转运蛋白（dopamine transporter，DAT）是定位于多巴胺能神经末梢细胞膜上的单胺特异转运蛋白，它的功能是将突触间隙的多巴胺运回突触前膜，是控制脑内多巴胺水平的关键因素。因此，转运蛋白的重摄取功能活动将直接影响突触间隙单胺类递质多巴胺浓度增高或降低，从而引起多巴胺能系统的功能活动的改变，这类转运蛋白的变化要比受体的变化更为敏感、直接。目前研制得比较成功的 DAT 配体多为可卡因（cocaine）系列衍生物，如 β-CIT（又称 RIT-55）。实验观察到 β-CIT 除了对 DAT 具有很高亲和力，对 5-羟色胺转运蛋白（5-HTT）也具有较高的亲和力（K_d 为 0.47nmol/L）。5-HTT DAT 活体人脑显像，发现 ^{123}I-β-CIT 在 5-HTT 丰富的额叶中部皮质、下丘脑、中脑、枕叶皮质有明显的放射性浓聚，其与额叶中部皮质 5-HTT 的特异性结合为 0.377±0.031，^{123}I-β-CIT 在 DAT 丰富的基底节区域呈明显的放射性浓聚，与 DAT 的特异性结合为 0.916±0.007，这为在活体同时检测与 DAT 5-HTT 有关的神经系统疾病提供了有价值的辅助手段。^{18}F-FECNT（氟 [^{18}F]-N-（2-氟乙基）-2β-甲酯基-3β-（4-氯苯基）去甲基托烷）是另一种 DAT 显像剂，具有较高的 DAT 亲和力和选择性，其能穿透无损的血-脑屏障而进入脑组织并有较好的滞留特性，显示出较高的尾状核及壳核摄取。

近年研究较多的用于 DAT 显像的可卡因衍生物还包括 PET 显像剂 ^{18}F-FP-CIT、^{11}C-β-CIT 及 SPECT 显像剂 ^{123}I-FP-CIT（^{123}I-ioflupane，商品名为 DaTscan）（图 7-14）。^{123}I-ioflupane 在欧洲使用已超过 10 年，美国也于 2011 年批准其用于帕金森病患者的 DAT 水平检测，以及鉴别帕金森病所致震颤与特发性震颤。虽然 ^{123}I-ioflupane 难以区分 PD 的不同类型，但统计数据表明，^{123}I-ioflupane 阴性扫描结果的患者中 97% 为非 PD 疾病，因此阴性的扫描结果可以有效排除 PD 的诊断。国内应用较多的正电子 DAT 显像剂为 ^{18}F-FP-CIT、^{11}C-CFT。

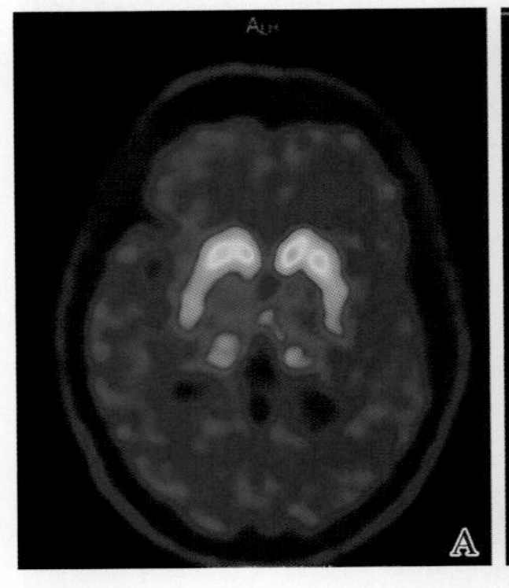

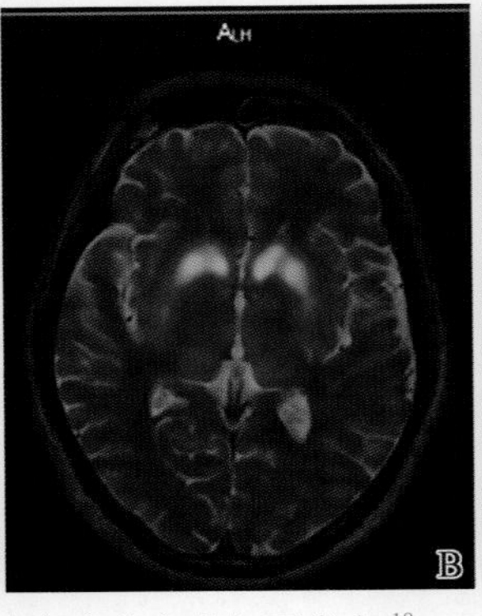

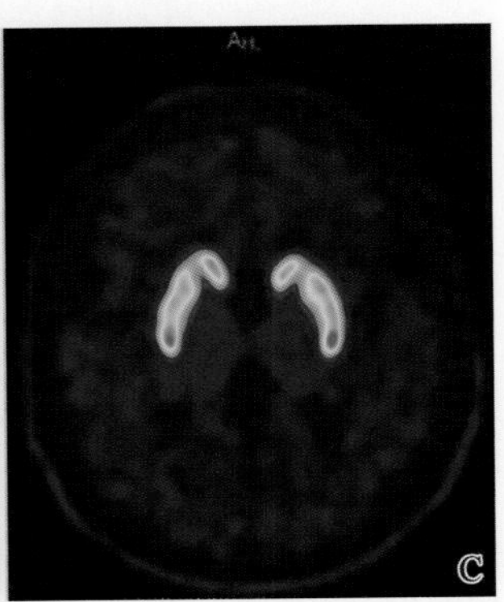

图 7-14 帕金森病患者与正常人 ^{18}F-FP-CIT 显像

A. 帕金森病患者 ^{18}F-FP-CIT 显像双侧壳核后部放射性摄取减低，右侧减低尤为明显；B. 帕金森病患者 PET 与 MR 融合图像；C. 正常人 ^{18}F-FP-CIT 显像影像：双侧尾状核和壳核放射性对称性浓聚

^{11}C-d-threo-MP（DAT 的一种配基）PET 显像对于 DAT 减少或功能障碍所致的 PD 患者，并与同龄对照进行比较，发现 PD 患者纹状体放射性的降低较 ^{11}C-raclopride 和 ^{18}F-FDG 显像更明显，影像轮廓不清楚。由此推论 DAT 可早期诊断亚临床型 PD。

^{99m}Tc 标记的 DAT（^{99m}Tc-TRODAT-1）已成功获得活体人脑 DAT 断层影像，目前国内外已开始广泛用于临床，对 PD 的早期诊断、治疗决策以及疗效判断具有重要意义（图 7-15）。

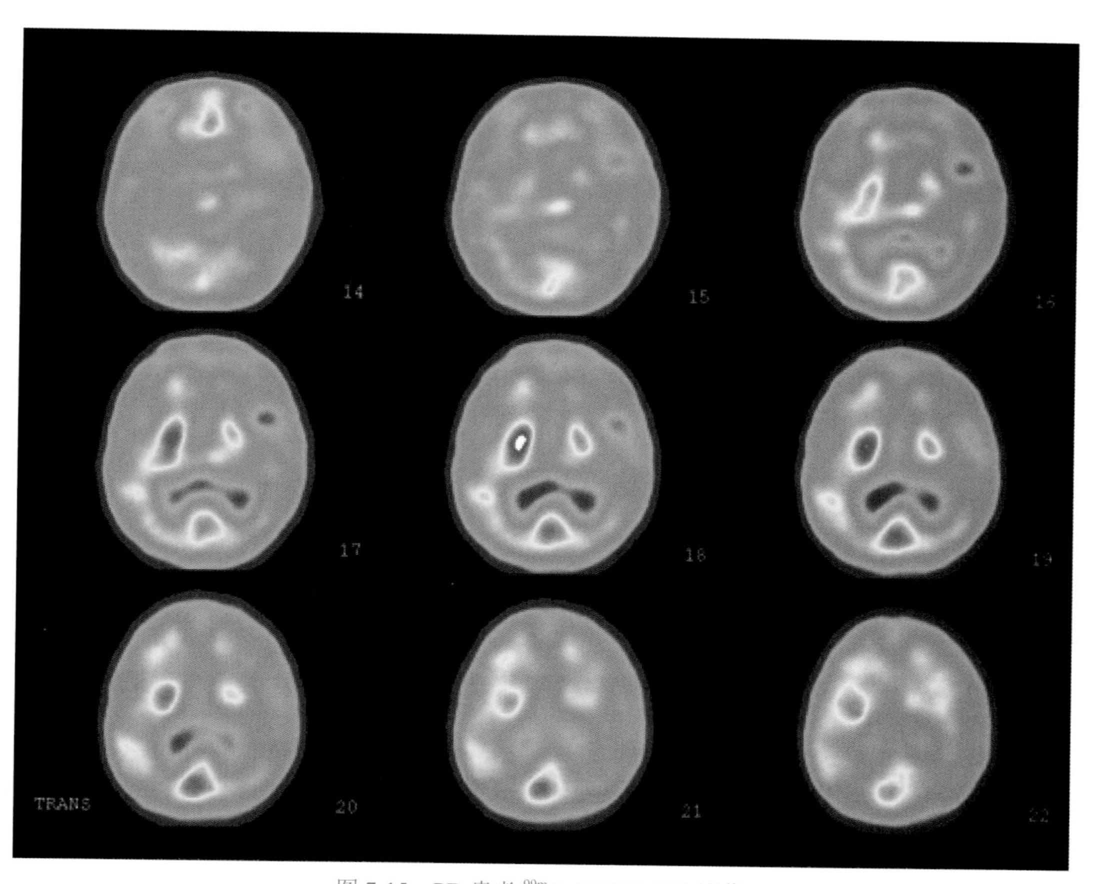

图 7-15　PD 患者 ^{99m}Tc-TRODAT-1 影像

双侧纹状体呈明显异常放射性减低，尤以左侧为著

（3）囊泡单胺转运体显像：囊泡单胺转运体 2（vesicular monoamine transporter type 2，VMAT2）也称为囊泡单胺转运蛋白，是中枢神经系统单胺能神经元突触前的一种蛋白质复合物，能将胞质内单胺类物质转运到突触囊泡中储存。VMAT2 表达在所有单胺能神经元上，因此，应用 VMAT2 显像的一个主要缺点就是理论上缺少对 DA 的特异性，但是从实际应用的角度看，与纹状体结合的 VMAT2 中 90% 都与 DA 神经元结合。目前研究主要使用 ^{11}C 或 ^{18}F 标记的二羟基四苯并喹嗪（DTBZ）及 ^{18}F 标记的 AV-133 作为示踪剂，其摄取减少与 DA 神经元数量的减少密切相关（图 7-16）。^{18}F-AV-133 的研究发现，PD 患者的前、后壳核、尾状核等部位的显像剂分布较对照组分别下降了 81%、70%、48%，PD 患者的纹状体和中脑也有明显的显像剂分布减少，对于诊断早期帕金森病患者的多巴胺功能异常具有很高灵敏性。

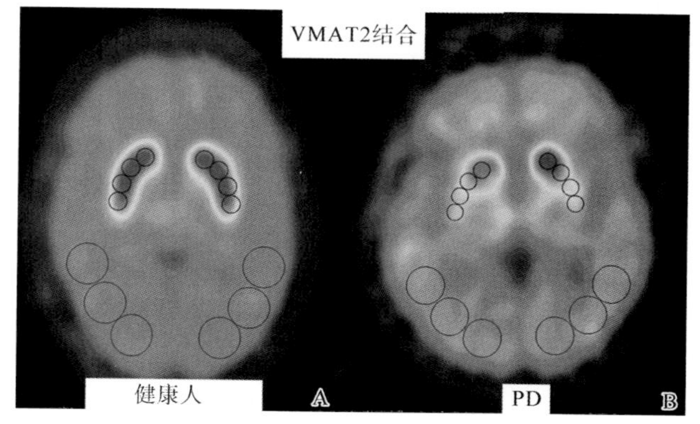

图 7-16　^{11}C-DTBZ 的 VMAT2 结合显像

在正常人（A）和 PD 患者（B）的影像表现（PD 患者中出现非对称的摄取减低）

（4）多巴胺 D_2 受体显像：多巴胺 D_2 受体显像目前得到了较广泛的临床研究与应用。显像剂包括 ^{18}F 或 ^{11}C- 甲基螺环派啶酮（^{18}F- 或 ^{11}C-NMSP）、^{11}C- 雷

氯必利（^{11}C-RAC）、^{123}I-IBZM 等。PD 患者纹状体受体数目明显减少，效力明显减低，而中、晚期 PD 由于多巴胺 D_2 受体上调作用表现纹状体受体活性增强，据此可鉴别原发性 PD（纹状体浓聚）和非原发 PD（纹状体摄取减少）。1983 年 Wagner 等用碳-11 标记的 *N*- 甲基螺旋哌啶酮（^{11}C-*N*-methylspiperone，^{11}C-NMSP）进行多巴胺 D_2 受体显像。^{11}C-NMSP 是 spiperone 类似物，一种对多巴胺 D_2 受体有很高亲和力的苯基酮趋神经药物。体内受体结合分析亦表明，^{11}C-NMSP 在富含有多巴胺 D_2 受体的纹状体结合最高，在很少有多巴胺受体的小脑结合最少，因此常用小脑放射性作为非特异性结合对照区。正常人于注射 740MBq ^{11}C-NMSP 后即刻可见示踪剂积聚于最大血流量的大脑灰质，与特异性和非特异性受体位点结合。静脉注射显像剂后 6min，PET 多巴胺受体显像的图像与 rCBF 灌注影像相似，2h 后纹状体与小脑放射性有明显的区别，即纹状体多巴胺 D_2 受体结合明显。静脉注射后连续 2h PET 显像，借助尾状核和豆状核与小脑放射性比和用注射显像剂后时间函数表示豆状核与小脑放射性比估算多巴胺 D_2 受体的结合量，利用投予多次不同或相同质量的示踪剂和测定血浆示踪剂浓度估算绝对受体密度和亲和力，发现某些脑疾病的特异脑受体数目和效力有明显的改变。多巴胺 D_2 受体在尾状核和豆状核的数量随年龄增长而显著下降，男性比女性略为明显，而正常人的 CT 未显示尾状核和豆状核大小随年龄增长明显缩小。原因可能是随年龄增长，纹状体突触后神经元细胞、传入神经和受体合成减少所致，研究发现这些患者的 D_2 受体结合能力比 rCBF 减少更为突出。

^{11}C- 雷氯必利（^{11}C-raclopride）D_2 受体显像示纹状体与大脑皮质（特异性 / 非特异性）摄取比值很高。正常人中该配体在基底神经节呈现特异的局部摄取，而皮质和小脑摄取较少，以静脉注射后 2～4h 特异性最高，服用抗精神病药物者特异性结合较低。有人对 PD 患者药物治疗期间连续进行受体显像发现，症状改善患者的纹状体正常，即放射性分布均称。因此，PET 多巴胺 D_2 受体显像是一种有望作为诊断和鉴别诊断锥体外系疾病的工具，且可用于监测疗效和预测预后。

^{18}F-fallypride 是一种安全有效的新型多巴胺 D_2 受体显像剂，与脑多巴胺 D_2 受体具有较高的亲脂性（增加脑吸收）和亲和力（减少内源性多巴胺的竞争），可通过 PET/CT 显像，用于探索神经精神疾病如帕金森病、精神分裂症等的研究。

目前临床上应用多巴胺 D_2 受体 PET 或 SPECT 显像研究的疾病主要见于各种运动性疾病，精神分裂症、认知功能研究和药物作用及其疗效评价等。PD 是一种多巴胺受体性疾病，基本病因是黑质纹状体的变性脱落，同时纹状体的多巴胺受体发生变化，临床上用 L-多巴治疗 PD 取得了比较满意效果。但部分临床症状不典型或无症状的 PD 患者（亚临床型）给诊断带来困难，PD 在 CT 和 MRI 结构影像上通常无异常改变，而 PET 则可能发现疾病在解剖结构发生改变之前早已出现的生理、生化、代谢及功能变化，从而达到早期诊断和及时治疗的目的。有研究报道 ^{123}I-IBZM SPECT 多巴胺 D_2 受体显像观察到 PD 症状初期病损侧纹状体 D_2 受体活性无明显变化，PD 中、晚期，即 PD 症状明显时纹状体的多巴胺受体活力增强，分析认为 D_2 受体超敏与多巴胺神经元失神经支配严重程度有关。D_2 受体显像能鉴别原发性 PD（纹状体浓聚）和 PD 综合征（纹状体摄取减少），前者经多巴胺治疗效果明显，后者无效，这对 PD 和 PD 综合征诊断和鉴别诊断以及制定合理化个体治疗方案具有重要临床意义。多巴胺 D_2 受体显像是一种有望作为诊断和鉴别诊断锥体外系疾病的新技术和新方法，且可用于监测疗效和判断预后。

2. 乙酰胆碱受体显像 乙酰胆碱受体包括 M（毒蕈碱）和 N（烟碱）两种。^{11}C-或 ^{123}I-奎丁环基苯甲酸（^{11}C-或 ^{123}I-QNB）作为 M 受体显像剂和 ^{11}C-尼古丁（^{11}C-N）作为 N 受体显像剂已用于人体 PET 和 SPECT 乙酰胆碱受体显像。AD 的早期诊断有一定困难，但 ^{11}C-或 ^{123}I-QNB 显像可观察到 AD 患者的大脑皮质和海马 M 受体密度明显减低，脑皮质摄取 ^{11}C-N 亦显著降低，并得到尸解结果印证。正常年龄对照组、AD 和 PD 患者组分别进行了 ^{123}I-IBVM（囊泡乙酰胆碱转运体）SPECT 显像和 ^{18}F-FDG 代谢显像，观察到对照组每增加 10 岁，脑皮质 IBVM 结合降低 3.7%，AD 患者皮质的 IBVM 结合与痴呆严重性呈负相关，无痴呆 PD 患者可见顶叶和枕叶皮质乙酰胆碱转运体结合减低，有痴呆症状的 PD 患者可见广泛皮质减低。临床上有时对 PD 和进行性核上瘫（progressive supranuclear palsy，PSP）患者难以鉴别诊断，用 PET N-methyl-4-[^{11}C]piperidyl acetate 通过对 PD 和 PSP 患者测定乙酰胆碱酯酶活性，观察到 PD 患者皮质乙酰胆碱酯酶活性（−17%）明显低于正常人，PSP（−10%）无明显差异，而同一疾病的 PSP（−38%）患者丘脑乙酰胆碱酯酶活性明显低于正常人，PD（−13%）降低不明显，研究结果提示 PET 乙酰胆碱酯酶活性测定能区别 PD 和 PSP 这两个相类似疾病。因此，乙酰胆碱受体显像在研究 AD 的病因、病理变化以及与其他类型痴呆的鉴别诊断中具有重要意义。

近年来随着遗传学和分子生物学的技术发展和研究地不断深入，目前已明确神经元细胞以 β 淀粉样蛋白（amyloid β，Aβ）为主要蛋白组分的老年斑或淀粉样斑块（senile plaques，SP）和脑细胞内高度磷酸化的微管相关蛋白（tau protein，τ 蛋白，简称 Tau）构成的神经原纤维缠结（neurofibrillary tangles，NFT）是AD的两大组织病理特征，新研发和应用的核医学显像剂也多围绕着这两个病理标志物，我们下节内容将做重点介绍。

3. 苯二氮䓬（BZ）受体显像 BZ受体是脑内主要的抑制性受体。^{11}C-Ro-15-1788（苯二氮䓬类药物中毒的解毒剂）和^{123}I-Ro-16-0154（Ro-15-1788类似物）经大量实验证实为较理想的BZ受体显像剂，并已用于活体显像。目前研究结果表明诸如HD、AD、狂躁症和原发性癫痫等神经精神疾病均与它的活性减低有关。1979年Comar等用^{11}C标记Flunitrapane成功地进行了PET猴脑BZ受体显像，观察到放射性浓聚分布与BZ受体的脑内分布相一致。随后^{11}C-Ro-151788也用于活体PET显像并取得了较大成功。许多碘标的苯二氮䓬杂类衍生物先后合成，并用于SPECT BZ受体显像。^{123}I-Ro-160154对BZ受体具有高亲和力，脑内摄取比较稳定，且特异性/非特异性比率较高，影像清晰。Schubriger研究小组用^{123}I-Ro-160154对正常人、EP患者进行SPECT显像，利用计算机技术勾画出受体影像中左右感兴趣区，并计算摄取比值，可较直观地进行半定量测定。临床上BZ受体研究对EP灶的定位和监测疗效有实用意义。癫痫发作间期BZ受体显像可见病灶部位受体密度减低，在显示病变上较脑血流断层显像为优，联合MRI等影像学检查可进一步提高病灶检出率。

4. 5-羟色胺受体显像 5-羟色胺受体分为5-HT_1 A、B、C和5-HT_2、5-HT_3亚型，5-HT受体与躁狂/抑郁型精神病有关，用^{123}I-2-ketanserin、^{123}I-β-CIT对正常对照和抑郁症进行脑5-羟色胺受体显像，观察到单纯或轻度抑郁症患者顶叶皮层放射性摄取增高，额叶下部右侧较左侧增高，而重度抑郁症或躁狂/抑郁型精神病患者脑5-HT受体密度和亲和力降低，同时还观察到citalopram抗抑郁症治疗后脑内5-HT摄取增加。^{123}I-β-CIT脑SPECT显像可同时观察到DAT和5-HT再摄取抑制剂类抗抑郁症citalopram对脑内5-羟色胺再摄取部位的阻断作用。对服用不同剂量citalopram的抑郁症患者、未经治疗的抑郁症患者和正常对照分别进行^{123}I-β-CIT脑SPECT显像，检查结果与正常对照相比，发现服用citalopram的抑郁症患者其内侧丘脑、下丘脑、中脑和延髓^{123}I-β-CIT摄取显著减少，但未发现纹状体部位^{123}I-β-CIT摄取的变化。这是首例在活体人脑中直接观察选择性5-HT再摄取抑制剂的效应的研究。

5. 阿片受体显像 对阿片受体的认识是长期以来多学科相互渗透的研究结果。阿片受体生理作用极为广泛，与麻醉药物成瘾密切相关。国外已用^{11}C-DPN（^{11}C-特培洛啡）、^{11}C-CFN（^{11}C-4-碳-甲氧基-芬太尼）和^{123}I-DPN或^{123}I-*O*-IA-DPN（^{123}I-*O*-碘烷-特培洛啡）进行人脑阿片受体显像，发现颞叶癫痫灶阿片受体密度增加，呈现明显异常放射性浓聚灶。同时阿片受体显像还可用于吗啡类药物成瘾与依赖性以及药物戒断治疗的临床研究，^{11}C-CFN阿片受体显像可直接观察美沙酮治疗阿片成瘾患者时美沙酮占据阿片受体位点的程度，从而提供一种监测美沙酮药效和合理用药的有效手段。近年来还发现阿片受体与其他中枢神经递质和受体（多巴胺受体、乙酰胆碱受体等）之间相互调节有密切的关系。

第四节 病理标志物显像（Aβ、Tau显像）

阿尔茨海默病（AD）是一种起病隐匿的进行性发展的神经细胞退行性疾病，临床上以记忆障碍、失语、失用、失认、视空间机能损害、抽象思维和计算损害、人格和行为改变等表现为特征，给家庭和社会带来沉重的负担，是一个严重的社会和医疗卫生问题。AD是最常见的老年期痴呆类型，占50%～70%。国外研究表明，在≥60岁人口中痴呆的患病率0.75%～4.96%，其中AD发病率（69%）远高于VD（11%）。AD典型的病理特征是由β淀粉样蛋白聚集形成的老年斑和异常过度磷酸化tau蛋白组成的神经原纤维缠结。

2018年1月，FDA推荐阿尔茨海默病的研究采用ATN标准（表7-2），ATN标准中的生物标志物包括：Aβ（A）；病理性Tau，包括总Tau和磷酸化Tau（T）和神经变性（N）。A-Aβ沉积，PET可于皮层见到配体结合的淀粉样蛋白或CSF Aβ42降低；T-纤维状tau蛋白，PET可于皮层见到与配体结合的tau蛋白，或CSF P-tau升高；N-神经变性或神经损伤，FDG PET低代谢率，MR脑萎缩。临床上AD的诊断主要依据临床症状并结合各种神经心理学的量表进行判断，包括β淀粉样蛋白（amyloid β-protein，Aβ）显像、脑葡萄糖代谢显像（^{18}F-FDG）和脑萎缩等神经影像学检查已被列为AD诊断标准。脑CT和MRI结构影像可以显示正常老人的脑变化，如脑萎缩、脑室扩大、铁沉积、血管周围腔隙增大及白质损害、豆状核和尾状核的低信号等。其中MRI的T_2WI图像对软组织有很强的敏感性。近年来由于PET受体、淀粉样斑块、tau蛋白新型示踪剂的发展，与MR成像提供的解剖和功能信息融合在一起，两者为阿尔茨海默病的诊断和治疗提供了详细的信息。PET/MRI可以综合评估PET的神经化学改变和BOLD fMRI的局部脑区激活，为功能网络的分析和评价药物与行为相互作用带来崭新的应用前景。通过PET/MRI监测标记细胞的活性、迁移及功能网络重组，将会推进干细胞从实验室研究到临床应用的发展速度。

表 7-2 AD 的 ATN 诊断标准

A-T-N 生物标志物	是否为 AD
A−T−（N）−	正常
A+T−（N）−	AD 疾病谱系
A+T+（N）−	
A+T+（N）+	
A+T−（N）+	
A−T+（N）−	非 AD 病理改变
A−T−（N）+	非 AD 病理改变
A−T+（N）+	非 AD 病理改变

一、淀粉样斑块显像

^{11}C-BTA-1（或称 Pittsburgh compound-B，简称 PIB）是较早成功的 Aβ 显像剂。^{18}F 标记的 3 种分子探针包括 ^{18}F-flobetapir、^{18}F-flutemetamol 和 ^{18}F-flobetaben 均通过美国食品药品监督管理局（FDA）和欧洲药品管理局（EMA）的审批，使得 Aβ 显像的普遍使用成为可能。国内部分医院已将 ^{11}C-PIB 和 ^{18}F 标记 Aβ 探针的 PET 显像用于 AD 诊断和研究。

正常人体动态显像早期分布相（0～15min）显示，静脉注射 PIB 后穿透血-脑脊液屏障快速进入脑内，形成早期的血流相并迅速到达高峰，大脑皮质区、皮质下核团、脑干及小脑的放射性分布较高，随着时间的推移，PIB 逐渐开始在大脑内洗脱，20min 后所有的脑实质区域的放射性活性均低于脑白质，理想状况下 30～40min 后大脑皮质、神经核团、小脑的 PIB 洗脱后仅少许分布，白质区本底水平分布。从视觉分析法及 SUVR 曲线分析表明，30min 后 PIB 是正常人及 AD 分布差异的分界线，40min 后图像是疾病诊断及分析的最佳时间开始点。

AD 患者中脑皮质中有不同程度的淀粉样蛋白沉积，典型图像 PIB 分布特点为额前叶（包括眶回）、内侧顶叶（特别是楔前叶）、外侧顶叶、部分外侧颞叶皮质、纹状体呈高分布区域；岛叶、丘脑、枕叶相关皮质相对低摄取；初级视觉皮质及周围区域、内侧颞叶、初级感觉 / 运动区域呈更低区域分布；小脑基本无 PIB 分布。Devanand 等表明 PIB PET 显像，AD 的额前回、扣带回、顶叶、楔前叶的 PIB 滞留增多，以楔前叶 PIB 的结合力为诊断指标，对 AD 诊断的灵敏度和特异性都为 94.4%，而以顶叶 FDG 代谢为诊断指标，对 AD 诊断的灵敏度和特异性分别为 87.5% 和 88.2%。与正常人比较，楔前叶 PIB 滞留量的受试者工作特征曲线（ROC）为 93.8%，顶叶葡萄糖代谢率为 91.5%，两者联合可达到 98.9%。早期 AD，楔前叶有明显的 PIB 结合增加，表明楔前叶对 AD 的病理生理改变可能有潜在的重要价值。华逢春等 ^{11}C-PIB PET 显像结果表明，AD 患者与正常对照组比较 PIB 增加的区域为双侧额叶（包括眶回）、双侧顶叶及楔前叶、后扣带回、外侧颞叶，双侧基底核区域亦可见 PIB 滞留；MCI 部分患者可出现双侧额叶（包括眶回）、双侧顶叶及楔前叶、后扣带回、外侧颞叶滞留，右侧基底核区域亦可见 PIB 滞留。^{11}C-PIB 对 AD 诊断（相对于正常人）的灵敏度、特异性、准确性均为 100%；而 FDG 分别为 84.6%、75%、89.4%，PIB 要优于 FDG。对 MCI 的诊断上有较大的差异，6 例 MCI 中有 4 例 PIB 呈类 AD 表现，PIB 对 MCI 诊断的灵敏度为 66.6%，特异性为 75%，准确性为 83.3%；而这 6 例 MCI 的 FDG 视觉分析无明显特异性的改变。富丽萍等对 ^{11}C-PIB 双时相显像（灌注＋Aβ 显像）的最优化时间设定进行了研究，比较了 ^{18}F-FDG 和 ^{11}C-PIB 两种显像剂在 AD、MCI 及正常对照组的临床应用价值，通过联合 ^{11}C-PIB 的灌注显像和 Aβ 显像，检测神经元活动状态及 Aβ 斑块沉积将增加 AD 诊断的准确性，通过联合 ^{11}C-PIB 和 ^{18}F-FDG 两种显像剂可提供神经功能及病理学信息，能够更有效地鉴别 MCI 患者，^{11}C-PIB 的灌注显像与 ^{18}F-FDG 的代谢显像结果具有较高的一致性。研究发现路易体痴呆（DLB）和淀粉样脑血管病（CAA）患者的 Aβ PET 显像可呈阳性，故不推荐 Aβ PET 显像用于 DLB、CAA 与 AD 的鉴别诊断（图 7-17）。

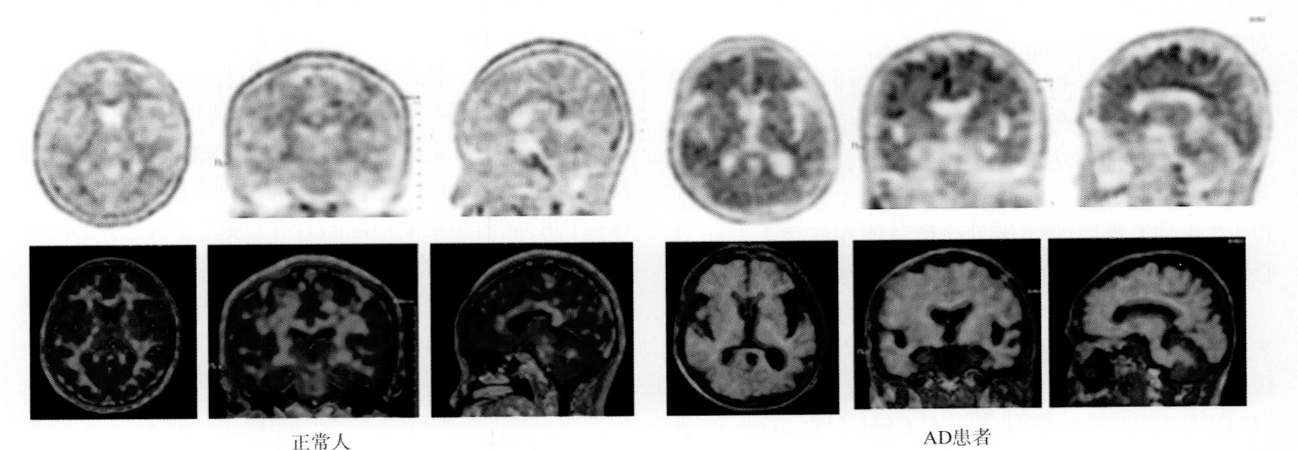

图 7-17 正常人与 AD 患者 Aβ PET 显像比较

在轻度认知功能障碍中的应用。MCI是介于正常老年人和痴呆间的过渡性时期，特别是健忘型被认为是AD的前驱期，每年有10%～15%的MCI转变为AD，而正常老年人仅为1%～2%。Forsberg等对21例MCI PIB和FDG PET显像后进行随访后的回顾性分析，其中7例MCI转化为AD[（8.1±6.0）个月]，其PIB摄取明显高于未转化为AD的MCI和正常对照组（$P < 0.01$）；MCI的后扣带回PIB的摄取介于正常人和AD组之间，7例后转化为AD的PIB摄取值均高于其平均值，但1例PIB摄取最明显的随访25月仍未转化为AD。MCI组的额叶、顶叶、颞叶和后扣带回PIB摄取要低于AD组（$P < 0.01$），与正常组比较无差异。MCI转化组的脑皮质PIB摄取都明显增高，与正常组比较MCI转化组的额叶、顶叶和颞叶皮质的PIB明显增高（$P < 0.01$），与AD组比较无差异。与未转化的MCI比较，MCI转化组的后扣带回增高有差异性（$P < 0.01$）。MCI的葡萄糖代谢率要高于AD组，与正常对照组无差异；但是MCI转化组的葡萄糖代谢率与AD组无差异，而未转化组MCI与AD比较有明显差异性。MCI患者的后扣带回（P=0.043）、额叶（P=0.034）和颞叶（P=0.0064）的PIB摄取量与情景记忆分数呈负相关，同时额叶和后扣带回的PIB摄取量与脑脊液的Aβ1-42和总tau蛋白量有相关性（$P < 0.0042$），PIB探测MCI是否转化为AD将是一个重要的研究方向。

二、Tau显像

tau蛋白是AD研究的热点，tau蛋白异常磷酸化在脑内形成神经原纤维缠结（neurofibrillary tangles，NFTs）是AD发病的另一大关键，且其分布及数量被认为与AD的临床表现有较好的相关性，从而反映疾病的严重程度。目前常用的tau蛋白显像剂主要分为3类：①喹啉衍生物类：^{18}F-THK523、^{18}F-THK5117、^{18}F-THK5105；②苯并噻唑类化合物：^{11}C-PBB3；③苯并咪唑嘧啶类化合物：^{18}F-AV-1451和^{18}F-AV-680。Okamura等分别用^{18}F-THK5105和^{11}C-PIB对8例AD患者和8例老年对照进行了研究，发现AD患者颞叶^{18}F-THK5105摄取较高，示踪剂注射90min后，AD患者下颞叶皮质/小脑摄取比率为1.32（新皮质区的摄取最高），而对照组仅为1.09。^{11}C-PBB3 PET显像显示AD患者海马可与^{11}C-PBB3广泛结合，而^{11}C-PIB在新皮质摄取较高，在海马区的沉积量较少，两者形成鲜明对比。在中重度AD患者，在除内颞叶区以外的其他皮质区中Tau的分布与Aβ的沉积模式相似（图7-18）。tau蛋白显像对AD发病机制、早期诊断及评估以异常tau蛋白为靶点的AD治疗策略等具有重要意义。

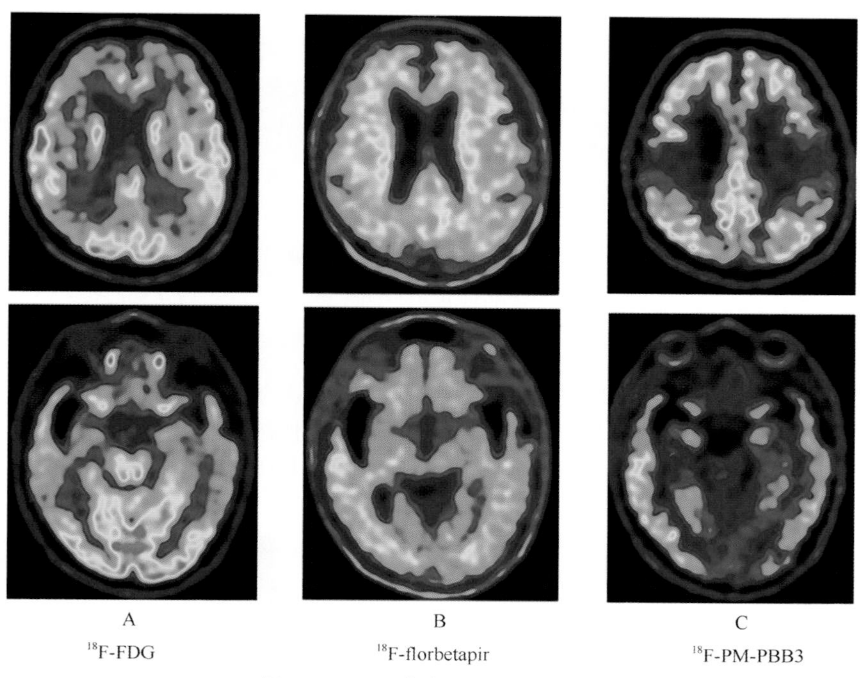

图7-18 AD患者ATN PET显像

患者认知功能逐渐下降4年余，MMSE评分11分，Moca-B无法正确交流。A. ^{18}F-FDG显像双侧额叶、顶叶及颞叶FDG代谢对称性减低；B. Aβ斑块显像大脑皮质弥漫性摄取增高；C. tau蛋白显像双侧额叶、顶叶和颞叶摄取增高

第五节 脑脊液间隙显像

一、原理与方法

脑脊液间隙显像不仅显示脑脊液间隙状况，而且更重要地是反映脑脊液循环和吸收的动力学变化，可分为脑池显像（cistemography）和脑室显像（ventriculography）。常规将显像剂如 ^{99m}Tc-DTPA 注入蛛网膜下腔或侧脑室，在体外用γ照相机示踪脑脊液的循环路径和吸收过程或显示脑室影像和引流导管是否通畅。脑池显像通常在注药 1h、3h、6h 及 24h 后分别行前、后和侧位头部显像；脑室显像于注药后即刻采集至 1h。若观察脊髓蛛网膜下腔脑脊液是否通畅，应在注药后 10min 开始自注入部位由下向上行后位显像。怀疑脑脊液漏者需在注药前在鼻道、耳道及可疑部位放置棉拭子，漏道一旦显示即可终止显像，取出拭子测量其放射性。

二、适 应 证

1. 交通性脑积水的诊断。
2. 脑脊液漏的定位。
3. 脑脊液分流术后评价。
4. 梗阻性脑积水梗阻部位的定位。

三、影像分析

正常脑池影像注药后 1h，显像剂达颈段蛛网膜下腔，小脑延髓池显影，3～6h 颅底各基底池、四叠体池、胼胝体池和小脑凸面陆续显影。前、后位影像呈向上“三叉形”，基底为基底池和四叠体池的重叠影像，中央为胼胝体池，两侧为外侧裂池，其间空白区为左右侧脑室。24h 可见放射性主要集中在大脑凸面，呈“伞”状分布，上矢状窦内可有放射性浓聚。脑室始终不显影（图 7-19）。各时相显像两侧对称。

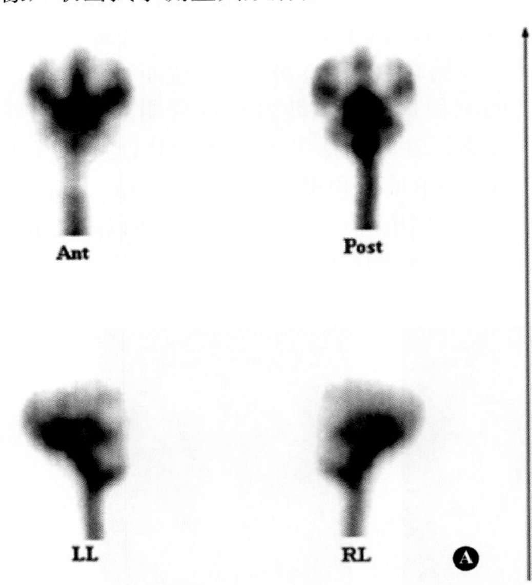

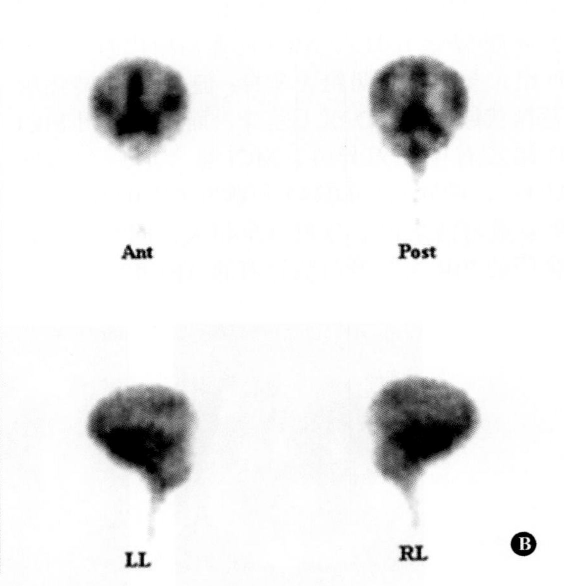

图 7-19 正常脑池影像

A. 3h 影像；B. 24h 影像

正常脑室影像一侧侧脑室注入显像剂几分钟后，除对侧侧脑室不显影外，全脑室系统均显影，并迅速到达基底池。

四、临床应用

（一）交通性脑积水的诊断

交通性脑积水又称为正常颅压性脑积水，主要是蛛网膜下腔因出血、炎症、损伤而粘连，或受外压导致脑脊液循环障碍或吸收不良，侧脑室积液扩大而失去泵功能。脑池影像的典型表现是显像剂可随脑脊液反流进入侧脑室，使侧脑室持续显影，3～6h 前、后位影像为“豆芽状”（图 7-20）。同时脑脊液循环障碍或清除缓慢，24～48h 大脑凸面及上矢状窦区放射性分布极少。非交通性脑积水脑室内无放射性浓集。此检查在交通性脑积水的诊断与鉴别诊断中具有较高的临床价值。

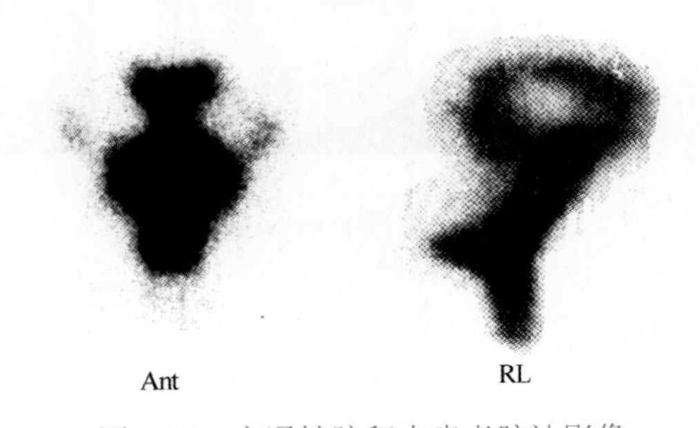

图 7-20 交通性脑积水患者脑池影像

（二）脑脊液漏的定位诊断

脑脊液漏口及漏管部位出现异常放射性聚集影像或鼻道或耳道棉拭子可检测到放射性，有助于病变部位的定位诊断。

（三）梗阻性脑积水的诊断

脑室显像可见脑室系统一定部位脑脊液循环受阻，脑室扩大。中脑导水管阻塞表现为对侧侧脑室立即显影，而第三脑室以下脑脊液间隙持续不显影。室间孔完全阻塞显像剂在该侧侧脑室持久滞留，第三脑室以下脑脊液间隙和对侧侧脑室完全不显影。第四脑室出口阻塞影像特点为全脑室明显扩大，基底池和小脑延髓池持续不显影。

（四）脑脊液分流术后评价

术后产生的分流通道阻塞，采用脑脊液显像能定性判断梗阻部位以及定量评价术后效果，该法安全可靠、操作简便，合乎生理条件要求，具有其他医学影像学检查不可比拟的优越性，是评价脑脊液分流术最有临床实用价值的检查方法。

思 考 题

1. 简述脑血流灌注断层显像的原理和临床应用。
2. 简述脑葡萄糖代谢显像的临床应用价值。
3. 试述神经递质和受体显像的原理、应用进展与前景。
4. 如何应用本章节学过的知识对临床怀疑AD进行诊断与鉴别诊断？
5. 如何应用本章节学过的知识对胶质瘤治疗后放射性坏死与肿瘤复发进行鉴别诊断？

（赵 军）

第八章　内分泌系统

人体的内分泌腺通过分泌激素调节机体的多种重要的生理功能和活动，维持内环境的稳定，实现机体功能及调节。当内分泌腺体发生器质性或功能性病变时，可引起多种临床疾病。因此，通过功能测定和显像对内分泌腺体功能进行检测具有重要的临床意义。应用核医学功能测定和显像等技术可为内分泌系统多种腺体的生理功能分析、病理生理机制研究、疾病的诊断和疗效评价提供有效手段。

第一节　甲状腺功能测定及显像

一、^{131}I 甲状腺功能测定

正常情况下，甲状腺（thyroid）的功能受下丘脑-垂体-甲状腺轴及甲状腺自身的调节。^{131}I 甲状腺功能测定有助于明确病变的环节和性质，为临床诊断和治疗方案的制订提供依据。

（一）原理

正常甲状腺具有选择性摄取和浓聚碘的功能，且摄取和浓聚碘的速度和数量与甲状腺功能状态相关。放射性核素 ^{131}I 的生化性质和体内生物学行为与稳定性碘相同，口服后可被甲状腺滤泡上皮细胞迅速摄取，并参与甲状腺激素的合成和释放。在体外，在不同时间点，利用甲状腺功能探测仪定时测定甲状腺部位的放射性计数率，计算甲状腺摄 ^{131}I 率（^{131}I thyroid uptake rate），以甲状腺在不同时间点摄 ^{131}I 的数量及变化来判定甲状腺功能状态。

（二）方法

1. 患者准备　为避免对测定结果产生影响，测定前须停用富含碘的食物和药物、某些可影响甲状腺功能的药物和制剂（如抗甲状腺药物、甲状腺激素、镇静剂、抗结核药物、溴剂、碘造影剂等），一般为2～6周。因摄 ^{131}I 功能测定所用示踪剂放射性活度较低，如近日内做过放射性核素检查者暂不宜做此项检查。

2. 检查方法　空腹口服 Na^{131}I 74kBq。服药后2h方可进食。服药后2、4（或6）、24h分别测定本底、标准源及甲状腺部位的放射性计数率，用式（8-1）计算出不同时间甲状腺摄 ^{131}I 率。

$$甲状腺摄\,^{131}I\,率（\%）= \frac{甲状腺计数率-本底计数率}{标准源计数率-本底计数率}\times 100\% \quad (8\text{-}1)$$

3. 结果判定　正常生理状态下，甲状腺摄 ^{131}I 率随时间的延长而逐渐升高，一般24h达高峰。正常值因地区、年龄、性别以及测定仪器和方法的不同而有差异。所以，各地区乃至各单位应建立自己的正常值及其诊断标准。一般情况下，儿童及青少年甲状腺摄 ^{131}I 率高于成人，女性高于男性，但无显著性差异。食用加碘盐后，测定值一般较服用碘盐之前降低11%～28%。

4. 适应证

（1）甲状腺疾病 ^{131}I 治疗的给药剂量计算和适应证的选择。

（2）亚急性甲状腺炎或慢性淋巴细胞性甲状腺炎的辅助诊断。

（3）辅助诊断甲状腺功能亢进症、甲状腺功能减退症。

（4）了解甲状腺的碘代谢或碘负荷状况。

（5）了解非甲状腺疾病的甲状腺功能状态。

5. 临床应用

（1）甲亢 ^{131}I 治疗剂量的计算及疗效预测：应用 ^{131}I 治疗甲亢时，^{131}I 应在甲状腺内停留足够的时间才能达到预期的照射剂量，获得满意的临床效果。因此，在甲亢 ^{131}I 治疗适应证的选择、剂量的计算中，测定甲状腺最高摄 ^{131}I 率及 ^{131}I 的有效半衰期具有重要意义。正常情况下，^{131}I 在甲状腺内的生物半衰期平均为20天，有效半衰期为5.4～6.4天。如果 ^{131}I 在甲状腺内的有效半衰期明显缩短，预示 ^{131}I 治疗不理想。

（2）甲状腺功能亢进症（简称甲亢）的辅助诊断：在甲状腺摄 ^{131}I 功能方面，甲亢可有两种完全不同的变化。一种是甲状腺摄 ^{131}I 功能增强，另一种是降低。可引起甲状腺摄 ^{131}I 功能增强的甲亢有甲状腺性甲亢、垂体性甲亢、伴瘤综合征等；可引起甲状腺摄 ^{131}I 功能降低的甲亢有卵巢甲状腺肿伴甲亢、医源性甲亢、暂时性甲亢，后者在临床上比较少见。通过甲状腺摄 ^{131}I 功能试验判断甲亢致甲状腺摄 ^{131}I 功能增强的诊断标准为：①各次摄 ^{131}I 率高于正常值上限；②摄 ^{131}I 率高峰前移（即最高摄 ^{131}I 率出现在24h前）；③ 2h与24h摄 ^{131}I 率之比大于0.8或4h与24h之比大于0.85。凡符合①＋②或①＋③

两项指标者提示为甲亢，其诊断甲状腺功能亢进症的符合率为90%以上。甲状腺摄^{131}I率高低并不代表甲亢的病情轻重程度，故不能以其结果作为判断病情的指标。

亚急性肉芽肿性甲状腺炎、亚急性淋巴细胞性甲状腺炎、亚急性损伤性甲状腺炎、亚急性放射性甲状腺炎等疾病可引起甲状腺滤泡大量破坏，使储存的甲状腺激素大量释放入血而引起甲亢的临床表现。由于大量释放入血的甲状腺激素可通过反馈机制抑制甲状腺功能，因此，其甲状腺摄^{131}I率测定值一般低于正常值，据此，可以与甲状腺功能亢进症进行鉴别。

（3）甲状腺功能减退症（简称甲减）的辅助诊断：一般来说，甲减时，其各次摄^{131}I率低于正常值下限，且高峰延迟。但甲减的原因多种多样，不同的病因及疾病的不同时期可导致摄^{131}I率不同，因此，用甲状腺摄^{131}I率诊断甲减时应参考血清TSH和FT_4值等进行综合分析。

（4）甲状腺肿：单纯性甲状腺肿（如青春期甲状腺肿、地方性甲状腺肿等），各次摄^{131}I率均高于正常值，但无高峰前移，呈典型的“碘饥饿”曲线。结节性甲状腺肿，如甲状腺癌、甲状腺瘤、甲状腺囊肿等患者，其摄^{131}I率一般正常，若病变侵及范围较广时可降低。自主性功能亢进性甲状腺瘤摄^{131}I率可正常或升高。

二、甲状腺显像

（一）甲状腺静态显像

1. 原理 正常甲状腺组织具有选择性摄取和浓聚碘的能力。将放射性^{131}I引入体内后，可被有功能的甲状腺组织所摄取，因此通过显像仪（γ照相机或SPECT）即可在体外进行甲状腺静态显像（thyroid static imaging），以显示^{131}I的分布情况，用以观察甲状腺或有甲状腺功能组织的位置、形态、大小及功能状态。

由于锝与碘均可被有功能的甲状腺组织摄取和浓聚，只是$^{99m}TcO_4^-$（pertechnetate）进入甲状腺细胞后不能进一步参加甲状腺激素的合成。由于$^{99m}TcO_4^-$具有物理半衰期短、射线能量适中、发射单一γ射线、甲状腺受辐射剂量小等良好的物理特性，目前临床上多使用$^{99m}TcO_4^-$进行常规甲状腺显像。

2. 检查方法

（1）显像剂：目前临床常用的甲状腺显像剂有$^{99m}TcO_4^-$、^{131}I，也可用^{123}I。

（2）显像方法

1）颈部甲状腺显像：平面显像时，静脉注射$^{99m}TcO_4^-$ 74～185MBq，20～30min后进行采集。采用低能高分辨平行孔或针孔型（结节性甲状腺疾病时）准直器。常规取前位，必要时增加斜位和侧位。矩阵128×128或256×256，Zoom 2.0～4.0，预置计数200～300K。断层显像时，静脉注射$^{99m}TcO_4^-$ 296～370MBq，20～30min后采用低能高分辨平行孔准直器，探头旋转360°，共采集64帧，每帧20～30s，矩阵64×64或128×128，Zoom 2.0～3.0。采集结束后进行图像重建，获得横断面、矢状面和冠状面影像。

2）异位甲状腺显像：患者检查前准备同甲状腺摄^{131}I率测定。空腹口服^{131}I 1.85～3.70MBq，24h后采用高能通用型平行孔准直器，分别在正常甲状腺部位和疑为异位甲状腺的部位采集影像，条件同颈部甲状腺显像。

3）甲状腺癌转移灶显像：甲状腺切除术后4～6周以上，停服甲状腺素制剂4周以上，于显像前患者血清TSH测定值＞30μIU。空腹口服^{131}I 74～185MBq，24～48h后采用高能通用型准直器，进行颈部及全身显像。也可在服用治疗剂量^{131}I 2～10天后行常规^{131}I局部和全身显像。

3. 图像分析

（1）正常影像：甲状腺呈“蝴蝶”或“H”形（图8-1），但可有多种形态变异。甲状腺两侧叶显像剂分布均匀，中央高于周边，边缘较齐整；因峡部较薄显像剂分布稀疏，影像不明显。少数患者可见甲状腺锥体叶变异（图8-2）。在$^{99m}TcO_4^-$显像图像上，甲状腺清晰显示的同时可见到甲状腺外组织本底、唾液腺影像。

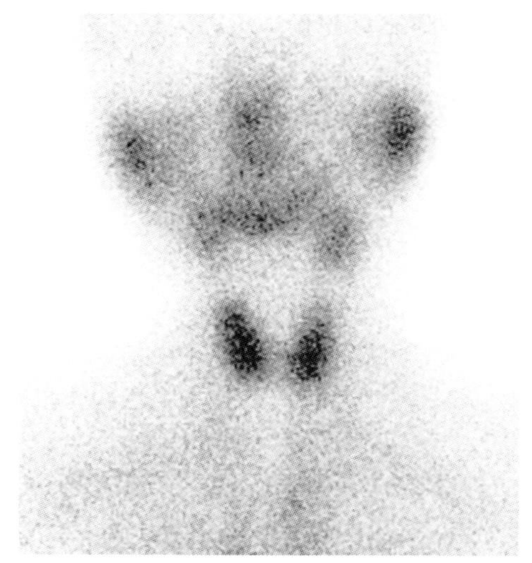

图8-1 正常甲状腺$^{99m}TcO_4^-$静态显像图

甲状腺位于颈部中央，分为左、右两叶，类似蝴蝶状，两叶显像剂分布较均匀，峡部及两叶周边组织较薄而显像剂分布略稀疏

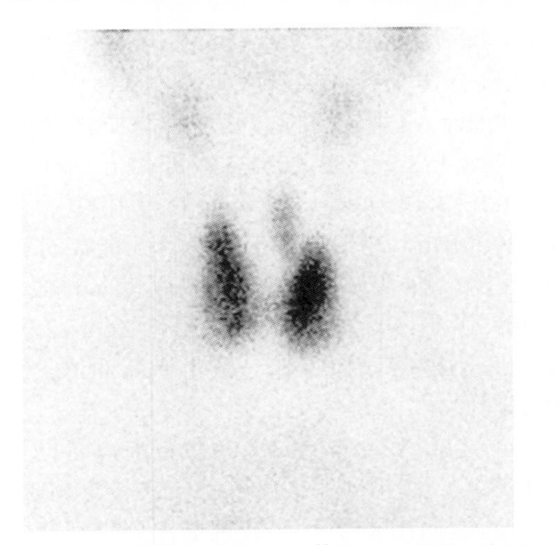

图 8-2 正常甲状腺锥体叶 $^{99m}TcO_4^-$ 静态显像图

甲状腺左叶内侧锥形显像剂分布区，为锥体叶显影

（2）异常影像：主要表现为甲状腺形态增大、位置异常、形态异常，甲状腺内显像剂分布局限性或弥漫性增高或降低，甚至缺如。

4. 适应证

（1）了解甲状腺的位置、形态、大小及功能状态。

（2）甲状腺结节功能状态的判定。

（3）异位甲状腺的诊断。

（4）寻找甲状腺癌转移灶及疗效评价。

（5）^{131}I 治疗前推算甲状腺功能组织的重量。

（6）颈部包块与甲状腺关系的鉴别。

（7）了解甲状腺术后残余组织。

（8）甲状腺炎的辅助诊断。

5. 临床应用

（1）观察甲状腺大小、形态和整体功能状态：甲状腺疾病常引起甲状腺大小、形态或功能状态的异常。单纯性甲状腺肿时，甲状腺静态显像腺体外形增大，但显像剂分布特点与正常甲状腺类似（图 8-3）；毒性弥漫性甲状腺肿时，甲状腺静态显像示腺体弥漫性增大，显像剂摄取量明显增多，而甲状腺外组织本底、唾液腺基本不显影（图 8-4）；结节性甲状腺肿时，腺体外形可增大变形，腺内放射性分布不均匀；先天性无甲状腺或甲状腺一叶缺如者，在显像图上可表现为完全不显影或一侧叶不显影，左叶缺如者较多见。

（2）异位甲状腺的诊断：临床上，异位甲状腺多位于舌根部（图 8-5）、胸骨后（图 8-6）。少数人还可在卵巢区发现甲状腺组织。甲状腺 ^{131}I 显像时，如在甲状腺外发现显像剂异常浓聚影像，对异位甲状腺的诊断有很高的价值。因胸骨后甲状腺肿组织常为无功能甲状腺组织，当临床疑为胸骨后甲状腺肿而甲状腺 ^{131}I 显像不显影时，应用 ^{201}Tl 或 ^{99m}Tc-MIBI 进行甲状腺显像更有利于其定位诊断。

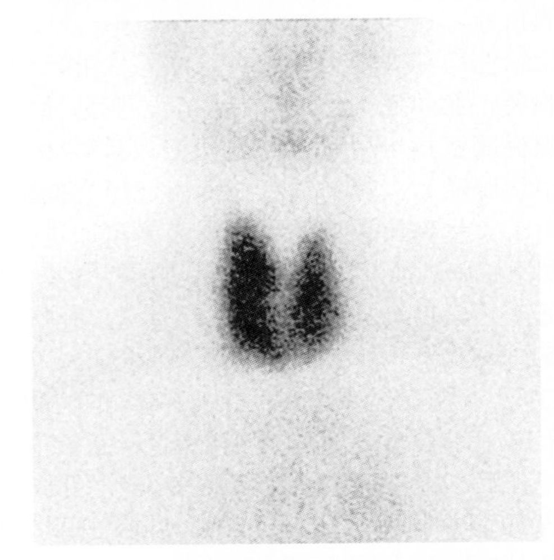

图 8-3 单纯性甲状腺肿静态显像图

甲状腺双叶位置正常，外形增大，显像剂摄取、分布未见异常

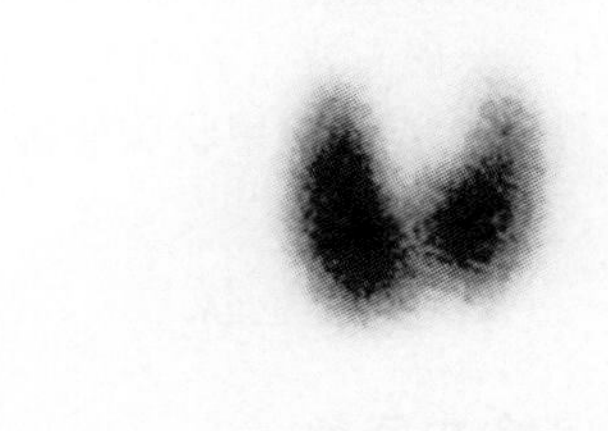

图 8-4 Graves 甲亢患者静态显像图像

甲状腺双叶位置正常，外形增大，显像剂摄取功能增强

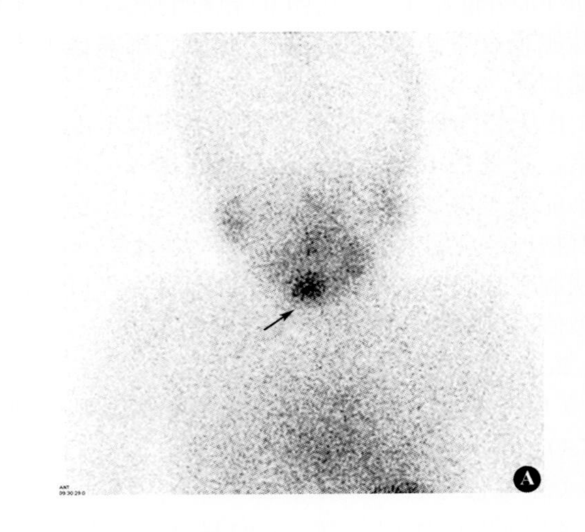

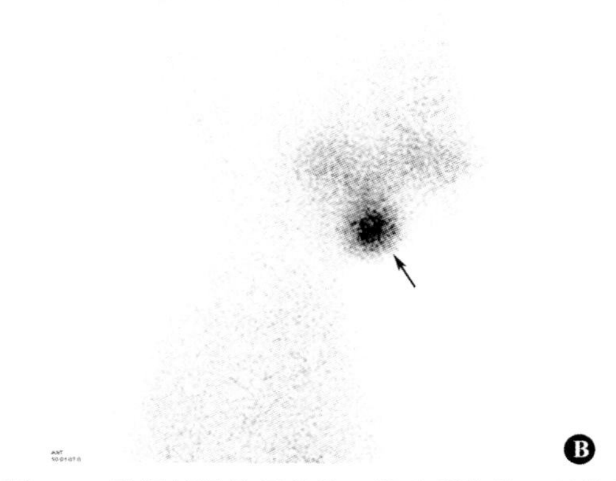

图 8-5　舌根部异位甲状腺（箭头所指处）显像图

A. 前位；B. 右侧位

正常甲状腺部位显像剂分布同周围本底水平，舌根部见显像剂摄取增高区，为舌根部异位甲状腺

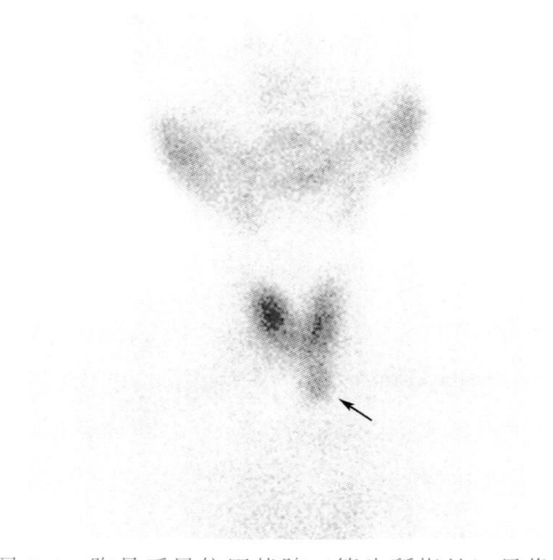

图 8-6　胸骨后异位甲状腺（箭头所指处）显像图

正常甲状腺可见显影，胸骨后见显像剂摄取增高区，为异位胸骨后甲状腺

（3）甲状腺结节的功能及性质的判定：由于甲状腺结节功能状态的不同，在甲状腺静态显像上可表现为高功能结节（hyperfunctioning nodule）、功能正常结节或低功能结节（hypofunctioning nodule）。高功能结节和功能正常结节统称为功能结节（functioning nodule）。通常称高功能结节为“热结节”，功能正常结节为“温结节”，低功能结节为“凉结节”或“冷结节”。90% 的甲状腺结节核素显像时表现为低功能结节。

1）“热结节”（hot nodule）：静态显像结节处显像剂分布高于周围正常甲状腺组织（图 8-7）。“热结节”多见于良性甲状腺结节，如甲状腺腺瘤、结节性甲状腺肿。极少数甲状腺癌也可表现为“热结节”。“热结节”的恶性病变概率很小，平均约 1%。因此，必要时可结合临床以及其他检查手段（如活检）进行鉴别诊断。

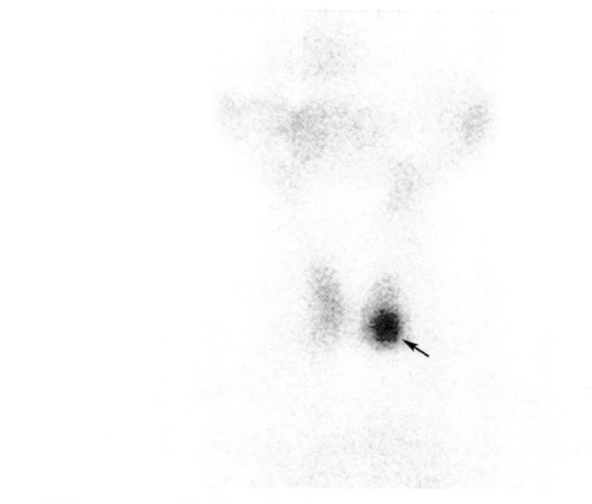

图 8-7　甲状腺“热结节”（箭头所指处）显像图

甲状腺左叶结节处显像剂分布明显高于周围正常组织及对侧甲状腺，为甲状腺左叶“热结节”

自主功能亢进性甲状腺腺瘤或结节性甲状腺肿的自主功能亢进性结节患者血中甲状腺激素水平升高，通过负反馈作用抑制垂体分泌 TSH，使自主功能亢进性甲状腺腺瘤周围正常甲状腺组织摄 ^{131}I 或 $^{99m}TcO_4^-$ 功能受到抑制或降低。如为单发结节，静态显像上常表现为孤立的“热结节”，此时须与甲状腺先天一叶缺如、气管前不分叶甲状腺相鉴别。

与 ^{131}I 不同，$^{99m}TcO_4^-$ 在甲状腺内不参与进一步的合成代谢。因此，$^{99m}TcO_4^-$ 显像表现为“热结节”或“温结节”的病变，^{131}I 显像时可为“冷（凉）结节”。这种现象发生于约 3%～8% 的甲状腺结节。其原因目前认为是，病变结节存在碘有机化障碍，但尚具有摄取 $^{99m}TcO_4^-$ 和 ^{131}I 的能力。由于 $^{99m}TcO_4^-$ 显像多在注药后 30min，而 ^{131}I 显像多在 24h，摄入的 ^{131}I 难以长时间停留于甲状腺结节内，因此，显像上会出现上述改变。有学者建议，当 $^{99m}TcO_4^-$ 显像结节表现为“热结节”时，应行 ^{131}I 或 ^{123}I 显像，以便为 ^{131}I 治疗提供依据。

2）“温结节”（warm nodule）：静态显像结节处显像剂分布与周围正常甲状腺组织相同，图像上结节部位的显像剂分布无异于周围正常甲状腺组织（图 8-8），尽管临床上甲状腺触诊可扪及结节。“温结节”多见于功能正常的甲状腺腺瘤、结节性甲状腺肿，也可见于慢性淋巴细胞性甲状腺炎、亚急性甲状腺炎恢复期及甲状腺癌。“温结节”的恶性病变概率为 4%～5%。在常规平面显像上，结节直径小于 1cm 且位置较深的低功能结节多为“温结节”改变。

3）“凉结节”（cool nodule）或“冷结节”（cold nodule）：静态显像结节处摄取显像剂低于周围正常甲状腺组织但高于本底为“凉结节”（图 8-9），结节无摄取显像剂的功能，显像图上表现为结节部位的显像剂分布接近本底水平为“冷结节”（图 8-10）。

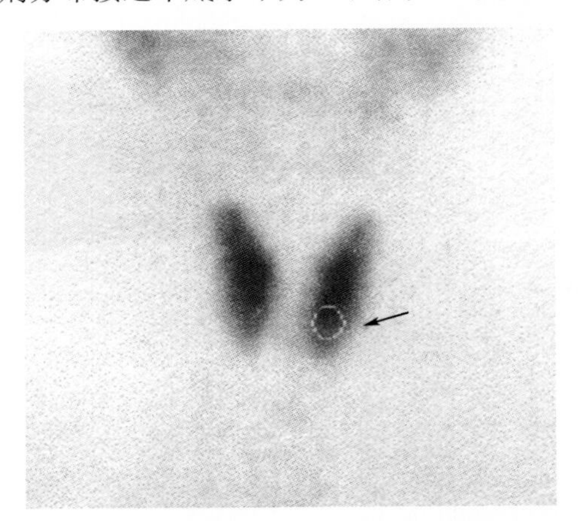

图 8-8　甲状腺“温结节”（箭头所指处）显像图

甲状腺左叶结节处核素分布与周围腺体接近，为左叶“温结节”

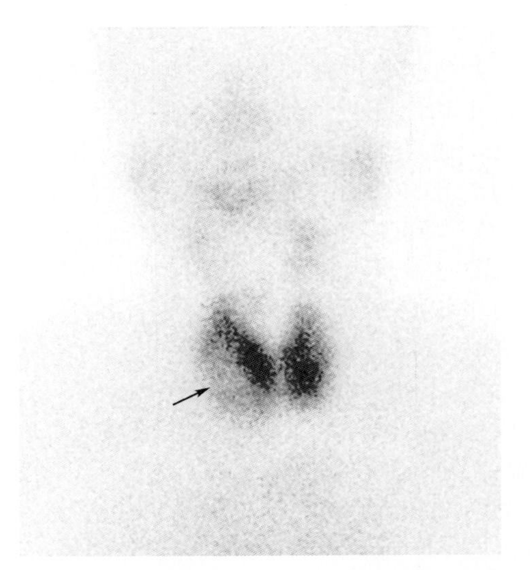

图 8-9　甲状腺“凉结节”（箭头所指处）显像图

甲状腺右叶结节处显像剂分布稀疏，低于周围正常甲状腺，为甲状腺右叶“凉结节”

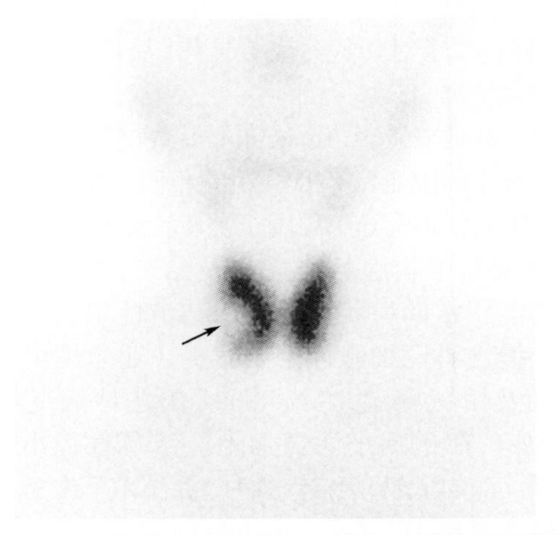

图 8-10　甲状腺“冷结节”（箭头所指处）显像图

甲状腺右叶结节处显像剂分布呈缺损，接近甲状腺外本底水平，为甲状腺右叶“冷结节”

“凉结节”和“冷结节”无本质区别，均可见于甲状腺囊肿、甲状腺腺瘤囊性变或内出血、结节性甲状腺肿、局灶性甲状腺炎、甲状腺癌等。一般单发“凉结节”、“冷结节”的恶性发生率为 7.2%～54.5%，多发“凉结节”、“冷结节”的恶性发生率为 18.3%。

当结节 $^{99m}TcO_4^-$、^{131}I 显像为“冷结节”，在出现下列改变时应考虑该结节恶性病变的可能性较大：①“冷结节”所在的侧叶无肿大；②分布缺损区横贯一侧叶，呈断裂样改变；③一侧叶整体呈分布缺损区，且向对侧扩展；④ $^{99m}TcO_4^-$、^{131}I、^{123}I 显像均为“冷结节”或“凉结节”。甲状腺良性病变多表现为：①伴有甲状腺肿大的多发“冷结节”或“凉结节”；② $^{99m}TcO_4^-$ 显像为“热结节”，^{131}I 或 ^{123}I 显像为“冷结节”或“凉结节”。

此外，应用甲状腺血流灌注显像、亲肿瘤的放射性核素或标记化合物，如 ^{201}Tl、^{99m}Tc-MIBI、^{131}I-MIBG 和 ^{99m}Tc（V）-DMSA 等进行甲状腺肿瘤阳性显像，有助于鉴别结节的良、恶性。

目前，临床多数情况下对于甲状腺结节病变性质的鉴别仍需要从临床触诊、超声、核素显像及细胞学和病理学检查等方面综合进行评估。

（4）寻找甲状腺癌转移灶或复发灶：75%～80% 的分化型甲状腺癌的转移或复发病灶可浓聚 ^{131}I，其中至少 50% ^{131}I 治疗有效。在去除病灶（4～6 周）及正常甲状腺组织后，^{131}I 局部和全身显像可为分化型甲状腺癌转移或复发病灶的诊断、治疗方案的制定提供主要依据，是目前临床不可缺少的手段（图 8-11、图 8-12）。通过提高自身 TSH 或外源注射 TSH 以增强病灶摄取 ^{131}I 的量有益于检出较小的病灶。治疗剂量的 ^{131}I 局部和全身显像可较常规显像更多地发现病灶。诊断时应注意排除某些正常组织 ^{131}I 的生理性摄取，如唾液腺、胃黏膜和肠道、乳腺、脉络丛、膀胱等。

（5）估算甲状腺、腺瘤重量：临床中，准确测算甲状腺重量是 ^{131}I 治疗甲状腺功能亢进症的重要环节。由于静态显像显示的是甲状腺功能组织，因此，与其他影像手段相比更利于临床对功能甲状腺组织体积的评估。应用平面显像计算甲状腺重量的公式为：

$$V=\text{面积}\times 0.75\times b \quad (8\text{-}2)$$

$$V=\text{面积}\times c \quad (8\text{-}3)$$

$$\text{结节重量(g)}=4/3\times \pi XY \quad (8\text{-}4)$$

式（8-2）中 V 为甲状腺一侧叶体积，b 为该侧叶宽度，以 $0.75\times b$ 作为一侧叶厚度的估测值；式（8-3）中 c 为通过侧位像获得的甲状腺平均厚度；式（8-4）中 X=1/2 结节长径，Y=1/2 结节短径。

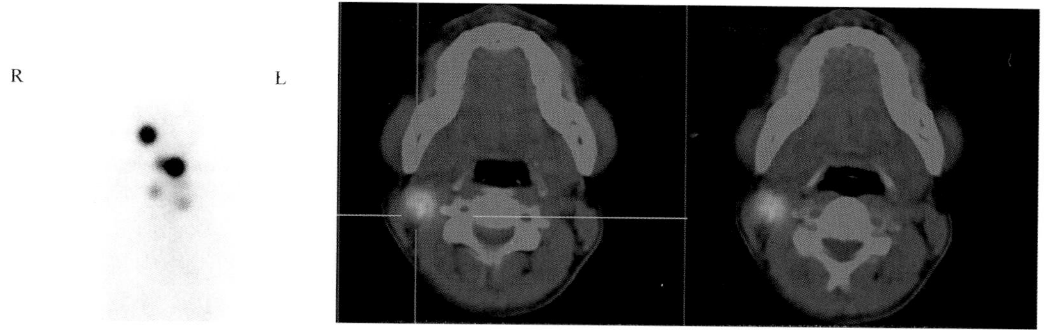

图 8-11 分化型甲状腺癌 ^{131}I 头颈部显像

颈部见多个显像剂异常分布区，为分化型甲状腺癌颈部淋巴结转移

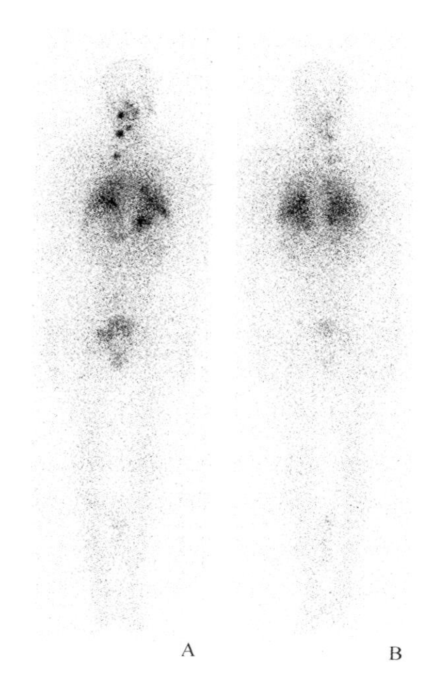

图 8-12 分化型甲状腺癌 ^{131}I 全身显像

A. 前位；B. 后位

颈部、纵隔及双肺可见多发性显像剂异常浓聚区，为分化型甲状腺癌颈部、纵隔及双肺转移

在临床上，常采用更为简化的公式（8-5）计算甲状腺重量：

甲状腺重量（g）= 甲状腺正面投影面积（cm^2）× 甲状腺两叶的平均高度（cm）×k　　（8-5）

k 为常数，介于 0.23～0.32，随显像条件不同而有差异，各单位可建立特定仪器条件的 k 值。

静态平面显像方法测定甲状腺重量的准确性受甲状腺大小、腺体厚度、腺体与周围本底核素摄取比值等多种因素的影响。采用 SPECT 断层显像替代平面显像、进行衰减和散射校正等可改进平面核素显像在测定甲状腺重量中的准确性。

（6）颈部肿块的鉴别诊断：临床中往往需鉴别颈部肿物与甲状腺的关系。在静态显像时，如甲状腺形态完整，则为甲状腺外肿块。当甲状腺形态轮廓不完整、肿物位于腺体轮廓内，则多为甲状腺内肿物。必要时增加斜位和侧位显像。但也有不典型的表现，如甲状腺肿物从甲状腺边缘向外生长，虽然肿物很大，但未破坏甲状腺轮廓，肿物对 $^{131}I/^{99m}TcO_4^-$ 可以完全不摄取，则容易误诊为甲状腺外肿物。

（7）甲状腺炎的辅助诊断

1）慢性淋巴细胞性甲状腺炎：甲状腺静态显像可呈不规则性疏密相间的显像剂分布，或虫蚀样分布；也可表现为正常或低下。由于存在碘的有机化障碍，可出现 $^{99m}TcO_4^-$ 和 ^{131}I 显像结果不一致，即 $^{99m}TcO_4^-$ 显像为“热结节”，而 ^{131}I 显像为“冷结节”。

2）亚急性甲状腺炎：在亚急性甲状腺炎病程的不同阶段，核素显像可有不同的表现。在病程的初期，静态显像多表现为局限性的显像剂分布稀疏缺损区；如病情继续发展，稀疏缺损区扩大或出现新的稀疏缺损区；如病情恢复，显像剂分布稀疏缺损区缩小或消失。当甲状腺破坏致血中 TSH 明显下降时，甲状腺非炎性组织的显像剂摄取受到抑制，甲状腺多不显影或影像明显减淡（图 8-13）。急性甲状腺炎：显像剂分布稀疏，而血流显像见血池影像增浓。

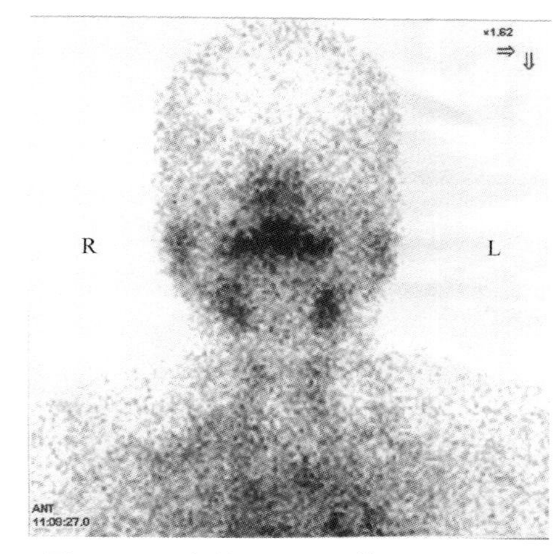

图 8-13 亚急性甲状腺炎 $^{99m}TcO_4^-$ 显像图

甲状腺双叶轮廓不清，显像剂分布稀疏略高于周围本底水平

（二）甲状腺血流显像

1. 原理 甲状腺血流显像（thyroid blood flow imaging）是经肘部静脉弹丸式注射放射性核素 $^{99m}TcO_4^-$ 后，同时启动γ照相机或SPECT进行甲状腺动态显像，观察甲状腺及其病灶的血流灌注状态，结合甲状腺静态显像结果，可为甲状腺弥漫性或局限性疾病的诊断提供依据。

2. 检查方法 患者仰卧于扫描床上，充分伸展颈部。采用低能高灵敏平行孔准直器，探头尽可能接近颈部。$^{99m}TcO_4^-$ 370～740MBq经肘部静脉弹丸式注射，同时启动γ照相机或SPECT进行动态采集，矩阵64×64，Zoom 1.5～2.0，1～2秒/帧，连续采集16帧。20～30min后行甲状腺静态显像。

采用ROI技术获得颈部和甲状腺血流的时间-放射性曲线（time-radioactivity curve），由曲线计算出甲状腺动脉和颈动脉血流的峰时和峰值。

3. 图像分析

（1）正常图像：注射显像剂8～12s，双侧颈动脉对称显影，12～14s颈静脉显像，此时甲状腺区无明显显像剂聚集。10～18s左右，甲状腺开始显影，且随时间延长甲状腺摄取显像剂逐渐增多，影像逐渐清晰。正常颈动脉—甲状腺通过时间平均为2.5～7.5s。

（2）异常图像：两侧血流灌注不一致，局部灌注出现异常浓聚或降低等均为异常。可采用ROI技术进行定量分析，如甲状腺或甲状腺结节的显像剂分布高于颈动、静脉，则为血流灌注增加。

4. 适应证

（1）观察甲状腺结节的血运情况，辅助鉴别结节性质。

（2）甲状腺功能状态的辅助诊断。

5. 临床应用

（1）甲状腺功能亢进患者，如Graves病患者，整个甲状腺提前清晰显影，颈动脉—甲状腺通过时间加快，提示甲状腺血流灌注量异常增加。

（2）自主功能亢进性甲状腺瘤患者，甲状腺结节在颈动脉显影后立即出现，其显像剂分布高于颈动脉，提示病灶部位血流灌注增强。

（3）甲状腺结节部位显影较正常甲状腺组织明显减淡或不显影，提示甲状腺结节部位血流灌注减少，多见于甲状腺囊肿等良性结节，静态像多呈“冷结节”。

（4）甲状腺结节血流灌注增加，静态显像时结节为“冷结节”，甲状腺癌的可能性大，但有时局限性炎性病灶也可出现血流增加。

（三）甲状腺肿瘤阳性显像

1. 原理 甲状腺肿瘤阳性显像（thyroid tumor positive imaging）是利用某些放射性核素或其标记的化合物与甲状腺肿瘤或病变组织有一定亲和力，静脉注射这类显像剂后，在体外应用γ照相仪或SPECT进行动态、静态或多时相显像，以观察显像剂在甲状腺肿瘤或病变组织中摄取、分布、滞留和排泌的变化，从而对甲状腺肿瘤或病变组织进行定性、定位诊断。

2. 检查方法 目前，有多种显像剂用于甲状腺肿瘤阳性显像（表8-1）。通常，在甲状腺常规静态显像后行甲状腺肿瘤阳性显像，更有利于结果的判定。

表8-1 常用甲状腺肿瘤阳性显像剂

显像剂	剂量（MBq）	显像时间
^{201}TlCl	55.5～74	5～15min和3～5min
^{99m}Tc-MIBI	370～555	10～30min和2～3h
^{99m}Tc（V）-DMSA	370	2～3h
^{131}I-MIBG	37	24～48h

3. 图像分析

（1）正常情况下，在早期影像上可见甲状腺显像剂分布较均匀，且随时间延迟影像逐渐变淡，各时相影像上均无明显显像剂异常浓聚灶。

（2）如常规甲状腺静态显像上“冷（凉）结节”有显像剂浓聚，可视为异常。

4. 适应证

（1）甲状腺结节的良恶性鉴别。

（2）寻找甲状腺癌转移灶。

5. 临床应用 早期显像和晚期显像均出现明显的异常显像剂浓聚，则提示恶性肿瘤的可能性较大；通常在晚期显像时，因周围正常的甲状腺影逐渐消退，病灶的浓聚影将更加清楚。良性肿块多表现为早期显像和晚期显像中均无异常的显像剂浓聚，有时在早期显像时会出现显像剂填充，通常不会超过周围正常甲状腺组织，晚期显像时会逐渐减淡或消退。有学者研究显示，^{201}Tl显像诊断甲状腺癌的敏感性为87%，特异性为58%；^{99m}Tc-MIBI显像诊断甲状腺癌的敏感性为80%～91%。在不同病理类型甲状腺癌和判断转移灶方面，^{201}Tl被认为是诊断甲状腺未分化癌原发灶和远处转移灶较理想的显像剂。^{99m}Tc（V）-DMSA和^{131}I-MIBG可用于检测甲状腺髓样癌原发灶和远处转移灶。^{99m}Tc-MIBI显像的优点为^{99m}Tc标记显像剂，图像分辨率较好（图8-14），国内外报道其诊断分化型甲状腺癌复发或转移的灵敏度为50.0%～86.4%，特异性为76.0%～96.0%。

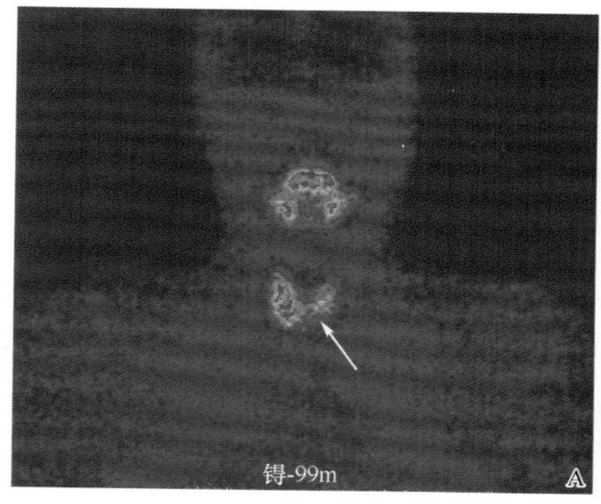

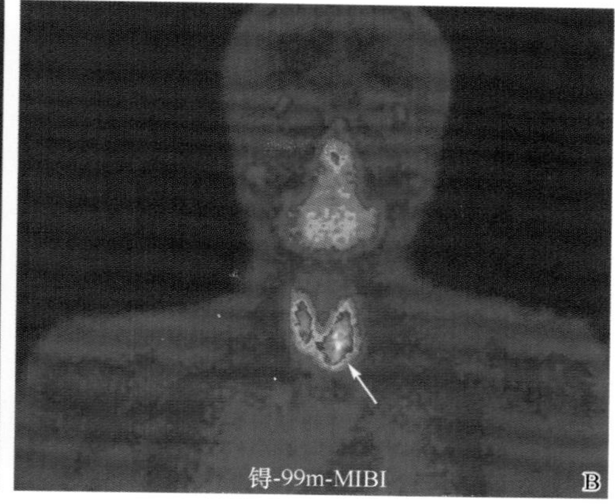

图 8-14 甲状腺癌静态显像

A. $^{99m}TcO_4^-$ 静态显像；B. ^{99m}Tc-MIBI 静态显像

$^{99m}TcO_4^-$ 静态显像示左叶“冷（凉）结节”，^{99m}Tc-MIBI 显像有明显显像剂填充（箭头所指处）

^{99m}Tc（V）-DMSA 肿瘤阳性显像被认为是诊断甲状腺髓样癌的首选方法，其灵敏度＞80%，特异性为 100%，癌灶探测率在 65% 以上，可以用来分期、鉴别病灶残留和复发，疗效及预后评价。近年来 ^{111}In-奥曲肽生长抑素受体显像诊断甲状腺髓样癌和不摄取碘的 DTC 取得良好效果，两者联合应用可明显提高诊断的灵敏度和特异性。^{131}I 或 ^{123}I 标记的 MIBG 也可用于甲状腺髓样癌的诊断及分期，其更大优势在于如果病灶明显摄取显像剂者，提示其适用于大剂量核素进行内照射治疗。^{18}F-FDG 可浓聚于未分化和不吸收碘的分化型甲状腺癌转移灶，对寻找转移灶有很高的价值，据报道 ^{18}F-FDG PET/CT 检测 ^{131}I 全身显像阴性的分化型甲状腺癌的灵敏度、阳性预测值、准确度分别为 63%、77%、53%，可与 ^{131}I 显像相互补充，有利于发现早期微小病灶。

（李亚明）

第二节 甲状旁腺显像

正常人甲状旁腺（parathyroid）一般有四个，长 5～6mm，宽 3～4mm，厚 1～2mm，重量 30～45mg。原发性甲状旁腺功能亢进症约 80% 由单发甲状旁腺腺瘤引起，约 20% 由甲状旁腺增生或多发甲状旁腺腺瘤引起，不到 1% 由甲状旁腺腺癌引起。手术是治疗甲状旁腺功能亢进症的有效方法。术前对病变的准确定位不仅可缩短术中寻找病灶的时间，而且也可避免因术中漏诊而进行再次手术。近年，多种核素显像方法为甲状旁腺病变的定位提供了有效的诊断手段。

一、显像原理

目前，临床用于核素甲状旁腺显像（parathyroid imaging）的显像剂主要为 ^{99m}Tc-MIBI 和 ^{201}Tl。作为非特异肿瘤显像剂，^{99m}Tc-MIBI 已广泛用于肿瘤显像。^{99m}Tc-MIBI 在病变组织中聚集的机制之一被认为与病变组织细胞内线粒体丰富有关。研究显示，功能亢进或增生的甲状旁腺组织细胞内线粒体非常丰富，因此，^{99m}Tc-MIBI 也已用于甲状旁腺显像，且 ^{99m}Tc-MIBI 具有显像剂容易获得、^{99m}Tc 的物理特性更适合进行 SPECT 显像的特点，有利于纵隔及甲状腺深部病灶的显示。根据 ^{99m}Tc-MIBI 在正常组织和甲状旁腺功能亢进组织中的代谢速率不同（多数情况下正常组织中清除较快，功能亢进组织中清除较慢），^{99m}Tc-MIBI 双时相（dual phase）延迟显像时，正常甲状腺组织影像消退，功能亢进的甲状旁腺显影清晰。^{201}Tl 是非特异肿瘤显像剂，其在功能亢进或增生的甲状旁腺组织中聚集而使其显影的原因与病变甲状旁腺组织血流丰富、Na^+-K^+-ATP 酶活性增高有关。但由于正常甲状腺组织也能摄取少量 ^{201}Tl 而显影，影响病变的辨别。利用甲状腺能摄取 $^{99m}TcO_4^-$，而甲状旁腺不能摄取的特点，将 ^{201}Tl 的图像减去 $^{99m}TcO_4^-$ 的图像，能获得较清晰的功能亢进的甲状旁腺影像。

二、显像方法

目前，甲状旁腺显像的主要方法有双核素减影法和单核素双时相法。常用的显像剂有 ^{201}Tl、^{99m}Tc-MIBI 和 $^{99m}TcO_4^-$。其中，^{99m}Tc-MIBI 更适合进行 SPECT 断层显像，有利于纵隔及甲状腺深部病灶的显示。

1. ^{99m}Tc-MIBI 双时相法 静脉注射 ^{99m}Tc-MIBI 222～296MBq，15～30min 采集早期影像，2～3h 再采集延迟影像。早期影像甲状腺显像较明显，延迟影像甲状腺影像明显减淡，而功能亢进的甲状旁腺病变组织显示明显。

2. ^{201}Tl/$^{99m}TcO_4^-$ 双核素减影法 患者取仰卧位，伸展颈部，静脉注射 ^{201}Tl 74MBq，5～10min 后显像。配备低能高分辨或低能通用平行孔准直器。进行前位甲状腺与甲状旁腺影像采集（视野包括颈部和纵隔）。保持体位不动，静脉注射 $^{99m}TcO_4^-$ 185MBq，15min 后采集相同部位影像。从 ^{201}Tl 影像减去 $^{99m}TcO_4^-$ 影像，即为功能亢进的甲状旁腺病变组织影像。也可以进行 $^{201}Tl/^{99m}TcO_4^-$ 双核素采集，以避免因体位移动对图像判读的影响。

3. ^{99m}Tc-MIBI/$^{99m}TcO_4^-$ 减影法 按上述方法行 $^{99m}TcO_4^-$ 甲状腺显像后，患者保持体位不动，静脉注射 ^{99m}Tc-MIBI 555～740MBq，30min 后显像。由 ^{99m}Tc-MIBI 图像减去 $^{99m}TcO_4^-$ 甲状腺影像获得功能亢进的甲状旁腺影像。

三、图像分析

正常情况下，甲状旁腺不显示。双时相法显像仅见甲状腺显影，颈部无异常浓聚灶；甲状旁腺功能亢进或增生时可见病变处显像剂分布异常浓聚。

四、适 应 证

1. 甲状旁腺功能亢进的辅助诊断。
2. 甲状旁腺腺瘤或增生的定位诊断。

五、临床应用

1. 甲状旁腺腺瘤或增生的辅助诊断 继发性甲状旁腺功能亢进多由甲状旁腺腺体的肿大增生引起，腺体重量常在 1.0g 以上。原发性甲状旁腺功能亢进多由单发的功能亢进的甲状旁腺腺瘤引起。甲状旁腺增生表现为一个以上的显像剂浓聚区，腺瘤则多为单个显像剂浓聚区（图 8-15）。显像上病变可呈圆形、椭圆形、管形或不规则形。位置多在甲状腺内。

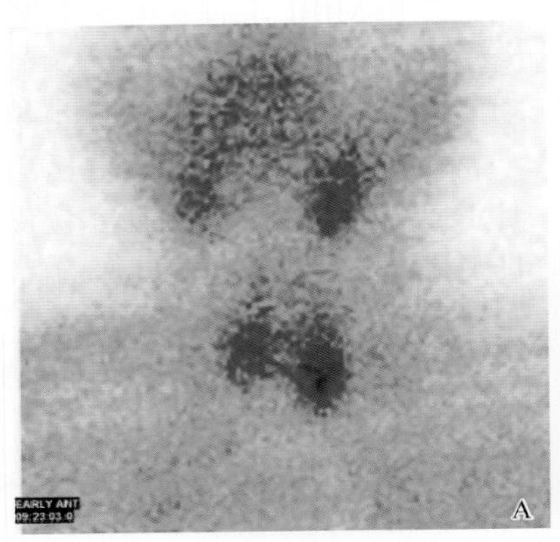

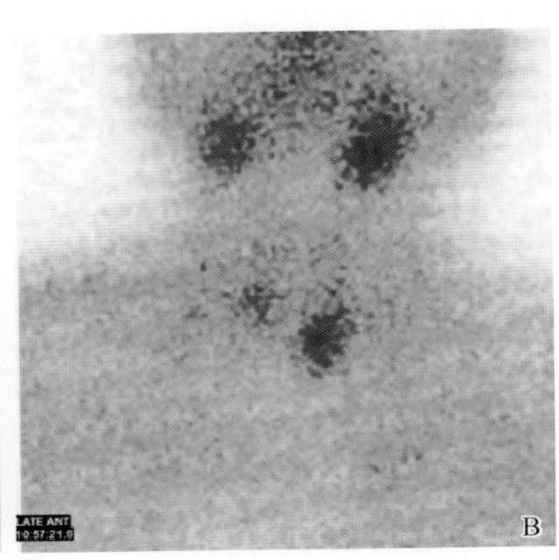

图 8-15 甲状旁腺腺瘤 ^{99m}Tc-MIBI 双时相显像

A. 15min 显像；B. 2h 显像

15min 显像见左叶下极显像剂分布略高于正常甲状腺组织，2h 正常甲状腺组织的影像明显减淡，左叶下极显像剂分布仍较明显，为甲状旁腺腺瘤

有多种影响因素可导致显像出现假阳性或假阴性。假阳性的因素有甲状腺结节、显像剂分布不均、甲状腺癌及转移的淋巴结等。假阴性多由于病灶较小、部位较深或少数甲状旁腺内 MIBI 清除快于或等同于甲状腺所致。对于腺瘤，当瘤体重量大于 1.0g 时，^{201}Tl 和 ^{99m}Tc-MIBI 显像的阳性率可达 100%；重量为 0.5g 时，^{201}Tl 显像的阳性率为 50%，^{99m}Tc-MIBI 显像的阳性率为 70%，尤其是 SPECT/CT 显像可以明显提高诊断和定位的准确性（图 8-16）；对于增生，显像的阳性率相对较低。行断层显像及术中 γ 探测有利于对小病灶的诊断和定位。

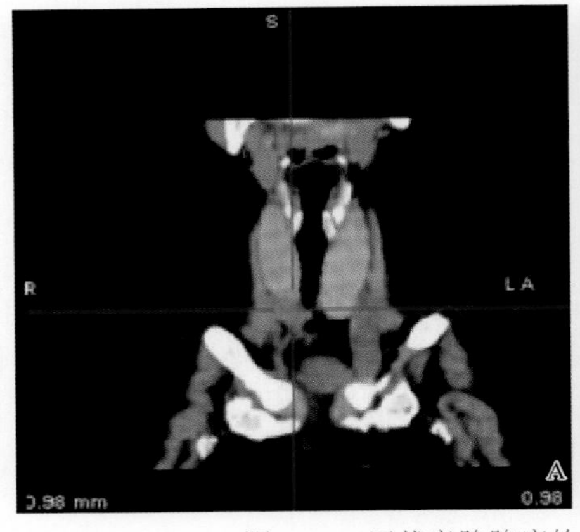

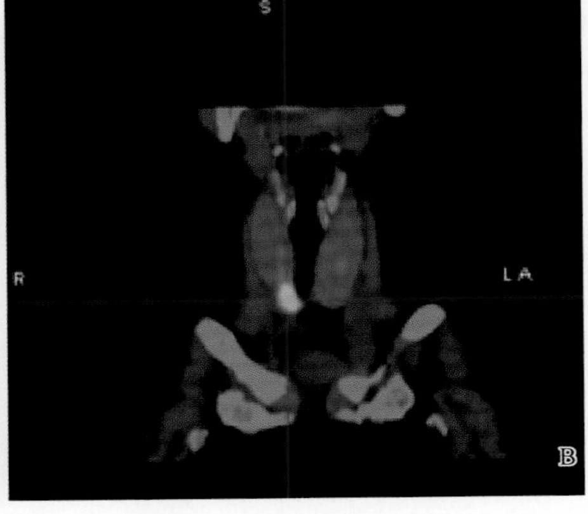

图 8-16 甲状旁腺腺瘤的 ^{99m}Tc-MIBI SPECT/CT 显像

A. CT 影像可见甲状腺右叶下极稍低密度占位；B. 2h ^{99m}Tc-MIBI SPECT/CT 融合图像，示甲状腺右叶下极占位处显像剂异常浓聚

2. 异位甲状旁腺的定位　异位甲状旁腺多位于纵隔、气管和食管间、颌下等部位。多为单个显像剂浓聚区。诊断异位甲状旁腺时，纵隔区等部位出现的局限性显像剂浓聚区应与肺部恶性肿瘤及其转移灶鉴别。随着 SPECT/CT 在临床的逐渐普及应用，大大提高了异位甲状旁腺的诊断和定位能力。

3. 甲状旁腺腺癌　约有 2% 的原发性甲状旁腺功能亢进症可由甲状旁腺癌引起，从核素显像上不易与腺瘤相鉴别，诊断时须与临床相结合。

六、新　进　展

随着正电子显像设备的不断发展和更多新型正电子示踪剂的出现，正电子显像技术在甲状旁腺疾病诊断中也逐渐显示出其优势。

与单光子显像相比，正电子显像具有空间分辨率高、显像剂种类多、能反映更多生理生化过程等优点，已有多种正电子显像剂被用于甲状旁腺显像的研究。

目前研究较多的是氟胆碱（^{18}F-FCH）PET/CT 显像：甲状旁腺素分泌增加通常伴随磷脂依赖性胆碱激酶活性的升高，后者会导致甲状旁腺摄取更多的 ^{18}F-FCH 从而显影。有研究表明，^{18}F-FCH 与 MIBI 相比敏感度更高，在甲状旁腺增生、微小甲状旁腺腺瘤和多发甲状旁腺腺瘤的诊断中取得了更加理想的效果。

第三节　肾上腺髓质显像

一、显像原理

间位碘代苄胍（metaiodobenzylguanidine，MIBG）是肾上腺素能神经元阻滞剂溴苄胺和胍乙啶的类似物，也是去甲肾上腺素（norepinephrine，NE）的功能类似物。经静脉注射的肾上腺素髓质显像剂 ^{131}I-MIBG 或 ^{123}I-MIBG 可进入肾上腺髓质细胞的嗜铬储存囊泡（chromaffin storage vesicles）内而浓聚于肾上腺髓质；在肾上腺素能神经（adrenergic nerves）末梢，^{131}I-MIBG 或 ^{123}I-MIBG 可通过再摄取进入儿茶酚胺储存囊泡（catecholamine storage vesicles）而浓聚于富含交感神经组织或病变中。应用 γ 照相机或 SPECT 可进行肾上腺髓质显像（adrenal medullary imaging），使富含交感神经组织或病变显像。为嗜铬细胞瘤、肾上腺髓质增生等病变的定性诊断和功能判断，特别是肾上腺髓质以外的嗜铬细胞瘤的定位诊断、恶性嗜铬细胞瘤转移范围的确定和疗效观察等提供了简便、有效的手段，尤其是全身显像更是核医学检查的独特优点。

二、检查方法

1. 患者准备　检查前 3 天至检查结束，口服复方碘溶液，每次 5～10 滴，每日 3 次，封闭甲状腺。1～3 周前停用可影响 MIBG 摄取的药物，如酚噻嗪（phenothiazine）、可卡因（cocaine）、三环抗抑郁药（tricyclic antidepressants）、利舍平（reserpine）等；停用加速储存囊泡排空（depletion）MIBG 的药物，如伪麻黄碱（pseudoephedrine）、新福林（phenylephrine）等。显像前日晚给予缓泻剂，清除肠道放射性；检查前排尿。

2. 显像方法　应用 ^{131}I-MIBG 显像剂时，静脉缓慢注射（＞30s）^{131}I-MIBG 18.5～74.0MBq。注药过程中注意患者的不良反应。注射后 24h、48h，必要时 72h 行后位和前位显像，范围包括头部、胸部、腹部和骨盆，对疑有肾上腺外或恶性嗜铬细胞瘤时，应进行全身显像。配置高能平行孔准直器，能峰 364keV，窗宽 20%～30%，矩阵 64×64 或 128×128，计数至少采集 100K/ 帧。应用 ^{123}I-MIBG 显像剂时，静脉缓慢注射（＞30s）^{123}I-MIBG 111～370MBq。注射后 3h、18h、48h，必要时进行 72h 后位及前位显像；注药过程中注意患者的不良反应。平面显像范围同 ^{131}I-MIBG 显像。配置低能平行孔准直器，能峰 159keV，窗宽 20%～30%，矩阵 64×64 或 128×128，计数至少采集 500K/ 帧。对于平面显像有可疑病灶者，最好加做 SPECT/CT 肾上腺断层显像，矩阵 64×64，探头旋转 360°，共采集 64 帧，20～30 秒 / 帧。

三、图像分析

正常情况下肾上腺髓质不显影或稀疏显示。^{131}I-MIBG 或 ^{123}I-MIBG 静脉注射后部分由肾脏和肝胆排泄（图 8-17），部分经唾液腺分泌进入肠道。因此，正常情况下，交感神经分布丰富的组织如唾液腺、心肌等显影，或显像剂代谢和排泄的途径如肝脏、肠道、膀胱可显影。尽管检查前和检查期间受检者服用碘剂封闭甲状腺，但甲状腺有时也可显影。^{131}I-MIBG 或 ^{123}I-MIBG 两种显像剂的显像结果基本一致，但 ^{123}I-MIBG 的图像质量优于 ^{131}I-MIBG。

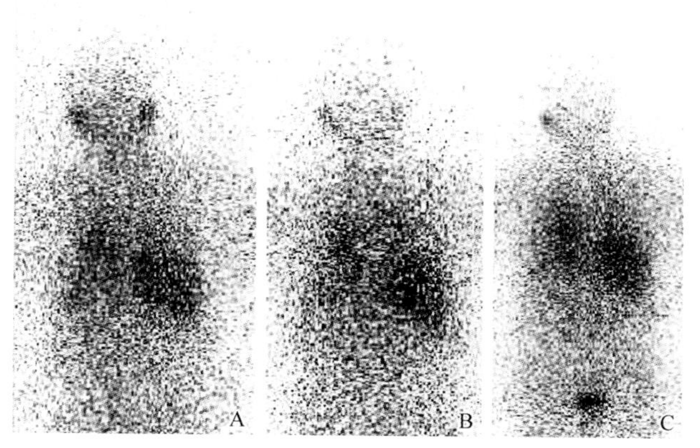

图 8-17　正常肾上腺髓质 ^{131}I-MIBG 显像图

A. 24h；B. 48h；C. 72h

四、适应证

1. 嗜铬细胞瘤（pheochromocytoma）的定位诊断。

2. 嗜铬细胞瘤转移范围的确定和疗效观察。

3. 成神经细胞瘤（neuroblastoma）及其他神经内分泌肿瘤（neuroendocrine tumor），如甲状腺髓样癌、Sipple综合征（患者同时发生甲状腺髓样癌、肾上腺嗜铬细胞瘤、甲状旁腺肿瘤）的诊断。

4. 肾上腺病变的定性诊断和功能判断。

五、临床应用

1. 嗜铬细胞瘤 ^{131}I-MIBG或^{123}I-MIBG可明显浓聚于嗜铬细胞瘤组织，一般注射^{131}I-MIBG后24h肿瘤即可显影（图8-18），随着本底的减低，影像会更加清晰，其灵敏度为85.5%～88.9%，特异性为97.1%～100%，准确性为89.5%。肾上腺髓质显像为肾上腺嗜铬细胞瘤，特别是肾上腺髓质以外的嗜铬细胞瘤定位诊断提供了简便、有效的手段，尤其是全身显像更是核医学检查的独特优点。

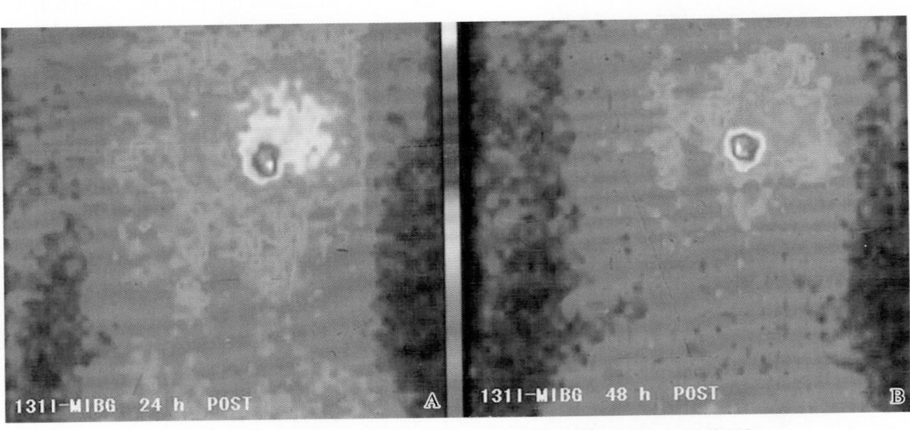

图8-18 右肾上腺嗜铬细胞瘤（后位）^{131}I-MIBG显像图

A. 24h显像；B. 48h显像。24h、48h显像见病变有明显的显像剂浓聚

成人嗜铬细胞瘤有20%～25%发生于肾上腺外，儿童约30%发生于肾上腺外。肾上腺外嗜铬细胞瘤可见于身体的各个部位，较常见的部位为胸、腹主动脉旁，其他如膀胱、颈动脉、心脏周边等。嗜铬细胞瘤的准确定性和定位对于有效的治疗至关重要。当病变组织摄取显像剂较强时，心肌可不显影，这一征象可作为诊断嗜铬细胞瘤的间接依据。嗜铬细胞瘤也能表达生长抑素受体，^{111}In-奥曲肽显像比^{131}I-MIBG能更好地发现肾上腺外的嗜铬细胞瘤，但对肾上腺内的肿瘤MIBG显像更有优势。此外，^{18}F-FDG、^{11}C-羟基麻黄碱（HED）、^{11}C-肾上腺素、6-^{18}F-多巴胺等药物也可应用嗜铬细胞瘤诊断，其中^{18}F-FDG应用最广。6-^{18}F-多巴胺PET显像可较特异性地诊断嗜铬细胞瘤，其敏感性、特异性都很高，且副作用小、分辨率高。

2. 恶性嗜铬细胞瘤 约10%的嗜铬细胞瘤为恶性，早期即可出现肝、骨、肺、淋巴结等全身转移。^{131}I-MIBG或^{123}I-MIBG局部和全身显像可确定恶性嗜铬细胞瘤转移范围。在治疗中，利用^{131}I发射的β射线可以达到有效的内照射治疗的目的。通过显像可判断其摄取^{131}I-MIBG的能力，并观察其疗效。^{18}F-FDG代谢显像能对肿物的良恶性鉴别提供帮助，对可疑恶性的肾上腺肿物，^{18}F-FDG PET诊断的敏感性为100%，特异性为94%，准确性为96%。

3. 肾上腺髓质增生 一般注射^{131}I-MIBG 48h后出现双侧肾上腺髓质显影清晰，提示肾上腺髓质功能增强，有时也可呈单侧肾上腺显影。

4. 成神经细胞瘤 ^{131}I-MIBG显像的敏感性为81.3%（13/16），特异性为100%（9/9），准确性为89.5%（22/25）。另外，在副神经节细胞瘤、甲状腺髓样癌、Sipple综合征等肿瘤的诊断中^{131}I-MIBG或^{123}I-MIBG显像也有较高的价值。

（赵长久 付 鹏）

思考题

1. 简述甲状腺摄碘-131功能测定的基本原理及临床应用。

2. 简述甲状腺静态显像的基本原理及甲状腺结节在甲状腺静态显像图上的表现类型。

3. 简述甲状旁腺^{99m}Tc-MIBI显像的基本原理及双时相^{99m}Tc-MIBI显像的基本操作方法。

4. 简述肾上腺髓质显像的基本原理及临床应用。

第九章　心血管系统

心血管核医学（cardiovascular nuclear medicine）通常也称为核心脏病学（nuclear cardiology），是核医学的重要分支，是心血管疾病现代诊断与研究中的简便而无创的重要手段。核心脏病学包含的内容十分广泛，应用不同的显像剂可以评价心肌血流灌注、心肌代谢、心肌活力、心肌受体表达等。心肌血流灌注显像结合心肌负荷试验，对冠心病的早期诊断、危险度分级、疗效评估和预后判断具有独特优势。心肌血流灌注显像还可以提供心肌血流量的定量指标，是无创评估冠状动脉[血流]储备（coronary flow reserve，CFR）功能的"金标准"。心肌葡萄糖代谢显像与血流灌注显像联合应用，是评价心肌存活的"金标准"。应用门控心肌显像可以同步评价心室收缩、舒张等功能指标，方法简便，结果可靠。心肌间碘苄胍显像通过显示肾上腺素受体在心肌内的分布，反映心脏神经功能的完整性及神经元的活性，除了用于评估心肌梗死、心力衰竭等疾病的交感神经支配状态以外，还是帕金森病鉴别诊断的辅助支持标准。此外，通过评估骨显像剂（^{99m}Tc-焦磷酸盐）在心肌内的摄取可对甲状腺素心肌淀粉样变进行辅助诊断。

近年来，随着"国家心血管病区域医疗中心"建设，利用核素显像定量评估心肌血流灌注、心肌代谢及活性、心室功能、心脏肿瘤等较为先进的诊断技术正在推广应用。

第一节　心肌灌注显像

心肌灌注显像（myocardial perfusion imaging，MPI）是心肌显像中最常用的一种，也是核心脏病学中最重要的检查方法，主要通过核医学影像提供心肌血流灌注情况及心肌细胞功能状态的信息。心肌灌注显像最有价值的临床应用是与负荷试验相结合评价心肌缺血。心肌负荷试验是心肌灌注显像的精髓，可以明显提高缺血性心脏病诊断的灵敏度、特异度和准确性。美国每年有近800万人次接受心肌灌注显像检查。美国心脏病学院/美国心脏协会/美国心脏核医学学会（ACC/AHA/ASNC）制定的相关指南中，已经将心肌灌注显像作为冠心病危险度分级及疗效评估的重要手段。2018年中华医学会核医学分会与心血管病分会联合发布了《核素心肌显像临床应用指南（2018）》，指南明确指出，核素心肌灌注显像可准确诊断心肌缺血及心肌缺血的部位、程度和范围，对稳定性冠心病（stable coronary artery disease，SCAD）的诊断、危险度分级、治疗决策及预后评估有重要价值。

一、基本原理

心肌灌注显像是利用正常或有功能的心肌细胞选择性摄取某些碱性阳离子或核素标记化合物，其局部放射性药物的蓄积量与局部心肌血流量（myocardium blood flow，MBF）成正比，与局部心肌的功能或活性密切相关的原理，通过核医学显像设备（γ照相机、SPECT或PET）进行显像。心肌血流灌注正常区域心肌显影，而血流量减低的区域、缺血或坏死的心肌则影像变淡（稀疏）或不显影（缺损），从而达到了解心肌供血情况并诊断心肌疾病的目的。因此，心肌灌注显像不仅能准确反映心肌局部的血流情况，而且心肌对显像剂的摄取也是反映心肌细胞存活与活性（viability）的重要标志。

二、显　像　剂

理想的心肌灌注显像剂应具备条件：①心肌显像剂的摄取与局部心肌血流灌注成正比，能真实反映心肌血流量的变化。②心肌对显像剂的摄取要足够高，达到探测局部血流差异的目的。③心肌对显像剂的摄取主要与心肌血流有关，不受其他药物影响、且与心肌代谢无关。④心肌显像剂所应用的放射性核素具有较好的物理性能。目前用于心肌灌注显像的药物较多，不同的显像剂其生物学特性、显像方法及临床价值有一定差别。

（一）^{99m}Tc标记化合物

^{99m}Tc标记化合物心肌灌注显像剂包括^{99m}Tc-MIBI、^{99m}Tc-tetrofosmin、^{99m}Tc-furifosmin、^{99m}Tc-NOET和^{99m}Tc-teboroxime等，它们在心肌内的生物学分布有所不同。^{99m}Tc标记心肌灌注显像剂具有合适的物理特性和较低的辐射吸收剂量。

1. ^{99m}Tc-MIBI（^{99m}Tc-甲氧基异丁基异腈） 是目前临床应用最为广泛的心肌灌注显像剂。^{99m}Tc-MIBI是一种亲脂性的正一价阳离子络合物，静脉注射后随血流到达心肌，其在心肌内的分布与局部心肌血流成正比。MIBI通过被动弥散方式进入心肌细胞线粒体，并牢固地与细胞膜结合，首次心肌的提取分数（extraction efficiency）约为总摄取量的65%。在注射显像剂后1～2h的常规显像时间内，该显像剂的结合相对牢固，半清除时间大于5h，没有再分布（redistribution）显像。因此，注射显像剂后几小时内的显像仍然反映注射当时的心肌血流分布。该显像剂主要从肝胆和肾脏排出，故肝脏、胆囊的放射性浓聚有时会干扰心肌图像质量。注射30min后进食脂餐或全脂牛奶可以加速肝胆系统对 ^{99m}Tc-MIBI 的排泄，减少心肌下后壁伪影。

2. ^{99m}Tc-tetrofosmin（P53，替曲膦） 该显像剂是一种带正电荷的脂溶性二膦络合物，是继 ^{99m}Tc-MIBI 之后又一种重要的心肌灌注显像剂。P53 在心肌内的动力学分布与 ^{99m}Tc-MIBI 相似，在静脉注射后通过被动扩散机制迅速被心肌所摄取，首次摄取分数约为54%，心肌摄取在5min达到峰值，且在4h内保持稳定，血液、肝脏、肺清除快，无明显再分布。注射显像剂后30min左右即可显像，且标记过程不需煮沸加热。

（二）正电子心肌灌注显像剂

常用的有 ^{13}N-NH$_3$·H$_2$O、^{15}O-H$_2$O 和 ^{82}Rb。

1. ^{13}N-NH$_3$·H$_2$O ^{13}N 由回旋加速器生产，$T_{1/2}$ 为10min，^{13}N-NH$_3$ 通过自由扩散的方式进入心肌细胞内，在心肌内首次通过的提取分数约为总摄取量的90%。^{13}N-NH$_3$ 参与细胞代谢，可在谷氨酰胺合成酶的作用下转变为谷氨酸或谷氨酰胺，但首次通过摄取率不受代谢的影响。

2. ^{15}O-H$_2$O 回旋加速器生产的显像剂，$T_{1/2}$ 为2min。在血流量为每分钟80～100ml/100g的条件下，首次通过的提取分数为总摄取量的96%～100%，心肌对 ^{15}O-H$_2$O 的摄取与冠状动脉的血流量呈正相关。其缺点是半衰期短，技术要求高。

3. ^{82}Rb 是由 ^{82}Sr-^{82}Rb（^{82}锶-^{82}铷）发生器生产，^{82}Sr 的 $T_{1/2}$ 为25天，经电子俘获衰变为 ^{82}Rb，一个 ^{82}Sr-^{82}Rb 发生器可使用1个月左右。由于 ^{82}Rb 的 $T_{1/2}$ 仅78s，故可以在短时间内重复检查。^{82}Rb 被心肌摄取的机制与钾离子相似，通过 Na$^+$-K$^+$-ATP 酶主动转入细胞内。在正常情况下，心肌细胞对 ^{82}Rb 的首次提取分数为65%～70%。

（三）^{201}Tl

^{201}Tl 由回旋加速器生产，在衰变过程中发射69～83keV（88%）的X线和135keV、165keV、167keV（12%）的γ射线，$T_{1/2}$ 为74h。由于 ^{201}Tl 相对长的半衰期，其使用剂量也较小，通常给予74～111MBq（2～3mCi）。^{201}Tl 首次通过心肌的提取分数约为总摄取量的85%，早期心肌摄取量与心肌的血流量成正比。^{201}Tl 进入心肌细胞的过程与 Na$^+$-K$^+$-ATP 酶泵有关，为主动摄取，因而心肌对 ^{201}Tl 的摄取也是有活性的心肌细胞膜完整的标志。^{201}Tl 在心肌细胞内的实际半衰期约为85min，但由于 ^{201}Tl 在细胞内有持续的再蓄积作用（reaccumulation），故其在心脏的有效半衰期为7.5h。^{201}Tl 心肌灌注显像的一个重要特点是在一次静脉注射后能获得静息和延迟心肌血流灌注影像，这一特点的主要原因是 ^{201}Tl 有再分布（redistribution）现象。再分布是指正常心肌对 ^{201}Tl 的清除在2h内可达30%，但是缺血心肌在这段时间内清除明显减少，甚至不断摄取显像剂，导致2h后的延迟显像缺血部位显像剂分布增多，使早期显像中缺血部位的放射性稀疏或缺损区消失或明显减轻，将早期显像与延迟显像对比分析就可以对冠状动脉内血流灌注情况进行评价。此现象对于鉴别局部心肌缺血有重要意义。由于 ^{201}Tl 具有“再分布”的特点，一次注射就可以得到静息心肌影像和再分布影像，具有方便、省时的优点。

三、心肌负荷试验

（一）负荷心肌灌注显像原理

心肌负荷试验对于心肌灌注显像至关重要。正常冠状动脉有较强的储备能力。在静息状态下，即使存在冠状动脉狭窄，动脉狭窄区的心肌仍可能维持供血，进行心肌显像时显像剂分布与正常区可能无明显差异或仅轻度减低。但是在负荷状态下，冠状动脉血流量较静息状态有明显增加。如运动负荷时，其血流量较静息时增加2～3倍，应用冠状动脉扩张剂进行药物负荷时冠状动脉血流量可增加4～5倍。在负荷状态下，供血正常的心肌血流量呈3～5倍增加，显像剂的摄取也随之增多；而冠脉狭窄区域，则不能随负荷相应的增加血液灌注，使病变区与正常区的心肌血流量产生较大差异，导致显像剂分布的差异增大，从而有利于显示缺血病灶。因此，对可疑冠心病或心肌缺血患者，仅行静息心肌灌注显像不能判断有无心肌缺血，需要常规进行负荷心肌灌注显像（stress myocardial perfusion imaging）。负荷心肌灌注显像通过评价冠状动脉的储备功能反映有无心肌血流灌注异常，可以提高诊断心肌缺血的敏感性和特异性，是诊断心肌缺血不可缺少的环节。

（二）负荷试验分类

心脏负荷试验通常分为运动负荷试验（exercise stress test）和药物负荷试验（pharmarceutical stress test）两类。心肌灌注显像负荷方案的选择主要依据患者的具体情况而定，运动负荷是首选方案。因为运动负荷试验是最符合人体生理状态的试验，可以额外获得有关心脏功能、活动耐量、运动诱发的缺血性心电图改变或心律失常、心率储备、心率恢复等有价值的冠心病诊断和预后评价信息。对于不能运动或运动不达标、左右束支传导阻滞、起搏器植入的患者可以选择进行药物负荷（如腺苷、双嘧达莫、多巴酚丁胺等）。运动和药物负荷效果基本相同，诊断冠心病的准确性和安全性相近。

1. 运动负荷试验　当躯体运动时，全身血容量增加，心脏负荷加重，心肌耗氧量增大，并通过神经体液调节，使冠状动脉扩张，血流量增加，心肌收缩功能增强。正常冠脉供血区心肌血氧供需平衡，而狭窄的冠脉出现心肌血氧供需失衡。与正常冠脉相比，狭窄的冠脉供血区心肌血流灌注量低，通过心肌灌注显像方法即可评价冠状动脉血流和心肌血供状态。

运动负荷试验使用最广泛的是由Bruce设计的方案。通常是采用分级式次极量踏车运动，一般从25～30W（瓦）开始，每3min增加20～30W重量（根据患者体力而定），达到预计最大心率的85%（190-年龄）时；或患者出现心绞痛、衰竭、呼吸困难、心律紊乱、共济失调、头昏、晕厥、组织灌注差、血压升高（血压＞250/115mmHg）、血压下降（或收缩压较基础血压降低≥10mmHg）、心电图ST段下移＞1mm等情况时为止。立即给患者从预先建立的静脉输液通道中注射心肌显像剂，然后在最大负荷量情况下继续运动1～2min。如果患者不能够耐受继续运动，必要时可降级与减速，或终止运动。

运动负荷试验的适应证包括：疑诊冠心病的患者，冠心病患者心肌缺血范围、程度及预后的估测，药物或血管重建术治疗的疗效观察，心脏疾病的心脏储备功能的估测等。禁忌证包括：①不稳定心绞痛；②急性心肌梗死进展期、或有严重并发症者，充血性心力衰竭失代偿期；③严重心律失常；④疑似或已知有夹层动脉瘤、急性心肌炎、心包炎或心内膜炎；⑤主动脉重度狭窄或关闭不全；⑥严重肺部疾病，急性全身疾病或感染、未控制的代谢性疾病（重度糖尿病、甲状腺毒症等）；⑦年老体弱，骨关节病患者不能完成运动试验者，难以控制的高血压患者（血压＞200/110mmHg）。

运动试验本身导致并发症和死亡率较低，但是在不同年龄组及有无器质疾病史的人群中差别较大。运动试验严重并发症（死亡、心肌梗死、心室颤动）的发生率为0.008%。尽管发生率较低，但仍需严格掌握适应证、禁忌证和终止运动指征，准备好抢救设备和药品，运动试验中，密切监测患者的心电图、血压变化。

2. 药物负荷试验　药物负荷试验的基本原理与运动负荷试验相同，不同的是利用扩张冠状动脉血管的药物来扩张冠状动脉，达到增加心肌血流的作用。病变动脉与正常动脉对药物反应有明显差异，其扩张后难以达到正常动脉扩张的程度，从而造成显像剂在局部浓聚的差异，应用心肌灌注显像就可以将这种差异明确地表现出来。药物负荷试验可采用冠状动脉扩张剂（如腺苷、双嘧达莫、瑞加诺生）、或正性肌力药物（多巴酚丁胺）。

双嘧达莫的作用是通过抑制细胞对腺苷的吸收，使得腺苷在组织或血液中的浓度增高，利用腺苷强有力地扩张冠状动脉的作用，增加冠脉血流量。因此，腺苷与双嘧达莫的作用很相似，可使冠状动脉血流增加达4倍。瑞加诺生是腺苷A_{2A}受体的低亲和力激动剂，其亲和力至少比对A_1、A_{2B}和A_3腺苷受体高10倍以上，其激动作用会使冠脉血管舒张，从而增加冠状动脉血流量。多巴酚丁胺是一种增强心肌收缩力的药物，通过作用于心肌β_1受体，使心率增快、收缩压升高、心肌收缩力增强、心肌耗氧量增加，产生与运动负荷试验相类似的作用，冠脉血流增加可达3倍。

药物负荷试验终止指标包括：①哮喘发作；②严重胸痛或副作用不能耐受；③ST段压低的幅度≥2mm；④症状性、持续性Ⅱ度或Ⅲ度房室传导阻滞，严重的室性或室上性心律失常；⑤外周灌注不良（皮肤冷、苍白、发绀）；⑥血压波动大，如血压≥240/120mmHg，收缩压下降＞40mmHg等。

腺苷负荷试验过程中部分患者会出现胸前区压迫感或胸痛、头痛、面部潮红、气促、恶心和上腹部不适等症状，多为腺苷扩血管作用所致。由于其半衰期极短（20～30s），只要终止静脉注射腺苷，上述症状会消失，很少需要注射氨茶碱。双嘧达莫和瑞加诺生并发症与应用腺苷相同，部分患者需要应用氨茶碱缓解症状。多巴酚丁胺副作用发生率较高，最常见的有心悸、心前区闷痛、头痛、焦虑、呼吸急促、恶心、面部潮红不适等。多巴酚丁胺半衰期较短，一般副作用不需要特殊治疗，终止用药后数分钟内副作用可以缓解。若出现严重心绞痛或室性心律失常等严重副作用时，可静脉注射β受体阻滞剂或硝酸甘油等处理。

四、检查方法

（一）显像方案

根据所使用的放射性药物不同而有差别。下面仅介绍目前国内最常用的^{99m}Tc-MIBI SPECT、^{13}N-NH_3·H_2O PET心肌灌注显像方案供参考。患者应至少12h内避免饮用含咖啡因的饮料，并至少48h内避免服用含氨茶碱类的药物。负荷试验期间需要密切观察心率、血压，并监测心电图。

1. ^{99m}Tc-MIBI SPECT静息显像　静息状态下，注射^{99m}Tc-MIBI 740～925MBq（20～25mCi），1.0～1.5h后显像。注射显像剂后30min饮全脂牛奶

或食用脂餐（下同）。

2. $^{13}N\text{-}NH_3 \cdot H_2O$ PET 静息显像 静息状态下，静脉注射 $^{13}N\text{-}NH_3 \cdot H_2O$ 370～555MBq（10～15mCi），对于体重过重者，可增加剂量至 925～1110MBq（25～30mCi），注射显像剂后 3min 即可开始进行 PET 心肌图像采集。

3. ^{99m}Tc-MIBI 负荷-静息（exercise-rest）隔日显像法 由于 ^{99m}Tc-MIBI 无明显的再分布，评价负荷及静息状态心肌血流时，需分别两次注射显像剂和显像。在负荷高峰注射 740～925MBq（20～25mCi），0.5～1.5h 后显像；隔日再注射 740MBq，1～1.5h 行静息显像。

4. ^{99m}Tc-MIBI 静息-负荷显像一日法 休息时注射 296～333MBq（8～9mCi），1～1.5h 行静息显像，1～4h 后行负荷试验再注射 814～925MBq（22～25mCi），0.5～1.5h 显像。

5. $^{13}N\text{-}NH_3 \cdot H_2O$ 静息-负荷显像一日法 建立静脉通道后，先进行静息显像，注射显像剂前患者需平卧休息，经静脉通道注射 $^{13}N\text{-}NH_3 \cdot H_2O$ 370～555MBq（10～15mCi）后，即刻开始显像。显像结束后，患者在检查床上休息 20min，然后进行药物负荷显像：连接心电监护仪，记录血压、心率，监测心电图；采用微量注射泵注射腺苷或三磷酸腺苷（ATP），按体重 0.14mg/（kg・min），共注射 6min，3min 时床边注射 $^{13}N\text{-}NH_3 \cdot H_2O$ 370～555MBq（10～15mCi）后即刻开始动态采集心脏图像。如果应用瑞加诺生注射液，可在 10s 内经外周静脉注射（5ml），随后立即应用 5ml 生理盐水冲洗管路，间隔 10～20s 后可以在同一管路注射 $^{13}N\text{-}NH_3 \cdot H_2O$（10～15mCi），并在注射后即刻开始采集动态心脏图像。

（二）显像方法

1. 心肌断层显像（tomography imaging） 静脉注射 ^{99m}Tc-MIBI 740MBq（20mCi）1h，选择 ^{99m}Tc 能谱峰（energy peak），应用低能通用（或高分辨）平行孔准直器 SPECT 进行断层采集，通过自动轮廓或椭圆形轨道，使探头贴近胸壁，探头从右前斜 45° 开始到左后斜 45° 顺时针旋转 180°，每 5.6°～6° 采集 1 帧图像，共 30～32 帧。采集结束后应用心脏专门断层处理软件进行滤波反投影三维重建，获得左心室心肌短轴（short axis）、水平长轴（horizontal long axis）和垂直长轴（vertical long axis）断层图像。

2. $^{13}N\text{-}NH_3 \cdot H_2O$ PET/CT 心肌灌注显像 注射 $^{13}N\text{-}NH_3$ 前无须空腹，成人剂量 740～1110MBq（20～30mCi），注射显像剂后立即应用 PET/CT 进行心肌显像，也可采用药物负荷后行心肌灌注显像。一般先以 CT Scout 扫描图对扫描部位定位后行 CT 扫描，再行 PET 2D 或 3D 模式采集，扫描范围 1 个床位，采集时间 8～10min。选择适当的重建参数（重建方式、滤波函数、矩阵大小、放大因子、截止频率等）进行图像重建。

3. 门控心肌灌注显像（gated myocardial perfusion imaging，G-MPI） 以心电图 R 波作为门控信号，每个心动周期一般采集 8 帧图像，从右前斜 45° 开始到左后斜 45° 旋转采集 180°，每 5.6°～6° 采集一个投影面，共采集 30～32 个投影面。采集结束后应用专用软件进行图像处理和断层重建。获得左心室在收缩期及舒张期系列的心肌断层影像，据此可同时获得心肌血流灌注和心室收缩、舒张功能、左心室容积、左心室室壁运动等指标，如射血分数、高峰充盈率、高峰充盈时间、左心室舒张末期容积、收缩末期容积等。门控心肌断层显像的基本条件是受检者心律整齐；心房颤动、心律不齐的患者不能行门控心肌断层显像，只适宜行非门控心肌断层显像。

五、图像分析

（一）正常图像

正常情况下，无论是负荷后还是静息心肌灌注显像，心肌的显像剂分布较均匀，不同室壁的放射性计数分布变化不超过 20%，左心室心肌轮廓清晰，而右心室心肌影像较淡，甚至无明显显影。运动负荷后影像与静息时影像左心室的分布基本一致。

心脏的断层影像以心脏的短轴、水平长轴和垂直长轴三个方向的断层面显示。短轴断层影像是垂直于心脏长轴从心尖向心底的依次断层影像，第一帧图像为心尖，最后一帧为心底部，影像呈环状，该层面能较完整地显示左室各壁心肌的情况。心脏的长轴断层影像均类似于马蹄形，水平长轴断层是平行于心脏长轴由膈面向上的断层影像，能较好地显示间壁、侧壁和心尖；而垂直长轴断层是垂直于上述两个层面由室间隔向左侧壁的依次断层影像，可显示前壁、下壁、后壁和心尖（图 9-1）。在左心室心肌的各断面影像，除心尖区和左心室基底部显像剂分布稍稀疏外，其余各壁分布均匀，边缘整齐（图 9-2）。

由于受检者身体软组织对 γ 光子的衰减而产生的伪影可干扰心肌断层影像的分析，女性的乳房组织、男性的膈肌和胸肌等可以产生室壁局灶性衰减伪影。此外，肝胆系统排泄放射性药物造成肝脏、肠道放射性聚集，胃或胃黏膜可因放射性药物经十二指肠反流或摄取游离锝而表现为放射性浓聚。这些腹腔脏器的放射性摄取可影响左心室下壁的影像。SPECT/CT 可以利用 CT 进行衰减校正，减少伪影的发生。

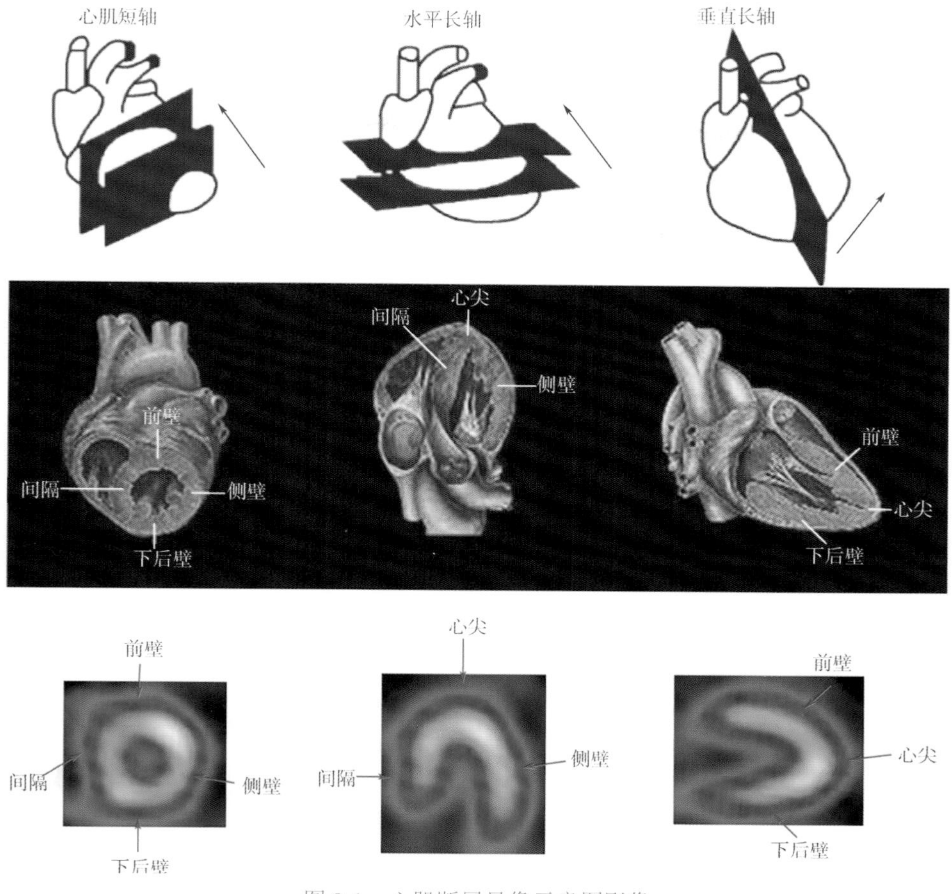

图 9-1　心肌断层显像示意图影像

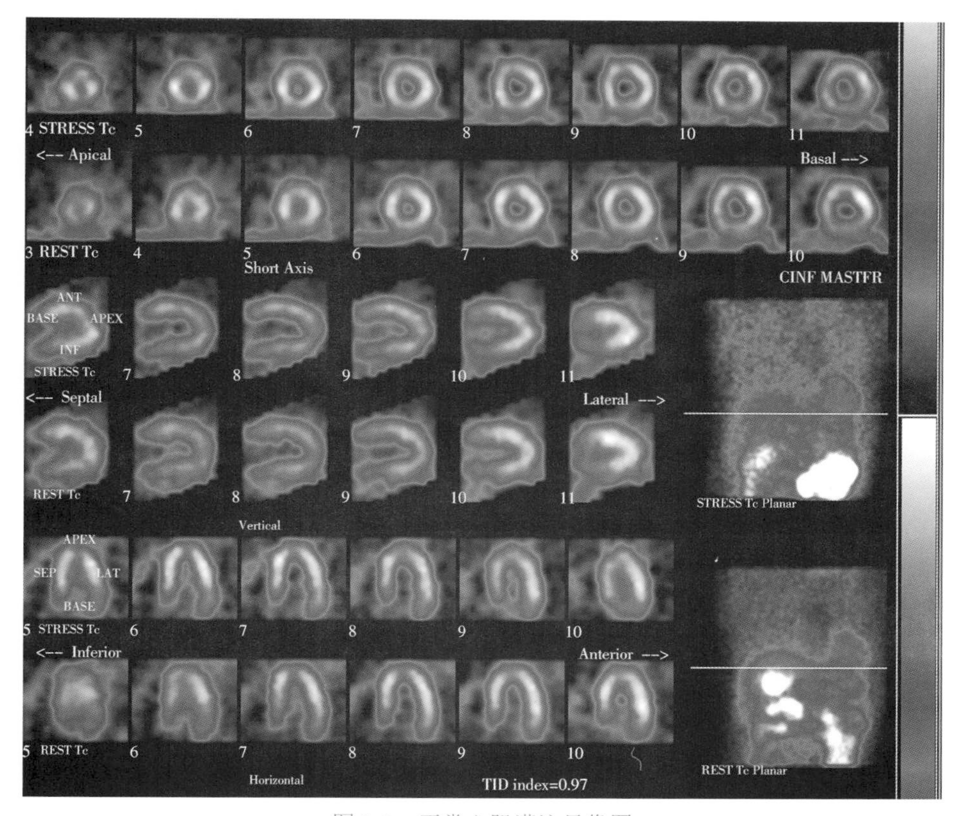

图 9-2　正常心肌灌注显像图

1、2 横排分别为运动负荷后和静息时短轴，3、4 横排为运动负荷后和静息时垂直长轴，5、6 横排为运动负荷后和静息时水平长轴

(二)异常图像及解析

与正常心肌细胞相比，缺血心肌细胞摄取显像剂的量减少、或摄取速度和洗脱较慢。这些特征导致典型的心肌缺血影像改变：即负荷显像缺血心肌呈显像剂分布缺损或稀疏，而静息或再分布显像出现明显改善或填充。诊断异常的标准是：同一心肌节段在两个不同方向的断面上连续两个或两个以上层面出现异常。

临床上通常将静息时心肌显像图像与负荷试验后的显像对比分析，并根据放射性分布缺损的类型不同，分为可逆性缺损（reversible defects）、部分可逆性缺损（partial reversible defects）、固定性缺损（fixed defects）、反向再分布（reverse redistribution）和其他异常表现等几种类型：

1. 可逆性缺损 在负荷状态时，室壁局部存在放射性分布稀疏或缺损，而静息或延迟显像相应部位又出现显像剂分布或填充（恢复到正常），这种情况常提示心肌可逆性缺血（reversible ischemia）（图 9-3）。大多数情况下，这种影像表现提示冠状动脉狭窄所致的心肌缺血。

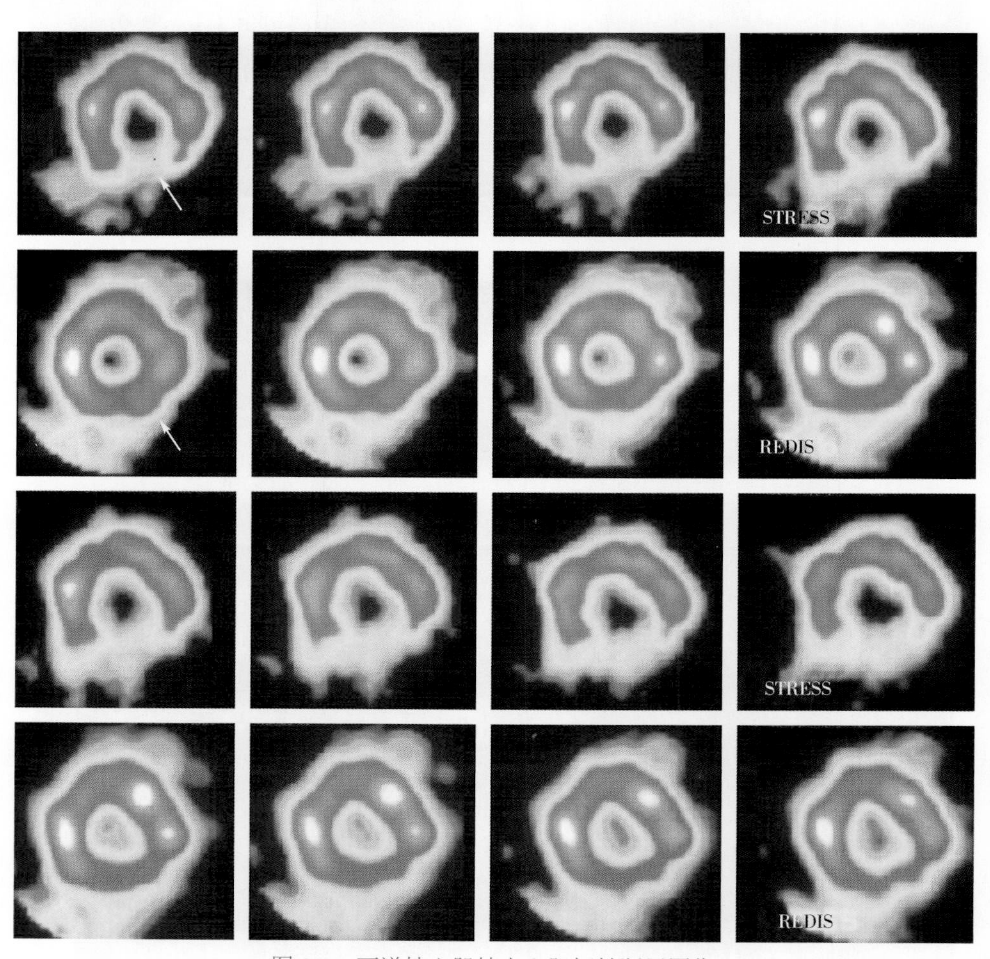

图 9-3 可逆性心肌缺血心肌短轴断层图像

第 1、3 横排为运动负荷影像，示下壁后壁心肌分布稀疏；第 2、4 横排为静息影像，其稀疏区填充，提示为可逆性缺血

2. 部分可逆性缺损 负荷试验显像时室壁呈现放射性分布稀疏或缺损，而静息或延迟显像时相应心肌缺损区仅有部分填充，缺损面积缩小（图 9-4）。这种影像提示心肌梗死伴有缺血。这类患者心脏事件发生率高，有可能再次发生心肌梗死甚至猝死，是高危人群。

3. 固定性缺损 指在负荷和静息（或延迟）状态下，室壁局部放射性缺损没有变化，通常提示心肌梗死或瘢痕组织（图 9-5），部分患者需进行心肌葡萄糖代谢显像以进一步评估心肌存活，以指导治疗。

4. 反向再分布 这种图像是指心肌负荷显像为正常分布，而静息或延迟显像显示出新的放射性减低；或者负荷心肌显像出现放射性分布减低，静息或再分布显像时更严重。对于反向再分布的成因和临床意义目前还不明确。目前较为一致的观点认为，反向再分布心肌节段可能存在血管开通、功能性侧支循环形成或微血管再灌注的恢复。有学者认为其与心肌缺血性损害并无直接关联，技术原因如显像

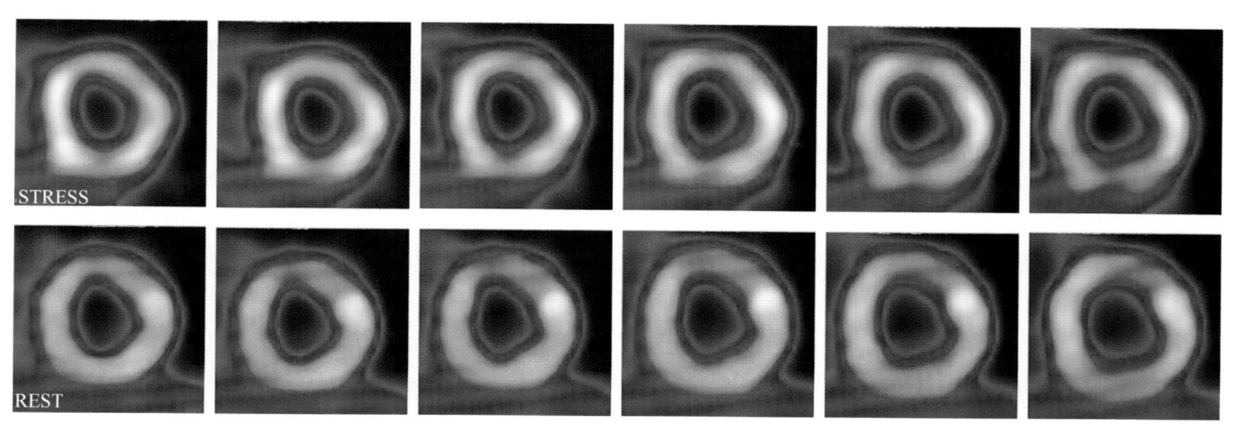

图 9-4 部分可逆性心肌缺血患者心肌灌注显像

上排为运动负荷影像，示下壁中段心肌显像剂分布稀疏不均；下排为静息影像，其稀疏区显像剂分布部分改善，提示为部分可逆性缺血

（图像由华中科技大学协和医院 兰晓莉教授 提供）

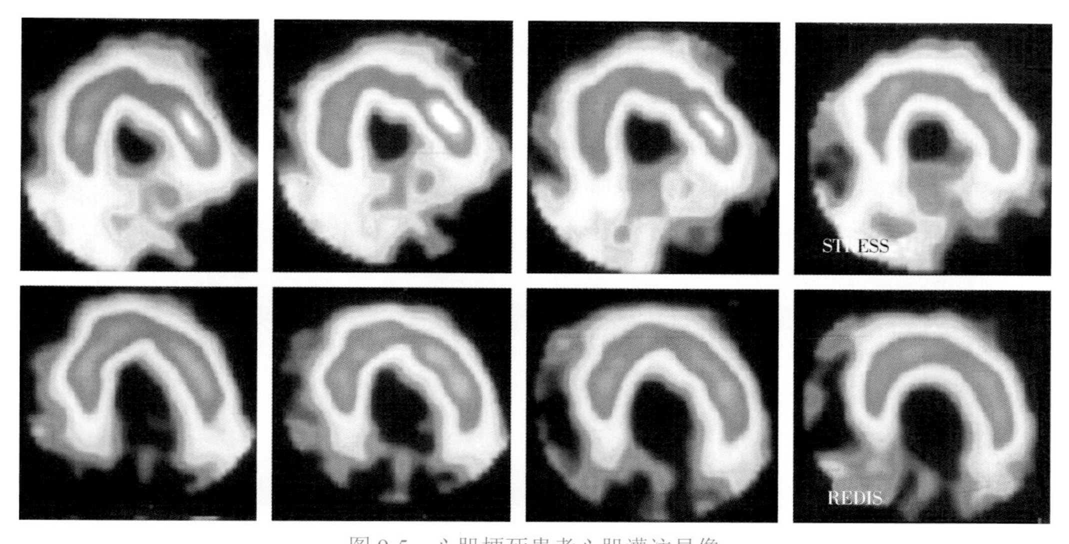

图 9-5 心肌梗死患者心肌灌注显像

短轴断面图，第 1 横排为负荷影像，第 2 横排为静息影像，示下壁及后壁呈固定缺损

剂质量差或用量过低、采集计数不足等可能是原因之一。还有学者通过应用 ^{18}F-FDG PET 显像以及再次注射法 ^{201}Tl 心肌显像等证实，多数反向再分布的区域为存活心肌。反向再分布的原因和临床意义仍有待进一步研究。

5. 其他异常表现

（1）负荷后肺摄取增加：在静息或负荷试验后心肌灌注显像时，一般肺部没有或很少有显像剂分布，但是在负荷后肺野有显像剂分布，称为负荷后肺摄取增高。正常肺与心肌摄取比值＜0.5（^{201}Tl）和＜0.45（^{99m}Tc-MIBI），摄取比值增高提示肺摄取增加。其机制是左心室充盈压增高及肺毛细血管楔压增高，显像剂在肺内运转减慢，增加了显像剂的肺摄取或显像剂从血管渗透至肺间质增加。负荷后肺摄取增加提示严重或多支病变冠心病或伴有左室功能不全，预后较差。

（2）左心室暂时性缺血扩张（transient ischemic dilation，TID）：左心室在运动负荷后较静息时明显增大提示运动诱发心室功能障碍，是心脏事件高危因素的标志之一。

（3）右心室扩大和右心室心肌显像剂摄取增加：正常情况下，由于左心室室壁厚度是右心室的 3 倍，心肌灌注显像时，右心室最大计数仅为左心室 1/2，因此右心室显影不清。引起右心室显像剂摄取增加的因素包括，右心室肥厚、肺动脉高压或右心功能不全等。此外，左心室心肌整体放射性摄取减低也可造成右心室摄取增加。

（三）心肌显像的定量分析

1. 极坐标靶心图分析（polar bull's eye analysis） 临床应用最广的心肌断层图像定量分析法，它是一幅包含整个左室心肌显像剂相对分布的图像。其原理是根据圆周剖面分析法，将短轴断层影像以极坐标展开形成二维图像，并以不同的颜色显示心肌各壁相对计数值的定量分析法。影像的中心为心尖，周边为基底，上部为前壁，下部为下壁和后壁，左侧为前、后间壁，右侧为前、后侧壁。而靶心图与冠状动脉供血区相匹配（图 9-6），通过分析靶心图上各节段心肌对显像剂的摄取量，可明确“犯罪”（病变）血管的位置。通常将相对计数值与建立的正常参考值比较，将低于正常下限（均值-2.5 标准差）的病变区域用黑色显示，又称为变黑图（black-out），使阅片者更容易观察病变的程度与范围（图 9-7）。此外，还可将负荷影像与静息或再分布影像同时显示在一个画面上进行比较，并进行影像相减处理，对可逆性缺损进行量化显示；也可将治疗前后两次心肌显像的靶心图相减，获得相减靶心图，以定量估计心肌血流改善的情况。靶心图并非一幅真实的图像，而是一幅模拟的彩色图。

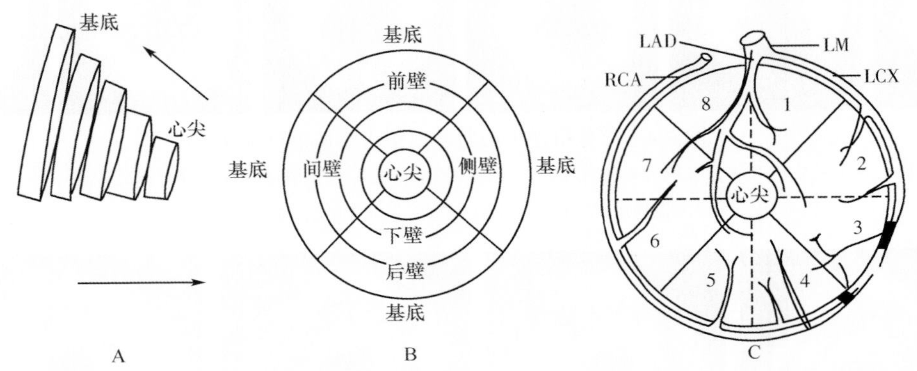

RCA. 右冠状动脉；LM. 左冠状动脉主干；LAD. 左前降支；LCX. 左回旋支。1～8 为示意图分区后编号

图 9-6 靶心图与冠状动脉供血区示意图

A. 心肌短轴断层示意图；B. 靶心图与各室壁的关系；C. 靶心图节段与冠状动脉分布图

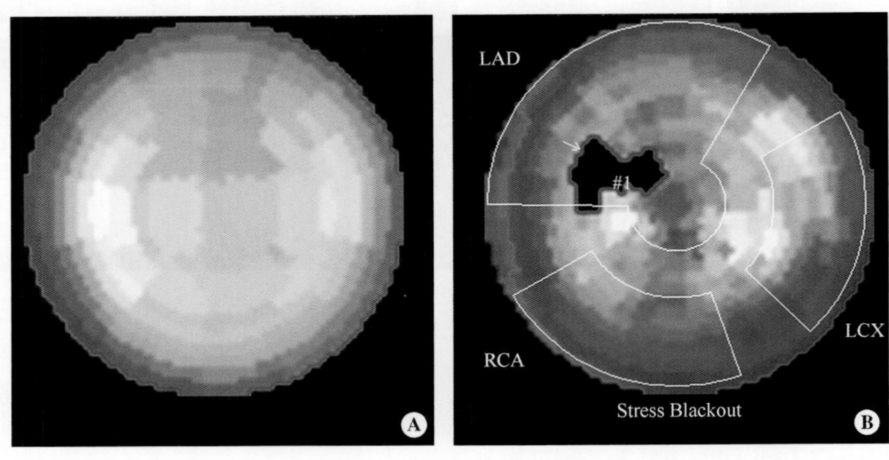

图 9-7 正常及异常靶心图

A. 正常；B. 前间壁变黑区示局限性心肌缺血

2. 灌注异常范围的半定量分析 灌注异常范围是指心肌及其血管支配的区域出现的异常面积。美国核心脏病学会推荐使用视觉半定量 17 节段进行半定量分析，以三个短轴层面以及一个垂直长轴层面为基础，将心肌划分为 17 个节段（图 9-8）。这种方法缺损范围用小面积、中等面积及大面积缺损描述，具体判读标准见表 9-1。

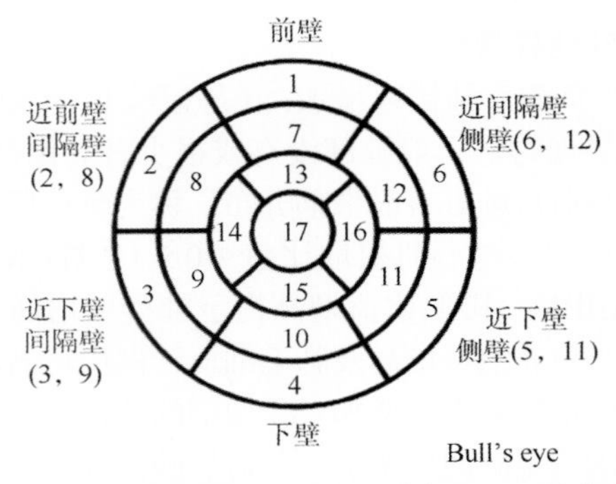

1. 前壁基底段；2. 前间隔基底段；3. 下间隔基底段；4. 下壁基底段；5. 下侧壁基底段；6. 前侧壁基底段；7. 前壁中段；8. 前间隔中段；9. 下间隔中段；10. 下壁中段；11. 下侧壁中段；12. 前侧壁中段；13. 前壁近心尖段；14. 间隔近心尖段；15. 下壁近心尖段；16. 侧壁心尖段；17. 心尖段

图 9-8 左心室心肌 17 节段命名法

表 9-1　心肌灌注缺损面积定量分析和半定量分析

分析指标	小面积缺损	中等面积缺损	大面积缺损
半定量分析			
区域血管数量	≤1	1～2	2～3
心肌节段数量	1～2	3～5	>5
负荷总积分	4～8	9～13	>13
定量分析			
靶心图(占左心室%)	5～10	11～20	>20

3. 门控心肌灌注显像的定量分析　G-MPI 较传统非门控 MPI 的优势在于能够测定左室心功能。近年来，应用 G-MPI 计算左室功能的定量分析技术越来越成熟，并可由 SPECT 工作站上的相关软件完成，结果与超声心动图、核素心血池显像、左心室造影、心脏磁共振成像的结果间有很好的相关性。G-MPI 测定左心室功能参数包括整体功能参数、局部功能参数和左心室收缩同步性等评价。

左心室整体功能参数：包括左心室射血分数（ejection fraction，EF）、收缩末期容积（end-systolic volume，ESV）和舒张末期容积（end-diastolic volume，EDV）等。左心室功能也可以从收缩功能、舒张功能、容量负荷参数进行评估，包括以下几类：①反映心室收缩功能的参数：左或右心室射血分数（EF）、心输出量（cardiac output，CO）、每搏容量（stroke volume，SV）、高峰射血率（PER）、1/3 射血分数（1/3EF）等；②反映心室舒张功能参数：高峰充盈率（peak filling rate，PFR）、高峰充盈率时间（time of peak filling rate，TPFR）、1/3 充盈率（1/3FR）和 1/3 充盈分数（first-third filling fraction，1/3FF）等；③反映心室容量负荷的参数：收缩末期容积（end-systolic volume，ESV）和舒张末期容积（end-diastolic volume，EDV）。

通常在静息状态下，左心室 EF >50%，右心室 EF >40%，否则为 EF 值减低；而负荷试验后射血分数的绝对值应比静息时增加 5% 以上，负荷后 EF 值无明显增加甚至下降均提示为心脏储备功能异常；负荷后舒张末期容量也相应增加，收缩末期容量相对减少。舒张期功能的评估对于冠心病的早期诊断以及正确认识伴有收缩期功能正常而舒张期功能异常的充血性心力衰竭具有重要意义，是左心室肥厚、冠状动脉疾病以及限制型心肌病患者最常用的参数。左心室舒张期分为三个时相，即早期快速舒张充盈相（rapid-filling phase）、慢速充盈相（diastasis）和房性收缩（atrial kick），大约 80% 的心室充盈是在早期快速充盈期完成的，仅有 10%～15% 的左心室充盈是在慢速充盈相和房性收缩期间完成。高峰充盈率（PFR）是指早期舒张充盈相的最大斜率，是临床上最常用的舒张期功能指标，其正常值>2.1EDV/s。

左心室局部功能参数：包括局部射血分数（regional ejection fraction，REF）、局部室壁运动（regional myocardial wall motion，RWM）、局部室壁增厚率（regional myocardial wall thickening，RWT）等。在进行局部功能评估的过程中，通常利用计算机软件将左心室分为 5～8 个扇形区域，每个区域计算局部射血分数（REF）均应>50%（图 9-9）。局部室壁运动评分分级：0 为运动正常；1 为轻度运动减弱（hypokinesis）；2 为中度运动减弱；3 为重度运动减弱；4 为室壁无运动（akinesis）；5 为反向运动（dyskinesis）（图 9-10），获得 17 个心肌节段的运动异常总评分（summed motion score，SMS）。心肌节段从舒张末期到收缩末期增厚的百分比，获取室壁增厚率评分（thickening）：0 为正常；1 为不确定；2 为减弱；3 为重度减弱或无增厚，获得 17 个心肌节段的室壁增厚异常的总评分（summed thickening score，STS）。左室收缩同步性的评价：正常心脏的收缩是“全”或“无”的，也就是心肌的收缩要么不产生，一旦产生则全部心肌细胞都参与收缩，同步收缩有利于完成泵血功能。如果左室心肌收缩丧失了同步性，则会导致心功能恶化。

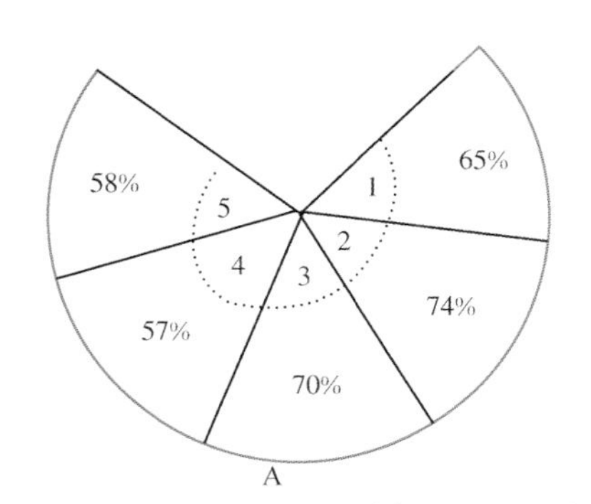

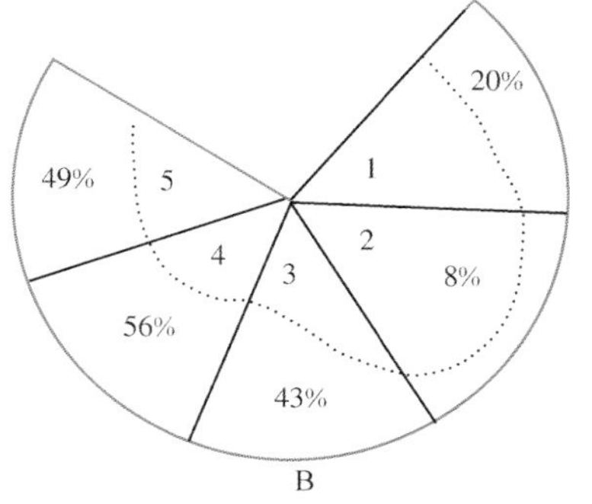

图 9-9　局部射血分数示意图

A. 正常；B. 异常

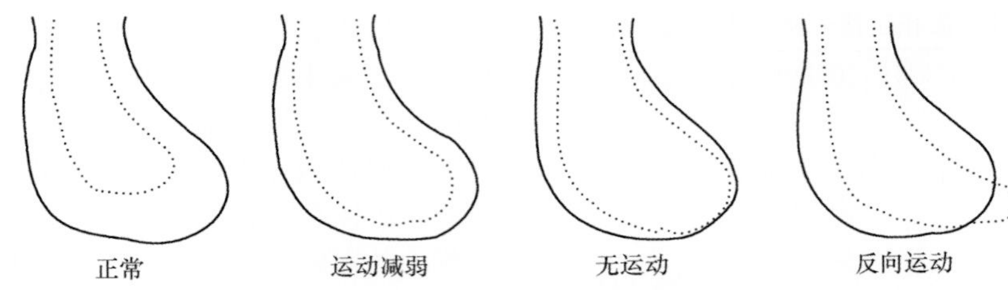

图 9-10　局部室壁运动常见类型

近年来，G-MPI 在室壁增厚率分析的基础上发展了相位分析（phase analysis）技术，用于评价左室同步性，较其他影像学方法（如超声心动图），重复性好。相位分析技术的原理：心血池影像的每一个像素都可以生成一条时间-放射性曲线，由于心室的运动呈周期性变化，因而所得的时间-放射性曲线也呈周期性变化，通过对曲线进行正弦或余弦拟合（即傅里叶转换）可以获得心室局部（每个像素）开始收缩的时间（即时相）以及收缩幅度（振幅）两个参数。用这两个参数进行影像重建可以获得心室的时相图（phase image）、振幅图（amplitude image）和时相电影（phase cine）三种功能影像及时相直方图（phase histogram）。①时相图：是以不同的灰度或颜色反映心肌壁发生收缩的时间，灰度越高提示时相度数越大，即开始收缩的时间越晚。心房与心室开始收缩的时间相差甚远，故表现为完全不同的灰度或颜色，而左、右心室各壁的收缩基本同步，故表现为相同的灰度或颜色，无明显的分界线。②振幅图：是以不同颜色反映心脏各部位收缩幅度的大小，灰度高提示幅度大，正常左心室收缩幅度明显大于右心室及心房、大血管，局部室壁运动障碍时则表现为病变处灰度减低。③时相直方图：为心室时相度数的频率分布图，纵坐标代表分布的频率，横坐标为时相度数（0°～360°）；正常情况下，心室峰高且窄，心房及大血管峰低且较宽，两峰的时相度数相差近 180°，心室峰底的宽度称为相角程（phase peak width），反映心室最早收缩与最晚收缩时间之差，其参数是反映心室协调性的重要指标，正常的心室相角程＜65°（图 9-11）。④时相电影：将心脏各部位开始收缩的时间以一种显著标志（如黑色或白色）依次进行动态显示，即可直观地观察心肌激动传导的过程；正常时，电影显示可见室壁收缩的兴奋点起源于室间壁基底右侧，然后沿间壁下行，迅速传导至整个心室，最后消失于左、右心室的后基底部，右室的收缩略早于左室，如果有传导异常或室壁运动障碍，则其收缩的顺序和颜色就会发生改变。

4. 心肌血流量和冠脉血流储备功能　同时进行静息和负荷心肌血流灌注显像，可以获得心肌血流量（myocardial blood flow，MBF）和冠状动脉［血流］储备（coronary flow reserve，CFR）定量指标。MBF 是指单位时间内经冠脉循环通过单位质量心肌的血流容积，计量单位为 ml/（min·g）［或 cc/（min·g）］。CFR 是指冠脉最大充血 / 扩张状态时的心肌血流量与静息心肌血流量的比值，即负荷 MBF 和静息 MBF 的比值。目前对 MBF 和 CFR 正常截断值（cut-off）有一定争议，大多文献认为静息状态下 MBF 0.6～0.9ml/（min · g），负荷状态下 MBF ＞2.0ml/（min · g），CFR ＞2.0～2.5。MBF 和 CFR 的测定对于以下几种情况可能更有帮助：①无已知心脏病病史的患者，其症状可疑心肌缺血；②已知冠心病，需要进一步进行生理功能评估；③怀疑多支血管病变；④当冠状动脉造影正常而心肌灌注显像视觉评估有异常时，评估可能存在的冠状动脉微血管功能障碍；⑤有血管病变时进行心脏移植。

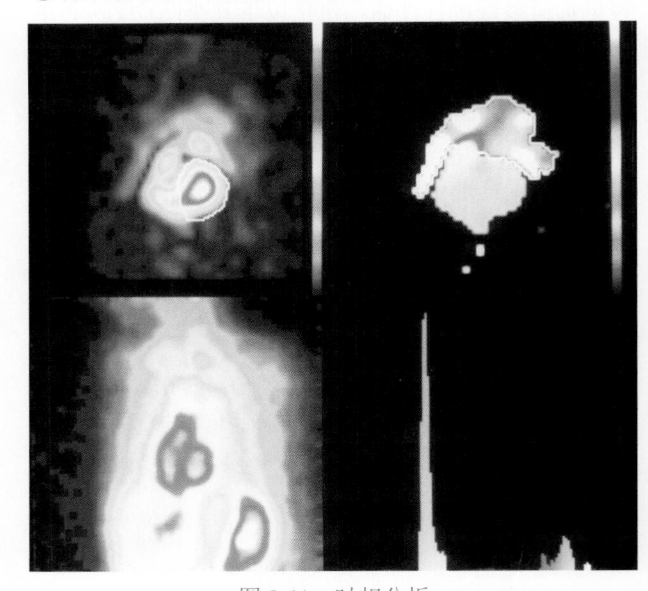

图 9-11　时相分析

上排为振幅图和时相图，下排为心血池影像和时相直方图，均为正常

六、临床应用

（一）冠心病的诊断价值

冠状动脉血管造影被认为是诊断冠心病的“金标准”，主要依据大的冠状动脉（右冠状动脉、左前降支、左回旋支）或左主干的狭窄程度，但是其仅显示血管轮廓，显示血管管径的不规则及阻塞，不能显示冠状动脉壁上真正的粥样硬化病变，因此，在评价冠

脉病变方面存在不可避免的缺陷。心肌灌注显像是诊断冠心病无创、安全、有效的功能检查方法，它不仅可以诊断有无心肌缺血，而且还可帮助确定缺血是否可逆以及冠状动脉的储备功能，为冠心病的临床治疗决策提供重要依据。从卫生经济学角度讲，心肌灌注显像也是诊断冠心病性价比最高的一种检查方法。在美国心脏学会/美国心脏协会/欧洲心脏病学会发布的冠心病诊断指南中，心肌灌注显像在疑似冠心病的多种情况下（如慢性胸痛、急性胸痛等）被评估为首选诊断方法。由中华医学会核医学分会、心血管病学分会联合颁发的《核素心肌显像临床应用指南（2018）》中，推荐心肌灌注显像应用于稳定性冠心病（SCAD）的诊断。

一项包括8964名患者的荟萃分析结果显示，心肌灌注显像诊断冠心病的汇总敏感性和特异性分别为86%和74%。负荷心肌灌注显像可以明显提高诊断的准确性。国内刘秀杰等报道了运动负荷心肌灌注显像诊断冠心病的价值，并与冠状动脉造影对比，发现前者诊断冠心病的灵敏度可达96%～98%，特异性在83%左右。有文献报告，应用腺苷或双嘧达莫药物负荷试验，诊断冠心病的敏感度为75%～80%，也有文献报告灵敏度高达95%～100%。

研究显示，心肌灌注显像诊断冠心病的灵敏度与冠状动脉狭窄程度和病变范围呈正相关。也就是说，当出现多支血管病变时，其检出的可能性要高于单支血管病变。Beller等研究结果显示，^{201}Tl心肌灌注断层显像诊断单支冠脉病变的灵敏度为83%，两支病变的灵敏度为93%，三支病变则达98%。值得注意的是，三支病变导致的均匀一致的“平衡性”缺血，单纯的目测分析方法，可能会导致诊断灵敏度降低，借助定量分析有助于提高诊断的准确性。

《核素心肌显像临床应用指南（2018）》指出，对于左心室射血分数＜50%并且有典型的胸痛者，建议直接进行冠状动脉造影，其余患者应根据验前概率（pre-test probability，PTP）选择进一步的诊疗路径。核素心肌灌注显像对不同PTP患者的推荐如下：①中高概率（65%＜PTP≤85%）疑诊SCAD患者首选运动负荷心肌灌注显像，不能运动或运动不达标者建议行药物负荷心肌灌注显像；②中低概率（15%＜PTP≤65%）疑诊SCAD患者首选运动心电图，但对于静息心电图异常、可能影响负荷心电图波形改变解读的患者，建议行负荷心肌灌注显像；③低概率（PTP≤15%）疑诊SCAD患者不推荐进行功能性检查，包括核素心肌灌注显像；④高概率（PTP＞85%）伴有典型的胸痛，或临床证据提示不良事件风险高的疑诊SCAD患者，可不进行无创性检查，直接行早期冠状动脉造影，以确立血运重建策略；⑤疑诊冠状动脉微血管病变（coronary microvascular disease，CMVD）的患者，在结合临床症状和冠状动脉造影等检查的基础上，CFR降低有助于冠状动脉微血管病变的诊断，建议行核素CFR检测。

冠状动脉微血管病变是指在多种致病因素的作用下，冠状前小动脉和小动脉的结构和（或）功能异常所致的劳力性心绞痛或心肌缺血客观证据的临床综合征，是冠心病的一种类型。CMVD发病率高，涉及患者人群广泛，包括女性冠心病、非阻塞性冠心病、阻塞性冠状动脉疾病、冠心病合并高血压、糖尿病、急性心肌梗死后、经皮冠状动脉介入手术术后无复流、慢复流患者等。常规冠状动脉造影、超声心动图、心脏磁共振（cardiovascular magnetic resonance，CMR）等无法准确评价CMVD。2017年5月中华医学会心血管病学会发布了《冠状动脉微血管疾病诊断和治疗的中国专家共识》，指出了CMVD诊断和治疗的重要性。冠状动脉微血管功能通常通过检测冠脉血流储备功能来评估。在评价CMVD的诸多方法中，PET被认为是无创评价冠状动脉血流储备（CFR）的金标准，可提供心肌血流绝对定量数值（MBF）及CFR。CFR测定不仅可以用于CMVD的诊断，也对冠心病的预后评估有一定价值。

与SPECT相比，PET有更优的分辨率和完善的图像衰减校正技术，PET心肌灌注显像对冠心病的诊断效能优于SPECT。但是SPECT心肌灌注显像简便易行，卫生经济学更优，又有更广阔的临床应用基础。无论SPECT还是PET门控心肌灌注显像，除提供心肌血流灌注信息外，还能提供多种与冠心病诊断和预后的相关信息，包括左心功能参数、室壁运动等。

（二）冠心病危险度分级

危险度评估是指基于核素心脏显像的结果，推测其未来发生心脏事件的概率。评估的意义在于指导临床医师采取及时、有效和适当的治疗方法，减少不必要的医疗支出。对于心肌灌注显像表现正常的低危者，不需要特殊处理，可以避免不必要的医疗行为，节省大量的医疗成本；对于心肌灌注显像异常者，可根据危险度等级，采取适当、有效的治疗措施，使患者最大程度受益。

当负荷心肌灌注显像正常时，预示在相当长的一段时间内患者发生心脏事件的概率很低，患者预后良好，年死亡率＜1%。在一项大于10万患者SPECT显像分析中发现，核素显像正常患者，发生年事件率（死亡或心肌梗死）为0.6%；而核素显像异常者，年事件率为5.9%，增加了近10倍。一项纳入8000例患者荟萃分析表明，负荷心肌灌注显像正常时，其阴性预测值为98.8%，年事件率0.45%。对于负荷心肌灌注提示为低危或中危的人群不需要有创的治疗，保守治疗可以使患者受益程度最大。

当心肌灌注显像异常时，提示随后发生心脏病事件的危险性明显高于显像正常者，其中心肌灌注缺损对预后有重要意义，心肌灌注异常的范围越大、死亡率越高。通常高危（high-risk）冠心病的心肌灌注影像具有如下特征：①在两支以上冠状动脉供血区出现多发可逆性缺损或出现较大范围的不可逆性灌注缺损；②定量或半定量分析有较大范围的可逆性灌注缺损；③运动负荷后，肺摄取显像剂而显影；④运动后左心室立即呈暂时性扩大或右心室暂时性显影；⑤左主干冠状动脉分布区的可逆性灌注缺损；⑥休息时 LVEF 降低。

《核素心肌显像临床应用指南（2018）》指出，核素心肌灌注显像是 SCAD 患者危险分层的重要无创影像学手段，可准确判断有无心肌缺血，以及缺血的部位、程度和范围。缺血面积对 SCAD 患者危险分层具有重要意义：①负荷心肌灌注显像重度灌注异常患者（缺血面积＞左心室 10%）的心血管年死亡率＞3%；②负荷心肌灌注显像轻中度灌注异常患者（1% ≤缺血面积≤10%）的心血管年死亡率为 1%～3%；③负荷心肌灌注显像无心肌缺血的患者预后大多良好，心血管年死亡率很低（＜1%）。

（三）冠心病治疗疗效评估

冠心病的有效治疗方法包括冠状动脉搭桥手术（coronary artery bypass graft，CABG）、经皮冠状动脉腔内成形术（percutaneous transluminal coronary angioplasty，PTCA）、常规药物和体外反搏等治疗。心肌灌注显像不仅能准确、灵敏、无创伤地反映心肌的供血情况，而且还可进行相对定量分析和负荷试验，因此，是评价冠心病疗效的方法之一。将治疗前与治疗后的心肌灌注显像结果进行对比分析，可以准确获得治疗后心肌血流改善程度等相关信息（图 9-12）。

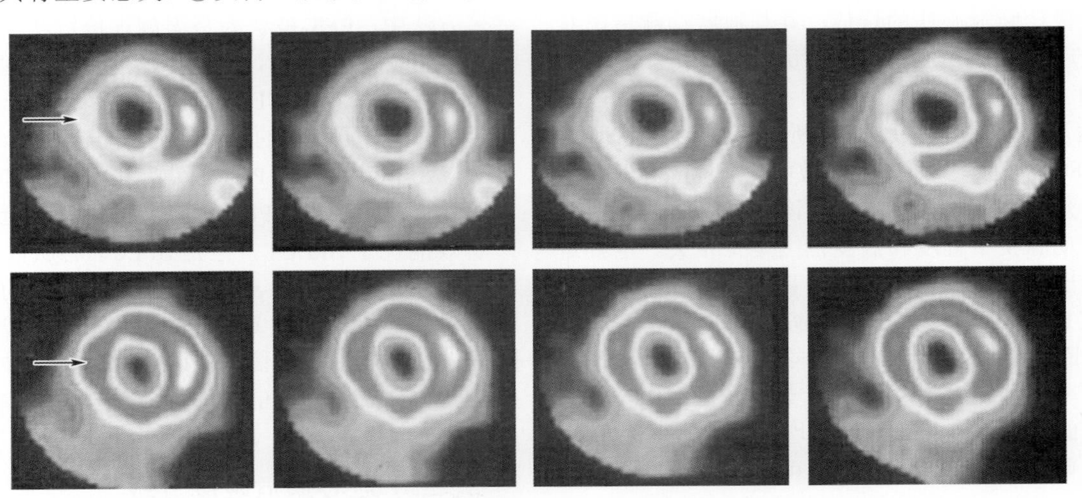

图 9-12　冠状动脉搭桥术前后心肌灌注变化

短轴断面，上排为治疗前，示前壁、间壁缺血；下排为治疗后，原缺血区消失

PTCA 治疗后再狭窄是临床面临的难题，术后适当时间的负荷心肌显像可提供手术是否成功的证据，并可诊断再狭窄。Cottin 等对 152 名 PTCA 患者长期随访表明，冠脉支架术后 31% 患者存在无症状心肌缺血；而在支架植入术后 4～6 个月行心肌灌注显像是非常有价值的危险度评估手段，此时可逆性心肌缺血提示发生心脏事件的概率增加。心肌灌注显像可以灵敏地发现血管重建术后再狭窄所导致的心肌缺血，而且其缺血的程度与范围可以作为再次血管重建治疗的适应证评价指标。2009 年美国心脏病学会 / 美国心脏病协会（ACC/AHA）指南中，将心肌灌注显像列为 PCI 术后患者评价疗效的首选方法。

CABG 术后患者行心肌灌注显像的目的在于评价桥血管的供血功能、发现是否存在其他的缺血区域，以及推测是否发生了桥血管的再狭窄。Zellweger 等分析了 1765 例 CABG 术后（7.1±5.0）年行心肌灌注显像的患者，发现 CABG 术后＞5 年的患者（无论是否有症状）及 CABG ≤5 年的有症状的患者均可以从核素显像中获益，因为对于心肌缺血的再评估可以指导接受适当的治疗。ACC/AHA 指南对于 CABG 术后患者的评价，强烈推荐使用负荷心肌灌注显像，而不是平板运动试验。因为前者不仅可以发现心肌缺血的部位，还可以评价严重程度。

（四）冠心病患者的随访

冠心病患者尤其是稳定性冠心病患者（SCAD）病情可能长期稳定，也可能出现变化，定期随访评估，对治疗方案有重要意义。对于 SCAD 患者，如出现新发症状或症状恶化且不排除不稳定性心绞痛，建议首先进行运动负荷心电图或负荷影像学检查，以明确有无新发心肌缺血。此时，负荷心肌血流灌注显像可作为常规推荐，特别在以下情况下建议优选负荷 MPI：①基础心电图存在影响运动负荷心电图解读的情况；②左右束支传导阻滞或起搏器植入者；③运动负荷心电图结果不确定。

（五）在急性胸痛中的应用价值

在急诊室里，急性胸痛的处理往往很困难。通过询问病史、心电图及心肌生化指标，可以筛选典型的急性冠状动脉综合征患者。但是对于表现不典型者，难以鉴别心源性或非心源性疼痛，而大约有 10% 的急性胸痛患者在入院后 48h 内可能发展为急性心肌梗死。心肌灌注显像的优势在于对表现不典型者可以发现心肌灌注减低区，为这类患者诊断心肌缺血和心肌梗死提供了一种有效的手段。ACC/AHA 指南推荐，急性胸痛患者为急诊静息心肌灌注显像的 I 类适应证。

一项应用 ^{99m}Tc-MIBI 在 2475 名急性胸痛患者的评估研究显示，静息心肌灌注显像常规用于急性胸痛的诊断具有良好的价值，明显减少了可疑急性冠脉综合征患者的住院人数。在急性心肌梗死的患者，一般静息心肌显像时都会发现有灌注缺损，在胸痛发生后的前 24h 其可靠性极好。有资料表明，在症状发作间期或发作后不久即进行显像更加合适，因为胸痛发作后 6h 内行心肌显像，几乎所有心肌梗死患者都能证明有灌注缺损，此后随着梗死区急性可逆性缺血出现，其敏感性将有所下降。^{99m}Tc-MIBI 心肌灌注显像用于可疑急性心肌梗死患者的诊断，早于心肌酶的改变，且阴性预测值高达 99%。

《核素心肌显像临床应用指南（2018）》中推荐：①对于胸痛缓解、心电图和心肌肌钙蛋白正常但疑似急性冠状动脉综合征（acute cornonary syndrome，ACS）患者，在有创诊疗策略前应进行无创负荷检查以诱发心肌缺血，优先推荐负荷影像检查（负荷 MPI 或负荷超声心动图）。如果负荷 MPI 有心肌缺血，则进行冠状动脉造影和血运重建；如负荷 MPI 正常，一般不必进行冠状动脉造影。②对于急性胸痛、无心电图异常、心肌肌钙蛋白正常的 ACS 患者，静息 MPI 异常提示心肌坏死或严重心肌缺血，有助于 ACS 诊断。③对于已经确诊的 ACS 患者，不推荐进行 MPI，早期、快速和完全地开通梗死相关的冠状动脉是改善预后的关键。

（六）在其他心脏病中的应用

1. 心肌病的诊断与鉴别诊断　应用心肌灌注显像可对心肌病进行诊断和鉴别诊断。扩张型心肌病的心肌影像表现为显像剂分布普遍性稀疏，伴有心腔扩大、形态失常、心肌壁厚度变薄；心肌显像剂分布呈不规则稀疏，或呈“花斑”样改变。肥厚型心肌病的心肌壁增厚，心腔变小，非对称性间壁肥厚者，心肌显像可见室间壁与左室后壁的厚度比值大于 1.3。由于冠状动脉粥样硬化引起的心肌缺血（缺血性心肌病），则心肌显像的变化与冠脉血管分布的节段呈一致，呈节段性放射性分布稀疏、缺损，有助于鉴别（图 9-13）。

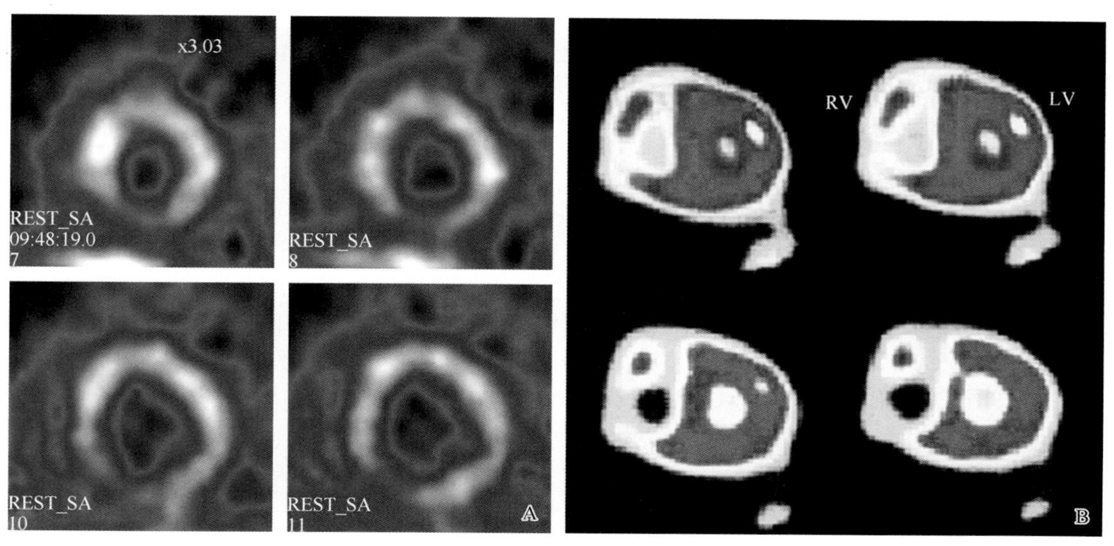

图 9-13　心肌病静息心肌灌注显像

A. 扩张型心肌病；B. 1 例 12 岁儿童肥厚型心肌病

2. 心肌炎的辅助诊断　病毒性心肌炎患者，常导致心肌血流灌注异常，其阳性率约为 80%，多表现为左心室心肌呈不规则的显像剂分布稀疏，严重者可出现分布缺损（图 9-14）。

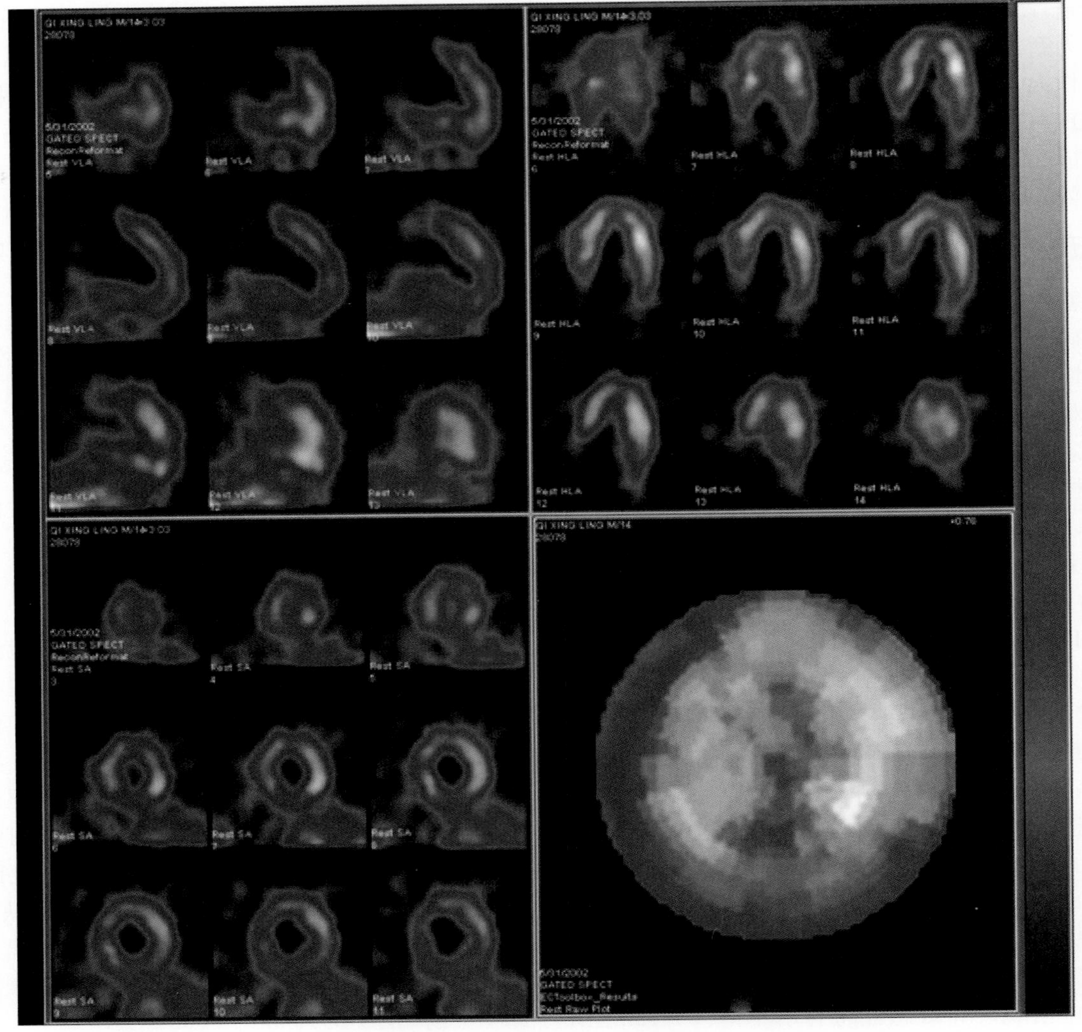

图 9-14 心肌炎心肌灌注显像

3. 室壁瘤的辅助诊断 室壁瘤是急性或陈旧性心肌梗死常见的并发症，发病率较高，为 5%～20%，好发于前壁及心尖部。室壁瘤在心肌灌注影像上可见心室影像形态失常，室壁瘤部位呈局限性向外膨出，心动电影显示有反向运动，局部射血分数减低；时相分析见局部时相延迟，时相直方图上可见房、室峰之间出现附加的“室壁瘤”峰，相角程明显增宽。应用心肌灌注显像联合时相分析对心尖及前壁室壁瘤的诊断符合率达 95%。

4. 心脏传导异常的辅助诊断 G-MPI 时相分析可以显示心肌激动的起点和传导的途径，对判断传导异常有重要价值。当左右束支传导阻滞时，表现为阻滞的心室时相延迟，时相图上色阶发生改变，相角程增宽，左、右心室峰分界清楚，甚至心室峰出现双峰。预激综合征时表现为预激的起点和旁路部位时相提前，时相图色阶改变，相角程有不同程度的增宽，其诊断符合率约为 90%。通过时相电影显示能更直观地显示传导异常的部位、范围及程度。另外，时相分析对心衰患者的心脏再同步化治疗（cardiac resynchronization therapy，CRT）决策的制定具有重要价值。

七、心肌灌注显像特点及与其他诊断方法的比较

1. 心肌灌注显像的独特价值及不足 ①可为疾病的诊断提供生理学意义认识；②能够提供独立的预后信息，其价值优于其他临床资料和对比血管造影；③其影像是以计数值为基础，因此可方便地行定量分析，结果具有高度可重复性；④只要患者合作，几乎所有患者均可得到高质量图像，且安全无创伤。心肌灌注的不足主要是由于心肌血流灌注减低可以是冠心病原因，也可以是其他非冠心病因素所致，比如心肌炎、特殊心肌病等等，因此心肌灌注显像显示的心肌缺血并非冠心病所特有，但该法对于确定是否存在缺血或血流减低以及评价心肌血流的贮备功能是非常准确、特异的。

2. 心肌灌注显像与冠状动脉造影 冠状动脉造影与心肌灌注显像二者分别反映了解剖学和血液动

力学两种不同的参数。冠状动脉造影提供冠状动脉解剖影像，可以敏感地发现冠状动脉血管壁的变化及其所导致的管腔狭窄程度。冠脉造影的优势是能够准确地排除管腔直径大于1mm的冠脉狭窄，阴性预测值大于99%；但其不足之处在于无法评价直径小于1mm的冠脉狭窄，即微小血管病变所导致的冠心病，同时无法评估狭窄的冠脉是否已经导致了血流动力学改变。心肌灌注显像的优势在于有助于确定冠脉狭窄患者的血液动力学意义，且其表现的心肌缺血程度对于临床治疗决策的选择具有指导意义。

3. 心肌灌注显像与负荷超声心动图 负荷超声心动图也能通过确定收缩期心肌厚度的减低探测缺血。一项对1849例患者的荟萃分析显示，运动负荷超声造影对冠心病诊断的汇总灵敏度和特异度分别为84%和82%。多巴酚丁胺负荷超声心动图检查，主要用于不能达到最大运动的患者，可以诱发缺血局部的功能障碍，其探测冠心病的敏感性和特异性分别为45%～97%和64%～100%。超声显像的缺点是准确性欠佳，稳定性不理想，不能很好确定其心内边界，易受观察者和操作者的影响，难以区别缺血与瘢痕组织。多巴酚丁胺超声心动图结果对于确定低危或高危的冠心病患者还没有像心肌灌注显像那样得到认同。资料显示，一个正常的心肌灌注显像，预示心脏事件的发生率小于1%，而一个正常的负荷超声显像结果预示心脏事件的发生率为8%。

4. MRI对冠心病的诊断价值 MRI具有很高的空间分辨率，对于内膜下心肌缺血和透壁型心肌缺血的探测效率较好。一项包括17份纳入502名患者的综合分析显示，MRI对冠心病诊断的汇总灵敏度和特异度分别为84%和85%。MRI具有较高的灵敏度和特异度，无放射性，具有较好的应用前景。但是该检查耗时长，部分具有金属植入者或具有幽闭恐惧症者无法接受。MRI对冠心病诊断和危险度评估仍需大量临床前瞻性研究。

第二节 心肌葡萄糖代谢显像与心肌活力评估

心肌具有利用多种能量底物的能力，根据血浆各底物与激素水平以及局部血供状态等因素，可利用游离脂肪酸、葡萄糖、乳酸、丙酮酸、酮体、氨基酸等，其中葡萄糖和脂肪酸是心肌细胞代谢的重要能量底物。将放射性核素标记的代谢底物给患者静脉注射后，能够被心肌细胞迅速摄取，应用SPECT和PET即可行心肌代谢显像，包括心肌葡萄糖代谢显像、脂肪酸代谢显像等。目前临床应用最多的是心肌葡萄糖代谢显像，其是评估心肌细胞活力的金标准，本节重点介绍心肌葡萄糖代谢显像的原理、方法及其在存活心肌检测中的临床应用。

一、心肌葡萄糖代谢显像

（一）基本原理

葡萄糖是心肌工作的重要能量来源物质，用^{18}F-氟代脱氧葡萄糖（^{18}F-FDG）是当前最常用和最重要的葡萄糖代谢显像剂。^{18}F-FDG的结构类似于葡萄糖，与葡萄糖不同的是，在己糖激酶作用下经磷酸化后生成^{18}F-FDG-6-磷酸，不再参与进一步的代谢过程，而滞留在心肌细胞内，因此可获得心肌葡萄糖代谢显像（myocardial glucose metabolism imaging）。

心肌葡萄糖代谢显像在不同的生理及病理情况下，表现各异：①正常人禁食空腹状态下，血浆中胰岛素水平较低，脂肪酸是心脏的主要能量来源，心肌摄取^{18}F-FDG减少，显影不清，而脂肪酸代谢显像则清晰。②正常人进餐后，血浆葡萄糖和胰岛素水平上升，血浆脂肪酸水平降低，心脏主要利用葡萄糖作为能源物质，因此，心肌葡萄糖代谢显像清晰。③在病理情况下，如发生急性心肌缺血，血流量减少导致心肌供氧不足，而细胞线粒体内的脂肪酸代谢对供氧不足非常敏感，因此心肌组织的脂肪酸有氧氧化明显受抑。为了使心肌细胞获得足够的能量以保证细胞存活，心肌的能量代谢由有氧代谢转化为无氧代谢——糖酵解为主，因而，缺血心肌对葡萄糖的摄取明显增加。④如果心肌血流量进一步减少，导致心肌细胞坏死，心肌能量代谢活动停止，此时不能摄取葡萄糖，因此梗死心肌不能摄取^{18}F-FDG，局部显像表现为缺损。综上，在不同条件下进行葡萄糖代谢显像，可了解心肌的代谢状态，用于心脏疾病的诊断和心肌细胞存活的判断。

（二）检查方法

患者检查前必须进行血糖测定和调节，主要目的是提高血浆葡萄糖浓度和胰岛素水平，增加心肌对胰岛素的敏感性，从而使存活心肌充分摄取^{18}F-FDG。

调节血糖是个复杂过程，对于糖尿病患者，个体差异较大。简述调节血糖方法如下：患者检查前需空腹至少6h，常规测定血糖浓度，根据不同血糖浓度和是否有糖尿病，口服一定量的葡萄糖。45～60min后测定血糖浓度。根据此时血糖浓度，静脉注射一定量的胰岛素。15～20min后再次测定血糖浓度，如果控制在5.55～7.77mmol/L（100～140mg/dl），静脉注射^{18}F-FDG 185～370MBq（5～10mCi）。有些患者血糖浓度不升反降，或者降低不明显，需再次注射一定量的胰岛素，直到血糖浓度控制在理想范围内再注射^{18}F-FDG。注射

^{18}F-FDG 45min 后 PET/CT 扫描。对原始数据进行衰减校正，选择 Hanning 滤波函数，重建短轴、水平长轴及垂直长轴各断层面图像。

（三）图像分析

如前所述，不同生理及病理状态下，^{18}F-FDG 心肌葡萄糖代谢图像表现不一。缺血心肌由于氧供随血流减少而减少，耗氧量较大的游离脂肪酸β氧化受到限制，需氧较低的葡萄糖氧化和甚至不需氧也能进行的糖酵解仍可进行，葡萄糖几乎成为缺血心肌的唯一能量来源。因此缺血但仍存活的心肌可摄取 ^{18}F-FDG。但是对于无心肌细胞活力、不可逆性损伤的心肌节段，组织中葡萄糖的利用与血流量呈平行性降低，梗死心肌细胞无 ^{18}F-FDG 摄取。

临床上，常常将 ^{18}F-FDG 心肌葡萄糖代谢显像与静息或负荷心肌灌注显像（应用常规 ^{99m}Tc-MIBI 显像或 $^{13}NH_3$、$H_2{}^{15}O$ 等 PET 显像）结合应用以评估心肌细胞存活，其基本的血流灌注-代谢显像模型有三种：一是血流灌注与代谢显像心肌的显像剂分布均匀，提示为正常心肌；二是心肌血流灌注减低，而葡萄糖摄取正常或相对增加，这种血流-代谢不匹配模型对于有心室功能障碍的患者，是心肌存活的有力证据（图 9-15）；三是局部心肌血流与葡萄糖代谢呈一致性减低，呈匹配图像，为心肌瘢痕和不可逆损伤的标志（表 9-2）。因而，^{18}F-FDG 显像可有效地鉴别低血流灌注状态但仍存活的组织与不可逆性损害的心肌组织。

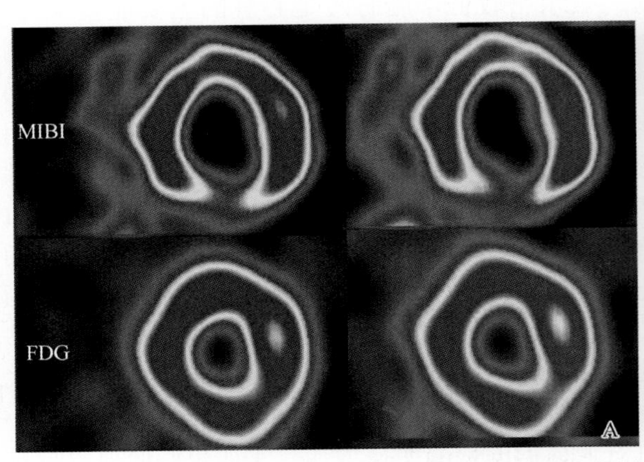

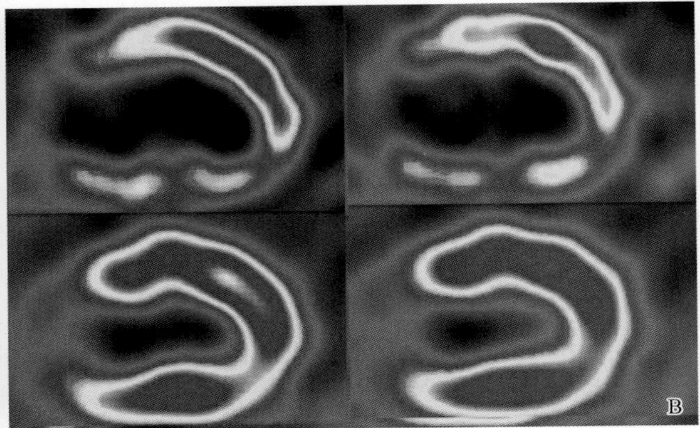

图 9-15　存活心肌的心肌灌注与葡萄糖代谢显像

A. 短轴心肌灌注和代谢显像，示下壁灌注缺损区，代谢显像有填充；B. 垂直长轴

表 9-2　不同心肌状态下显像特征的比较

心肌状态	代谢显像	血流显像	影像特征	血管重建后心功能改善
正常心肌	正常摄取	灌注正常		
心肌坏死	不摄取	不可逆性缺损	匹配	无改善
心肌缺血				
心肌冬眠	正常或摄取增加	缺损	不匹配	恢复正常
心肌顿抑	正常或减低	正常或接近正常	不定*	有改善，但恢复较慢

*取决于心肌受损程度和受损后显像的时间

二、存活心肌的认识和检测方法

当冠状动脉狭窄供血减少或心肌对能量的需求增加而得不到满足时，即出现心肌缺血。心肌缺血性损伤是一个从可逆到不可逆的动态变化过程。心肌缺血后，随着缺血发生的速度、范围、程度及其侧支循环建立的不同，心肌细胞的损害可能出现三种不同的情况，即坏死心肌（necrosis myocardium）、冬眠心肌（hibernating myocardium）、顿抑心肌（stunning myocardium）。

坏死心肌是真正不可逆的心肌损害，即使冠脉血流得到恢复，心脏功能也不会得到有效改善。冬眠心肌是因为严重的冠状动脉狭窄或部分闭塞血管的再开放（reopened）所致的长期低灌注缺血状态，局部心肌通过自身的调节反应减低细胞代谢和收缩功能，减少能量消耗，以保持心肌细胞的存活，即使在静息状态，临床上仍表现为阶段性低灌注、无收缩或收缩功能低下，其过程可达数月乃至数年。由于该心肌缺血但仍然存活，当血运重建治疗后，一般心肌灌注和室壁运动功能可以完全或部分恢复正常。顿抑心肌是指心肌在短暂的（2～20min）急性缺血再灌注之后，心肌细胞虽未发生坏死，但已发生了结构、功能及代谢的变化，处于“晕厥”状态，即使心肌得到有效的血流再灌注后仍需数小时、数天甚至数周之后才能恢复，且缺血的时间越长，心脏功能恢复的时间也越长；此种情况多发生在冠状动脉完全闭塞行PTCA或溶栓治疗后。在某些情况下，心肌冬眠与心肌顿抑可以同时存在。顿抑心肌与冬眠心肌主要区别是前者的心肌血流灌注为正常或接近正常，但心肌收缩仍减低或无收缩功能；而冬眠心肌血流灌注减少，需要经过血运重建术，改善或恢复心肌血流灌注。

冬眠心肌和顿抑心肌均为存活心肌（viable myocardium），此时心肌细胞的损害是可逆的，需要尽早行血运重建术，恢复血供，改善心肌局部和左心室整体功能，逆转左心室重构，改善患者长期预后。Allman等对24个研究小组共3088例患者随访25±10个月的荟萃分析表明，心肌存活而接受血运重建术患者的死亡率明显低于药物治疗组（3.2% *vs* 16%，$P<0.001$）；而心肌梗死患者，接受手术和药物治疗的死亡率无明显差异（7.7% *vs* 6.2%，$P>0.05$）。因此，对有冠状动脉病变的患者，病变区心肌是否存活直接关系到血运重建治疗或再灌注后心室功能障碍能否改善及其治疗方法的有效性，对准确地鉴别存活心肌和梗死心肌，临床治疗方案的制订、再血管化适应证的选择，评估疗效及判断预后具有重要的临床意义。

心肌活性检测已经成为近年来心血管病研究的重要课题之一。常用的检测心肌存活的方法有：①心肌代谢显像，包括葡萄糖、脂肪酸和有氧代谢显像。②心肌灌注显像对心肌血流状态和心肌细胞膜完整性的评估。③多巴酚丁胺介入超声心动图对局部心肌收缩储备功能的检测。④磁共振成像对局部心肌收缩储备功能的检测。⑤增强磁共振成像延迟显像识别存活心肌与梗死心肌。评估心肌存活的指标包括：局部心肌血流灌注、心肌细胞膜的完整性、心肌细胞的代谢、局部室壁运动的收缩储备功能等。

^{18}F-FDG PET心肌葡萄糖代谢显像目前被认为是探测心肌存活的“金标准”。代谢活动是反映心肌细胞存活最可靠的标志，而一定量的血流则是保证代谢活动的基础，由于存活的细胞有赖于细胞膜的完整性，只有保留完整细胞膜的存活细胞才能蓄积和保留MIBI等心肌灌注显像剂。因此，心肌对某些血流显像剂的摄取也可以间接反映心肌细胞存活的信息。然而，常规方法（如^{99m}Tc-MIBI运动/静息显像或^{201}Tl运动/再分布显像）虽然能够很好地诊断心肌缺血，但明显低估了心肌细胞的活性。在常规的静息心肌显像表现为不可逆性缺损的心肌中，约有一半的患者，血运重建术后左室功能障碍有明显改善，表明心肌仍然存活。有人比较^{18}F-FDG代谢与常规^{99m}Tc-MIBI心肌显像判断心肌存活的结果，发现心肌^{99m}Tc-MIBI活性低于40%的重度减低节段，仍有50%的节段有^{18}F-FDG摄取的证据，而中度缺损（最大活性的50%～59%）时通过^{18}F-FDG估计均为存活心肌。为进一步增加心肌灌注显像评估存活心肌的准确性，相继建立了一些新型心肌灌注显像方法，如硝酸甘油介入^{99m}Tc-MIBI心肌灌注显像、^{201}Tl再分布/延迟显像等等，尽管这些方法评估心肌细胞活性的准确性高于常规心肌灌注显像，但是仍不如葡萄糖代谢PET显像。

三、心肌葡萄糖代谢显像是检测心肌细胞存活的金标准

心肌葡萄糖代谢显像是判断心肌细胞存活准确而灵敏的指标，是目前公认的诊断心肌存活的“金标准”。心肌葡萄糖代谢显像评估心肌细胞存活最重要的临床意义在于选择适合接受血运重建术的冠心病患者，指导个体化治疗方案的确定。冠心病及心衰患者的治疗方案包括药物治疗、血运重建术和心脏移植。血运重建术可以改善患者的症状，改善心肌局部和整体功能，阻止或者逆转左心室重构，从而改善患者长期预后。但是，如果心肌细胞已经完全死亡，即使血运恢复，心肌细胞活性也难以恢复，且手术也有一定的风险，因此，存活心肌是判断血运重建能否获益的重要指标。

基于回顾性研究的荟萃分析表明，有存活心肌的缺血性心力衰竭患者进行血运重建术后生存率明显改善，而没有存活心肌的患者，血运重建与药物治疗的预后相似。一项前瞻性随机对照试验（PARR-2研究）证实，如果遵循葡萄糖代谢显像结果，血运重建可以显著提高有存活心肌的缺血性心力衰竭患者的中期和长期预后。代谢/血流不匹配的特征对于冠脉血管再通术后收缩功能改善的阳性预测值为78%～85%，阴性预测值达78%～92%。尤其是表现为心绞痛和慢性左室功能障碍者，心肌灌注显像呈缺血改变，而^{18}F-FDG显像有摄取的冬眠心肌节段冠脉再通治疗效果最佳，冠脉搭桥术后室壁运动可迅速得到恢复，左心室射血分数明显增加；而葡萄糖代谢显像摄取减低的心肌节段，再通术后心室功能改善不明显。有研究比较了^{18}F-FDG代谢显像判断的有活性与无活性心肌的患者，药物和手术治疗后随访中的死亡率差别，发现血流与^{18}F-FDG代谢显像呈不匹配的患者，接受了血管再通治疗后随访中死亡率明显低于药物治疗者（8% *vs* 41%），提示缺血区心肌存活者血管再通治疗仍是有效的治疗手段；而缺血区心肌无活性的患者，采用两种方法治疗的死亡率没有差别。基于上述临床研究和观察，葡萄糖代谢显像对于术前预测血管再通术后心功能

恢复和室壁运动异常的改善情况是目前理想的手段，能够为冠心病的临床治疗决策提供有力的依据。

第三节 心脏其他显像

一、心脏神经受体显像

（一）原理

心脏神经分布十分丰富，受交感神经和副交感神经的双重支配，两者均通过末梢释放神经递质作用于心肌细胞膜中的受体而发挥调节心肌功能的作用。交感神经末梢释放去甲肾上腺素（norepinephrine，NE），作用于心肌细胞中的β_1-肾上腺素能受体（β_1受体）；副交感神经末梢释放乙酰胆碱（acetylcholine，ACh），作用于心肌中的毒蕈碱受体（M受体）；NE和ACh均可为神经末梢所摄取。在心脏神经受体显像中，应用放射性核素标记神经递质的类似物或者受体的特异性配体等方法，通过与神经递质摄取相似的途径或者受体-配体特异性结合，反映心脏神经功能的完整性、神经元的分泌功能及活性。心脏神经受体功能障碍与不同类型的心脏疾病如心力衰竭、心肌梗死等有密切关系。

（二）显像剂

目前临床较为常用是心肌交感神经受体显像，常用的显像剂为^{123}I或^{131}I标记的间位碘代苄胍（metaiodobenzylguanidine，MIBG）。MIBG是NE类似物，可通过与NE摄取相类似的途径——钠依赖性摄取进入交感神经末梢并储存于囊泡中。其中以标记核素^{123}I的物理性质较为理想，但是由于其为加速器生产，价格较为昂贵，限制了其在国内的应用。此外，^{11}C标记的拟交感神经药物羟基麻黄素（hydroxyephedrine，HED）[^{11}C-HED]、^{18}F标记的氟间羟胺（metaraminol）[^{18}F-FMR]等均可用于心脏神经受体显像。

（三）显像方法

显像前准备连续口服复方碘溶液3天封闭甲状腺组织。常规平面或断层显像时，^{123}I-MIBG的应用剂量为148～370MBq（4～10mCi），^{131}I-MIBG的使用剂量为74～111MBq（2～3mCi）。静脉注射显像剂后20min及3h行多体位平面显像或断层显像。显像结束后可以通过计算机对整个心肌或局部心肌进行定量分析。

（四）图像解读

心脏神经SPECT显像分析与结果判断^{131}I-MIBG心肌显像采用勾画心脏和纵隔的感兴趣区得到纵隔放射性比值（H/M），H/M正常值范围为1.9～2.8，平均值为2.2；根据早期及延迟期心肌平面显像的放射性计数计算出MIBG的洗脱率（WR），即$W=H_1-H_2/H_1\times100\%$（H_1代表早期局部放射性计数，H_2代表延迟相时相同部位放射性计数，W反映MIBG在心脏的滞留），WR可以反映交感神经传递中儿茶酚胺的循环，文献报告正常对照组的洗脱率为9.6%±8.5%。

（五）临床应用

1. 原发性心脏神经病变 家族性自主神经机能异常是由Riley于1949年发现并提出，又称赖利-戴综合征（Riley-Day syndrome），是一种少见、原因尚不明的皮肤内脏疾病，有自主性、运动神经和躯体的感觉功能缺陷。本病有家族性，主要发生在犹太籍儿童，为常染色体隐性遗传病。症状多为多汗、流涎、斑点状红斑、间歇性高血压和泪腺分泌缺陷等，研究表明是由自主神经功能不平衡或儿茶酚前驱物致去甲肾上腺素和肾上腺素代谢过程障碍所致，因此患者心肌MIBG显像没有明显的显像剂摄取。

2. 帕金森病（parkinson's disease，PD） 是一类常见的神经系统变性疾病。80%～90%的PD患者会出现心脏交感神经变性，早期PD患者心脏交感神经活性减弱，在MIBG心肌显像中会出现摄取率降低。另外，可以应用^{123}I-MIBG摄取是否减少来鉴别PD、多系统萎缩（multiple system atrophy，MSA）和特发性震颤（essential tremor，ET），其中PD患者α-突触核蛋白依赖的神经系统变性同时影响神经节前和神经节后的自主神经细胞，导致心脏对^{123}I-MIBG的摄取减少；而MSA以神经节前自主神经衰竭为主，心脏对^{123}I-MIBG的摄取保留，ET患者心脏交感神经功能正常。

3. 继发性心脏神经病变 研究表明，冠心病心肌缺血或心肌梗死患者^{123}I-MIBG神经显示的缺损区大于心肌血流灌注的缺损区，且即使血流灌注恢复，神经受体恢复也往往较慢。扩张型心肌病患者^{123}I-MIBG的浓聚明显减少，且清除加快，影像表现为心脏各部位放射性分布均稀疏。肥厚型心肌病中，^{123}I-MIBG摄取仍明显低于正常，且与临床表现的严重程度呈负相关，心肌中^{123}I-MIBG的清除也加快。心脏移植患者可通过MIBG显像观察心脏神经支配的恢复情况。

二、心肌淀粉样变性显像

淀粉样变性是指淀粉样蛋白异常沉积而引起的疾病。心肌淀粉样变性（cardiac amyloidosis，CA）是由于原发性或继发性因素致使淀粉样蛋白沉积于心肌细胞间质中，从而引起心肌肥厚、舒缩功能和（或）传导系统障碍，具有典型限制性心肌病临床表现的一组疾病。临床中常见病理类型为轻链型 CA（light chain CA，AL-CA）和转甲状腺素蛋白相关 CA（transthyretin-related CA，ATTR-CA）。AL 及 ATTR 心肌淀粉样变性的预后及治疗方法不同，因此早期诊断、分型及治疗尤为重要。

（一）显像剂及原理

主要是用于骨扫描显像的 ^{99m}Tc 标记的磷酸盐衍生物，包括 ^{99m}Tc- 焦磷酸盐（pyrophosphate，PYP）、^{99m}Tc- 双羧基双膦酸（dicarboxypropane diphosphonate，DPD）及 ^{99m}Tc-羟亚甲基二磷酸盐（hydroxymethylene diphosphonate，HMDP）等。其中 ^{99m}Tc-PYP 是目前最常用的用于心肌淀粉样变性的显像剂。正常的心肌不摄取 ^{99m}Tc-PYP，ATTR-CA 患者淀粉样物质（包括大量纤维和钙离子等成分）沉积于心脏，^{99m}Tc-PYP 可以与游离钙相结合或与肌原纤维或大分子形成复合物，用于 ATTR-CA 的诊断。

另外，直接反映淀粉样物质中纤维成分沉积的显像药物是硫黄素衍生物，包括 ^{11}C- 匹兹堡化合物 B（Pittsburgh compound B，PIB）、^{18}F- 氟哌啶醇（florbetapir）和 ^{18}F- 氟比他班（florbetaben），它们与纤维成分中发生 β 折叠部分进行可逆性结合，可以通过 PET 显像评估显像剂在心肌、全身各器官及组织的摄取和分布（如舌、肺、肝脏、肾脏、肌肉等）。这些显像剂在正常心肌无明显摄取。

（二）显像方法

1. 显像前准备　患者无须禁食，无须停用降血压药、抗心力衰竭药物、降血糖药、降血脂药。

2. ^{99m}Tc-PYP SPECT 显像流程　推荐患者在静脉注射 370～740MBq ^{99m}Tc-PYP 后 1h 和 3h 行心脏局部平面显像，3h 局部平面显像完成后，行一次心脏断层显像。建议在有条件的单位还可行一次全身显像，推荐在药物注射后 1～3h 显像，评估全身其他脏器受累情况。

（1）心脏平面显像：患者仰卧固定于检查床上，将心脏摆放于探头视野中央，探头尽量贴近胸壁，分别采集前位和左侧位图像，每帧计数 750×10^3。推荐使用 256×256 矩阵，放大倍数为 1.46。

（2）心脏断层显像：对评价心内放射性分布位置至关重要，主要用于鉴别血池内分布还是心肌摄取，是必须采集的图像。SPECT 断层采集及图像处理方法同心肌血流灌注显像。具体包括：患者仰卧固定于检查床上，双上臂抱头并固定，心脏应位于视野中心，探头尽量贴近胸壁，从右前斜 45° 开始到左后斜 45° 顺时针旋转 180°，采集 40 帧，20 秒 / 帧，放大倍数为 1，无须使用心电门控。

（三）^{99m}Tc-PYP SPECT 图像分析

1. 正常影像　^{99m}Tc-PYP 在人体内的正常分布与 ^{99m}Tc- 亚甲基二磷酸盐（methylene diphosphonate，MDP）类似（骨骼对称性显影），区别在于 ^{99m}Tc-PYP 在软组织内分布略高，内脏仅双肾及膀胱清晰显像，心影及肝脏因血池内少量 ^{99m}Tc-PYP 滞留可以有极轻度显影，轮廓不清晰。

2. 异常影像　ATTR-CA 患者左室壁心肌摄取 ^{99m}Tc-PYP 一般以弥漫性摄取为主，除室间隔外，很少出现局灶性摄取增高。

（1）视觉判读：图像心脏区域出现放射性摄取，即可视为异常。

（2）视觉评分：根据平面显像心脏放射性弥漫性摄取增高程度，2～3 分即为异常。0 分：心脏无显像剂摄取；1 分：心脏放射性摄取轻微增高但低于肋骨；2 分：心脏中度放射性摄取增高，与肋骨相当；3 分：左室心肌摄取明显高于肋骨，心室腔放射性分布明显低于室壁心肌摄取（图 9-16）。

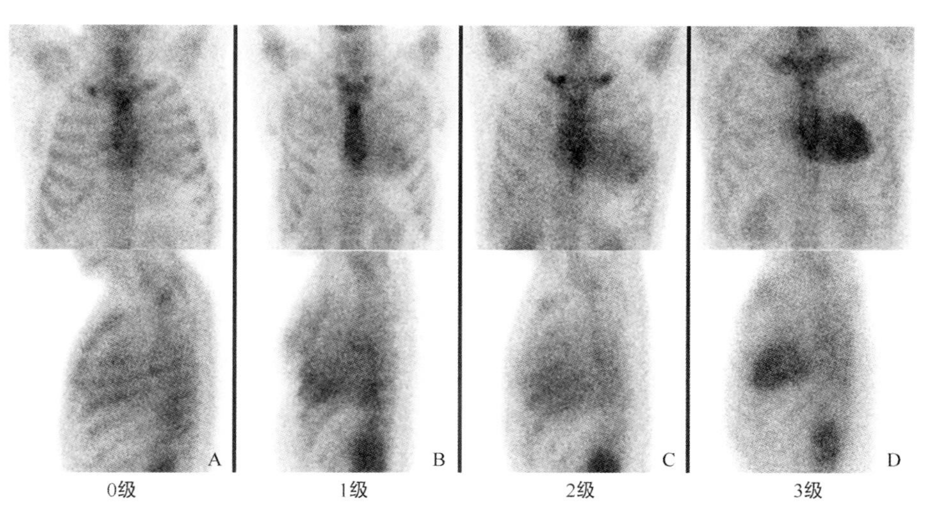

图 9-16　^{99m}Tc-PYP 诊断 ATTR-CA 平面显像图像视觉评分（分级）示意图（上排为前位图；下排为左侧位图）

A. 男，55 岁，视觉评分 0 级；B. 女，47 岁，视觉评分 1 级；C. 男，42 岁，视觉评分 2 级；D. 男，58 岁，视觉评分 3 级

（3）半定量分析：在平面显像的心脏位置用圆圈勾画 ROI，勾画范围在心脏部位应尽可能大，但应避免勾画到心外，同时注意避开胸骨、胃等区域。将心脏 ROI 镜像到对侧胸部，计算每个 ROI 中的平均计数，计算心脏与对侧肺摄取比值（heart to contralateral lung，H/CL）。H/CL 可作为显像结果评价参数，即 1h 的 H/CL ≥1.5 时，显像结果为阳性；H/CL ＜1.5 时，显像结果为阴性。

（四）临床应用

1. 诊断 ATTR 心肌淀粉样变性及鉴别 ATTR-CA 与 AL-CA 目前已有的专家共识均认为 ^{99m}Tc-PYP SPECT/CT 显像与血轻链蛋白检测联合使用时，诊断 ATTR-CA 灵敏度和准确性高，诊断效能甚至可以与心肌活检结果媲美，在 ATTR-CA 诊断与分型中发挥关键作用。^{99m}Tc-PYP 在 ATTR 心肌中聚集显影，但在 AL 的心肌并不聚集或少量聚集。值得注意的是，有少部分 AL-CA 患者的心肌间隙内也可有少量钙离子沉积，虽然发生率远远低于 ATTR-CA 患者，但可以引起 ^{99m}Tc-PYP 显像假阳性，这也是临床强调显像必须与血轻链蛋白检测相结合的原因。^{99m}Tc-PYP 显像时 ATTR 患者心脏摄取的视觉评分及 H/CL 明显高于 AL 患者，且以视觉评分≥2，H/CL ＞1.5 区分 ATTR 和 AL 的灵敏度为 97%，特异性为 100%。

2021 年《中华心血管病杂志》发表了 ATTR-CA 的诊断路径，对于出现“警示征”的高危人群，可考虑进入 ATTR-CA 确诊流程。如果临床表现 / 病史、心电图、超声心动图和心脏磁共振成像高度提示 CA 可能，则进入以下步骤：①单克隆免疫球蛋白检测异常（血清游离轻链、血清 / 尿免疫固定电泳）：应请血液科会诊，进一步行受累脏器（尤其是心脏或肾脏）或骨髓、脂肪活检。如组织病理刚果红阳性，则考虑 AL 型或其他类型 CA，阴性则基本除外 CA。②单克隆免疫球蛋白检测无异常：可采用 ^{99m}Tc-PYP 核素扫描进行确诊。^{99m}Tc-PYP 核素扫描阳性者可诊断 ATTR-CA，阴性者基本除外 CA。③患者确诊 ATTR-CA 后还需进一步通过基因检测，明确 TTR 基因分型，确定为野生型（wild type）或突变型（mutant）。尽管 ^{99m}Tc-PYP SPECT/CT 显像对于显示 ATTR-CA 的灵敏度及特异度均较高，但目前诊断的“金标准”仍为心内膜心肌组织活检。

2. 评价心肌淀粉样变性预后 H/CL 可以作为心肌淀粉样变性预后的一项评价指标，一般比值越大，预后越差。根据 Adam 等的一项多中心研究进行的 5 年随访分析证实，H/CL ≥1.6 的 ATTR 心肌淀粉样变性患者生存预后较差。

3. 监测 ATTR 心肌淀粉样变性治疗效果及随访 H/CL 作为疗效及随访评价指标，对于单次显像，H/CL 仅作为图像分级（评分）和显像结果判断的参考指标，当其与视觉评分和显像结果判读出现矛盾时，以视觉评分为准。

思 考 题

1. 心肌灌注显像的原理、主要临床应用。心肌灌注显像在缺血性心脏病早期诊断及危险因素、疗效预测中有什么作用？

2. 为什么要进行心肌负荷试验？心肌负荷试验分几种类型？

3. 应用心肌葡萄糖代谢显像如何评判心肌活力？原理是什么？心肌细胞活性测定的目的和临床意义是什么？

4. 心肌灌注显像与相关诊断技术的比较有何优缺点？

（兰晓莉 陈建辉）

第十章 消化系统

消化系统核医学检查包括两大部分，一是消化道显像和功能测定，二是肝胆、脾脏显像。在临床中有其特色，如胃肠道出血显像、异位胃黏膜显像、肝胆动态显像等。有关消化系统的肿瘤显像则在肿瘤显像章节中进行介绍。

第一节 唾液腺显像

一、原 理

唾液腺显像（salivary gland imaging）是了解唾液腺摄取、分泌、排泄功能及有无占位性病变的常用检查方法。常用显像剂为 $^{99m}TcO_4^-$。唾液腺主要包括腮腺、颌下腺和舌下腺，其中舌下腺不能充分浓聚 $^{99m}TcO_4^-$，故一般不显影。腮腺、颌下腺小叶内导管上皮细胞具有从血液中摄取和分泌 $^{99m}TcO_4^-$ 离子的功能，静脉注射的 $^{99m}TcO_4^-$ 随血流到达腮腺、颌下腺，被小叶细胞从周围毛细血管中摄取并积聚于腺体内，并在一定的刺激下分泌出来，随后逐渐分泌到口腔。因此，在体外对唾液腺进行显像，可以了解唾液腺的位置、大小、形态和功能情况，包括摄取功能、分泌功能和导管通畅情况。

二、方 法

检查前患者无须特殊准备。因腮腺 X 线造影剂可影响唾液腺摄取 $^{99m}TcO_4^-$ 的能力，故应在造影前或在造影后 1 周行唾液腺显像检查。

常用 $^{99m}TcO_4^-$ 的剂量为 185～370MBq（5～10mCi），视野中应包括整个唾液腺和部分甲状腺。静脉注射后，按 60s/ 帧速度连续采集 30～40min。在注射后 15～20min 时，保持头部不动的情况下进行酸刺激试验，即舌下含服维生素 C 300～500mg 刺激唾液腺分泌。感兴趣区在双侧腮腺、颌下腺，从而生成各自的时间-放射性曲线，并定量分析。也可在注射 $^{99m}TcO_4^-$ 后，于 5min、10min、20min、40min 后分别行前位和左右侧位显像，每帧采集 300K。在刺激唾液腺分泌后，嘱患者漱口清洗口腔，并于清洗口腔前后分别显像。必要时，可采用弹丸式静脉注射 $^{99m}TcO_4^-$，2s/ 帧，共 30 帧，以了解唾液腺的血流灌注情况。

三、图像分析

正常情况下，在注射后随时间的延长，唾液腺显像逐渐清晰，20～30min 时，显影达到高峰，以腮腺显影最清晰，颌下腺显影相对较淡，随后影像缓慢减淡，舌下腺一般不显影。前后位像，腮腺影像呈卵圆形，上端稍宽，两侧对称，轮廓完整，显像剂分布均匀（图 10-1）。颌下腺、舌下腺显影不清晰时，应改变显像条件显示两侧对称性的球形影像。

正常情况下，唾液腺和甲状腺摄取 $^{99m}TcO_4^-$ 的速率相同，故用甲状腺作为参照。注射 $^{99m}TcO_4^-$ 后 5～10min，腮腺聚集的显像剂与甲状腺相似。酸刺激引起唾液分泌量明显增加，导管通畅时，分泌出的唾液很快被引流出来，腮腺明显减淡，曲线下降，口腔的显像剂分泌明显增加，借此可判断腮腺的分泌功能和导管有无阻塞。

四、临床应用

1. 唾液腺摄取功能减退 表现为两侧或一侧唾液腺显影呈弥漫性稀疏或不显影，常见于慢性唾液腺炎。干燥综合征，又称舍格伦综合征（Sjögren 综合征）是慢性唾液腺炎的一种特殊类型，是一种易侵犯泪腺、唾液腺等外分泌腺体，具有淋巴细胞浸润和特异性自身抗体（抗 SSA/SSB）为特征的弥漫性结缔组织病。主要表现为干燥性角结膜炎，口腔干燥症，还可累及其他多个器官而出现复杂的临床表现。其显像图变异较大，可表现为摄取正常、减低或不显影（图 10-2），少数病例以一侧改变为主。典型改变表现为唾液腺显像剂浓聚减少，甚至不显像，口腔内显像剂聚集量更少。酸刺激后唾液腺影像无明显减淡，口腔内显像剂聚集无明显增加。

2. 唾液腺摄取功能亢进 表现为两侧或一侧唾液腺显影呈弥漫性浓聚，常见于病毒、细菌感染引起的急性唾液腺炎，酒精中毒以及放射治疗后的炎症反应。

3. 唾液腺占位性病变 为了更好地显示唾液腺的形态和位置，可在注射 $^{99m}TcO_4^-$ 前 30min 皮下注射硫酸阿托品 0.5mg，抑制唾液腺分泌，减少口腔内的放射性干扰。不过此时唾液腺的显像情况不能用于判断分泌功能。

根据肿块部位摄取 $^{99m}TcO_4^-$ 的能力不同，唾液腺占位性病变在图像上可分为“冷结节”“温结节”和“热结节”。

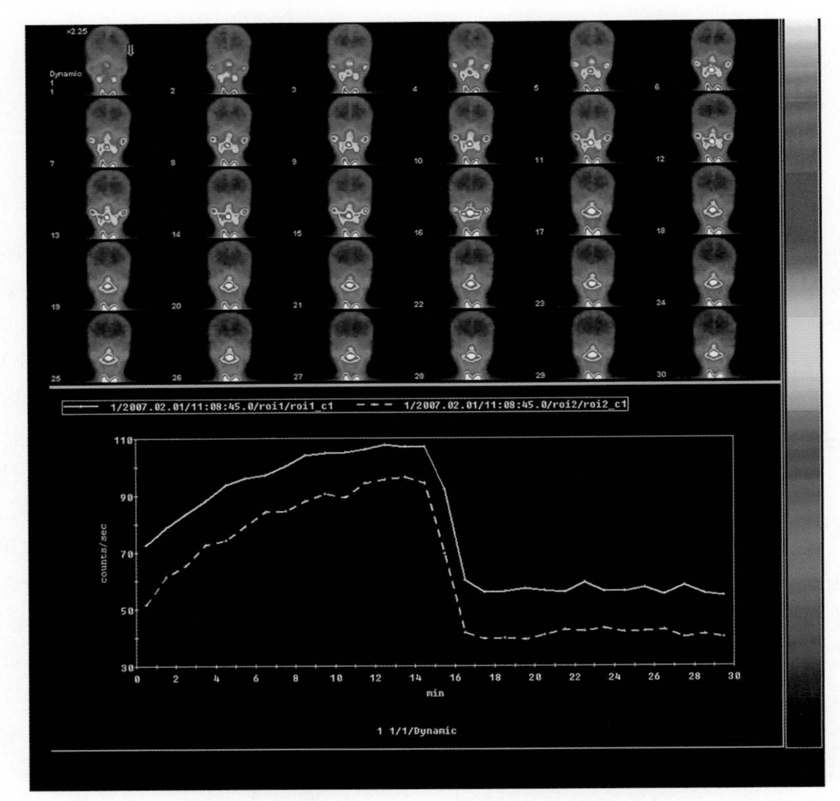

图 10-1　正常唾液腺显像

上图为注射显像剂 $^{99m}TcO_4^-$ 后唾液腺动态显像，1min/ 帧，见两侧唾液腺显影逐渐清晰，口腔内有显像剂浓聚（口腔下方为甲状腺影）。于 14min 时舌下含服维生素 C 300mg 后，见两侧唾液腺显影逐渐减淡，至注射后 30min 时仅见轻微显影，同时口腔内显像剂浓聚逐渐增多。下图为上述唾液腺显像时双侧唾液腺定量分析曲线图，见左右侧唾液腺 ROI 曲线逐渐上升（实线为右侧，虚线为左侧），于 14min 时舌下含服维生素 C 300mg 后，双侧曲线迅速下降

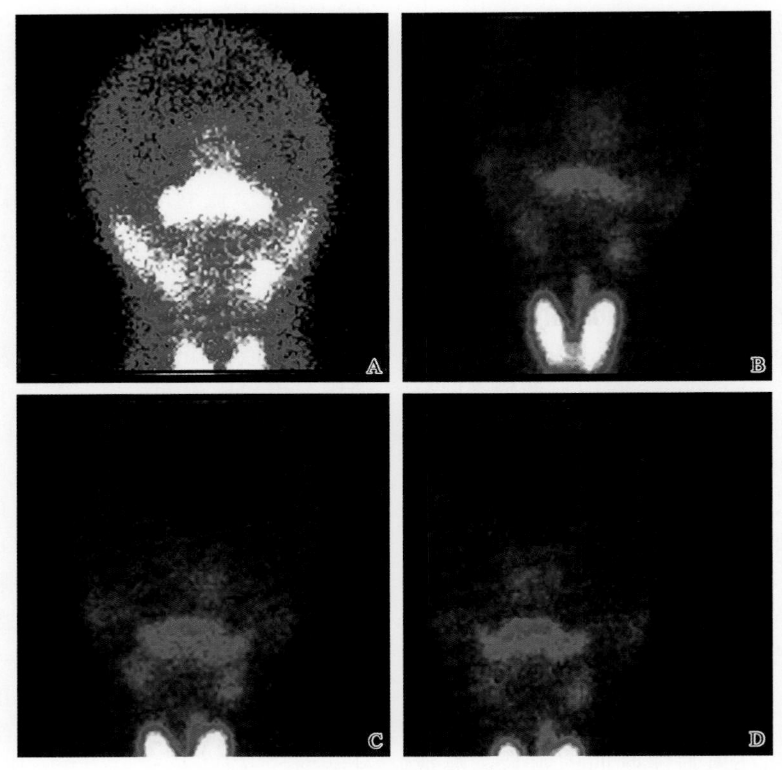

图 10-2　唾液腺显像

A. 正常唾液腺显像，注射显像剂后 30 min 显像，两侧唾液腺显影清晰，口腔中有大量显像剂浓聚；B、C、D. 干燥综合征唾液腺显像，分别于 15min、30min、60min 显像，可见两侧唾液腺摄取和分泌均减少

“冷结节”：肿块部位的显像剂分布低于周围正常唾液腺组织，表现为稀疏区或缺损区。如稀疏或缺损区的边缘清晰且较光滑，多为良性混合瘤、唾液腺囊肿或脓肿。如缺损区的边缘不清晰、不光滑，多为恶性肿瘤。

“温结节”：肿块部位的显像剂分布与周围正常唾液腺组织一致或接近，多为腮腺混合瘤或单纯性腺瘤，恶性肿瘤可能性较小。

“热结节”：肿块部位的显像剂分布高于周围正常唾液腺组织，常见于淋巴乳头状囊腺瘤。

4. 对唾液腺导管阻塞部位的诊断，并对异位唾液腺、移植唾液腺、唾液腺术后残留唾液腺功能进行观察和疗效评价。

第二节 胃肠道出血显像

一、原　　理

胃肠道出血是临床上常见的一种疾病，除了定性诊断以外，定位诊断也非常重要。胃肠道出血显像（gastrointestinal bleeding imaging）对胃肠道出血，尤其是小肠出血的定位诊断具有较大的优势，也是核医学急诊内容之一。

放射性核素用于诊断胃肠道出血已有多年历史，目前应用较多的是血池显像剂及胶体显像剂，如 ^{99m}Tc-红细胞和 ^{99m}Tc-硫胶体等。正常情况下，静脉注射显像剂后，腹部可见大血管及血容量丰富的器官显影，如肝、脾、肾、腹主动脉、左右髂总动脉等，而胃肠壁含血容量相对较低，一般不显影。当肠壁出现破损出血时，显像剂可随血液在出血部位不断渗出进入肠腔内，导致局部放射性显像剂异常浓聚，通过γ照相机或 SPECT 显像可以在体外判断出血的部位和范围。SPECT/CT 融合显像有助于出血灶的定位诊断，提高检查的敏感度和准确性。

二、方　　法

（一）患者准备

患者一般无特殊准备。检查前应仔细收集患者临床资料，包括患者的临床症状、有无腹部及盆腔手术史、其他检查结果、目前的治疗措施及用药信息（如是否用止血药）。了解有无降低红细胞标记效率的因素，包括：药物相互作用（碘造影剂、化疗、地高辛、钙通道阻滞剂、环孢素、甲硝唑、雷尼替丁、普萘洛尔、奎尼丁、双嘧达莫和肝素）、低血细胞比容、镰状细胞贫血或地中海贫血、输血或移植产生的循环抗体等。也可以在注射显像剂之前注射胰高血糖素，以降低小肠张力，减少出血灶部位聚集的血液流动性，有助于出血灶的定位诊断。

（二）显像方法

目前用于胃肠出血显像的显像剂有两类：一类是 ^{99m}Tc-红细胞，静脉注射后，在血液循环中存留时间较长，故可用于持续性或间歇性出血的诊断；另一类是 ^{99m}Tc-胶体，静脉注射后将迅速被肝、脾等网状内皮细胞所摄取，在血液循环中存留时间较短，因此，只能用于急性活动性消化道出血的诊断。故应根据患者的病情和临床资料，选择适当的显像方法。

1. ^{99m}Tc-红细胞显像　患者仰卧位，γ照相机或 SPECT 探头的视野包括剑突和耻骨联合之间的整个腹部。静脉注射 ^{99m}Tc-红细胞 370～555MBq（10～15mCi）后，立即以 2～5min/帧进行动态采集，或每 5～10min 采集一帧，连续采集 30min。随后每 10～15min 采集一帧。如 60min 时仍为阴性，可于 2h、4h 或 6h 作延迟显像，以捕捉出血机会，若疑为慢性或间歇性出血，则应在 24h 内多次显像。

2. ^{99m}Tc-胶体显像　静脉注射 ^{99m}Tc-胶体或 ^{99m}Tc-植酸钠 370MBq（10mCi）后即刻以每 2s/帧的速度连续采集 32～64 帧，然后以 1～2min/帧，共采集 16 帧。由于 ^{99m}Tc-胶体或 ^{99m}Tc-植酸钠可被单核吞噬细胞系统迅速自血液中清除，延迟显像至 60min 即可。必要时可重复注射显像剂再显像。

三、图像分析

正常情况下，静脉注射 ^{99m}Tc-红细胞后，腹部大血管（包括腹主动脉、左右髂动脉）、肝、脾、肾等血池均显影，膀胱在尿液未排尽时也会清晰显影，而胃肠壁的含血容量较低，仅相当于大血管的 50% 左右，故基本上不显影。当肠壁有出血灶时，则显像剂随血液从血管破裂处逸出进入肠腔内，在局部形成异常的显像剂浓聚灶，出血量较大时，可出现肠影。据此可对胃肠道出血作出定性诊断和定位诊断。

^{99m}Tc-红细胞的标记方法有体内标记和体外标记两种方法。体外标记法可获得 95% 以上的标记率，但标记过程较复杂，对标记条件的要求较高，故目前国内常用体内标记法。但体内标记法的标记率不够理想，未标记的过锝酸根离子会被胃黏膜摄取分泌进入肠腔，或者经肾脏排入输尿管，形成假阳性，在图像分析时应注意鉴别。

应用 ^{99m}Tc-胶体或植酸钠显像时，静脉注射后肝脾显影清晰，骨盆和脊柱可轻度显影，而肾及腹部大血管均不显影。若胃肠壁有出血灶，则显像剂随血液逸出血管外，在局部形成异常浓聚灶（图 10-3），而未逸出血管外的显像剂则很快被肝脾等单核吞噬细胞系统所清除，腹部的血液本底明显下降，更有利于出血灶的清晰显示。但因显像剂在血液中清除较快，对间歇性出血的诊断易造成漏诊，故只适合下消化道急性活动性出血的诊断，即注射显像剂时正在出血的病灶才能被显示，而不能作延迟显像，不适用于间歇性出血的诊断。

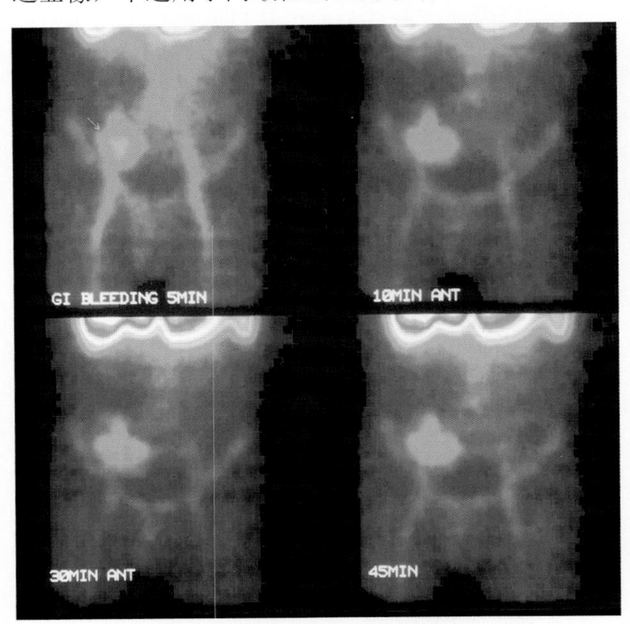

图 10-3 急性消化道出血显像

心脏瓣膜置换术后应激性消化道出血，注射胶体显像剂后即刻见右下腹回盲部有大量显像剂浓聚

由于血液对肠道的刺激作用，会导致漏出的显像剂在肠腔内向前或向后快速移动，使得静态显像有时难以观察到准确的出血部位，而动态显像可明显提高定位诊断的准确率。当出血部位位于胃、十二指肠时，常易发生误诊，因为在出血部位不易观察到显像剂浓聚灶。小肠出血时，在出血灶开始显影后，可出现小肠肠袢影，这可与结肠出血相鉴别。

四、临床应用

消化道出血检查目的包括明确是否有活动性出血，定位出血部位，估计出血量。急性活动性出血常用 ^{99m}Tc-胶体显像；间歇性出血者，则常用 ^{99m}Tc-红细胞显像。消化道出血显像检测出血率为 0.05～0.2ml/min，有研究显示消化道出血显像探测出血的敏感性为93%、特异性为95%。而X线血管造影检查可探测的出血率为 1ml/min，放射性核素消化道出血显像灵敏度高于前者，尤其适用于下消化道出血的诊断、程度及大致部位。

腹腔内的异常显像剂浓聚影并不都是出血灶，应注意假阳性的鉴别。如 ^{99m}Tc-红细胞显像时位置固定、形态不变的浓聚影，在肠腔内应排除动脉血管畸形或动脉瘤；在胃内应排除胃黏膜充血。此外，随胃液分泌流入肠腔的未标记锝以及输尿管影均是常见的伪影。

同时还应注意以下事项：①检查前患者停止用止血药，特别是少量出血的患者。因为止血药常容易造成假阴性结果。②怀疑有慢性间歇性出血的患者，可延长显像时间或多次显像，以提高检出阳性率。③在出血量过小时，定位诊断可能会有误差。因为早期在出血灶处浓聚的显像剂的量过低而不易被发现，待显像剂的量聚集到一定程度时，已随肠内容物向前蠕动。④ ^{99m}Tc 标记硫胶体或植酸钠显像只适用于急性活动胃肠出血，而不适用于间歇性出血的延迟显像及胆道出血显像。⑤怀疑出血点与大血管或脏器重叠时，可加做侧位显像；SPECT/CT 图像融合可同时做诊断 CT 进行定位。

胃肠道出血显像、内镜和血管造影在消化道出血的价值有何不同？

内镜和选择性血管造影是诊断消化道出血的常用方法，不仅具有定位诊断作用，而且还可同时治疗出血，尤其是在急性消化道出血时优势更为突出。但两者也存在一定局限性，如急危重消化道出血患者采用内镜和选择性血管造影进行诊断和治疗存在一定的风险。血管造影仅适用于持续性出血，对末梢小动脉少量出血的显示也很困难。内镜在胃十二指肠、结肠的病灶及出血点可进行多角度的观察，并可取材进行病理诊断，尽管有胶囊胃镜和小肠镜，小肠的病灶的诊断和检出仍存在较大困难。此外，因大多数消化道出血为间断性出血，急性大量出血可使内镜视野模糊，不能确定出血部位。

消化道出血核素显像具有灵敏、无创、简便、可长时间观察整个肠道等优点，对下消化道出血、慢性间歇性肠道出血、多出血灶（尤其是怀疑肠壁静脉曲张出血时）的诊断具有明显优势，同时患者不需要特殊准备，不增加急危重患者的额外风险，因此也适合急危重消化道出血的定位诊断，优化治疗方案，而这也是在以往的临床应用中没有特别强调的一点。疑消化道出血患者，行核素显像可以判断出血灶是否存在、出血程度及大致部位，也可为进一步检查提供重要信息和依据。因此，消化道出血显像、内镜和选择性血管造影，三种检查方法应根据患者实际情况进行选择，互为补充。

第三节 异位胃黏膜显像

一、原 理

正常胃黏膜具有快速摄取过锝酸盐（$^{99m}TcO_4^-$）的特性，异位的胃黏膜同样具有这种特性，故在静脉注射 $^{99m}TcO_4^-$ 后异位胃黏膜可很快聚集 $^{99m}TcO_4^-$ 形成放射性浓聚灶，通过γ照相机或 SPECT 显像可以在体外进行诊断和定位诊断。

异位胃黏膜（ectopic gastric mucosa）主要好发于胃以外的消化道节段，包括 Barrett 食管、部分梅克尔憩室（Meckel diverticulum）和小肠重复畸形（duplication of small intestine）。异位胃黏膜同样具有分泌胃酸和胃蛋白酶的功能，可引起邻近食管或肠黏膜产生炎症、溃疡和出血，本项检查的阳性结果具有病因诊断的意义。

Barrett 食管好发于食管下段，男性多发，且有随年龄增长而增加的趋势。多由于长期的胃-食管反流，刺激食管上皮化生，导致胃黏膜的壁细胞取代了食管下段的正常鳞状上皮细胞所致，是严重的反流性食管炎的并发症及发生食管腺癌的危险因子。每年 Barrett 食管癌变的发生率为 1/200，具有 2～3cm 及以上上皮化生的患者发生食管癌的危险性是普通人群的 30～125 倍。临床上有 4%～10% 的患者有明显的灼心症状，食管上皮化生后，通过治疗不会逆转，当发生了重度的异型增生时，即应手术切除治疗。

Meckel 憩室和小肠重复畸形为好发于空肠、回肠段的先天畸形，30%～50% 的憩室内有异位胃黏膜。Meckel 憩室是最常见的消化道先天性异常，是由胚胎期卵黄管未闭所致，多发生于回肠，为一种持续存在的脐肠系膜管，憩室口较宽，长约 5cm，起源于回肠的系膜缘，通常在离回肠瓣 100cm 以内，属胃黏膜在小肠的异位症。Meckel 憩室的发生率约为 1%～3%，男性居多。大多数患者可终生无症状，25%～40% 有临床症状，在有症状的患者中 60% 有异位胃黏膜。最常见的早发临床症状是消化道出血，可发生在各个年龄段，Meckel 憩室是婴儿下消化道出血的最常见原因，超过 50% 的患者在 2 岁时出现出血。

二、方　　法

（一）患者准备

检查当日禁食、禁水 4h 以上，检查前应排空大小便。禁用过氯酸钾、水合氯醛等阻滞 $^{99m}TcO_4^-$ 吸收的药物，以及阿托品等有抑制作用的药物，或可刺激胃液分泌的药物。检查前 2～3d 内，避免做肠系钡剂检查。

（二）显像方法

用新鲜 $^{99m}TcO_4^-$ 淋洗液作为显像剂，静脉注射 370MBq（10mCi），小儿酌减。

患者取仰卧位。探头视野范围：食管显像以剑突为中心；检查肠道病变时视野范围从剑突到耻骨联合。

一般可用动态或间隔显像方式检查。动态显像每 5min 一帧，持续 30min，然后在 60min 时再采集一帧。也可分别于 0min、5min、10min、30min、60min 各采集一帧，每帧 5min，总观察时间可为 60～120min。每帧计数 500～1000K。食管显像可于病灶显示后，饮水 200～300ml，重复显像。

三、图像分析

结果判断可采用肉眼定性分析和使用 ROI 技术进行半定量分析。正常时仅见胃显影，食管不显影，肠道可因胃黏膜细胞分泌的显像剂的排泄而出现一过性显影，尤其是十二指肠球部较为明显，结肠脾区及肾脏有时显影。晚期图像上，膀胱影像渐浓（可嘱患者排尿后再做显像检查）。在胃与膀胱影之间，腹部无其他异常浓聚灶。

除上述正常显像位置以外出现位置相对固定不变的显像剂异常浓聚灶或条索状浓聚影，尤其是在食管下段或小肠区出现显像剂异常聚集，均提示为异常，但应注意鉴别假阳性。

四、临床应用

（一）Barrett食管

在胃影上方可见食管下段有异常显像剂浓聚影，与胃同步显影，且随时间延长，局部浓聚影渐浓，饮水后局部影像无明显变化。本方法简便灵敏、无创伤，有定位、定性的作用，临床价值较大。

（二）Meckel憩室

在腹部脐周，通常在右下腹出现位置相对固定的灶状浓聚影，与胃同步显影，随着时间延长，影像渐浓（图 10-4）。侧位显像时浓聚灶靠近腹侧是诊断要点。45～60min 后，个别病灶因分泌物排出或出血，浓聚范围可有扩大、变形、出现肠影的现象。对于高度怀疑该病而第一次显像阴性者，可重复显像，并于注射 $^{99m}TcO_4^-$ 前 20min 皮下注射五肽胃泌素 6mg/kg 以增强胃黏膜摄取 $^{99m}TcO_4^-$，从而提高阳性率。本法诊断率为 75%～85%，有的报告其灵敏度与特异性可达 90%。

造成假阳性的常见因素有哪些呢？如小肠梗阻、肠套叠、动静脉畸形、血管瘤、溃疡、阑尾炎、节段性回肠炎、小肠肿瘤及上尿路梗阻等都是常见原因，应结合临床资料认真鉴别。在分析图像时，要注意浓聚灶出现的部位和时间，如一些血容量含量高或充血的病变，在血流相内或 10min 内即有明显的浓聚，随后即逐渐减淡；而异位胃黏膜显影随着时间延长而逐渐清晰，其显影程度与正常胃黏膜相当。此外，因正常胃黏膜摄取 $^{99m}TcO_4^-$ 较多，可随胃液流入肠腔，造成假阳性，于检查前 2 天开始每天服用西咪替丁（cimetidine）300mg，既不抑制 $^{99m}TcO_4^-$ 的摄取，又可抑制胃液的分泌和胃蠕动，减少这种假阳性。

（三）肠重复畸形

腹部出现条状浓聚影，其形态与部位多变。典型表现为浓聚灶呈肠襻状（图 10-5）。

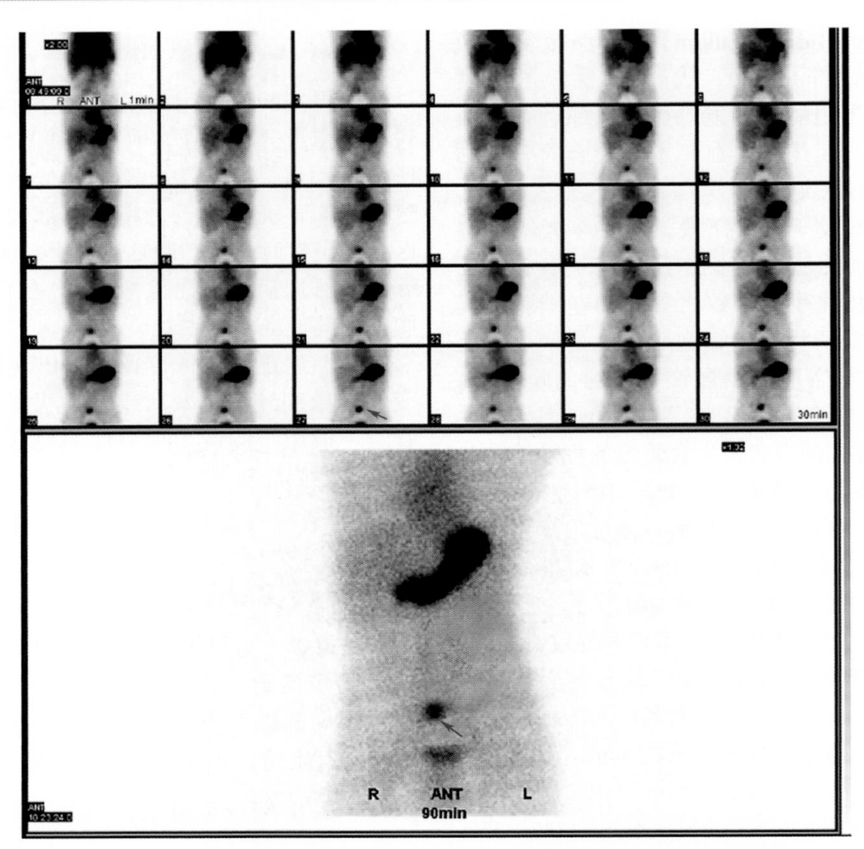

图 10-4 Meckel 憩室显像

注射显像剂后 2min 于脐旁偏右侧出现显像剂浓聚，显影时间与胃影同步，并逐渐增浓，90min 内，浓聚灶的位置固定不变

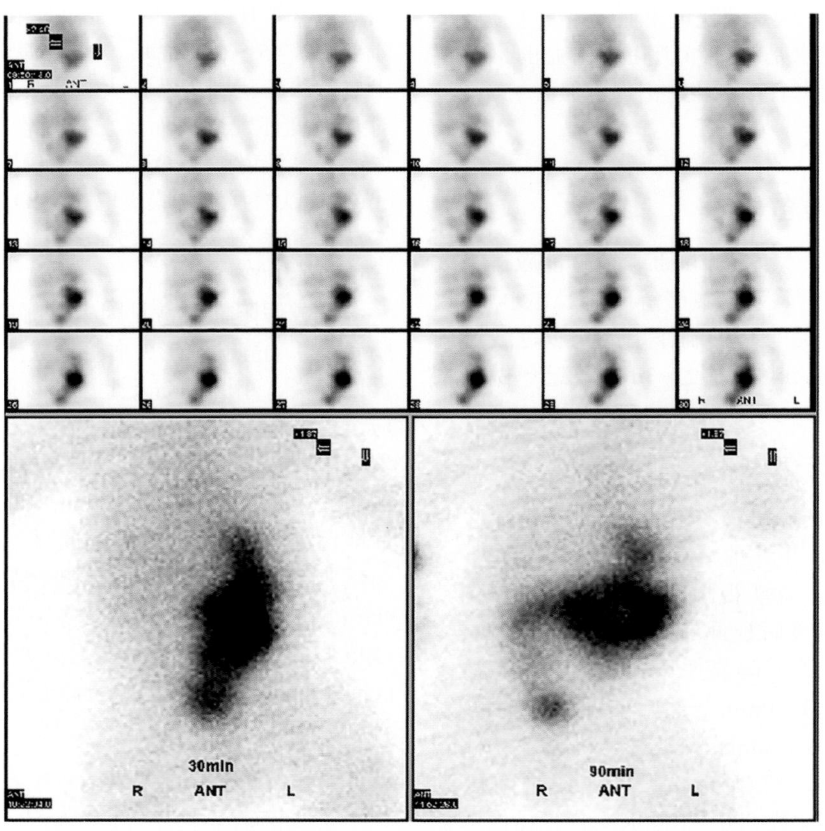

图 10-5 肠重复畸形显像

注射显像剂 1min 后左侧中下腹部可见“团片状”显像剂浓聚灶，显影时间与胃影同步，位置固定，90min 延迟相浓聚灶位置固定不变

在异位胃黏膜显像过程中还应注意：①严格禁食，停用干扰、阻断胃黏膜摄取及促蠕动、分泌药物。②在分析结果时需注意那些可导致假阳性或假阴性的情况，如肠套叠、小肠梗阻等，而部分憩室在急性炎症期出血量大或血栓形成、梗阻及异位胃黏膜壁细胞数量少或坏死情况下可引起摄取 $^{99m}TcO_4^-$ 减少或快速清除，可导致假阴性结果。③本法不适用于无异位胃黏膜的憩室检查。

第四节　胃肠功能测定

一、胃排空功能测定

胃排空功能测定（gastric emptying study）是在生理状态下准确了解胃排空功能较为理想且常用的方法。可提供胃的生理学与病理学资料，对判断病情与观察疗效有一定临床价值，该方法是一种无创性、重复性好、具有定量和符合生理特点的检查。

（一）原理

将不被胃黏膜吸收的放射性显像剂标记的食物摄入胃内，用γ照相机或SPECT连续记录在此过程中胃的影像和胃区放射性变化的情况，计算胃排空时间，以反映胃的运动功能。

（二）方法

1. 患者准备　隔夜禁食（至少8h以上）。检测前1～2周应停服影响胃动力的药物。

2. 显像剂　通常液体食物胃排空检查对隐匿异常的检出敏感性不如固体食物胃排空检查法，因此应推荐首先进行固体食物胃排空检查。单纯的液体胃排空测定只适用于各种原因无法进食固态食物的患者。只要条件允许，建议采用固体-液体混合食物胃排空测定法。

（1）固体食物的制备：国际上推荐的固体标准餐为：成人118ml液体蛋白与18.5～37MBq（0.5～1mCi）的 ^{99m}Tc-SC混合加热成固体，加入2片白面包，30g草莓酱和120ml水；儿童9.25～18.5MBq（0.25～0.5mCi）^{99m}Tc-SC。以上均在10min内全部咽下。

（2）液体食物的制备：取37～74MBq ^{99m}Tc-SC或DTPA，加入到5%葡萄糖（糖尿病患者用生理盐水）300ml中混匀备用。做固体-液体混合食物胃排空测定时，则应选用 ^{111}In-DTPA 11.1～18.5MBq（0.3～0.5mCi），无 ^{111}In-DTPA时，也可考虑用 ^{131}I-OIH代替，但应注意标记率应＞95%。

（3）半固体食物的制备：取TETA树脂250mg与 $^{99m}TcO_4^-$ 混合，加生理盐水至5ml，振荡10min，获得 ^{99m}Tc-TETA树脂，与50g麦片、2g食盐配制成的麦片粥混匀备用，总体积300ml。

3. 显像方法　患者在规定的时间内空腹服用试餐，要求在5min内吃完。在固体-液体混合食物胃排空检查时，先服固体食物，后服液体食物。从进食开始计时，服完试餐后5min、10min、15min及20min各采集1帧，随后每15min采集1帧，每帧采集60s，连续观察2h。若2h放射性计数尚未下降50%，可继续延长观察时间。

4. 胃排空率计算　采用ROI技术勾画出胃的轮廓，计算出各时间点全胃内放射性计数，绘出时间-放射性曲线，并按下述公式计算出各时间点的胃排空率。也可将胃区划分为近端胃、远端胃分别计算各自的胃排空率。计算时应行衰减校正和衰变校正。

$$GE_t(\%)=\frac{C_{\max}-C_t}{C_{\max}}\times 100\% \qquad (10\text{-}1)$$

式中，GE_t：时间 t 时的胃排空率；$C_{\max}$：胃区内最大计数率；

C_t：时间 t 时胃内的计数率（经衰变校正和衰减校正后）。

（三）结果判定

1. 应根据各自的方法建立自己的正常值。立位显像时，混合食物胃半排时间正常值分别为：液体（24±7.6）min，固体（51±12）min。卧位树脂餐的正常人胃半排空时间为（37.25±15.7）min。卧位鸡蛋餐的胃排空率正常值：餐后15min为18.4%±8.5%，60min为37.2%±12.1%，90min为46.1%±14.9%，120min为57.0%±12.9%。研究表明，正常人胃半排时间有下列规律：液体快于固体，坐立位快于卧位，男性快于绝经女性，上午快于下午，运动后快于静息。

2. 如用时间函数图解方式表示每种显像剂的残留放射性（残留率），可以发现混合食物中的液体成分从胃内排空比固体食物快，其排空曲线近似单指数曲线，而固体食物趋近于“0”的形式排空。如果以半对数时间函数方式表示各种食物的胃排空，则可以发现液体食物的胃排空曲线最初表现出迅速下降，无延迟时间，继之呈缓慢单指数形式下降。而固体食物的胃排空曲线的最初部分呈现排出很少或无排出，即最初下降缓慢，存在延迟时间，随后表现出一种类似液体排出的单指数下降。液体食物与固体食物胃排空速度差异的原因尚不清楚，但可以用胃排空生理的差异来解释。液体食物在胃内的最初阶段由于未能受阻而较快地进入十二指肠，故曲线呈现初期下降快，液体食物一旦与固体食物混合后，其排出将缓慢；相反，由于固体食物必须经过消化期，经酸和消化酶作用以及胃的搅磨成粒子状态后，方能与液体部分混合并以同步方式由胃排空（图 10-6）。

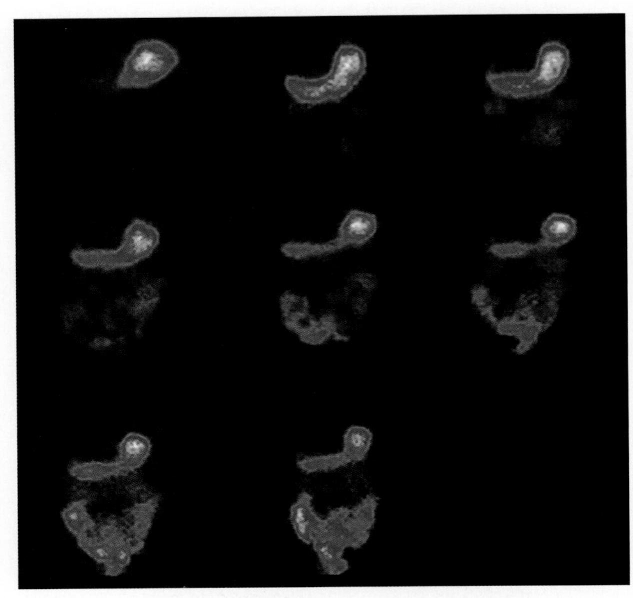

图 10-6 固体食物正常胃排空显像
从左到右，从上到下分别为口服试餐后 0min、15min、30min、45min、60min、90min、120min 和 150min 时胃排空影像

（四）临床应用

1. 胃排空延迟 胃排空测定对鉴别胃排空延迟类型有重要意义。胃排空时间延长是由于机械性或功能性梗阻所引起。

（1）机械性梗阻时管腔的狭窄或梗阻可使胃内容物流动延缓，其排空较正常明显延迟，而液体食物的排空可以是正常的。如幽门肌肉肥厚、溃疡病所致的瘢痕、胃下垂以及肿瘤等。

（2）功能性梗阻时胃张力降低，蠕动减少，此时固体和液体食物的排空均较正常延迟，尤以固体食物更为明显。如活动性胃溃疡、非溃疡性消化不良、胃次全切除术后、迷走神经切除术后、反流性胃炎、反流性食管炎、糖尿病胃轻瘫、胶原性疾病、甲状腺功能减退症、脑瘤及电解质紊乱等。

（3）注入胃复安可用以鉴别胃排空类型。如果为机械性梗阻，排空率不增高或仅部分增高；如果为功能性梗阻，排空率则增高，并可以恢复至正常范围以内。

2. 胃排空率加快 发生胃排空率加快可为医源性的原因，如迷走神经切断术后以及幽门成形术后可以出现液体食物排空加快。此外胃排空率加快也可以见于十二指肠溃疡、萎缩性胃炎、Zollinger-Ellison 综合征、Chagas 病、胰腺功能不足以及甲状腺功能亢进等疾病。

3. 延迟时间 是胃排空的一个重要参数，如果简单地检测半排空时间，往往会忽略了延迟时间的变化。

4. 近端胃与远端胃在胃排空中的机制不尽相同 液体成分的排空主要取决于近端胃的作用，而固体成分的胃排空则取决于近端胃和远端胃的协同作用。

不同单位所用的试餐成分可能稍有差异，如可在固体试餐中加入适量番茄酱等。考虑到本法的影响因素较多，对于一个单位来说，方法学的统一是至关重要的，如试餐的总热量的控制等。与其他的胃排空检查方法比较，本法无须插管且患者受照射剂量比 X 线照片检查低，具有方法简便、安全、重复性好、能定量以及符合生理状况等特点。

二、食管通过功能测定

食管通过功能测定（esophageal transit time study）是了解食管运动功能的一种简便易行的方法，可进行定量分析，用于食管运动障碍疾病诊断及临床治疗效果的监测。但因其影像相对粗糙，解剖分辨力受到限制，故不能替代食管钡餐造影和内镜检查。

（一）原理

当含有放射性显像剂的食物被吞食后，随着食管的蠕动，放射性显像剂随之通过食管并进入胃。用 γ 照相机或 SPECT 连续采集此过程，即可获得食团通过食管时的影像变化和相应参数，如食管通过时间，以此来评价食管的运动功能。

（二）方法

患者检查前禁食 4～12h。显像剂常用性质稳定，不被食管、胃肠道黏膜吸收的 ^{99m}Tc-SC（硫胶体），剂量 18.5～37MBq（0.5～1.0mCi）。患者取直立位，将含有 18.5～37MBq 的 15ml ^{99m}Tc-SC 溶液吸入口中，并保留在口腔内。在患者做一次弹丸式吞咽的同时启动计算机，每帧 0.5s，共 120 帧；随后每帧 30s，共 8 帧。在整个检查过程中，自第一次吞咽以后每隔 30s 干咽一次。采用 ROI 技术勾画出全食管及分段食管（分为上、中、下段），处理得到时间-放射性曲线，分析其通过时间及通过率，计算公式如下：

$$C_t(\%) = \frac{E_{max} - E_t}{E_{max}} \times 100\% \qquad (10\text{-}2)$$

式中，C_t 为时间 t 时的食管通过率；E_{max} 为开始吞咽后即刻的食管最大计数率；E_t 为时间 t 时的食管计数率。

（三）正常影像和结果判定

1. 正常影像 自咽部起，可见一条垂直向下的食管影像，动态电影可清晰显示食团通过全食管的过程。

2. 结果判定

（1）食管总通过时间（TETT）：指从吞咽开始到食团进入胃之前，食物通过整个食管所需时间，正常≤10s，一般5～10s。

（2）食管分段通过时间（RTT）：是将全食管分为上、中、下三段，计算出分段通过时间，分别为3s、4s和5s以内。

（3）食管通过率：正常食管内的放射性下降得很迅速，第一次吞咽后5～10s，食管内就基本没有放射性而不能显影。在8次吞咽后（2min），通过率>90%。

（4）凡食管总通过时间；或分段通过时间；或通过率大于上述标准，均被认为异常。

（四）临床应用

病理情况下，食管运动功能呈现不同的变化。如贲门失弛缓症、硬皮病、弥漫性食管痉挛和胃食管反流患者经8次吞咽后（2min）的食管通过率分别为26.7%±10.8%，23.6%±14.6%，76.2%±11.4%和73.6%±4.2%；经40次吞咽后（10min）其食管通过率又分别为31.0%±10.0%，42.4%±15.4%，92.7%±3.0%和81.2%±4.3%。弥漫性食管痉挛患者可见显像剂滞留于食管内，通过曲线呈高波幅的痉挛曲线。食管梗阻时，梗阻平面以上放射性显像剂滞留。当食管瘘时，则可在食管外见到逸出的异常放射性浓聚影。

食管通过时间测定法可以研究食管运动功能，并诊断及鉴别诊断食管运动功能障碍性疾病，具有合乎生理、客观、简便、准确、定量、非创伤性、辐射剂量小、快速的特点。但因其影像相对粗糙，解剖分辨能力受到限制，故本法不宜作为有食管症状患者的初选检查。如排除解剖的异常、消化性溃疡、狭窄、癌肿以及疝等，应首选内镜、食管钡餐造影等上消化道系列检查。

三、胃食管反流测定

胃食管反流是指食管下段括约肌不适当弛缓或经常处于松弛状态等功能障碍，引起胃内容物反流入食管。

（一）原理

胃食管反流测定（gastroesophageal reflux study）是口服不被食管和胃黏膜所吸收含显像剂的酸性试餐后，于上腹部施加不同压力，同时对食管下段及胃进行连续显像，观察食管下段有无显像剂出现。根据食管下段是否出现显像剂浓聚影及其与压力的关系即可判断有无胃食管反流及反流程度。

（二）方法与结果判定

1. 患者隔夜禁食（4～12h），3min内口服由150ml橘子汁、150ml 0.1mol/L HCl、14.8～37MBq（0.4～1mCi）^{99m}Tc-硫胶体或^{99m}Tc-DTPA组成的混合液。再服15～30ml清水以去除食管内残余的显像剂。10～15min后仰卧于γ照相机或SPECT探头下，取前位显像，视野包括食管和胃。

2. 在受检者腹部缚带压力装置的腹带或者缚普通腹带，在其下面放置血压计的充气胶囊，连接血压计。充气腹带逐级加压，分别为0kPa、2kPa、4kPa、6kPa、8kPa、10kPa、12kPa和13.3kPa（100mmHg），每级加压后采集30s。

3. 婴幼儿检查时将上述显像剂加入牛奶中，牛奶量按300ml/1.7m^{2}体表面积计算，活度7.4～11.1MBq（200～300mCi）。经鼻饲入胃后，拔出鼻饲管。鼻饲5～10min后开始显像，婴幼儿检查可不用腹带加压，2min/帧连续采集1h，2～4h内在胸部多次显像。

4. 影像处理

（1）用ROI技术获得各时相食管的计数率，得出时间-放射性曲线，观察曲线上是否出现尖峰及其数目。峰的高度与反流量成比例，其宽度反映反流发生的持续时间。

（2）计算胃食管反流指数（GERI）

$$\mathrm{GERI}(\%)=\frac{E_t-E_B}{G_0}\times 100 \tag{10-3}$$

式中，G_0为压力0时，全胃内的放射性计数；E_t为某压力时食管内的放射性计数；E_B为食管本底计数。当GERI大于4%时提示有GER存在。

5. 正常人食管内不见显像剂浓聚影，如贲门上方食管内出现显像剂浓聚影，为胃食管反流的典型表现。在腹部未加压时，反流即为阳性者称为自发性反流；加压后的反流称为诱发性反流。

（三）临床应用

该显像常用于反流性食管炎的诊断。灵敏度为90%以上，且无创、灵敏。比胃镜、钡餐检查更符合生理状况。胃食管反流引起肺部异物吸入往往是小儿吸入性肺炎的病因，有助于肺内病变的病因诊断。

四、十二指肠胃反流显像

十二指肠胃反流显像（duodenogastric reflux imaging）是在生理条件下了解有无十二指肠胃反流的常用方法，并可对反流进行定量测定。

（一）原理

静脉注射肝胆显像剂后，能迅速地被肝多角细胞摄取，分泌后经胆道系统排至十二指肠。正常时，由于幽门括约肌的控制，已排入肠腔的显像剂不能进入胃内。如有十二指肠胃反流时，显像剂将随十二指肠液进入胃内，通过体外γ照相可见到胃区出现显像剂分布，甚至全胃显影，借此即可诊断十二指肠胃反流。

（二）方法

患者应禁食禁烟4h以上，检查前30min口服过氯酸钾400mg封闭胃黏膜。静脉注射放射性核素肝胆显像剂 ^{99m}Tc-EHIDA 3～5mCi后开始显像，视野包括肝区及上腹部。每隔5～10min采集一帧，每帧计数应达到300K以上。至30min时或胆囊放射性计数达最大时，让患者口服牛奶300ml或油煎鸡蛋两个，以加速胆汁的排泄，采集至口服脂肪餐后60min止。

（三）正常影像及结果判定

正常情况下胆汁不进入胃，胃区无显像剂聚集，口服脂肪餐后胃内仍无显像剂出现。当存在肠胃反流时，肠内的放射性示踪剂逆流入胃，造成胃显影，即可诊断为十二指肠胃反流。此外，还可通过勾画ROI曲线进行定量分析，获得胆汁反流指数（EGRI）。

$$\text{EGRI}(\%)=\frac{\text{胃内最高计数率}}{\text{全肝最高计数率}}\times 100\% \qquad (10\text{-}4)$$

（四）临床应用

多种胃肠疾病可出现十二指肠胃反流，如慢性胃炎、胃切除术后残胃胃炎、胃溃疡、胃癌、反流性食管炎及功能性消化不良。在了解存在十二指肠胃反流后，还可用于评价这类疾病的治疗效果。

本法是符合生理状况的无创性、无刺激性的一种简便检查方法，并可进行定量测定，优于胃液检查和胃镜检查。

五、小肠通过功能测定

小肠通过功能测定（small intestinal transit time study）是了解小肠运动功能的较好方法，是测定放射性核素标记食物从十二指肠到盲肠的通过时间。

（一）原理

利用与胃排空时间测定相同的原理，将不被胃肠黏膜吸收的放射性核素标记的食物摄入胃内，经过胃的蠕动排入肠腔，在体外用γ照相机或SPECT连续观察食物由胃进入小肠、排入结肠的整个过程，通过一定的方法计算出小肠通过时间和小肠残留率等参数，以了解小肠的运动功能。

（二）方法

1. 试餐制备 固体试餐制备与胃排空显像相同。

2. 显像方法 患者隔夜禁食（8h以上），在5min内吃完试餐。从进食开始计时，在第1h内每15min采集1帧，每帧采集60s；在第2～4h每30min采集1帧，直到80%的试餐进入结肠。探头视野包括胃、小肠和结肠区域。

3. 定量分析 分别勾画出胃区和结肠区ROI，获得胃排空和结肠填充的时间-放射性计数曲线，用平均小肠通过时间法（结肠半填充时间-胃半排空时间），计算出小肠通过时间。

（三）正常影像及结果判断

正常影像见进食试餐后，胃立即显影，随后见到标记食物从十二指肠逐渐到达回盲部及结肠各段。小肠通过时间正常参考值为（4.2±0.5）h。

（四）临床应用

小肠通过时间加快可见于肠易激综合征、短肠综合征、倾倒综合征、甲状腺功能亢进、运动功能障碍性疾病。在小肠假性梗阻者，可见扩张的肠管及小肠通过时间明显延长。糖尿病、硬皮病患者可引起运动功能障碍，出现小肠通过时间延长。此外，小肠机械性肠梗阻、Crohn病、小肠性便秘的小肠通过时间也可见延长。

对各种小肠功能障碍性疾病及其他疾病伴发或引起小肠运动功能障碍的患者均可进行该方法以评价小肠运动障碍。另外，还可用于胃肠运动药物治疗前后的疗效监测。

第五节 尿素呼气试验

幽门螺杆菌（*Helicobacter pylori*，HP）是急性与慢性胃炎、消化性溃疡的重要致病因素，也有更多证据表明该菌是胃癌的Ⅰ类致癌因子，并与胃黏膜相关性淋巴样组织（mucosa associated lymphoid tissue，MALT）恶性淋巴瘤有密切关系。我国普通人群中幽门螺杆菌的感染率达50%～60%，部分地区的感染率更高。尿素呼气试验是检测HP感染的一种非侵入性、无痛苦、敏感且可靠的方法。

（一）原理

由于幽门螺杆菌能产生活性较强的尿素酶，尿素酶可分解尿素产生氨和 CO_2，没有被水解的尿素吸收后以原型从尿液排出，而水解产生的 CO_2 进入血液，经肺排出体外。当口服一定量的同位素标记尿素后，如果胃内存在幽门螺杆菌时，示踪尿素被幽门螺杆菌产生的尿素酶分解，示踪碳以 CO_2 形式经肺呼出。采集呼出的气体经仪器定量测出其中示踪碳含量，以此可判断胃内有无幽门螺杆菌感染。

临床开展比较广泛的有 ^{13}C 和 ^{14}C 两种尿素呼气试验。其中 ^{13}C 是稳定性核素，适用于所有人群。最初以质谱分析仪为基础的方法，由于价格昂贵限制了其使用，如今以激光和红外线为基础的方法使其价格日益减低，有助于推动其更广泛的使用。^{14}C 尿素呼气试验虽有少量放射性，但服用后的前5h，75% 的 ^{14}C 即被呼出，余下的 25% 半排时间为10～12 天。据文献报道，人体 1 天内承受的自然环境中天然射线剂量就超过了一次 ^{14}C 尿素呼气试验。所以 ^{14}C 尿素呼气试验仍然是非常安全的，而且价格更便宜。

（二）方法

1. 患者准备 受检者必须停用抗生素和铋剂至少 30 天，停用硫酸铝和质子泵抑制剂至少 2 周。检查前禁食 4～12h。

2. 检查方法

（1）检查前用 0.1mol/L 柠檬酸漱口，采集未服用示踪尿素前的呼气作为本底计数。

（2）^{13}C-尿素呼气试验：口服 ^{13}C-尿素胶囊（剂量：成人为 75mg，^{13}C 丰度＞99%；12 岁以下儿童为 50mg，^{13}C 丰度＞99%），同时服 50ml 的凉开水。静坐 30min 后，再一次收集气体样本。采用 ^{13}C 质谱分析仪或红外测定仪，测量 CO_2 中 $^{13}CO_2$ 的含量。然后得出试验后与试验前的差值。

（3）^{14}C-尿素呼气试验：将 37kBq（1μCi）的 ^{14}C-尿素胶囊伴 150ml 的橘子水服下，静坐 20min 后，再一次收集气体样本。具体方法是让受检者用吹气管把呼出的气体吹入含有 CO_2 吸附剂的集气瓶中，当吸附剂由红色变为无色时即停止吹气（1～3min）。若超过 5min 褪色不全，亦停止吹气，此时 CO_2 吸附已饱和（正好溶解 1mmol 的 CO_2）。然后立即向集气瓶内加入适量闪烁液，混匀，加盖待测。检查过程中患者可自由活动，取样时一般采用坐位。采用专用液体闪烁计数仪测量（dpm/mmol CO_2）。计算试验后与试验前的比值。

（三）适应证

1. 有胃部不适，怀疑有幽门螺杆菌感染者。
2. 急慢性胃炎和胃、十二指肠溃疡患者。
3. 幽门螺杆菌根除治疗后疗效评价和复发诊断。
4. 幽门螺杆菌感染的流行病学调查与筛选手段。

^{13}C-尿素呼气试验无明确禁忌证。^{14}C-尿素虽有少量放射性，在孕妇和儿童中慎用，但也并非禁忌。

（四）结果判断

1. ^{13}C-尿素呼气试验 通常以 DOB（delta over baseline）值来表示，即以第 30min 时样品中所测 ^{13}C-CO_2 同位素丰度千分差值减去零时呼气样品的同位素丰度千分差值。一般来说，DOB ≥5 以上即可判断为阳性。

计算公式：

$$DOB=\delta‰(30min)-\delta‰(0min) \qquad (10\text{-}5)$$

2. ^{14}C-尿素呼气试验 当试验后呼气计数与试验前空腹本底计数比值大于 3～5 倍时为阳性，或按以下公式计算，当 ^{14}C-UBT ≥100dpm/mmol CO_2 时可诊断为 HP 阳性。

计算公式：

$$^{14}C\text{-UBT}(dpm/mmol\ CO_2)=\frac{\text{试验后dpm}-\text{试验前dpm}}{2} \qquad (10\text{-}6)$$

（五）临床应用

研究表明，多种消化道疾病与幽门螺杆菌感染有关，约 90% 以上的十二指肠溃疡和 70% 以上的胃溃疡存在幽门螺杆菌感染，其他如急慢性胃炎、胃食管反流、功能性消化不良等与幽门螺杆菌感染的关系也十分密切。一些非消化道疾病也与幽门螺杆菌有一定关系，报道较多的有冠心病、高血压、血管神经性头痛等。

尿素呼气试验主要用于幽门螺杆菌感染的诊断，特别适用于临床上对幽门螺杆菌感染治疗效果的复查和评价。各实验室方法有所不同，一般敏感性可达 90%～97%，特异性为 89%～100%。总之，尿素呼气试验是一种简便、无创伤、无痛苦、敏感而可靠的诊断幽门螺杆菌感染的方法。

（代文莉）

第六节 肝胆动态显像

一、原 理

肝胆系统是机体新陈代谢最为活跃的系统。红细胞衰老后释放血红蛋白，后被分解代谢为胆红素。胆红素由肝细胞自血浆中摄取，然后与葡萄糖醛酸或硫酸结合，最后排入肠道。

肝细胞自血液中选择性地摄取放射性肝胆显像剂，并通过类似于处理胆红素的生理过程，将其分泌入胆汁，最后经由胆道系统排泄至肠道。应用放射性核素肝胆动态显像（hepatobiliary imaging）可观察药物被肝脏摄取、分泌、排出至胆道和肠道的过程，进而取得一系列肝、胆动态影像，达到了解肝胆系形态的目的，并评价其功能。

肝细胞功能正常是肝胆显影的重要前提，胆道通畅是放射性药物积聚于胆囊及排泄至肠道内的必要条件。

二、显 像 剂

目前用作放射性核素肝胆动态显像的放射性药物主要有两大类：^{99m}Tc 标记的乙酰苯胺亚氨二醋酸类化合物（^{99m}Tc-iminodiacyetic acid；^{99m}Tc-IDA）和 ^{99m}Tc 标记的吡哆氨基类化合物（^{99m}Tc-pyridoxylidene amino acid；^{99m}Tc-PAA）。前者以二乙基乙酰苯胺亚氨二醋酸（^{99m}Tc-EHIDA）、二异丙基乙酰苯胺亚氨二醋酸（^{99m}Tc-DISIDA）和三甲基溴乙酰苯胺亚氨二醋酸（^{99m}Tc-mebrofenin）最为常用，后者以吡哆-5-甲基色氨酸（^{99m}Tc-PMT）最为常用。其中 ^{99m}Tc-DISIDA，^{99m}Tc-mebrofenin，^{99m}Tc-PMT 的肝摄取率、胆汁排泄率和尿中排出量均比较理想（表 10-1）。这些放射性药物在血液循环过程中能够与白蛋白结合并被运送至肝脏，代谢途径与胆红素代谢类似，但并不与葡萄糖醛酸或硫酸相结合，而是以原形排出。

表 10-1　用于肝胆显像的主要放射性药物

药物名称	中文名	γ 射线能（keV）	3h 尿中排泄率（%）
^{99m}Tc-EHIDA	二乙基 IDA（diethyl IDA）（依替菲宁）	140	5
^{99m}Tc-DISIDA	二异丙基 IDA（diisopropyl IDA）	140	4.5
^{99m}Tc-mebrofenin	三甲基溴 IDA（bromotrimethyl IDA）	140	2
^{99m}Tc-PMT	吡哆-5-甲基色氨酸（pyridoxyl-5-methyl triptophan）	140	2

三、显 像 方 法

（一）患者准备

检查前患者至少禁食 4～12h。进食会刺激胆囊收缩，阻止显像剂进入胆囊而使胆囊不显影。禁食时间过长或使用完全性静脉营养者可能由于胆汁无法进入充盈的胆囊而造成胆囊不显影引起假阳性。因此，对于这类患者可于检查前静脉注射 Sincalide（人工合成的胆囊收缩素）以刺激胆囊收缩，以最大限度降低假阳性。

（二）采集方法

患者取仰卧位平卧于探头下，探头对准受检者的右上腹，视野应包括全部肝脏、部分心脏及肠道。选择 128×128 矩阵，平行孔低能高分辨率准直器。显像剂剂量约 370～555MBq（10～15mCi），儿童 7.4MBq（0.2mCi)/kg。静脉注入显像剂后立即取得血流灌注像，并于 5min、10min、20min、30min、45min、60min 分别采集图像或以 5min/ 帧连续采集至 60min。如腹部仍未见放射性显示，可于 2～4h 后进行延迟显像。平面像常规采集前位、后位和右侧位，必要时加摄其他体位。

四、介 入 实 验

1. 胆囊收缩实验　当胆囊显影最浓时，口服脂肪餐或静脉注射 Sincalide，促进胆囊的收缩和胆汁的分泌。

2. 吗啡实验　胆囊若 45min 未见显示，可以静脉注入吗啡 0.04mg/kg。如胆道通畅，在注射后 20～30min 内胆囊显影，反之为急性胆囊炎。

3. 苯巴比妥实验　虽然苯巴比妥增加肝脏酶的分泌，加快胆红素及 ^{99m}Tc-EHIDA 从肝脏分泌至微胆管，然而先天性胆道梗阻和肝外胆道梗阻的患者口服苯巴比妥后黄疸并不消退。

五、正 常 影 像

按其动态显像顺序，可分为血流灌注相、肝实质相、胆管排泄相和肠道排泄相四期。正常影像见图 10-7。

1. 血流灌注相　自静脉注射后即刻至 30～45s 左右，心、肺、肾、大血管、肝脏依次显影，与肝动脉血流灌注相相仿。

2. 肝实质相　注射后 3～5min 肝脏已清晰显影，且显像剂浓聚继续增强，15～20min 左右到达高峰，随后肝影逐渐变淡。

3. 胆管排泄相　随着肝细胞将显像剂分泌入胆道，注射后 5min 胆管内即可出现显像剂浓聚。逐次显现左、右肝管、肝总管、胆总管、胆囊管和胆囊影像。胆囊一般在 45min 内已显影。胆系影像随肝影变淡而更清晰，有时可见“胆道树”结构。

4. 肠道排泄相　显像剂被排至肠道。一般不迟于 45～60min。

六、异 常 影 像

1. 肝脏不显影　通常伴有心前区放射性持续存在，且长时间不消退。可发现显像剂经泌尿道的排泄显著增加，肾脏显影明显。这是肝功能极度低下的征象，肝功能衰竭、严重肝细胞黄疸时可能出现此现象。但要与特定肝胆显像剂对抗胆红素的能力相鉴别。

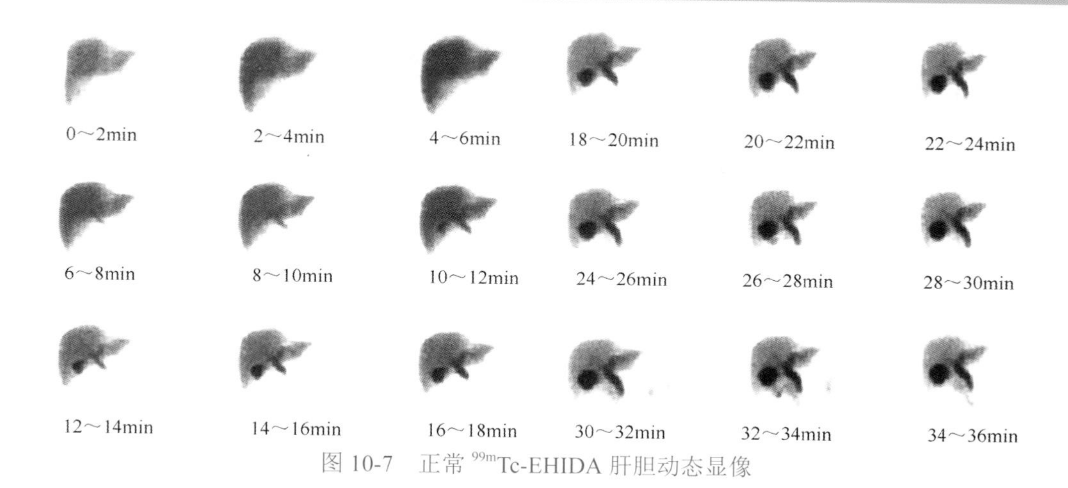

图 10-7　正常 ^{99m}Tc-EHIDA 肝胆动态显像

2. 肝影持续显影，消退延迟甚至不消退　正常情况下肝细胞将肝胆显像剂迅速转移，肝区放射性在短期内（20min 左右）达到高峰，随即迅速下降，肝影逐渐消退。在胆系梗阻和胆汁无法排泄，以及肝细胞分泌、解毒功能下降时，肝胆显像剂滞留在肝脏内，造成肝影持续不消退。常见于先天性胆道闭锁、胆总管结石、严重的弥漫型肝脏疾病和胆总管狭窄等。

3. 胆囊持续不显影　注射肝胆显像剂后 1～4h 胆囊仍不显影。常见于急性胆囊炎，也可出现在急性胰腺炎、慢性胆囊炎、胆囊切除术后等情况。

4. 胆囊延迟显影　胆囊直至 1h 后才显示。首先考虑为慢性胆囊炎，在肝细胞病变、胆道部分梗阻等情况也可能出现此现象。

5. 肠道不显影　注射肝胆显像剂 24h 后，肠道持续不显影，可见于肝胆道完全性梗阻、胆总管结石、先天性胆道闭锁或邻近肿瘤如胰腺癌压迫引起胆道梗阻等情况。

6. 肠道放射性延迟出现　各种原因引起的不完全性机械性梗阻或胆道功能障碍造成肠道放射性延迟至 1h 后才出现，可见于胆道不完全性梗阻、新生儿肝炎，或肝细胞性疾病等情况。

阅片时应注意观察各时相影像的动态变化，注意心前区放射性是否存在；肝影浓聚和消退的过程；胆系影像的形态，有无胆管扩张；胆囊显影与否，胆囊显影时间；肠道出现放射性的时间等。对肝脏影像的分析，同肝脏胶体显像。

七、适　应　证

1. 急、慢性胆囊炎的诊断。

2. 鉴别诊断肝外胆道梗阻和肝内胆汁淤积。

3. 鉴别诊断先天性胆道闭锁和新生儿肝炎。

4. 先天性胆总管囊肿、胆总管梗阻等疾病的诊断。

5. 胆道术后的功能评价。

6. 肝移植术后了解肝的血供及肝功能。

八、临　床　应　用

1. 诊断急性胆囊炎　炎症、水肿或其他原因所造成的胆囊管梗阻为急性胆囊炎最特异的病理生理表现。因此，在急腹症情况下，胆囊持续不显影，而肝脏影像、肝胆管显影、肠道排泄相正常，则可证实急性胆囊炎的临床诊断（图 10-8）。相反，如果胆囊显影则可排除急性胆囊炎。但该显像也有造成假阳性的可能，可能原因包括：禁食时间小于 4h、禁食时间大于 24h、严重的肝细胞病变、肝功能不全、慢性胆囊炎、营养过度、酒精中毒、胰腺炎等。为避免假阳性的可能，可通过以下 3 种方法进行鉴别：①给予 Sincalide；②给予吗啡；③延迟显像至注射后 2～4h。一旦出现胆囊显影即可排除急性胆囊炎诊断。

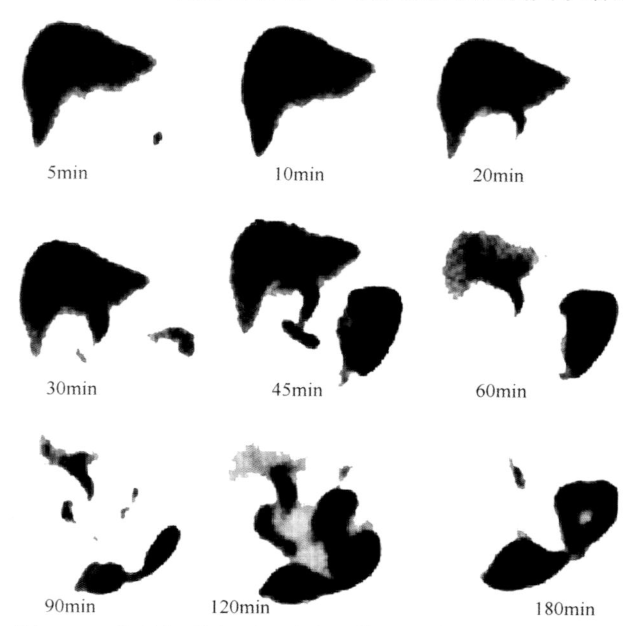

图 10-8　急性胆囊炎肝胆动态显像（肝脏摄取排泌正常，除胆囊外胆系、十二指肠显影清晰）

放射性核素肝胆显像是诊断急性胆囊炎的有效

方法之一，与胆道造影相比具有简便、快速、安全、准确等特点。常规超声检查能检测出胆囊壁的厚度、胆管的直径等，但对检测胆囊管功能状态、闭塞与否不够准确。

胆囊持续不显影要注意与慢性胆囊炎、胆囊结石、胆囊癌等其他胆囊疾病相鉴别。此外，急性胰腺炎、酒精中毒、长期采用静脉营养及禁食时间过长等也可造成胆囊不显影。

2. 诊断慢性胆囊炎 有85%～90%的慢性胆囊炎患者的胆囊显影正常。胆囊在延迟显像1～4h显影，是大部分慢性胆囊炎的明显特征，胆囊显影越滞后，慢性胆囊炎的诊断符合率越高。肠道先于胆囊出现放射性是慢性胆囊炎患者的一个特异性的征象。

在慢性胆囊炎患者中也可观察到肝胆显像剂自肝胆道向肠道转移的时间延迟（肠道在1h内未显影而胆囊显影）的现象，该现象可能和壶腹炎症有一定关系。

慢性无结石性胆囊炎发病率较低，约占全部慢性胆囊疾病的5%。患者常主诉右上腹疼痛和绞痛，但超声和肝胆显像等检查常显示为阴性。但在进行外科手术时可发现胆囊呈慢性炎症改变。胆囊慢性炎症、部分梗阻或功能损伤患者往往表现为胆囊对促胆囊收缩素（CCK）的反应异常。胆囊排胆分数（GBEF）反映胆囊收缩功能，其测定方法是在胆囊显影并呈基本稳定状态后，静脉注射CCK 200mg/kg，或静脉注射Sancalide 0.02mg/kg，或给服脂肪餐后继续做肝胆动态显像至30min，勾画胆囊感兴趣区（ROI），获得胆囊收缩前及30min时（或胆囊缩小至稳定程度时）的胆囊影像计数率，按下列公式计算胆囊排胆分数GBEF：

$$\text{GBEF}=\frac{\text{胆囊收缩前计数率}-30\,\text{min（或胆囊缩小至稳定程度时）计数率}}{\text{胆囊收缩前计数率}}\times 100\% \quad (10\text{-}7)$$

排胆分数（GBEF）低于35%被认为胆囊收缩不正常，这数值不受年龄、性别等的影响。目前超声显像对胆囊结石非常敏感，是诊断慢性胆囊炎的首选，但对于非结石性胆囊炎，放射性核素肝胆显像较超声敏感。

3. 黄疸的鉴别诊断 鉴别诊断肝细胞性黄疸和梗阻性黄疸。肝细胞性黄疸常表现为肝内胆汁淤积，肝脏显影不清晰，而心影显像持续存在。若肠道在1h内可出现放射性，则证实胆道通畅。梗阻性黄疸常表现为肝影持续浓聚不消退，而肠道不显影或显影延迟。可根据显影情况分为完全性梗阻和不完全性梗阻。

4. 诊断胆管先天性囊状扩张症 先天性胆总管囊肿通常在肝胆动态显像图上的表现为胆总管扩张部分的放射性滞留，构成椭圆形或梭形浓聚影（图10-9），可在肝影、胆囊影消退甚至进餐后仍残存。在鉴别囊肿或胆囊时，以及了解胆管扩张对胆流动力学的影响时可选用本法。

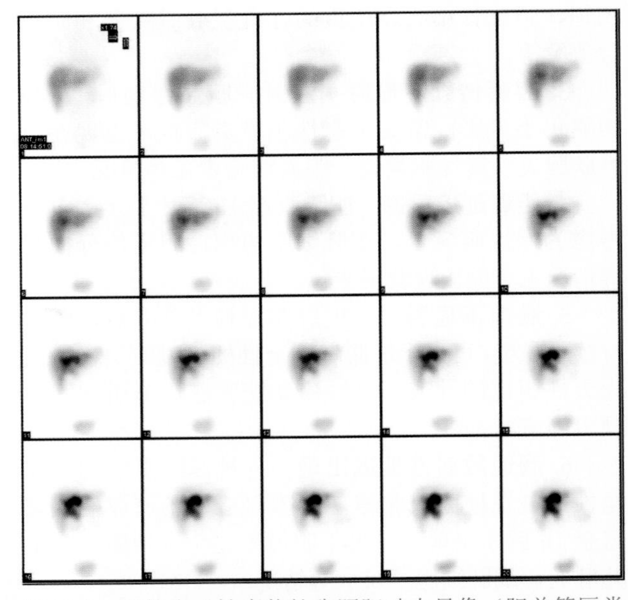

图10-9 胆管先天性囊状扩张肝胆动态显像（胆总管区类圆形浓聚灶持续存在，胆囊未显影）

5. 鉴别诊断先天性胆管闭锁和新生儿肝炎 新生儿黄疸可见于先天性胆道闭锁和新生儿肝炎。在注射肝胆显像剂后，可通过观察有无胆道、肠道排泄来作鉴别诊断。一般至少要延迟显像观察至24h。肠道内出现放射性即可诊断为新生儿肝炎。肠道内持续未见放射性，可给患儿口服鲁米那（Phenobarbital）每天5mg/kg，连续7～10天，然后再次作肝胆动态显像，如24h后肠道内仍无放射性，则诊断为先天性胆道闭锁（图10-10）。一旦出现放射性，则诊断为新生儿肝炎（图10-11）。

6. 诊断胆总管梗阻 胆总管梗阻可由胆总管结石、肿瘤或胆总管狭窄所引起。尽管放射性核素肝胆动态显像对胆总管梗阻具有特征性影像学表现（肝脏摄取良好，但没有胆道排出），但临床上并不采用它作诊断，仅在下列情况下使用核素肝胆显像：①发生梗阻前24h胆总管扩张已经发生，这时超声检查正常，放射性核素肝胆动态显像可表现为异常。②对于先前已有胆总管扩张史或外科手术史的患者，胆总管往往难以恢复到原来的正常直径。放射性核素肝胆动态显像仍可通过是否存在显影剂从胆道至肠道的运转来鉴别诊断梗阻性或非梗阻性扩张。

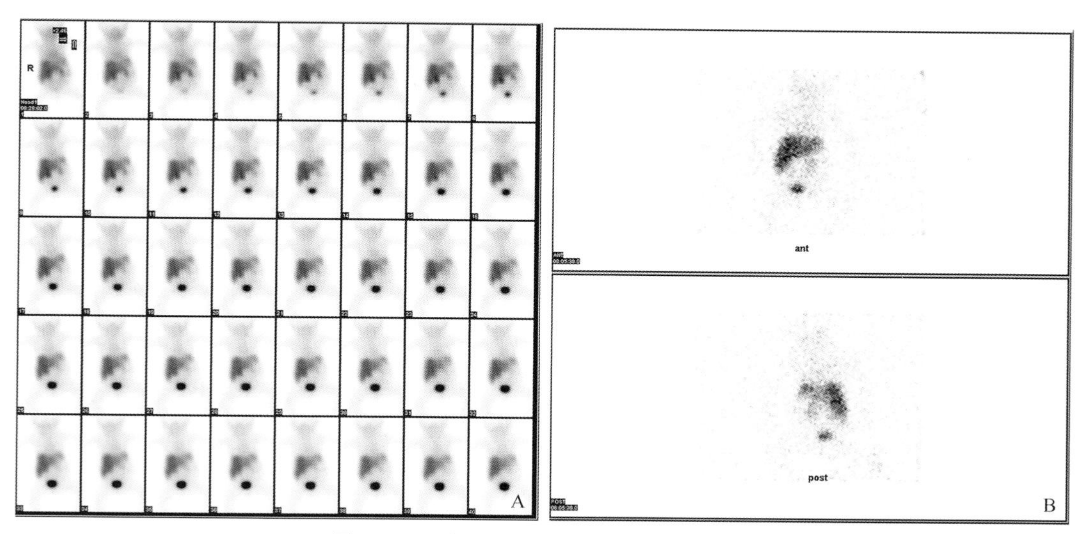

图 10-10　先天性胆道闭锁肝胆动态显像

A. 早期显像；B. 延迟显像（24h）肝脏摄取显像剂良好，胆囊及胆系、肠道未见排泌影

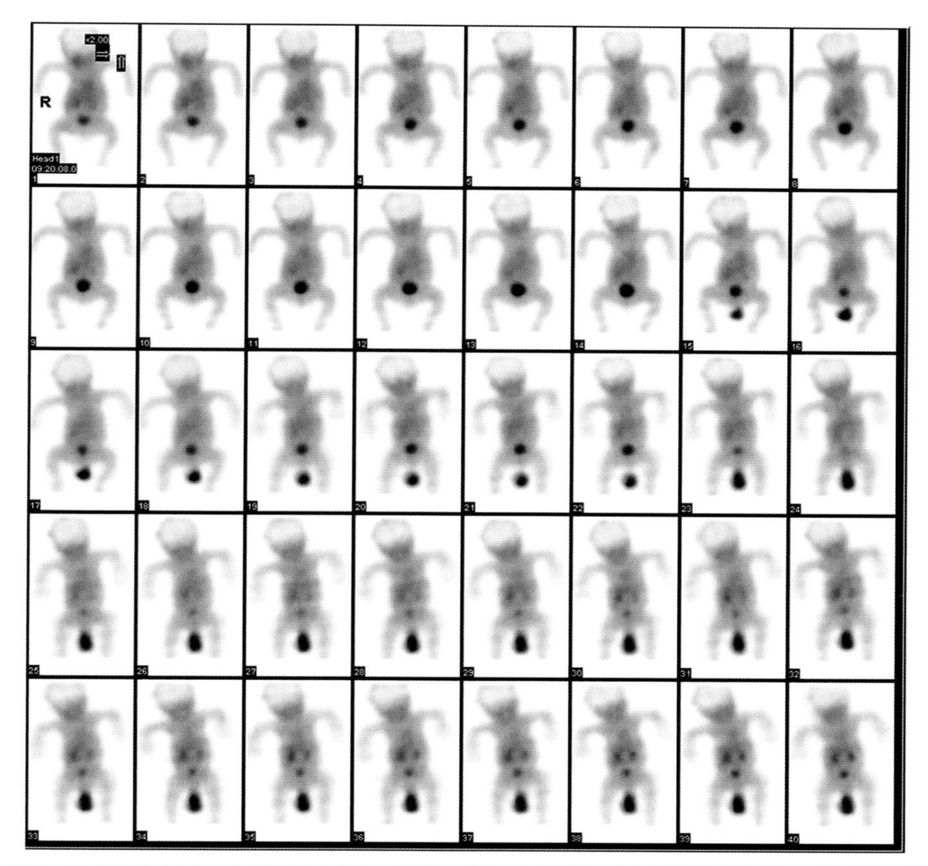

图 10-11　新生儿肝炎肝胆动态显像（心血池滞留明显，肝脏摄取差，胆系、肠道未见排泌影）

7. 诊断不完全性胆总管梗阻　放射性核素肝胆动态显像对诊断不完全性胆总管梗阻有很大作用。超声和静脉胆道造影很难发现由于结石而造成的不完全性胆总管梗阻，此时胆总管不一定扩张。而在这样的情况下，放射性核素肝胆动态显像可以通过显像剂自胆道至肠道的转移延迟（大于 60min）这一特征性的表现来诊断不完全性胆总管梗阻。

但要考虑到胆道至肠道转移示踪剂的延迟这一表现对不完全性胆总管梗阻的诊断既不具备特异性又不够灵敏。有 50% 以上的不完全性胆总管梗阻的患者可表现为正常影像，而在正常人中约有 20% 可表现为肠道显影延迟。

不完全性胆总管梗阻的肝胆动态影像特征性表现主要有节段性狭窄、突发或渐变的胆道中断、管腔内充盈缺损、狭窄部位以上的管腔扩张、胆道动力学异常、胆道至肠道示踪剂转运延迟等。管腔内的充盈缺损较为少见，伴随着胆管扩张的节段性狭窄是不完全性胆总管梗阻的特异性表现，有可能突然发生或表现为渐变过程。延迟显像往往可以证明胆道动力学的异常，例如，1h 和 2h 胆管放射性不降低或增加，或使用 CCK 后仍持续不降低。

8. 评价肝胆道手术后的功能状态 胆系手术后放射性核素肝胆显像能提供下述有用信息：①术后有无胆道闭塞；②胆道、肠道吻合术（Roux-Y 手术）后吻合口的通畅性；③ Billroth Ⅱ式手术后的胆汁通畅情况，有无胆汁-胃、食管逆流；④有无胆瘘；⑤肝移植术后有无排斥反应，有无感染或胆道梗阻。

胆道手术后按常规方法进行肝胆动态显像，重点观察胆流动力学的改变，并记录胆流通过肝胆管、肠道的时间，注意吻合口或梗阻部位近端有无放射性滞留、胆管是否扩张，并观察胃投影区是否有放射性分布，判断是否有十二指肠胃反流，注意观察肝、胆、肠道以外的异常放射性，以排除胆瘘的可能。

放射性核素肝胆动态显像探测胆瘘具有灵敏、特异的优势。超声显像和 CT 可以探测到腹部积液但不能鉴别是否由胆汁、血清或血液所组成，也不能证明液体的聚集与“胆道树”之间的关系。放射性核素肝胆动态显像是胆道手术以后是否伴有并发症的灵敏且无创伤性的检查，也是诊断和处理手术后并发症的关键方法。

胆囊切除术后疼痛综合征是常见的症状，并可由多种原因所造成。残留的结石、手术后狭窄和奥狄氏括约肌功能不良是引起胆总管部分梗阻的原因。放射性核素肝胆显像证实肝胆管不完全梗阻提示该综合征的诊断。近年来资料表明 CCK 介入的应用可提高诊断该综合征的能力。

肝移植术后进行放射性核素肝胆动态显像不仅能了解移植肝的血供状况、移植肝功能的恢复情况，对了解胆道通畅与否、胆瘘存在与否等具有重要的临床意义。

第七节 肝胶体显像

一、显像原理

肝脏是人体内最大的实质性脏器和消化腺，静脉注射肝胶体显像剂后，能被肝脏内具有吞噬功能的单核巨噬细胞所吞噬，而存留较长时间，且不被迅速排出，最终通过 SPECT 显像获得肝脏影像。大多数肝内病变（如肝癌、肝囊肿、肝脓肿、肝血管瘤等）不具有单核巨噬细胞，因此病变部位失去吞噬肝胶体显像剂的功能，显示为放射性缺损区或减低区。

二、显像剂

目前常用的放射性药物有 ^{99m}Tc-硫胶体和 ^{99m}Tc-植酸盐等（表 10-2）。

表 10-2 常用的肝胶体显像剂及其特性

药物名称	颗粒直径（nm）	主要分布脏器	给予量（MBq）	吸收剂量（Gy）*	
				肝脏	全身
^{113}In-胶体	3×10^3	肝、脾	74	1.30×10^{-4}	1.35×10^{-6}
^{99m}Tc-硫胶体	300	肝、脾、骨髓	74～296	9.72×10^{-5}	4.05×10^{-6}
^{99m}Tc-锡胶体	700	肝、脾	74～185	8.64×10^{-5}	5.40×10^{-6}
^{99m}Tc-植酸盐	—	肝	74～185	9.72×10^{-5}	3.78×10^{-6}

* 注入 1MBq 显像剂的吸收剂量

细胞的吞噬功能受胶体颗粒直径、投入的颗粒数目、电荷电位、肝血流量等因素的影响。通常直径 1nm 至 5μm 的放射性核素胶体颗粒都可以用来作肝显像剂。除了肝脏外，单核巨噬细胞系统在脾脏、骨髓及其他脏器也有分布，故胶体颗粒也将分布在这些器官中，尤其是在脾脏中。放射性核素肝胶体显像又称作肝脾胶体显像（colloid liver-spleen imaging）。胶体颗粒直径大小决定它们在这些脏器中分布的特点，一般说来，直径较小的颗粒，骨髓甚至肾的聚集增加，而较大的颗粒在脾脏的聚集增加。^{99m}Tc-植酸盐本身并不是胶体，静脉注入后与血液中的钙离子螯合形成颗粒大小为 20～40nm 的 ^{99m}Tc-植酸盐胶体。

正常情况下，注入量的 80%～85% 被肝脏所清除，5%～10% 存在于脾脏，残余放射性存在于骨髓中。

三、显像方法

患者无须特殊准备。静脉注射 ^{99m}Tc 标记的肝脏显像剂 74～185MBq（2～5mCi），15～20min 后开始显像。肝功能不佳患者适当增加放射性药物剂量，并延至 30min 或更迟检查，以使肝脏摄取足够放射性。常规取前位、右侧位及后位影像，可添加左侧位、右前斜、左前斜、右后斜等体位。必要时可作 SPECT 断层显像。断层采集可经过图像处理获得肝脏横断面、冠状面和矢状面的三维影像。

四、正常影像

1. 位置　正常肝脏上界不超过右侧第五肋间，下界右侧下缘与肋弓相近，左侧下缘在胸骨剑突下。位置异常可表现为位置上移、下垂、陷入胸腔内、左右逆转等。肝脏位置下移常见于肺气肿等呼吸道疾病、内脏下垂、邻近器官的压迫等。腹内压增高患者肝脏可向正中线甚至向上推移。内脏转位者可呈左位肝。

2. 形态　正常肝脏前位一般呈直角三角形，边缘完整、光滑。肝右缘和上缘呈清晰的弧形。肝影近心脏处可见心脏压迹。右侧位肝脏呈卵圆形或逗点状，变异较多，但正常影像边缘均光滑。前下方有向内凹的胆囊窝，后下缘存在右肾所造成的压迹。后前位左叶肝脏被脊柱掩盖，放射性明显低于右叶。脾脏影像在后前位较清晰。

3. 大小　可通过肝右叶平行于正中线的右叶最大长径和肝左叶通过身体正中线的肝左叶长径来测定肝脏的大小。参考正常值：右叶长径 11～15cm，左叶长径 5～9cm。

4. 放射性分布　正常肝脏放射性分布基本均匀。如图 10-12 所示。由于肝右叶组织较左叶厚，右叶放射性高于左叶。左、右叶间常见条索状放射性稀疏，由圆韧带及镰状韧带压积所致。肝下缘影像较模糊，此与呼吸运动的影响及组织较薄有关。近肝门处常见一凹陷性压迹，与汇管区血管、胆总管结构有关，其附近有胆囊窝与之相连。

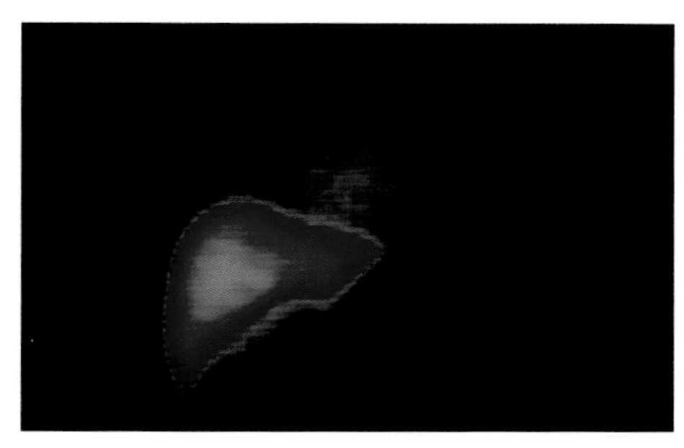

图 10-12　肝胶体显像正常影像

五、异常影像

1. 肝区局限性放射性稀疏或缺损　大小超过一定范围的肝内占位性改变，可表现为单个或数个放射性稀疏或缺损区（图 10-13）。原发性肝癌、转移性肝癌、肝腺瘤、肝血管瘤、肝脓肿、肝囊肿等均可表现为占位性病变。肝内其他病变，如较大的肝硬化结节，以及某些肝外病变也可在肝脏显像时造成局部放射性缺损区。必须强调肝区局部放射性稀疏或缺损并非都是占位性病变，而占位性病变亦并不一定是恶性肿瘤。肝内占位性病变、肝内其他病变和肝外病变均可引起肝胶体显像呈局限性缺损。

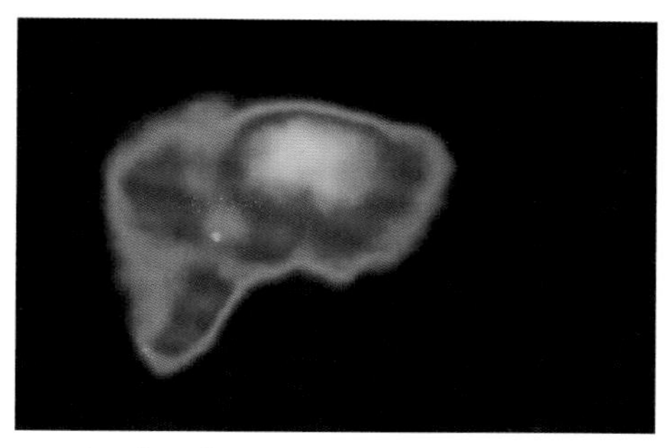

图 10-13　肝胶体显像示肝区多个局限性放射性稀疏、缺损

2. 肝内放射性分布弥漫性稀疏　肝内放射性分布不均匀，可见多发散在的斑点状甚或斑片状放射性减低区，伴有肝脏大小和形态上的变化，且肝脏以外的放射性摄取可明显增加，常为肝硬化等弥漫性实质性疾病的表现。各种肝脏疾病均可呈现为弥漫性病变，其中恶性病变包括原发性肝癌、转移性肝癌、霍奇金病等；急性肝炎、慢性肝炎、肝硬化（图 10-14）、代谢疾病等也可表现为弥漫性病变。要强调的是肝胶体显像对这些疾病的诊断及鉴别诊断并无特殊价值。

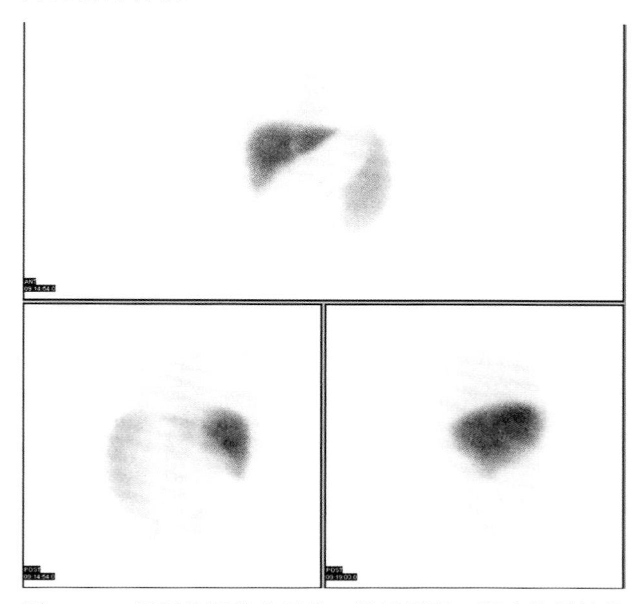

图 10-14　肝硬化肝胶体显像（脾影增强，肝内放射性分布弥漫性稀疏）

3. 肝内局限性“热区”　少数情况下，肝显像时可表现为局限性放射性浓聚区，即局限性“热区”，多见于上腔静脉综合征、下腔静脉综合征及肝静脉闭塞病等。

第八节　肝血流灌注和肝血池显像

（一）原理

肝脏具有双重血液供应功能，其中 75% 来自门静脉，25% 来自肝动脉。当从静脉以弹丸式注射显像剂后，早期因肝动脉血流较少，肝脏不显影或显影不清晰，而腹主动脉、脾脏和肾血管床均显影。6～8s以后进入门静脉期，肝脏放射性明显增高，肝影显示清晰，称之为肝血流灌注显像。显像剂在血液循环中达到分布平衡后，主要浓聚在肝脏血管腔和血窦中，肝血管内放射性分布明显高于邻近组织，肝脏显影清晰，称之为肝血池显像。

当肝脏血液循环达到平衡时，肝血管瘤内单位像素的计数远远高于周围正常肝组织，是诊断肝内血管瘤特征性诊断依据，诊断准确性和特异性非常高。

（二）显像剂

最常用的血池显像剂为^{99m}Tc标记的红细胞（^{99m}Tc-RBC）。标记方法较多，有体内法、半体内法和体外法标记。^{99m}Tc标记的红细胞显像诊断肝血管瘤具有很高的准确性，能避免不必要的肝穿刺，后者易引起血肿等并发症，严重者甚至导致死亡。这一诊断技术的假阴性率非常低。

体内标记红细胞的方法较简便，但标记率受氯化亚锡含量及其理化特性的影响较大。其方法为首先静脉注射“冷”（无放射性）的PYP（焦磷酸盐）溶液（内含氯化亚锡1mg），10～30min以后从对侧肘静脉注入高^{99m}锝酸盐（$^{99m}TcO_4^-$）。注射高^{99m}锝酸盐同时即可进行肝血流灌注显像。另外，还有一种半体内的改良方法，在静脉注射“冷”PYP溶液后15～30min，用三通管抽取3ml全血进入经肝素处理的注射器内，然后与高锝酸盐（$^{99m}TcO_4^-$）混合，室温下放置10min并摇匀，以完成红细胞的^{99m}Tc标记过程，最后将^{99m}Tc标记的红细胞再注入静脉。此法标记率可达95%。体外标记红细胞的方法需要在无菌条件下抽取患者血液，在体外用高^{99m}锝酸盐（$^{99m}TcO_4^-$）标记后再注入患者体内，标记率高但操作要求条件较高。

此外，^{99m}Tc-标记蛋白，以及^{99m}Tc-大分子右旋糖酐（DX）等均可用作肝血池显像剂。

（三）显像方法

患者无须特殊准备。患者仰卧于γ照相机探头下，自肘静脉以弹丸式注入放射性药物后即刻开始连续摄片，每2～3s采集1帧，采集9～16帧，获得肝血流灌注相影像。30min以后，用静态平面显像的方法，分别作前位、右侧位和后位等体位的肝脏影像（肝血池相），必要时（高度怀疑血管瘤而病变部位30min未见放射性明显填充时）需延长显像至1～5h。对小的病变有必要加作SPECT断层显像，断层显像有助于发现较多的病变。

（四）正常影像

1. 肝血流灌注相动脉期 弹丸式注射放射性药物后，依次可见放射性通过心脏各房室、肺及左心显影后2～4s腹主动脉开始显影，继续2～4s双肾及脾脏显影，而肝区不出现明显放射性（图10-15）。

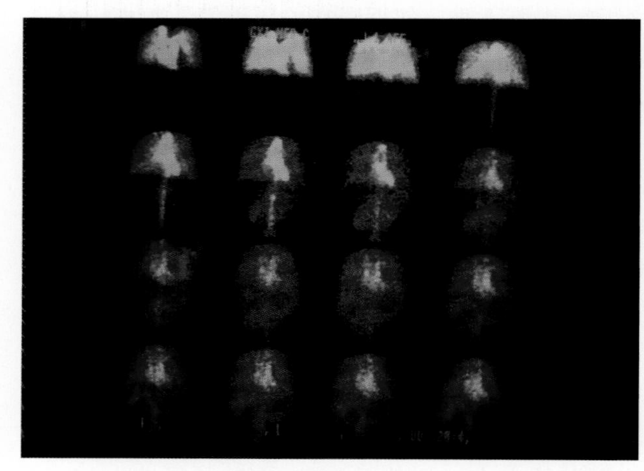

图10-15 正常肝血流灌注影像（动脉期）

2. 肝血流灌注相静脉期 双肾显影后为12～18s，肝区放射性持续增加，并逐步超过肾脏，此为门静脉灌注所致。

3. 肝血池相平衡期 30min或更长时间后，^{99m}Tc-RBC在循环血液中充分混合，达到平衡状态。通过静态影像可观察到心、脾、肝等血池影像。正常情况下肝区放射性分布均匀，强度一般低于心血池影和脾影。

（五）异常影像

1. 肝血流灌注相动脉期血流增加 全肝普遍增高往往是肝硬化、门静脉高压形成的表现之一。肝内胶体显像缺损区局部肝动脉血供增强（图10-16），可作为肝脏实质性肿瘤（原发性肝癌、转移性肝癌、肝腺瘤等）的一个特征。但部分血管瘤也有此表现。

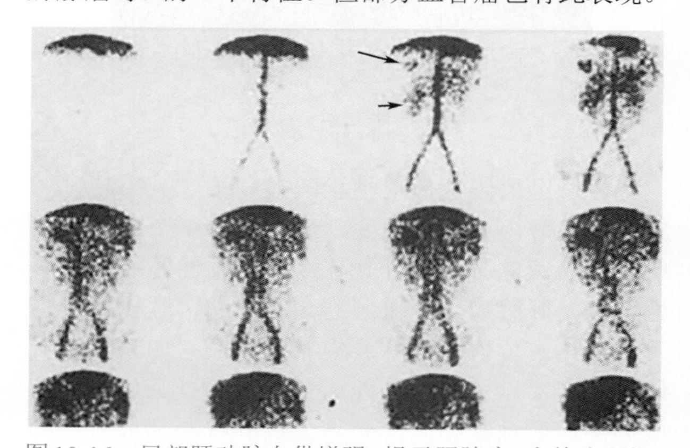

图10-16 局部肝动脉血供增强，提示肝肿瘤（上箭头所指）

2. 平衡期 病变部位放射性与周围正常肝组织相比较，可有高于、低于、等于正常肝组织水平三种情况：①病变部位放射性高于周围肝组织，往往是肝血管瘤的特征性表现（图 10-17）；②病变部分放射性低于周围肝组织，提示肝内病变没有或很少有血液供应，多为肝囊肿、肝脓肿、肝硬化结节等；③病变部分放射性等于周围肝组织，表明病变有血供，其血供与肝组织相近，该病变见于肝癌、转移性肝癌、良性实质性肿瘤或血管瘤等。

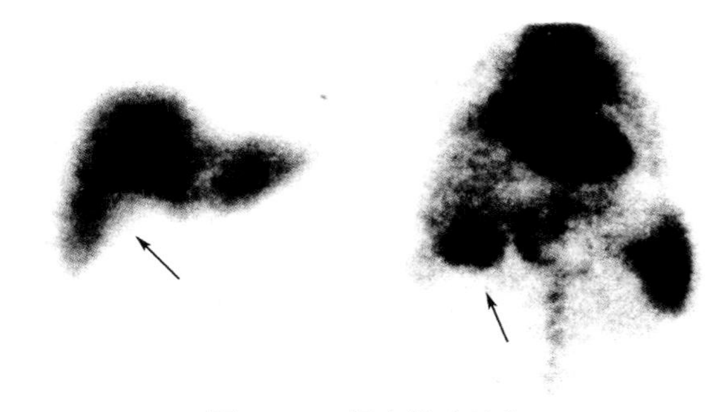

图 10-17 肝血管瘤显像
A. 肝胶体显像；B. 肝血池显像

通过肝血流灌注和血池显像观察肝脏和病变部位的血供来源、血供速度和血流丰富程度可初步鉴别病变性质。肝血流灌注相无明显动脉期充盈，肝血池相呈过度充盈，即“血流血池不匹配”现象是肝血管瘤的典型特征表现。但也有部分血管瘤在灌注相动脉期即已开始充盈。

为了便于比较，将部分肝脏疾病的胶体显像、血流和血池显像的典型表现列于表 10-3。

表 10-3 部分肝脏疾病的胶体显像、血流和血池显像表现

疾病	肝胶体显像	肝血池显像	
		肝血流灌注相	平衡相
肝脓肿	局部放射性降低、缺损	无灌注	无填充
肝囊肿	局部放射性降低、缺损	无灌注	无填充
肝血肿	局部放射性降低、缺损	一般无灌注	一般无填充
肝硬化	斑点状稀疏或局部缺损	动脉灌注可增强，可表现为全肝或局部	填充，但无过度填充
肝血管瘤	局部缺损	动脉灌注正常，有时局部动脉灌注增强	过度填充，或仅见一般填充
原发性肝癌	局部缺损	局部动脉血供增强或正常	有填充，但无过度填充
转移性肝癌	斑点状稀疏或局部缺损偶见正常	局部动脉血供增强或正常	有填充
肝寄生瘤（parasitic tumor）	正常	局部动脉血供增强或正常	有填充

思 考 题

1. 唾液腺显像可反映唾液腺的哪些功能？
2. 胃肠道出血显像的临床意义如何？与内镜、血管造影检查比较有何优缺点？
3. 异位胃黏膜显像的原理及临床应用评价。
4. 核医学方法在胃肠动力学研究方面的意义及特点。
5. 肝胆动态显像的原理是什么？
6. 简述肝胆显像在黄疸鉴别诊断中的应用。
7. 如何用核医学方法诊断急性胆囊炎？
8. 试述肝胶体显像的原理。目前在临床上有什么意义？
9. 简述核医学肝血池显像原理。
10. 如何用核医学方法诊断肝血管瘤？

（裴之俊）

第十一章 呼吸系统

呼吸系统由呼吸道和肺两部分组成，其主要功能是进行气体交换。呼吸系统核医学内容较多，包括肺通气和血流灌注显像，肺通气功能测定、呼吸门控显像、肺切除术前后肺功能的评价与预测、肺上皮细胞通透性测定、呼吸道纤毛运动显像和肺部肿瘤显像等。肺通气显像（pulmonary ventilation imaging）主要是观察气道的通畅与否，了解肺局部通气功能，肺灌注显像（pulmonary perfusion imaging）反映肺的血流灌注和分布情况，联合肺通气显像和灌注显像在肺血栓栓塞症等肺部疾病的诊断和疗效评价中具有重要作用。近年来，随着技术和方法学的不断改进，尤其是随着SPECT/CT融合影像的日益普及，核医学显像技术对肺部疾病诊断的准确性不断提高，并在心肺疾病的诊断中发挥着重要作用。

第一节 肺灌注显像

一、原　　理

肺具有丰富的小动脉和毛细血管系统，其直径为7～9μm。当静脉缓慢注入直径10～60μm大小的放射性核素标记颗粒时，经右心随肺动脉血流到达肺脏，一过性均匀地嵌顿于部分肺的小毛细血管。这些暂时栓塞在小毛细血管内的放射性颗粒数与肺血流灌注量成正比，能反映肺动脉的血流灌注情况。此时用显像仪器在体外进行多体位平面显像或断层显像，可以观察肺内病变对肺血流分布的影响和受损情况。

由于一次常规显像注入20万～50万标记颗粒即可获得清晰的影像，其嵌顿阻塞的血管数量约占整个肺血管总数的1/1500，且显像剂在肺内的生物半衰期为2～6h，降解后被肺泡内单核吞噬细胞系统吞噬清除，因此对血流动力学和换气功能无大的影响。但当患者患有肺动脉高压、右向左分流心脏病、或肺移植术后时，肺灌注显像检查注射的颗粒数应减少在10万～20万。儿童及青少年也应根据体重适当减少注射的颗粒数。

二、显　像　剂

肺血流灌注最常用的显像剂是^{99m}Tc标记的大颗粒聚合人血清白蛋白（macroaggregated albumin，MAA），颗粒直径大小10～90μm；另一种是^{99m}Tc标记的人血清白蛋白微球（human albumin microspheres，HAM），颗粒直径大小10～30μm。HAM的优点是在一定范围内颗粒大小易于控制，分布比较均匀。两种显像剂的实际应用效果无明显差别，只是注入颗粒数量相同时，前者的蛋白重量明显低于后者，因此临床上以^{99m}Tc-MAA应用较为普遍。在MAA药盒标记时，一般取新鲜的$^{99m}TcO_4^-$洗脱液，体积3～6ml（放射性活度＞148MBq/ml）缓慢加入MAA药盒内轻摇混匀，避免产生大量泡沫，室温下放置5～10min后待用。一般标记后的^{99m}Tc-MAA限制在6h内使用为宜。

三、显　像　方　法

1. 显像前准备　检查前应询问过敏史，必要时做过敏试验。受检前患者应常规吸氧10min，以避免因肺血管痉挛造成局部肺放射性分布不均匀性减低。注射显像剂前，鼓励患者进行深呼吸，使药物均匀而充分地分布于肺的各个部位。

2. 注射显像剂　受血液分布重力的影响，MAA进入循环后易向肺的底部沉降，故注射时应采用仰卧位。只有在检查是否有原发性肺动脉高压存在时，才使用坐位注射。经肘静脉或双侧足背静脉（后者常用于双下肢深静脉显像，需扎紧止血带注射）缓慢注射^{99m}Tc-MAA 111～185MBq（3～5mCi），体积≥1ml，含颗粒数为（2～5）×10^5个。静脉注射前应再次将注射器内的显像剂轻轻混匀，注射时避免抽回血，同时让患者深呼吸及观察患者有无胸闷、气短等不适症状发生。如有不适，应立即停止注射，及时给患者吸氧，服用镇静剂和平卧休息处理。注射显像剂5～10min后可进行肺灌注显像。

3. 平面显像　肺平面显像常规取6～8个体位，即前位（ANT）、后位（POST）、左侧位（LL）、右侧位（RL）、左后斜位（LPO）和右后斜位（RPO）。必要时加作左前斜位（LAO）、右前斜位（RAO）。显像采集条件：选用γ照相机或SPECT，探头配低能高分辨平行孔准直器或低能通用平行孔，探测的有效视野应包括双肺全部，避免手臂对采集的影响。每个体位采集（3～5）×10^5计数，矩阵为128×128或256×256，窗宽20%，能峰140keV，放大倍数1.3～1.6。

4. 断层显像　患者取仰卧位，双手抱头。仪器采用SPECT，探头配置同平面显像。采集条件：探头沿肺部体表旋转360°，每6°采集1帧，每帧采集

20～30s，共采集60帧，矩阵128×128，放大倍数同平面显像。采集的数据信息经计算机滤波和平滑处理，以反向投影方式重建肺横断面、冠状面和矢状面分析。

四、适应证

1. 肺动脉血栓栓塞的诊断及溶栓、抗凝后的疗效评价。

2. 原因不明的肺动脉高压的诊断与鉴别诊断。

3. 肺肿瘤术前可切除范围的判断及术后残留肺功能的预测。

4. 肺部疾病的肺血运受损情况和治疗后的疗效观察。

5. 先天性肺血管疾病及先天性心脏病右向左分流的诊断及定量分析。

6. 肺移植前肺功能及移植后排异反应的检测。

五、正常影像

（一）平面影像

1. 前位 右肺影像似长三角形，形态完整，肺底部呈弧形，受呼吸影响边缘略有不齐。左肺上部与右肺对称，下部受心脏按压较窄而长。双肺尖、周边和肺底显像剂分布略显稀疏，其余部分显像剂分布均匀。双肺间空白区为心脏和纵隔位置。左肺显像剂分布较右肺稍淡，其下叶受心脏的影响稀疏区更为明显。临床上在诊断肺部疾病时，有时以肺段为基础观察病变侵及的范围和进一步施行治疗方案。所以选择合适的显像位置能清楚地观察各个肺段病变。前位像以暴露右肺的上、中叶和左肺上叶为主。所以，在此位置观察右肺尖段、前段、外段、内段、前基底段和左肺尖段、前段、上下舌段、内基底段较清晰。

2. 后位 左右肺影像大小基本相同，中间呈条状空白区，为脊柱及脊柱旁组织所构成，双肺内显像剂分布均匀，上部及周边稍稀疏。该体位显露双肺叶最充分，对全面观察肺内血流分布较好。后位像有助于右肺后段、背段、后基底段及外基底段和左肺后段、背段、内基底段、外基底段及后基底段病变的观察。

3. 侧位 右侧位肺影像似三角形，前缘较弯向前突出，约呈120°弧线，后缘向下垂直约呈160°弧线。左侧位形态似椭圆形，前下缘受心脏影响略向内凹陷。因受重力的影响双肺下部显像剂分布较上部略高，中部显像剂分布稀疏区是由于肺门的影响所致。分析侧位像时，应注意对侧肺内显像剂分布干扰。借助右侧位像可以观察右肺前段、后段、内段、外段，以及前、后、外基底段病变。在观察左侧位像时，以显示前段、上下舌段、内基底段、外基底段和后基底段的病变较清楚。

4. 斜位 双肺的斜位像大致类似一个长三角形。双肺内的显像剂分布下部高于上部，肺的叶间裂处常显示长条状显像剂分布稀疏带，边缘处向内略凹陷。前斜位时，双侧肺门区呈显像剂分布减低区。左前斜位像肺前缘可显示弧形显像剂分布缺损区，是心脏位置影响所致。双侧后斜位的后上部可因肩胛骨和肌肉的重叠常显示显像剂分布减低区。图像分析时应注意上述显像剂分布的变化。左前斜位是显示左肺舌段病变最为清晰的位置，同时也可观察前段、内基底段、外基底段病变。右前斜位显示右肺中叶内、外段病变最清晰，借助此位置还可以观察右叶前段、后段、外基底段及后基底段的病变。左后斜位显示舌段、内基底段、外基底段和后基底段病变最清晰，同时还能观察左叶背段和部分前段的病变。右后斜位显示右肺后段、背段、后基底段、外基底段和前基底段病变较清晰（图11-1）。

（二）断层显像

肺断层显像通常以人体纵向为长轴，重建双肺的横断面、冠状面和矢状面，为提高解剖定位的准确性可进一步与CT图像进行融合（图11-2）。以此种方式克服肺组织间的重叠干扰，更清楚地显示双肺各部的显像剂分布、形态变化和观察病变的位置及范围。

1. 横断面 双肺的横断面形状似一对平放的“蚕豆”，其断面自上而下依次排列。最先显示的断面为肺尖、中间的空白区为脊柱；随着肺影增大，双侧对称的肺门影出现，前方逐渐增宽的空白区是纵隔和心影。在接近肺底时因膈肌的影响仅显露双肺外缘轮廓。

2. 冠状面 该层面的方向是从前向后依次排列，外形近似于前位像。起初的右肺冠状面类似椭圆形，左肺似长条状。随着肺影逐渐增宽，双肺呈对称的长椭圆形，之后逐渐似长三角形，中间的空白区是心影和纵隔，其后的空白区为脊柱影。

3. 矢状面 肺矢状面是从右肺至左肺方向依次进行排列。开始为右肺下角影，随切面增加肺影变大，近似右侧位肺影。之后右肺中心逐渐出现扩大的显像剂分布稀疏区和缺损区，依次为肺门、纵隔和心影位置。随着心影空白区增大，右肺纵隔面影像似钩状。左肺矢状面与右肺相似，并与右肺断面相对应。

六、异常影像

肺灌注显像的异常影像分析，主要依据肺内显像剂分布、肺的形态以及左右肺的相对位置变化来判断。

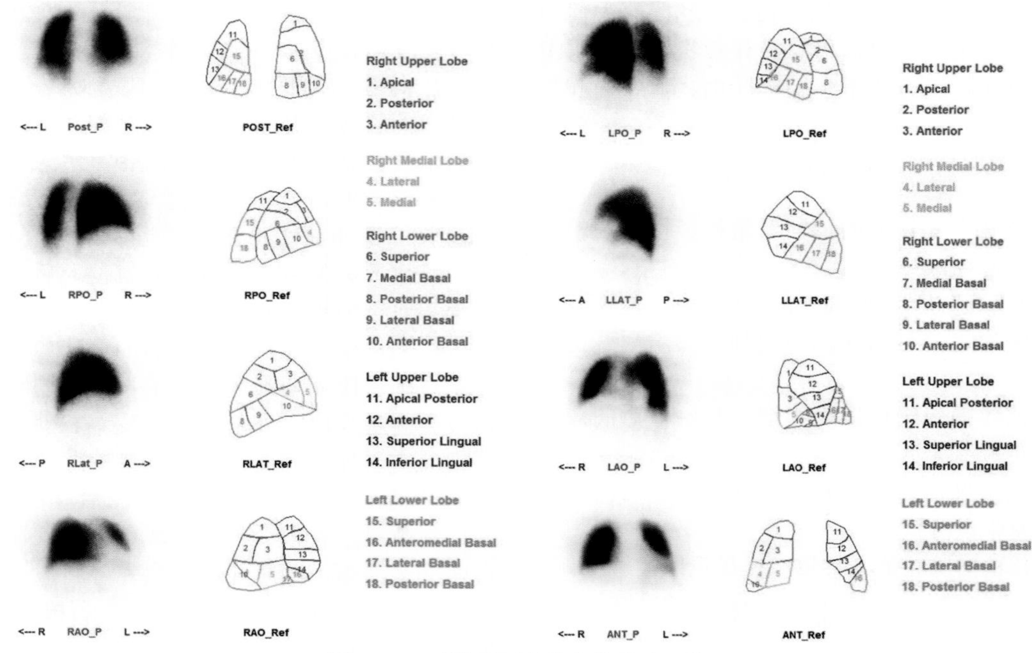

图 11-1 正常平面多体位肺灌注显像

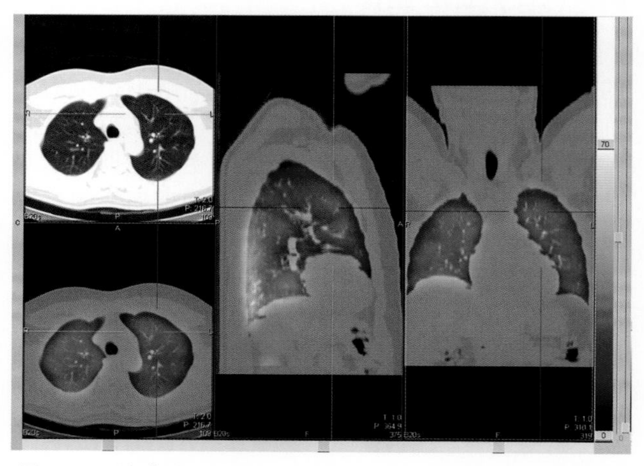

图 11-2 肺灌注 SPECT/CT 横断面、矢状面及冠状面显像

1. 显像剂分布异常

（1）一侧或部分肺不显影。多见于一侧肺动脉栓塞、肺门肿瘤、一侧肺动脉发育不良或由于心脏扩大压迫左下肺动脉等。

（2）肺叶或肺节段性显像剂分布缺损区。此种情况是肺动脉血栓栓塞形成的特殊表现。

（3）肺段性减低。单发肺段性放射性分布减低需结合临床及其他检查才能正确诊断，多发肺段性核素分布减低或缺损是肺动脉栓塞的重要表现。

（4）弥漫性放射性减低或缺损。两肺多发散在放射性减低或缺损区，常见于多发性肺梗死或慢性阻塞性肺疾病（chronic obstructive pulmonary disease，COPD）所致血流灌注不良，结合肺通气显像可明确诊断。

（5）放射性分布逆转。分布高于肺底部，多见于肺动脉高压时肺血流分布逆转、肺心病和二尖瓣狭窄等情况。

2. 形态和位置异常 双肺可因周边器官或组织的病变导致灌注影像的形态失常和位置发生改变。常见的原因有胸腔积液或膈上病变使双肺下叶受挤压而位置上移；肝脏上移可使右肺位置上移。有时纵隔内的肿瘤可将肺脏推向对侧，使正常肺灌注影像的形态和位置发生改变。这些原因在肺灌注显像分析时应注意鉴别。

第二节 肺通气显像

一、显像原理

肺通气通过吸入放射性药物并检测其在气道的分布而观察气道通畅与肺的通气功能。肺显像通常有放射性惰性气体和放射性气溶胶吸入两种方法。肺通气显像是让受检者反复多次吸入密闭装置中的放射性气体，通过气道进入肺泡，使放射性气体在肺内达到一定活度后（^{133}Xe、^{81m}Kr 气体可随呼吸持续呼出体外；气溶胶则多沉积在气道和肺泡内，逐步分解被清除），由于微粒直径的不同，将分别沉降在喉头、气管、支气管、细支气管以及肺泡壁上，在局部组织的分布状况与局部气道的通畅程度相关。用核素显像仪器从体外获得双肺的放射性分布及动态变化的影像称为肺通气显像；除显像外，还可计算局部肺通气功能参数，从而反映肺通气功能、气道通畅、肺泡气体交换功能及肺泡壁的通透性等状况。当呼吸道某部位被阻塞，雾化颗粒不能通过阻塞部位，则阻塞部位以下的呼吸道至肺泡出现放射性缺损区。采用此方法探测放射性气溶胶在呼吸道内的沉降情况，来判断气道通畅情况及病变状态，以达到诊断目的。

依所用显像剂的不同，通气显像反映肺通气的意义也不尽相同，如放射性气溶胶肺显像反映的是进入气道气溶胶的分布状态，它与放射性惰性气体吸入显像的根本不同在于它无法呼出体外，不能用此法判断气道的洗出（清除）功能状态。由于放射性气溶胶吸入法操作简便，显像剂容易获得，目前临床应用较为广泛。

二、显　像　剂

肺通气显像剂由非水溶性放射性惰性气体和放射性气溶胶两大类组成（表11-1）。放射性惰性气体主要有 ^{133}Xe、^{127}Xe、^{81m}Kr 等。由于各种放射性惰性气体的物理半衰期、γ射线的能量不同及获得的条件受限等因素，目前放射性惰性气体中临床主要用 ^{133}Xe 进行显像。放射性气溶胶的种类繁多，早期制备的各种气溶胶临床应用均不理想，随着雾化设备的不断改进和气溶胶显像剂的研制，逐渐被 ^{99m}Tc 标记物所取代，其中，^{99m}Tc-DTPA 应用最为广泛。近几年，新研制成功碳包裹的超微粒锝气体（Technegas）和氩气与氧气混合后制备的高锝气体（Pertechnegas）的均优于目前常用的 ^{99m}Tc-DTPA，是较理想的肺气溶胶吸入显像剂。

表 11-1　常用的放射性惰性气体、气溶胶显像剂

分类	显像剂	$T_{1/2}$	γ射线能量（keV）	使用剂量（MBq）	主要优、缺点	用途
惰性气体	^{133}Xe	5.3d	80	555～740	$T_{1/2}$ 长便于使用，γ射线能量低，显像质量差	肺灌注-通气一次显像
	^{127}Xe	36.4d	250	185～370	$T_{1/2}$ 太长，γ射线能量高，显像质量佳，不便防护	肺通气显像
	^{81m}Kr	13s	190	370～740	$T_{1/2}$ 短，呼出气体易处理；通气显像后可立即灌注显像	肺通气显像
气溶胶	^{99m}Tc-DTPA	6.02h	140	1110～1850	制备简单，颗粒大小不易控制，常见大气道内沉积，吸入时间长	通气显像；肺上皮细胞通透性测定
	Technegas	6.02h	140	370～555	吸入时间短；颗粒微小均匀，无大气道内沉积；显像质量好	肺通气显像
	Pertechnegas	6.02h	140	370～740	吸入时间短，肺清除快。最后显像体位，周围本底放射性高	通气显像；呼吸道纤毛清除功能测定

三、显像方法

（一）^{133}Xe通气显像

^{133}Xe 通气显像需特殊的气体交换装置，先弹丸式注入 ^{133}Xe 555～740MBq，深吸气后屏住呼吸，启动仪器采集10～15s肺内放射性计数，此期为吸入期；此后呼吸装置内补入 O_2 的 ^{133}Xe 混合气体，待混合气体内的 O_2 与 CO_2 达到平衡状态，自由呼吸3～5min，采集 3×10^5 计数的平面像1帧，此期为平衡期；平衡期后，将装置阀门调至消除档，让患者吸入室内空气，呼出带有 ^{133}Xe 的气体，此时以5～10s每帧的速度，采集3～5min动态像，获取清除期图像。

（二）气溶胶吸入显像

1. ^{99m}Tc-DTPA 肺通气显像　将740～1480MBq（20～40mCi）^{99m}Tc-DTPA，体积为2～4ml，注入雾化器，控制气流量为8～10L/min，使其充分雾化，经过过滤，产生大小合适的雾粒气溶胶。患者一般取坐位，吸入前指导患者进行吸入方法训练，使其取得合作。然后，协助患者将通气管口送入口中咬紧（重症者可用面罩），持续吸入 ^{99m}Tc-DTPA 气溶胶需持续10～20min，使受检者尽可能多地吸入气溶胶雾粒。

2. 锝气体（Technegas）肺通气显像　锝气体是利用锝气体发生器将高比度（>370MBq/0.1ml）的高锝酸钠洗脱液吸附于石墨碳棒上，在充满氩气的密闭装置内通电加温，在2500℃条件下获得。患者一般取坐位。患者通过连接管及口罩深呼气后再深吸入Technegas，屏气3～5s，重复呼气-吸气-屏气的动作程序3～5次，直至γ照相机患者背部计数率达到2000～2500/s或吸入Technegas剂量达到20～40MBq。

（三）图像采集

1. 多体位平面显像　探头配以低能高灵敏度或低能通用型准直器。能峰140keV，窗宽20%，矩阵128×128，ZOOM 1.5～2.0。常规采集前位、后位、左侧位、右侧位、左后斜位和右后斜位6个体位图像，必要时加作左前斜位和右前斜位，采集计数500K。

2. 断层显像　患者取仰卧位，双臂抱头，使探头尽量贴近胸部。探头配以低能通用型准直器，旋转360°，每6°采集1帧，每帧采集20～30s，共采集60帧，矩阵128×128，ZOOM 1.6。采集过程中嘱患者平稳呼吸，以减少呼吸运动对肺显像的干扰。原始数据经断层图像处理，得到双肺水平切面、冠状切面及矢状切面断层图像，层厚 3～6mm。

四、适 应 证

1. 了解呼吸道通畅情况及肺部疾病对通气功能的影响。

2. 慢性阻塞性肺部疾病的诊断。

3. 与肺灌注显像联合应用诊断肺动脉血栓栓塞。

4. 观察药物或手术治疗前后的局部肺通气功能，评价其疗效和预后。

5. 肺实质性疾病的诊断、疗效观察和预后评价。

6. 肺上皮细胞通透性检测。

五、正常影像

1. ^{133}Xe 通气显像 吸入相由于单次吸入 ^{133}Xe 量较少，双肺内的显像剂分布自上而下呈移行性增高，无局限性显像剂分布浓聚或缺损区，此期主要反映气道的通畅情况和肺各部的吸气功能。平衡相期由于反复吸入 ^{133}Xe 气体较多，双肺上下显像剂分布均匀一致，此期以反映肺各部容量变化为主。清除相，双肺内的显像剂分布逐渐减少，2～3min 后消失，该期主要反映双肺各部的呼气功能和气道的通畅情况。

2. 气溶胶吸入显像 正常气溶胶影像与肺灌注影像形状相近，双肺内的显像剂分布均匀，边缘略稀疏而且规则（图 11-3）。与肺灌注显像不同之处，有时气溶胶残留在咽部或随吞咽进入消化道，使咽部或胃显影。显像时间延长时，可见双肾显影。此外，^{99m}Tc-DTPA 颗粒＞10μm 时，可堆积在较大支气管内使其显影。

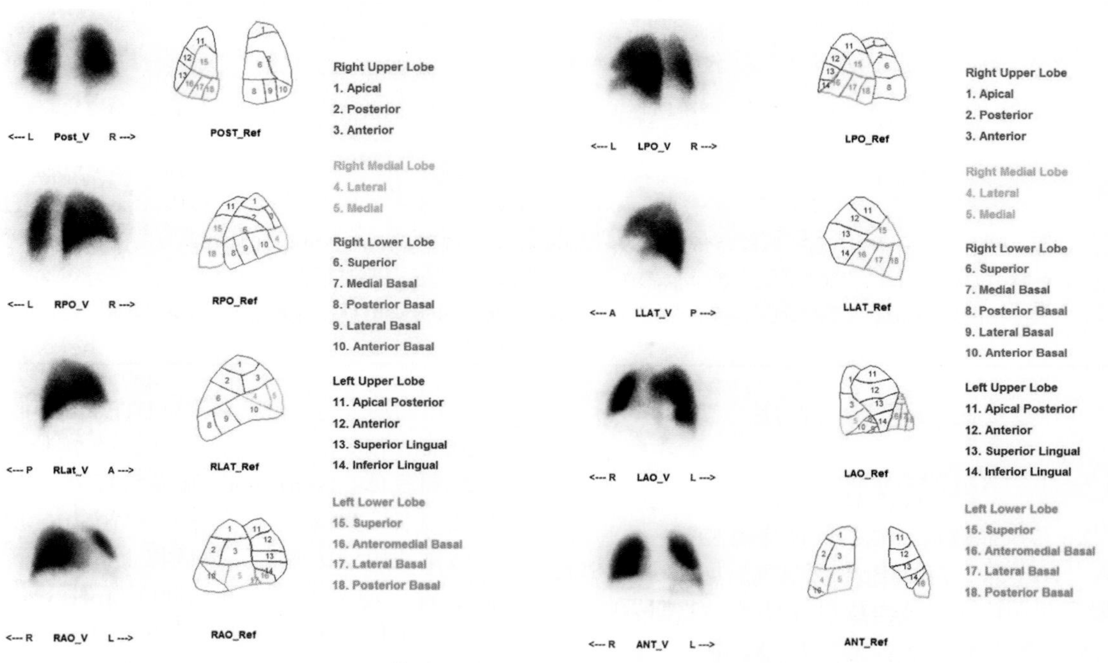

图 11-3 ^{99m}Tc-DTPA 正常平面多体位肺通气显像

六、异常影像

肺通气显像的异常图像主要表现为：

（1）气道狭窄不畅：因流体动力学改变使狭窄部位两侧形成涡流，流经该处的气溶胶雾粒部分沉积下来，影像呈现放射性浓聚的“热点”，而狭窄部远端的气溶胶雾粒分布正常。

（2）气道完全性阻塞：气溶胶雾粒不能通过阻塞部位，因而呈放射性缺损区。

（3）气道和肺泡内如有炎性物或液体充盈、或肺泡萎陷，气流减低，致使气溶胶雾粒难以进入，呈现放射性减低区。

（4）肺叶、肺段或肺段以下由于血栓等所致血供丧失，早期肺泡内无有效通气，放射性分布不受影响或减低不明显。后期由于出现肺梗死，肺泡萎缩，可见放射性分布稀疏缺损改变。

（5）肺局部肿瘤可使肺局部通气丧失，形成放射性分布缺损改变。

第三节 肺通气 / 灌注显像及 SPECT/CT 融合显像

一、肺通气 / 灌注显像

肺通气显像显示肺部通气状况，而肺灌注显像显示肺部的血流供应，将肺部的通气功能与血流灌注功能的信息进行比较对照、综合分析能更准确地判断肺部疾病。因此，为了给疾病的诊断与治疗提供更全面的信息，尤其是在需要对肺通气功能和血流灌注变化的信息进行比较对照和综合分析时，常要求在较短的时间内完成肺通气显像和肺灌注显像，这种显像方式称为肺通气/灌注显像（ventilation/perfusion scintigraphy，V/Q 显像）。临床可根据需要选择先进行肺通气显像后进行肺灌注显像，也可先进行肺灌注显像后进行肺通气显像，目前临床常用 ^{99m}Tc-DTPA 通气/^{99m}Tc-MAA 灌注显像方法。

该法一般先行 ^{99m}Tc-DTPA 通气显像 1110MBq（30mCi），患者位置和探头位置保持不变，30～60min 后进行 ^{99m}Tc-MAA 灌注显像 185MBq（5mCi）。两种显像同一体位的采集预制计数、矩阵等条件应保持一致，且显像时后者的计数要高于前者 5 倍以上。先行 ^{99m}Tc-MAA 灌注显像，如未见异常，可不必再进行通气显像，如果出现局部放射性缺损（肺栓塞），也不会因为本底原因而影响随后的通气显像（在灌注显像时缺损而在通气显像时放射性填充），因此，进行肺通气/灌注显像时建议先进行灌注显像然后再进行通气显像。

V/Q 显像结果分析，在进行肺通气和肺灌注显像后需要将两种显像结果进行比较，综合分析。当肺通气和肺灌注显像显示放射性分布均匀未见明显的放射性稀疏和缺损时，这种结果成为肺通气与肺灌注显像相匹配（V/Q 匹配）；相反，肺灌注显像显示一个或多个肺段（亚肺段）出现明显的放射性稀疏或缺损时，而相应的肺通气显像显示放射性分布均匀未见明显的放射性稀疏或缺损，这种显像称为肺通气与肺灌注显像不匹配（V/Q 不匹配）。如肺栓塞患者，由于血栓堵塞致使相应的肺段（或亚肺段）供血受阻，因而肺灌注显像显示反射性稀疏缺损，但由于气道通畅，通气功能不受影响，因而肺通气显像显示放射性分布均匀，病变部位肺通气显像未见放射性稀疏或缺损，出现典型的 V/Q 不匹配。

二、SPECT/CT 融合显像

随着医学影像技术及诊断仪器的飞速发展，肺显像从平面影像进入断层影像（SPECT）。近年来随着 SPECT/CT 一体机的出现，可同时获得 SPECT 与 CT 的图像。V/Q SPECT 显像是一种功能成像，其灵敏度高而特异度较低；相反，CT 是解剖成像技术，CT 能清晰显示解剖结构，具有很高的对比度和空间分辨率，且 CT 肺动脉造影（computed tomographic pulmonary angiography，CTPA）的特异性较高。SPECT/CT 一次检查可获得多种信息，V/Q SPECT/CT 显像能将 SPECT 的功能信息与 CT 的解剖信息同机融合，实现优势互补，取长补短，显著提高诊断的准确性。SPECT 结合低剂量 CT 能明显提高诊断的灵敏度、特异性、准确性等。

SPECT/CT 是一种非常有效的方法，V/Q SPECT 断层显像结合低剂量 CT 具有极佳的诊断效能，并且对所有患者耐受良好（包括重症患者），同时 V/Q 显像辐射剂量为 2～2.5mSv，低剂量 CT 平扫为 1mSv，显著低于诊断性 CTA 的辐射剂量。进行 SPECT/CT 显像时，CT 扫描应该在两次 SPECT 采集之间或之后，在整个扫描期间要求患者的位置保持不变，由于呼吸运动可能影响图像的配准，为提高图像配准准确度，CT 扫描时患者常需轻度屏气或浅呼吸，诊断性 CT 扫描肺部时一般也要求患者屏气。

第四节 临床应用

一、肺动脉血栓栓塞的诊断和评价

1. 肺动脉血栓栓塞的诊断 肺动脉血栓栓塞简称为肺栓塞（pulmonary embolism，PE）是由内源性或外源性栓子堵塞肺动脉及其分支后所导致肺循环障碍的一种临床与病理生理综合征。如果急性肺栓塞未得到及时诊断和治疗，死亡率可达 20%～30%，经抗凝和溶栓等方法及时治疗后死亡率可以降至 8%。诊断肺栓塞较为可靠的是 X 线肺动脉造影，临床视其为诊断急性 PE 的“金标准”。但该法属创伤性检查，有一定危险性和并发症，对碘过敏；重症肝、心、肾功能不全的患者不宜使用，且费用昂贵，不是可疑肺栓塞患者的首选检查方法。

近几年，临床上选择肺通气/灌注显像和双下肢深静脉显像（deep venous imaging，DVI）作为可疑性肺栓塞的首选检查方法，其诊断准确性在临床应用中得到肯定。早期肺栓塞在肺灌注显像图上表现节段性显像剂分布缺损区，且缺损区多半与肺叶、肺段或亚肺段的解剖定位相一致。而同期肺通气显像（或 X 线胸片）则显示正常影像（图 11-4），此现象称之肺通气/灌注显像（肺通气/灌注）不匹配，这种现象是肺栓塞的主要特征。利用融合技术将肺通气显像与肺灌注显像进行融合，可以更直观地观察病变位置（图 11-5），为此欧洲核医学会提出了较为简便的肺栓塞诊断标准（表 11-2）。由于肺栓塞的血栓通常来自下肢静脉，因而如果同期进行双下肢深静脉显像，可显示静脉血栓的存在或深静脉梗阻及侧支静脉循环的形成（图 11-6），从而有助于肺栓塞的诊断。

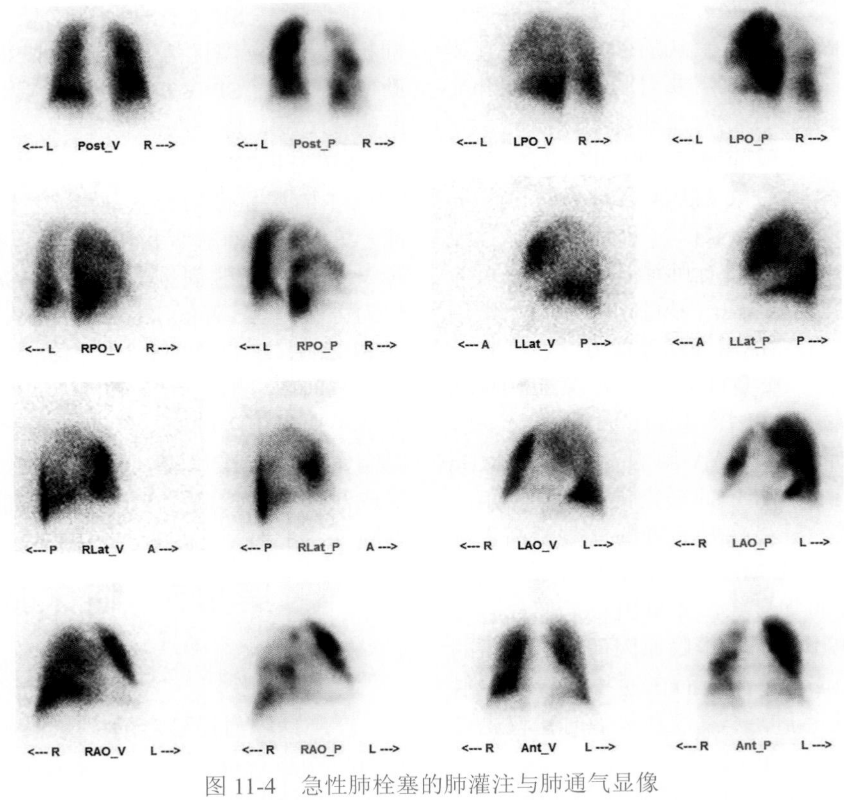

图 11-4 急性肺栓塞的肺灌注与肺通气显像

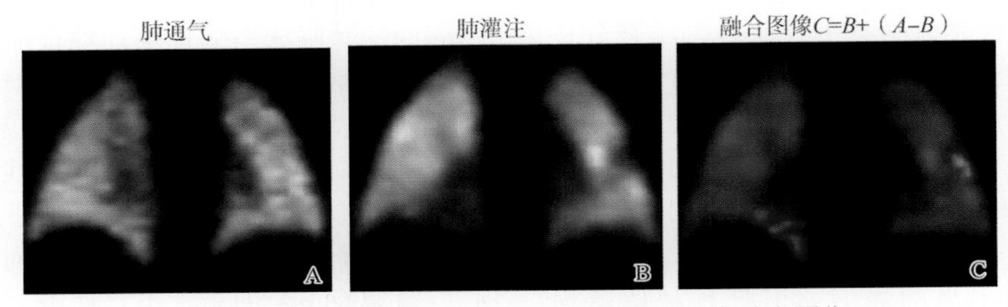

图 11-5 急性肺栓塞肺通气显像与肺灌注显像融合图像

表 11-2 欧洲核医学会肺通气 / 灌注的肺栓塞诊断标准

分类	影像学表现
1. 符合下列条件确诊肺栓塞	至少一个肺段或两个亚肺段与肺动脉解剖一致的肺通气 / 灌注不匹配
2. 符合下列条件之一排除肺栓塞	（1）正常肺灌注显像形态符合肺的解剖轮廓 （2）肺通气 / 灌注匹配或任何类型、大小和数目的反向肺通气 / 灌注不匹配而没有肺通气 / 灌注不匹配 （3）非亚肺段、肺段、肺叶的肺通气 / 灌注不匹配
3. 符合下列条件不能确诊或排除肺栓塞（肺诊断性结果）	肺多发肺通气 / 灌注异常，但又缺乏具体某个疾病的典型表现

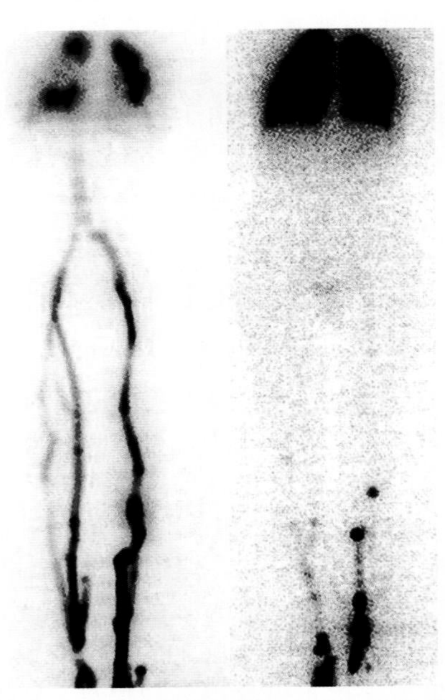

图 11-6 急性肺栓塞同期双下肢深静脉显像

肺通气/灌注显像诊断PE的灵敏性较高是其优点，适宜于急性PE的诊断，不仅能显示大的肺叶、肺段PE，而且对一些小的亚肺段PE也有较高敏感性。该方法不足之处是不能直接显示血栓的形态。目前，临床常用于诊断PE的直接方法除了肺动脉造影（pulmonary artery angiography，PAA），肺通气/灌注显像外，还有CTPA、X线胸片、D-二聚体测定、超声心动图、MR肺动脉造影（magnetic resonance pulmonary angiography，MRPA）等（表11-3），这些方法各有优缺点，相互结合可提高对肺栓塞诊断的准确性。如超声心动图对PE引起的肺动脉高压反应灵敏，可以观察到心脏和大肺动脉的血栓，但却难以直接看到肺血管床的血栓。D-二聚体测定对急性期PE的诊断有较高的灵敏性，测定值一般超过500ng/L以上，随着PE时间延长，其灵敏性逐渐下降。MRPA在诊断PE的应用中对肺叶动脉血栓容易检出，在肺段和亚肺段血栓的探测中受到限制，其诊断血栓的影像效果与CTPA仍有一定差距。CTPA对中央型或较大血管的栓塞检出率较高，对亚肺段或周围型的小血管栓塞，因受血管容积效应的影响，其诊断准确性明显降低。肺通气/灌注显像对周围型PE的诊断明显优于CTPA，而CTPA对中央型PE的诊断明显优于肺通气/灌注显像，肺通气/灌注显像与CTPA联合应用可以优势互补，发挥SPECT的高灵敏性和CTPA高特异性的优点，提高诊断的准确性。

表11-3 诊断PE的几种方法比较

方法	灵敏性（%）	特异性（%）	准确性（%）
PAA	98.0	95.0～98.0	95.0
CTPA	79～95.5	92.1～96.0	94.1
平面肺通气/灌注显像	84.1～95.8	75.0～88.9	78.8～93.3
SPECT肺通气/灌注显像	89.0～100	91.0	94.0
MRPA	50.0～87	97.0	—
D-二聚体	79.0～93.2	50.0～60.0	57.1～74.0

2. 肺栓塞治疗后的临床评价 急性肺栓塞患者一旦诊断成立，在条件允许的情况下应尽早进行溶栓或抗凝治疗。一般治疗3～15d后，有的患者血栓缩小或消散，症状趋于好转；另有一些患者可能溶栓或抗凝治疗效果不佳。经溶栓或抗凝治疗的患者，其肺血流灌注的改善先于肺组织形态学的改善，肺灌注显像对血流改变比较敏感，因而当患者肺栓塞部位出现血流改变时即可见到放射性分布的改变。肺栓塞患者治疗后短期内病变区组织形态改变缓慢，其临床症状、体征有改善时，而其他检查只有在病变部位发生组织形态学改变后才能发现其变化，不一定能及时检测治疗效果。因此，急性肺栓塞治疗前后采用肺灌注显像，可充分显示肺血流灌注稀疏缺损的变化，可以客观地、灵敏地为临床疗效评价提供可靠的参考依据，是随访观察肺栓塞消退最简便的方法，并能很好地根据稀疏缺损的放射性填充情况选择用药及掌握疗程长短并及时调整治疗方案（图11-7），SPECT/CT断层融合图像能更准确地观察栓塞区放射性分布随治疗的变化情况，能更精准地评估治疗效果（图11-8）。

肺灌注显像评价治疗效果时，通常以血运改善率和全肺灌注缺损百分数两个指标进行评价。其中血运改善率=（治疗后血运改善的段数/治疗前血运受阻的段数）×100%。当血运改善率≥50%时提示明显改善，而当其<50%时提示部分改善，治疗无效时血运改善率为0。临床研究显示，急性PE经过长时间抗凝治疗的患者中有35.8%受损肺段可恢复正常，23.3%受损肺段改善，治疗后无改善的肺段占40.9%。

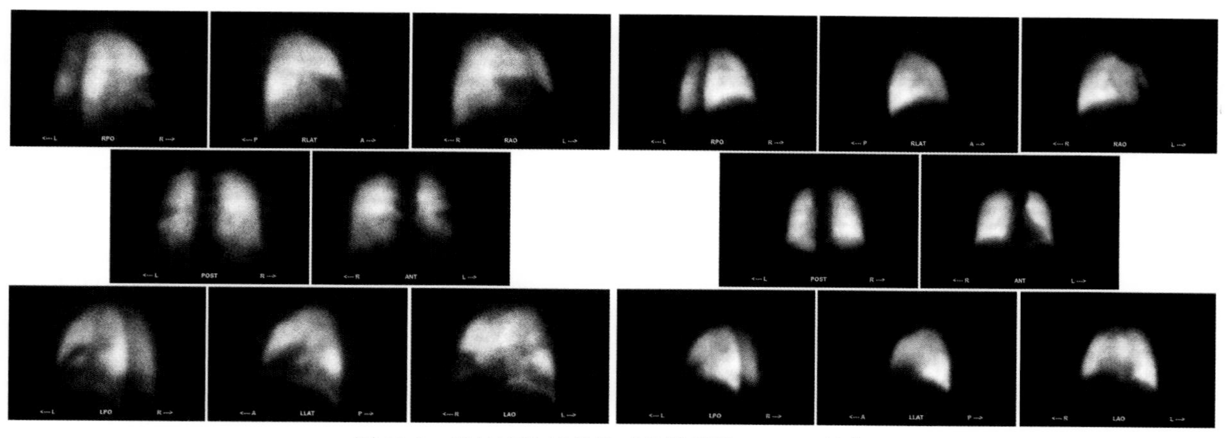

图11-7 肺栓塞治疗前后对比肺灌注SPECT显像

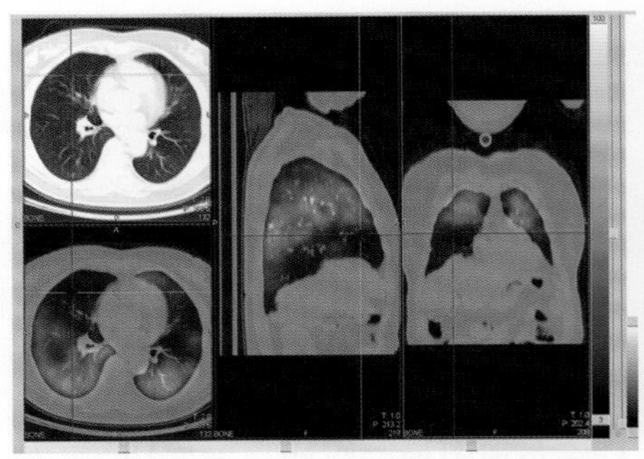
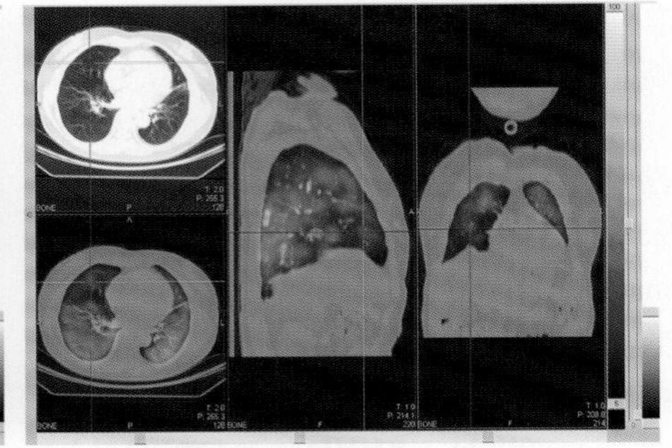

图 11-8 SPECT/CT 评估肺栓塞治疗效果

为了判断疗效或制订下一步治疗方案，通常需多次肺通气 / 灌注显像和双下肢深静脉显像观察。对于疗效好的患者，首次肺灌注显像显示的部分缺损区内有显像剂填充或者显像剂分布完全恢复正常，同时下肢深静脉血栓减少或消失，静脉梗阻得到改善。有的患者可能因病程延误时间太长或合并其他原因，治疗效果不明显，转变成为陈旧性肺栓塞。文献报告，PE 患者抗凝治疗 1 年时间内，有 15.9%～19.1% 的患者发生新的肺段栓塞。此外，对于溶栓治疗 2 周前后的患者，由于原来血栓的破碎或碎片向远端移动，还有可能存在血栓的动态形成过程。此时如果再次重复肺灌注显像，有可能出现新的显像剂分布损区。所以有人认为，对陈旧性肺栓塞或经治疗后部分病灶未完全消除的急性肺栓塞患者，应多次进行肺通气 / 灌注显像和双下肢深静脉显像动态观察。

3. 新型冠状病毒感染肺栓塞的检测 2019 年出现的新型冠状病毒（COVID-19）传染性强，常导致严重急性呼吸系统症状（SARS），并出现包括凝血障碍在内的多种并发症，具有严重的血栓栓塞和肺栓塞的风险。有研究报道疑似有肺栓塞的 COVID-19 住院患者，CT 肺动脉造影显示肺栓塞的发生率高达 37%。因此，及时确诊或排除新型冠状病毒感染患者是否伴发肺栓塞对提高治疗效果意义重大。由于增强 CT 能显示新型冠状病毒感染患者肺栓塞相关的肺部改变情况，因此，检测新型冠状病毒感染患者肺栓塞的金标准是增强 CT 扫描，但碘造影剂又称对比剂严重过敏患者无法进行增强 CT 扫描；同时研究表明 37% 的新型冠状病毒感染住院患者会发生肾损伤，此类患者也无法进行增强 CT 扫描。对于这些患者，可采用 ^{99m}Tc-MAA 肺灌注显像以检测或排除肺栓塞。与常规临床诊断肺栓塞时需同时进行肺通气显像与肺灌注显像不同，由于 ^{99m}Tc 标记的气溶胶的 SPECT 显像所使用的气溶胶可能产生新型冠状病毒传播的高风险，为保护核医学人员免受潜在的呼吸道病毒感染，因此，新型冠状病毒感染患者只需要进行肺灌注显像以检测肺栓塞。需要强调的是即使是进行非气溶胶的肺灌注显像，也应严格按照防护要求操作，避免新型冠状病毒的感染，请参照中华医学会核医学分会制定的“2019 新型冠状病毒感染疫情期间核医学诊疗安全防控专家共识”。

二、肺切除术前后肺功能的评价与预测

肺肿瘤手术成功的基础是既要最大限度切除肿瘤组织，又要考虑到术后肺的最低气体交换功能。因此，术前准确预测术后残留肺的功能非常重要。应用肺灌注显像能够提供较为可靠数据，术前进行肺灌注显像有助于预测术后残留的肺功能和正确评估手术的可行性。肺通气和灌注显像分别代表了肺各区域的通气容量和毛细血管床的数量，因此能够反映肺总体、分侧以及局部的形态和功能变化。对肺切除手术患者，术前将两肺的放射性计数通过勾画感兴趣区（ROI）进行定量分析，有助于判断患者是否可以耐受肺叶切除手术等。与平面显像相比肺灌注断层显像预测方法准确性高，具有很高的临床价值。

三、肺动脉高压的诊断

肺动脉高压是指原因不明或由于先天性和后天性心脏及肺部疾病等原因所致的肺动脉压力持久性增高。肺灌注显像有助于肺动脉高压的诊断，其典型的表现是双肺尖部显像剂分布明显高于肺底部，呈倒“八“字形，双肺内显像剂分布严重不均匀。如果肺灌注 / 通气显像联合应用，可以鉴别原发性和继发性肺动脉高压。原发性肺动脉高压在肺通气显像时受损部位呈显像剂分布缺损区，而肺灌注显像则显示相应缺损区内有显像剂填充，称之“逆向不匹配”现象，这种特点有助于肺动脉高压鉴别和治疗方法的选择。因为有些继发性肺动脉高压通过手术治疗解除致病因素，可以使有弹性舒缩能力的肺部小动脉恢复功能。

四、慢性阻塞性肺部疾病的诊断、疗效观察及预测肺减容术病变切除范围

慢性阻塞性肺部疾病（chronic obstructive pulmonary disease，COPD），主要由于支气管长期不完全性阻塞，导致的通气功能障碍、肺气肿和肺血管改变。COPD 在肺灌注显像图上主要表现为斑片状显像剂分布减低区或缺损区，且不呈节段性分布。肺通气显像常因支气管的损伤程度不同和不完全阻塞，显示放射性颗粒中央气道沉积和周边性气道的沉积，形成多处不规则的放射性“热点”，常与显像剂分布减低区混杂分布。COPD 初期肺通气 / 灌注显示的显像剂分布不均匀，且二者图像大致相匹配（图 11-9）。随着病情进展至晚期，肺通气功能受损的范围与血流灌注的影响不完全相同，可出现部分病变部位肺通气 / 灌注显像不一致现象，肺通气显像的减低程度较灌注显像更明显，称为“反向不匹配”。肺通气与肺灌注显像融合图像同样可以比较直观地显示 COPD 病变范围（图 11-10）。COPD 肺通气显像受损程度与患者的肺功能密切相关，肺灌注显像对肺血管床损害的部位、范围、程度及药物疗效的判断有一定价值。肺通气 / 灌注显像在 COPD 诊治中主要应用包括对 COPD 患者肺减容术的术前评估与术后肺功能的评价，对 COPD 患者肺动脉压力变化的评价和判断，以及排除肺栓塞的可能性。

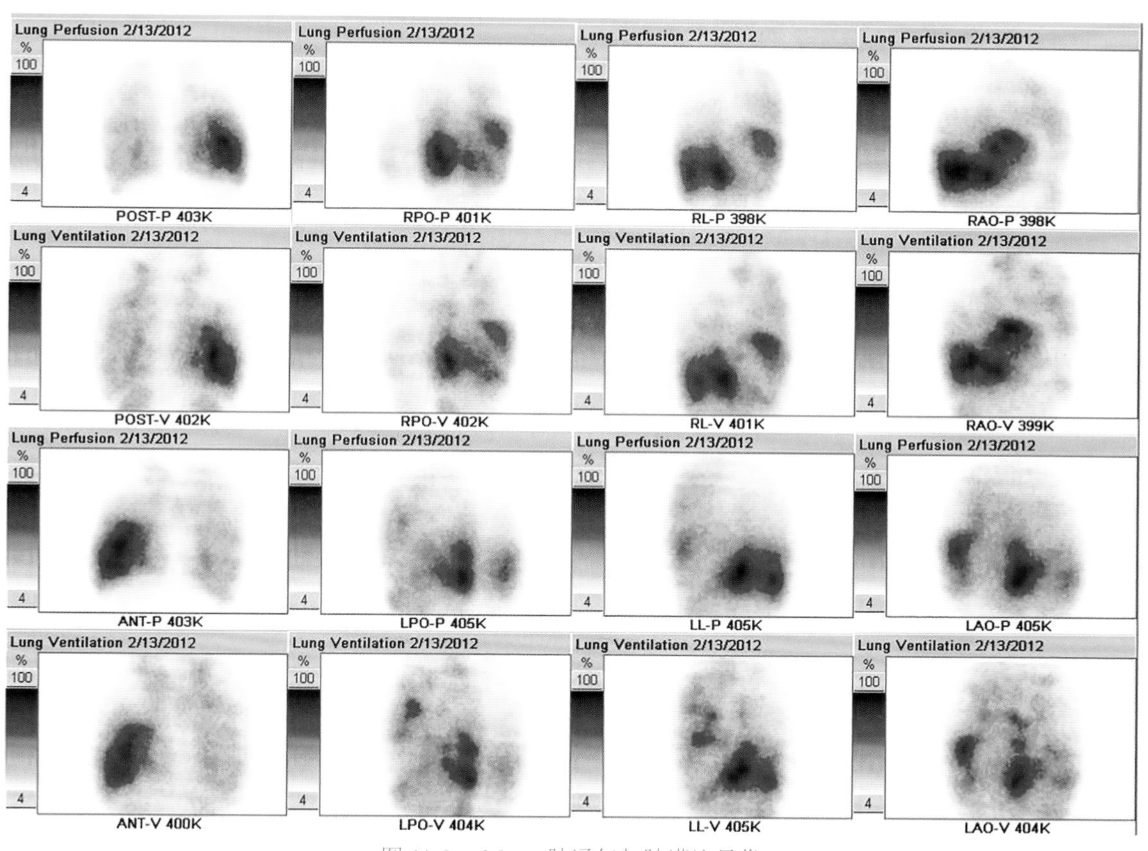

图 11-9　COPD 肺通气与肺灌注显像

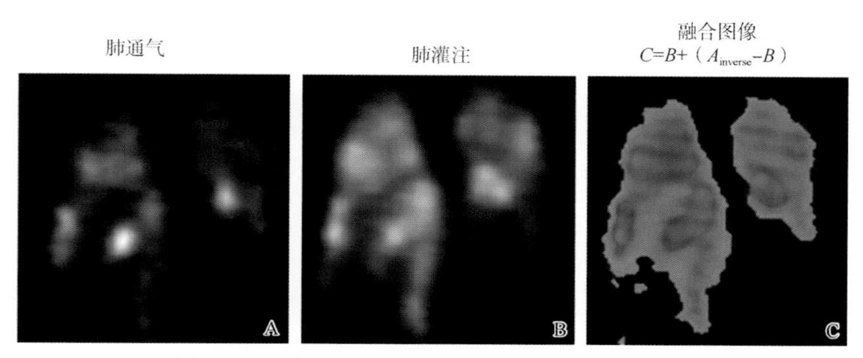

图 11-10　肺通气 / 灌注融合图像显示 COPD 病变

内科药物治疗 COPD 期间用肺通气 / 灌注显像观察其疗效，简便易行。如果内科治疗不甚满意，可对部分有条件的患者采用肺减容术（lung volume reduction surgery，LVRS），LVRS 通过切除过度膨胀的组织可减少换气无效腔，减少气道的阻塞，恢复小气道的弹性，改善通气 / 血流比例，有效改善 COPD 的肺功能。但现有研究认为仅有四分之一的 COPD 患者适宜做 LVRS，因此术前选择合适的手术对象是 LVRS 治疗成败的关键。对拟行肺减容手术的患者，可通过肺灌注显像评价肺叶的功能，并评估手术对患者潜在肺功能的影响。通过显像分级和分类能准确显示病变的部位、范围和病情程度，此外，通过对比术前和术后显像可以准确评价手术治疗效果。目前，肺部疾病手术决策及术后评估通常采用定量 CT、肺通气 / 灌注 SPECT/CT 断层图像进行精确分析。

五、先天性心脏病右至左分流的诊断和定量分析

正常肺灌注显像的显像剂不通过左心系统进入体循环。当先天性心脏病存在右向左分流时，放射性蛋白颗粒可随分流的血液分布到肺脏以外血供丰富的脏器，如肾脏、脾脏等。右至左分流量越大，肺脏以外脏器显影越明显，其中以肾脏显影最为清晰，通过肾脏显影情况可以初步判断分流量的大小。此外，还可用计算分流率的方法，定量分析右至左分流程度，即：分流率（%）=[（全身放射性计数 − 双肺总计数）/ 全身放射性计数]×100%，高分流率的正常值＜5%，当分流率＞10% 时具有临床意义，但当分流量较大时，可造成脑肾功能一过性严重障碍，应慎用本法。应用此法判断右至左分流时，要求 ^{99m}Tc-MAA 的标记率应在 90% 以上，颗粒大于 10～15μm，注射显像剂后应尽早进行肺显像测量分流率。否则标记率太低会导致胃黏膜、唾液腺及甲状腺显影而影响计算结果。

六、肺移植前后肺功能检测

肺移植前通过肺通气 / 灌注显像方法能够观察双肺的血流和通气情况，根据定性和定量指标综合评价出肺血流灌注、通气功能较严重的一侧肺脏，为单侧肺移植提供较为可靠的依据。肺移植术后排异反应是需要注意的问题之一，肺通气 / 灌注显像对肺移植后肺血流、通气的变化有较高的灵敏性，能较早地反映移植肺的成活及功能的变化。由于肺移植术后的肺通气 / 灌注显像改变缺乏特异性，常表现为一侧肺叶或者不同肺段的通气和灌注功能下降或者丧失。但肺通气的改变和肺血流灌注的改变不尽相同，并不是完全匹配，因而动态进行肺通气 / 灌注显像更有利于移植肺功能的评价。

七、探测恶性肿瘤放疗前后对肺功能的影响

肺癌失去手术时机后，放疗将是重要的治疗手段之一。肺癌常因其病理类型、发病时间、肿块大小和位置等因素影响肺功能的改变，且影响的程度不尽一致。放疗前，通过肺通气 / 灌注显像可以观察病灶区肺通气、血流灌注的变化，了解其对肺功能受损程度及放疗后肺功能的恢复情况，以评价肺癌放疗后的疗效。此外肺通气显像也可指导帮助确定放射治疗视野。因此，对于胸部恶性肿瘤手术前后放疗的患者，可以通过肺显像检查以及所获得的有关信息优化放疗计划的实施，以降低放疗对肺组织的损伤。

思 考 题

1. 肺灌注显像与肺通气显像的原理有何不同？

2. 试述急性肺动脉血栓栓塞症的肺通气 / 灌注显像表现。

3. COPD 在肺通气 / 灌注显像中的表现有哪几方面？

4. 肺通气 / 灌注显像的临床意义有哪些？

（杨卫东　汪　静）

第十二章　骨骼系统

第一节　骨、关节显像

放射性核素骨显像（radionuclide bone imaging）是影像核医学的优势项目和最常用的检查方法之一。经静脉注射的趋骨性显像剂随血液循环在骨骼沉积后，通过显像获得的骨骼影像反映了各个局部骨骼的血液供应和代谢功能状况，根据骨影像的异常对病灶骨的性质、部位与范围作出诊断。局部血流和代谢异常是骨骼病变早期的主要病理生理变化，随后才逐渐发生骨结构与形态的异常改变，因此，骨显像具有很高的敏感性。骨显像一次成像可显示全身骨骼情况，能发现X线检查、CT扫描或MR成像范围以外的骨病灶，通常较其他影像检查能更早、更多地发现骨病灶，对各种骨骼疾病的诊断，特别是早期诊断和疗效评价具有重要的临床价值。鉴于骨显像的特异性较差，对于检查发现的异常，需结合病史及其他影像学检查作出进一步的判断。

一、方法与原理

（一）骨静态显像

1. 原理　骨组织由有机物和无机物组成。有机物包括骨细胞、细胞间质和胶原；无机物为占骨组织干重2/3的骨矿物质，其中主要成分为羟基磷灰石晶体 $[Ca_{10}(PO_4)_6(OH)_{12}]$。成年人骨骼中的晶体总面积可达 $3\times10^6m^2$，类似一个巨大的离子交换树脂，能经常与体液中可交换的离子或化合物进行充分地离子交换或化学吸附作用。骨骼病灶时，若病灶骨骼局部血流增加、成骨细胞活跃、无机盐代谢更新旺盛及新骨形成，病理表现为成骨改变，在病灶区的新骨形成处有较多晶体沉积，可比正常骨吸附更多的趋骨性放射性药物，显像时呈放射性浓聚增强的“热区”；反之当局部骨组织血供降低，或病理呈溶骨改变时，骨显像剂浓聚随之减少，在显像图上则表现为放射性稀疏缺损的“冷区”。

2. 显像剂与剂量　临床最常用的骨显像剂是 ^{99m}Tc 标记的磷酸盐类化合物，如亚甲基二磷酸盐（MDP）与亚甲基羟基二磷酸盐（HMDP）等，此类化合物具有体内稳定性高、与血浆蛋白结合低、血液和软组织清除快、骨摄取迅速等优点。静脉注射后2～3h，约50%～60%的放射性浓聚于骨，骨/软组织比值较高，显像质量明显优于磷酸类化合物（如PYP）。虽然 ^{99m}Tc-HMDP的亲骨性及血液清除率优于 ^{99m}Tc-MDP，但在临床应用中差别不显著，故迄今仍以 ^{99m}Tc-MDP应用最为广泛。成人 ^{99m}Tc-MDP骨显像的剂量为740～925MBq，儿童按9.25MBq/kg给予。^{18}F-NaF为阴离子型正电子显像剂，在骨骼的浓聚机制与 ^{99m}Tc-MDP类似，浓聚程度与骨骼局部血流量及成骨细胞活性有关。^{18}F 离子的亲骨性好，骨摄取率为注射量的70%左右，是 ^{99m}Tc-MDP的2倍；^{18}F 离子与血浆蛋白结合较少，未被摄取的 ^{18}F 离子的血液清除快，骨/软组织放射性比值高，通常注射后1h就能获得很清晰的骨骼影像。^{18}F-NaF PET探测骨病灶的灵敏度优于 ^{99m}Tc-MDP SPECT。成人 ^{18}F-NaF骨显像的剂量为185～370MBq，儿童按2.22MBq/kg给予。然而，由于 ^{18}F-NaF需加速器生产，且PET/CT检查费用高，故限制了其在临床的广泛应用。

3. 显像方法

（1）显像前准备：受检者无须特殊准备。注射显像剂应选择远离疑有病变的部位；注射显像剂后，嘱受检者2h内饮水1000ml以上，检查前排尿，以更好地显示骨盆。对尿潴留者，必要时导尿；对尿失禁患者，应注意防止尿液污染衣裤和皮肤而造成显像的假阳性；对行导尿并带有尿袋的患者，需尽量排空尿袋中的尿液；显像时嘱受检者取下身上金属饰物，避免产生假的骨放射性“冷区”；检查过程中受检者应保持体位不动，因疼痛不能卧床者，先适当使用镇痛或镇静剂。

（2）全身骨显像：应用配备全身扫描床的大视野γ照相机或SPECT，探头配置低能通用或低能高分辨准直器。受检者在注射显像剂2～4h后仰卧于全身扫描床上，选用全身采集程序，根据胸部（正位）计数设置扫描速度（一般15～20cm/min），从头到足或从足到头一次连续显像获得全身显像图。常规全身显像应取前后位和后前位两个体位。

（3）局部骨平面显像：对临床疑有病变的部位或为使全身骨显像呈异常的骨骼局部病灶影像更清楚，可进行局部平面显像。显像仪器、时间、显像剂及其剂量同上，探头配置低能高分辨准直器。为了比较各部位骨骼的放射性活度，采用预置计时显像方式，以胸部预置计数 [（5～7.5）$\times10^5$] 显像所需时间为准。根据病灶骨骼部位不同，局部显像可选择前后位、后前位、左右侧位及任意角度斜位等体位。

（4）SPECT（SPECT/CT）断层骨显像：主要适

用于对存在骨骼结构重叠部位病变的诊断，如额面部、骨盆、腰椎、大关节。SPECT 显像能有效地分离开病灶骨骼与正常组织放射性的重叠，提高靶组织 / 非靶组织比值，增强影像对比度，有助于检出较小和（或）深部的骨病灶；CT 能够准确提供代谢异常骨病灶的解剖结构信息，从而提高对骨病灶诊断的灵敏度与特异性。SPECT/CT 骨显像通常在骨静态平面显像完成后进行。受检者仰卧，保持体位不动，先启动 CT 针对可疑或感兴趣部位进行透射扫描；利用透射图精确选择确定检查部位，进行常规 CT 扫描，自动重建 CT 图像及衰减校正图像。然后对可疑或感兴趣部位行 SPECT（探头配备低能高分辨率准直器）扫描，探头环行或椭圆轨迹旋转 360°，采集 64 帧投影图像，采集时间 30s/ 帧；采集结束后，利用 CT 图像进行衰减校正重建 SPECT 断层图像。自动显示 SPECT、CT 及 SPECT/CT 融合的横断层、矢状断层和冠状断层系列图像，可利用 ROI 技术对 SPECT 图像中的骨病灶进行半定量分析，并计算出 T/NT 比值。

（5）^{18}F-NaF PET/CT 骨显像：方法同 ^{18}F-FDG-PET/CT 显像，请参阅相关章节。

（二）骨动态显像

1. 原理 骨动态显像（dynamic bone imaging）通常又称三时相骨显像，是经静脉弹丸式注射骨显像剂后，分别于不同时间对病变或疑有病变的部位进行显像，以获得受检部位血流、血池和延迟显像的信息。血流相反映受检区域较大血管的血液灌注和通畅情况，血池相反映局部软组织的血液分布状态，延迟相则反映骨骼的代谢活性，实为静态显像。在三时相的基础上于 24h 增加一次静态显像称之为四时相骨显像，认为较三时相显像能更准确地诊断骨髓炎和鉴别骨病变的良恶性。

2. 显像方法 显像剂及剂量同骨静态显像。受检者仰卧于检查床上，探头配备低能通用型准直器，尽量靠近病变或疑病变部位，视野应包括对侧相应部位，以便进行对比分析。经静脉弹丸式注射显像剂后，立即以 3s/ 帧的速度连续采集 60s，即为血流相；1～2min 后以 60s/ 帧采集 5 帧，为血池相；延迟相在注射显像剂后 2～4h 及 24h 进行，同静态骨显像。

（三）关节显像

1. 原理 关节由骨端松质骨、软骨和骨膜三种组织构成。在关节发生炎症、退行性病变及骨性压力异常等病变时，病变部位会出现滑膜增厚或滑膜血管增多、血供增加、毛细血管通透性增强、无机盐代谢旺盛以及软骨和骨破坏引起的反应性骨增生或炎症细胞浸润等改变。这些病理变化均能促进趋骨关节显像剂在病变局部形成异常浓聚，从而使骨关节呈异常影像。关节显像是探测活动性关节疾病的敏感方法，能帮助骨关节病的早期诊断和鉴别诊断，也有助于判断已知类型关节病的范围，还可客观评价治疗效果。

2. 显像剂及剂量 关节显像常用的显像剂有三类：第一类是反映关节滑膜血液循环的显像剂，如 $^{99m}TcO_4^-$，正常情况下 $^{99m}TcO_4^-$ 能穿过滑膜表面扩散入滑膜腔内，并与其渗出液中的蛋白质结合；第二类是常用骨显像剂如 ^{99m}Tc-MDP，既能显示局部血液循环情况，也能反映受检部位骨代谢的改变；第三类显像剂能选择性浓聚于炎症病灶，包括放射性核素标记的白细胞、非特异人免疫球蛋白（HIgG）和抗人粒细胞单克隆抗体，以及 ^{18}F-FDG 等。目前仍以 ^{99m}Tc-MDP 和 $^{99m}TcO_4^-$ 最为常用，成年人的使用剂量为 555～740MBq。

3. 显像方法 受检者无须特殊准备。根据检查部位确定受检者的显像体位：脊柱各关节采用后前位；肩关节、髋关节等采用前后位；双手关节取正平面，手背向上；膝关节取前后位和屈曲 60° 侧位。SPECT 配备低能高分辨准直器，探头视野包括受检关节的两侧对称部位。经静脉弹丸式注射剂显像，按骨动态显像方法（见前述）进行采集，血流和血池显像反映关节与滑膜的血供变化情况；使用 $^{99m}TcO_4^-$ 时的延迟显像一般应在 30min 内完成；对 ^{99m}Tc-MDP 的延迟（3h）显像着重观察关节部位的骨代谢改变，必要时可行 SPECT（SPECT/CT）断层骨显像或全身骨显像，以了解关节深部病变或全身骨、关节的情况。显像异常区域可进行 ROI 半定量分析。对四肢小关节和深部结构（如股骨头），也可采用针孔准直器。

二、正常图像

1. 静态平面骨显像 全身骨骼显影清晰，放射性呈均匀性、对称性分布（图 12-1、图 12-2）。由于各部位骨骼的结构、血流情况和代谢活性不同，使得骨显像剂沉积的量也不一，扁平骨、大关节和骨骺端放射性浓聚高于长骨骨干。成人随着年龄增长，骨骼影像的清晰度逐渐降低，部分老年人因退行性变可见颈椎下段影像较浓。儿童由于骨质生长活跃，在骨骺及干骺端有更多放射性的分布是其特征，通常是全身骨骼中影像最强的部位（图 12-2）。

在前位显像图上，胸骨、胸锁关节、肩、髂嵴和髋部显示清楚，老年人膝部放射性分布较高；后位显像能清楚显示双肩、肋骨、肩胛骨、胸椎、腰椎、骶骨及骶髂关节；骨显像剂经肾脏排泄，全身骨显像可见肾脏、膀胱甚至输尿管影像，后位时肾脏显影比前位清楚。由于人体骨骼的分布左右对称，因此骨骼放射性分布的对称性和均匀性是判断骨显像正常与否的重要标准。

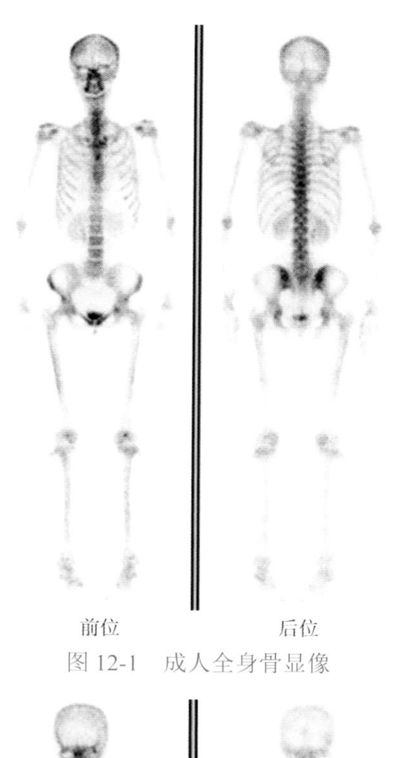

图 12-1 成人全身骨显像

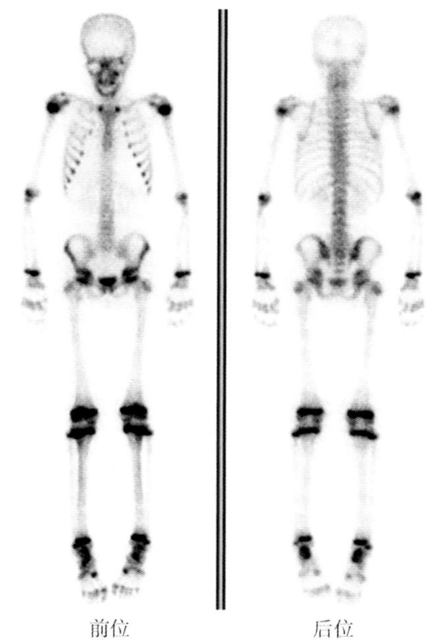

图 12-2 儿童全身骨显像

2. 断层骨显像 在各部位断层正常图像上，骨骼的放射性分布与静态平面显像所示一致，呈左右对称和上下均匀。重建后得到的横断层、矢状断层和冠状断层三个断层图像的价值取决于骨病灶的部位。因此，熟悉各部位骨骼的正常断层解剖对正确识别断层图像具有重要的意义，有助于对结构复杂区域和较小骨病灶的准确定位，例如，脊柱断层显像可清楚地显示椎体、椎间盘及其他结构。

3. 骨动态显像

（1）血流相：注射显像剂后 8～12s 可见局部较大血管显影，随之逐渐出现软组织轮廓，骨骼部位放射性分布较少。两侧对应的动脉和各部位显像时间基本相同，放射性分布对称。

（2）血池相：显像剂大部分仍滞留于血液循环内，软组织影像更为清楚，放射性分布较均匀，大血管显示清晰，骨区相应部位放射性稍稀疏，两侧基本对称。

（3）延迟相：各骨骼显示同骨静态显像（图 12-3）。

4. 关节显像 正常关节处放射性增高。髋关节、膝关节、肩关节和肘关节等大关节影像清晰，骨端边界光滑，轮廓完整，放射性明显高于附近骨骼，整个关节放射性分布均匀，两侧对称；由于软骨本身几乎没有血供，故不显影，因此关节间隙清楚。儿童生长期可见骨骺板呈规则的两侧对称的条状浓聚带，其关节周围的放射性明显高于成人（图 12-1 对比图 12-2）。

三、异常图像

1. 异常放射性浓聚 是骨显像最常见的异常表现，骨病灶处显像剂的浓聚明显高于对侧或周围正常骨骼，呈“热区”，表明局部骨组织血流丰富、代谢活性增强、成骨活跃。放射性增高的程度常与骨病灶的病理改变、范围和性质有关，可见于各种良恶性骨病灶的早期和伴有破骨、成骨病理变化的过程中。骨显像异常放射性浓聚最常见的类型是单发或多发的局限性浓聚“热区”，其形状与范围不一（图 12-4），如椎体或肋骨转移瘤可能仅为一局限性点状或圆形浓聚灶，而佩吉特病（Paget disease）则可累及整个骨盆或长骨使其呈超强浓聚

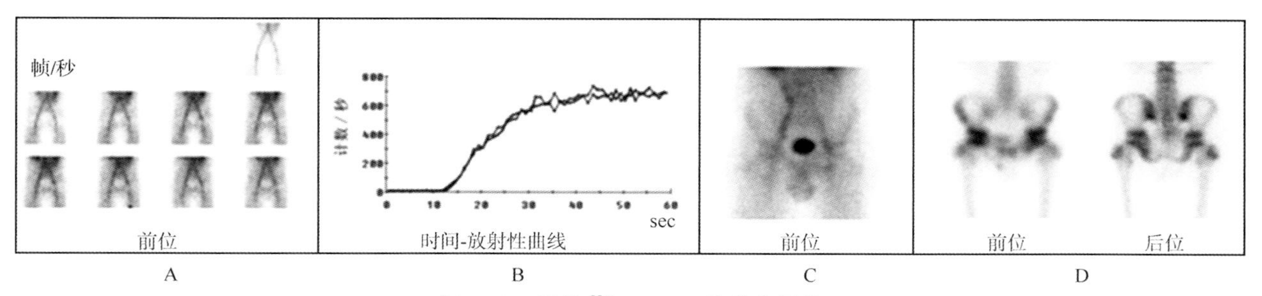

图 12-3 正常 ^{99m}Tc-MDP 骨动态显像

A. 骨盆与大腿上段血流相；B. 双髋关节 1min 时间-放射性曲线；C. 血池相；D. 延迟相

区。骨显像异常浓聚也可以是全身的，如甲状旁腺功能亢进症或弥漫性骨转移癌所致的“超级骨显像”（super bone imaging），表现为全身骨骼核素浓聚显著增高，软组织本底极低，双肾和膀胱不显影。前者放射性分布多较均匀（图 12-5），后者大多局限于中轴骨和骨盆，并呈多发性放射性浓聚灶（图 12-6）。产生超级骨显像的原因可能与弥漫性的反应性骨形成有密切的关系。

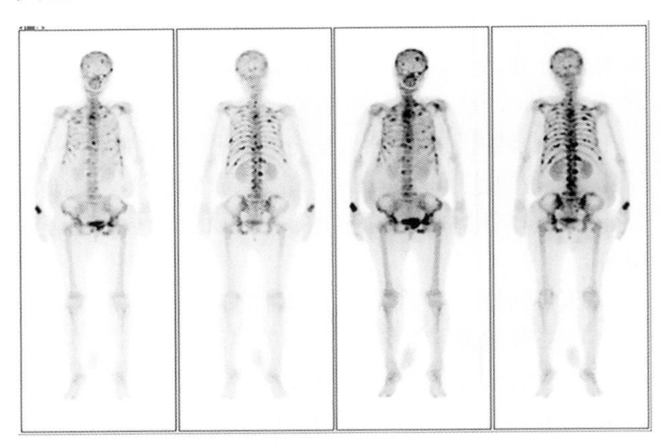

图 12-4　胃癌骨转移

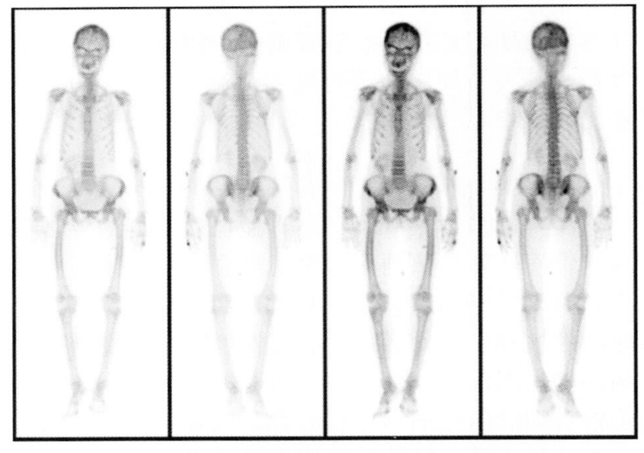

图 12-5　代谢性骨病

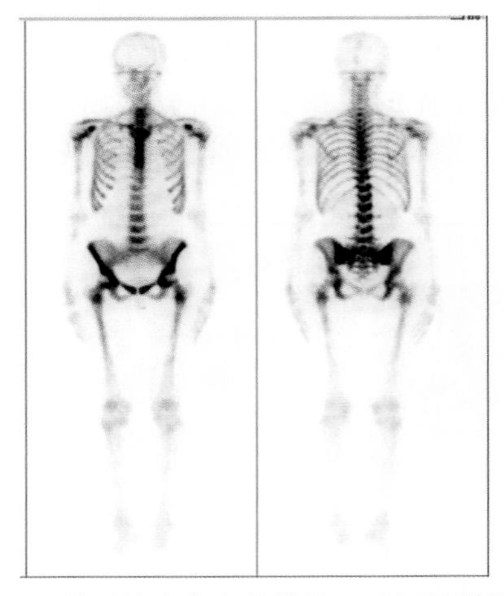

图 12-6　前列腺癌全身骨转移，“超级骨显像”

2. 异常放射性分布减低　显像表现为骨病灶处放射性低于对侧或周围正常骨骼（图 12-7）。在临床上，凡是能够引起骨组织血流减少或产生溶骨性病理改变的情况，在骨显像上均可出现病灶骨局部放射性分布明显稀疏或缺损的“冷区”，如骨手术切除后、骨转移瘤伴骨质破坏或骨内血管阻塞、多发性骨髓瘤、骨梗死、早期股骨头缺血坏死、激素治疗或放射治疗后以及骨囊肿等。

骨显像还可见部分骨病灶中心明显放射性“冷区”，其周围表现为代谢活性增高的异常浓聚影，类似于炸面圈征（图 12-8）。临床上可见于无菌性坏死愈合期、骨折不愈合、移植骨不成活、急性骨髓炎、滑膜炎、骨巨细胞瘤、多发性骨髓瘤及佩吉特病等。

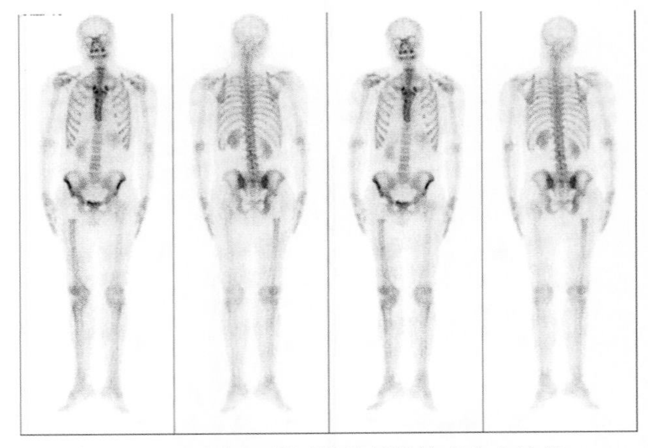

图 12-7　右侧股骨近端放射性核素分布缺损

3. 骨外组织放射性浓聚　正常时显像剂经泌尿系统排泄，故肾脏和膀胱显影。病理情况下，骨外组织摄取骨显像剂可见于注射区、心包钙化或心瓣膜病、急性心肌梗死、畸胎瘤、包囊虫病、乳腺炎症或乳腺癌、原发骨肿瘤肺转移灶、脑膜瘤或子宫肌瘤钙化、瘢痕皮肤及皮肌炎、血管壁钙化（图 12-9）等。

四、临床应用

1. 早期诊断骨转移瘤　病理资料显示，约 70% 的恶性肿瘤死亡者在尸解时有骨转移，其中乳腺癌、肺癌和前列腺癌的骨转移可达 85% 左右。多发性的远处骨转移癌患者的生存率明显低于单发者，且接受手术与非手术治疗后的平均生存期无明显差别。因此，为了早期检出骨转移癌，全身骨显像应作为恶性肿瘤患者的常规检查，这对恶性肿瘤的临床分期、治疗计划的制定及预后的评估均有重要的价值。对骨转移倾向性高的前列腺癌、肺癌、乳腺癌及儿童成神经细胞瘤，定期骨显像检查尤为重要。转移性骨肿瘤在初期反应阶段，当成骨反应变化达

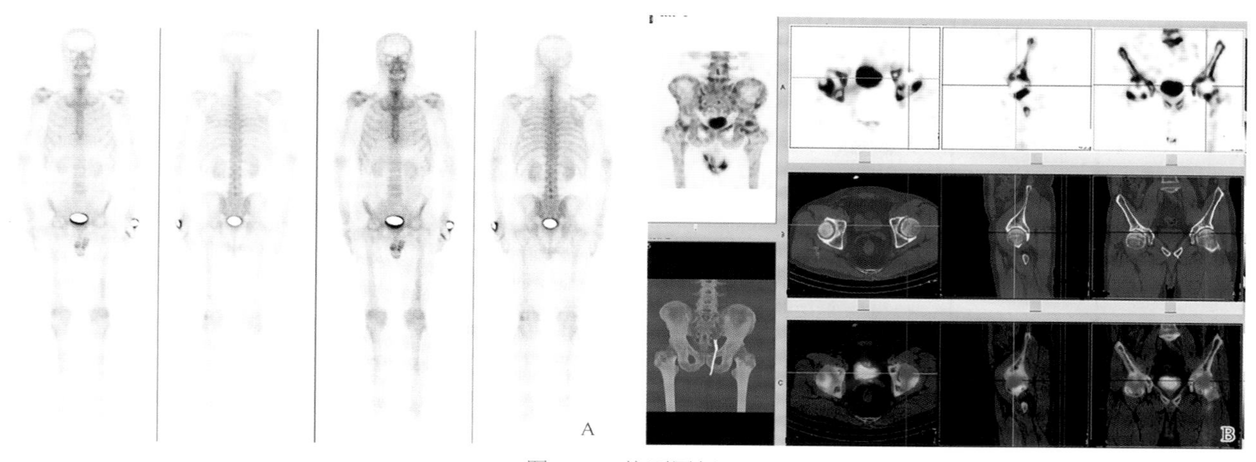

图 12-8　炸面圈征

A. 全身骨显像左侧股骨头炸面圈征；B. 断层融合显像左侧股骨头炸面圈征

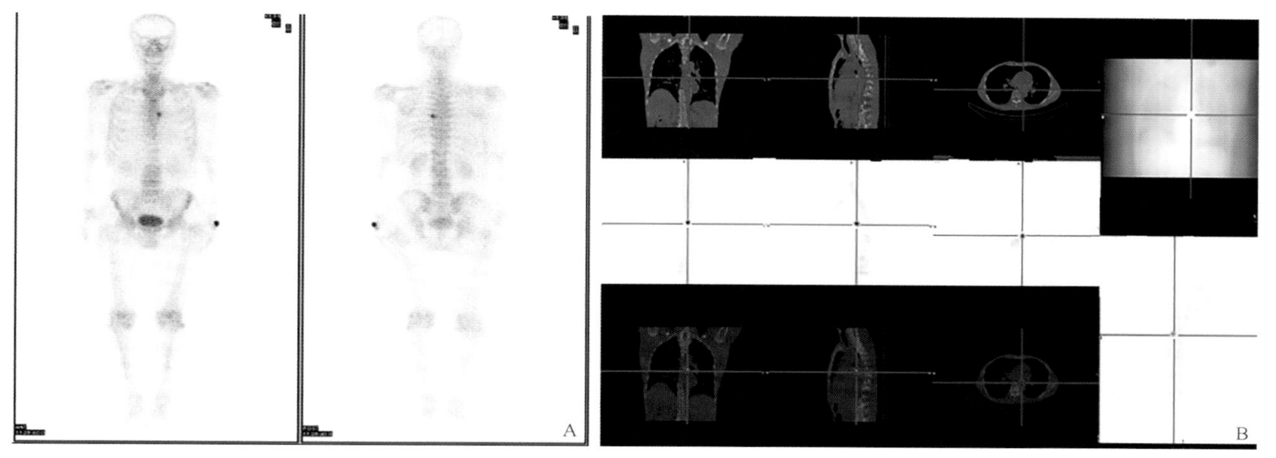

图 12-9　骨外组织摄取骨显像

A. 左后第 7 肋点状浓聚灶；B. 骨外摄取以及断层显像提示血管壁钙化

到 10%～20% 时，转移灶积聚的显像剂足以在显像上呈异常“热区”表现。X 线片检查呈阳性则需骨转移灶局部钙含量的变化大于 30%～70%，这一变化过程需要经历较长时间。因此，骨显像比 X 线检查能更早期发现恶性肿瘤的骨转移，一般可提前 3～6 个月甚至 18 个月出现异常征象。据报道，骨显像对转移性骨肿瘤的检出率达 94.3%，而 X 线骨片仅为 60%；某些肿瘤骨转移灶 X 线片检查的假阴性率高达 50%，而骨显像对大多数转移瘤的总的假阴性率仅为 2%～5%。骨显像的高敏感性使其在诊断恶性肿瘤骨转移方面具有独特而重要的价值，是目前临床首选的检查方法，已成为影像核医学的优势项目之一。骨转移瘤的显像特征表现为多发的不规则的放射性“热区”（图 12-4），分布以脊椎和肋骨为最常见，其次是骨盆、四肢骨近端、胸骨和颅骨，四肢骨远端转移较少见。此外，少数患者的骨转移瘤为溶骨性改变，表现为放射性“冷区”；同一患者甚至可见到放射性“热区”与“冷区”或炸面圈征的转移灶同时存在；全身弥漫性骨转移的患者可表现为超级骨显像（图 12-6）。6%～8% 的骨转移瘤患者为孤立的单个转移灶，骨显像表现为单发的放射性“热区”或“冷区”，其中位于中轴骨的单发骨显像异常区有 68% 为转移灶。对于骨显像呈单发“热区”的患者，通过加作 SPECT/CT，可明显提高对病灶诊断的准确性；或进行骨显像定期随访，若骨骼“热区”范围扩大，则高度提示骨转移（图 12-10）。骨显像能够客观、有效地监测骨转移癌的治疗效果，通常转移灶治疗有效表现为原放射性“热区”影减弱或消失（图 12-11，图 12-12），而进展则表现为原放射性“热区”影增强或出现新骨转移灶。少数患者在化疗或放疗后约 3 个月，临床症状有明显改善，但复查骨显像则可表现为转移灶局部放射性浓聚更为明显的“闪耀”现象，其原因可能与治疗后局部炎性反应所致的血流增加及局部成骨代谢反应增强有关。

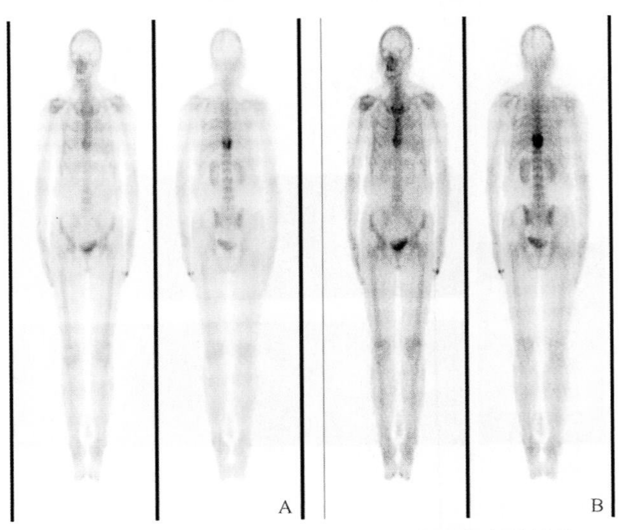

图 12-10　T_8～T_{10} 椎体经 3 个月随访证实为骨转移

A. T_8～T_{10} 浓聚灶疑似骨转移；B. T_8～T_{10} 浓聚范围扩大

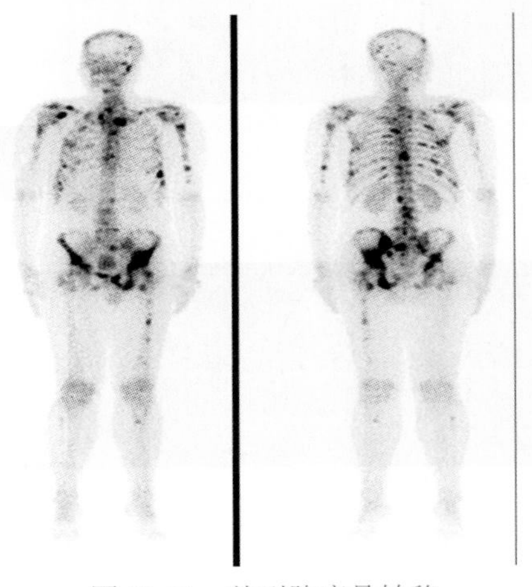

图 12-11　前列腺癌骨转移

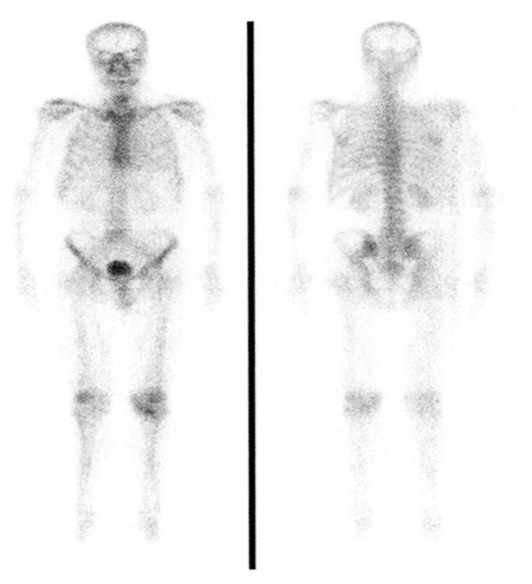

图 12-12　前列腺癌骨转移经锶-89 治疗 3 个月后浓聚灶消失

2. 原发性骨肿瘤　静态骨显像诊断原发性骨肿瘤的阳性率为 70%～90%，能够在 X 线或血清学检查出现异常之前显示病灶的存在，但其特异性不及 X 线片、CT 和 MRI。骨显像可正确判断原发骨肿瘤的病变范围，其大小通常较 X 线片所见异常区域大，有助于确定手术范围及合理选取放疗照射视野，特别是对 X 线检查判断较困难的部位如骨盆、胸骨等处的肿瘤，骨显像具有更大的价值。骨显像虽然并非诊断原发骨肿瘤的首选方法，但在确定原发性骨肿瘤侵犯的实际范围、指导治疗及评价治疗效果方面明显优于其他影像诊断技术，特别对原发骨肿瘤早期远处转移的诊断和复发的监测均有重要临床意义。原发性恶性骨肿瘤中，常见的成骨肉瘤、尤因肉瘤、软骨肉瘤等恶性程度高、血管丰富、生长迅速，骨显像均可见到病变部位放射性高度浓聚，并由于肿瘤的扩张，病灶局部骨骼的轮廓常有变形（图 12-13）。典型的成骨肉瘤骨显像表现为放射性“热区”中可见到斑块状“冷区”，边缘较为清晰；多数尤因肉瘤病灶放射性呈均匀分布，边缘不清晰；软骨肉瘤的特征性表现呈浓密的斑片状放射性浓聚，边缘很清晰，但不易与成骨肉瘤鉴别。多发性骨髓瘤的骨显像表现呈多样性，显像阳性的患者中约 2/3 为单纯“热区”，1/3 表现为“热区”合并“冷区”，病灶以多发为主，其中颅骨和髂骨可呈特征性的炸面圈征样改变。对骨良性肿瘤，骨显像也可表现不同程度的异常，是一种有效的辅助检查方法。骨样骨瘤占骨良性肿瘤的 10%～12%，多见于儿童和青少年，约 50% 发生于股骨与胫骨，临床特征是疼痛，手术切除是治愈本病的主要方法。骨显像定位诊断骨样骨瘤有很高的敏感性，特别对位于脊柱、骨盆和股骨颈等处病灶的探测，明显优于放射学检查。骨显像的典型表现为“双密度”征，即病灶结节呈边界清楚的核素异常浓聚区，其周围存在弥散放射性的增加。如果骨显像正常，一般可排除骨样骨瘤的诊断。骨纤维结构不良多见于年轻人，股骨与胫骨为好发部位，骨显像的典型表现为局限于一侧肢体骨骼的明显异常放射性浓聚，一般不累及骨端，异常浓聚区与受累长骨横径一致。此外，对骨软骨瘤、成软骨细胞瘤、非骨化纤维瘤及内生软骨瘤等良性骨肿瘤，骨显像可呈正常、基本正常或显著放射性浓聚等不同表现。骨动态显像（三时相骨显像）有助于原发良、恶性骨肿瘤的鉴别。原发恶性骨肿瘤（如骨肉瘤）血管极为丰富、生长迅速，三时相骨显像的典型表现为：病变局部动脉血流灌注明显增强，可见血管延伸影；由于血供增加，血池相呈不规则的突破密质骨界线的强浓聚区；延迟相病变为高度浓聚灶，范围与血池相一致。原发良性骨肿瘤的血流相和血池相通常无明显放射性异常浓聚，且延迟相浓聚骨显像剂的程度往往明显低于恶性骨肿瘤。三时相骨显像对两者鉴别诊断的准确性约为 80%。结合 SPECT/CT 显像有助于提高对原发骨良、恶性肿瘤诊断的准确性。

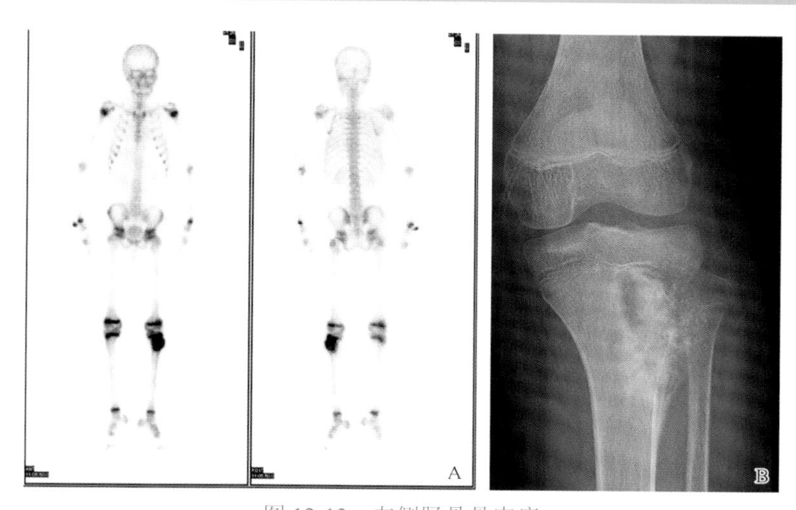

图 12-13 左侧胫骨骨肉瘤

A. 全身骨显像左侧胫骨浓聚灶；B. X 线左侧胫骨近端骨质密度增高并骨膜反应

3. 骨折 大多数骨折的诊断无须使用骨显像，但骨显像对 X 线片检查难以早期发现异常的骨折如隐匿性骨折（occult fracture）、应力性骨折（stress fracture）及机能不全性骨折（insufficiency fracture）等的早期诊断很有帮助，而 SPECT/CT 能够准确定位其骨病灶部位(图 12-14)。隐匿性骨折多见于腕骨、胸骨、肩胛骨、跗骨、趾骨、指骨和股骨近端等部位，骨折发生后的 1d 内骨显像即可显示局限性放射性"热区"，即使是伴有骨质疏松的老年患者，通常在 72h 内也可在骨折部位呈现异常，而 X 线片检查在 7～10d 仍未出现异常。应力性骨折多由于军事训练、运动或劳动过程中因反复超负荷活动所致，最常见于胫骨中 1/3 与下 1/3 交界处，骨显像呈纵向梭形放射性明显增高。机能不全性骨折是骨质疏松症、骨软化、佩吉特病、纤维结构不良和外照射治疗后等的常见并发症，骨显像对于确诊骶骨机能不全性骨折特别有价值，表现为骶骨翼区双侧条状异常放射性浓聚。此外，定期骨显像随访检查有助于鉴别骨折愈合迟缓与不愈合，后者骨折远端呈缺血放射性"冷区"。

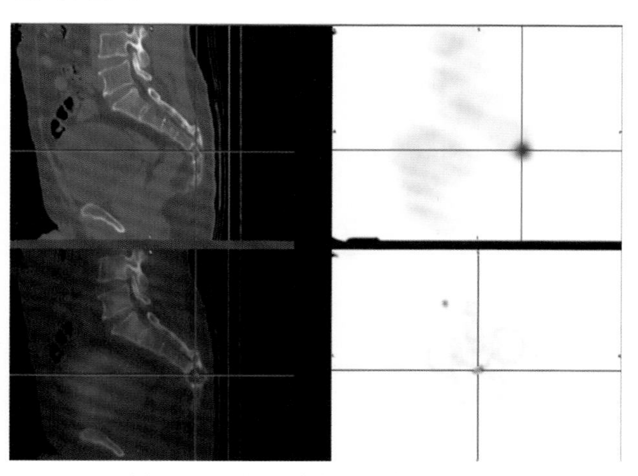

图 12-14 断层融合尾椎隐匿性骨折

4. 代谢性骨病 是一组以骨代谢异常为主要表现的疾病，通常由与骨代谢有关的内分泌和营养代谢功能失衡引起。骨显像通常呈现整个骨骼系统对显像剂的摄取普遍增加，骨骼与软组织的放射性比值明显增高，骨骼影像极为清晰。代谢性骨病的典型骨显像（图 12-5）表现为：①广泛的中轴骨放射性增加；②弥漫性长骨放射性增强；③干骺端和关节周围的放射性增高；④颅骨和下颌骨放射性异常浓聚；⑤肋软骨连接处放射性增高呈"串珠征"；⑥胸骨"领带征"；⑦肾脏不显影或显影差。这些影像特征有助于将骨质软化症、肾性骨营养不良、原发性甲状旁腺功能亢进症及甲状腺毒症与非代谢性骨病进行区别。此外，骨质软化症常常可因假性骨折而表现为放射性摄取明显增加；肾性营养不良综合征和原发性甲状旁腺功能亢进症可以在肺和胃部见到放射性异常浓聚。骨质疏松症（osteoporosis）是最常见的代谢性骨病，随着年龄的增加发病率上升，早期无症状，临床上常在发生骨折之后才被发现。骨显像对骨质疏松本身的诊断并无明显价值，但因一次检查能得到反映全身骨骼代谢功能的影像，故在随访探测骨质疏松最主要并发症——骨折，特别是无症状骨折方面是一种敏感、简便和有效的方法。骨质疏松引起的骨折常发生于脊柱、骶骨、股骨颈、腕骨、肋骨和耻骨等部位，X 线片检查往往无明显异常。椎体压缩性骨折最为常见，显像示骨折部位呈长条形或线形局限性放射性"热区"（图 12-15），约 6～18 个月后"热区"放射性逐渐减弱，因此有助于判断骨折发生的时间；骶骨骨折也比较常见，显像大多表现为"H"形放射性浓聚（图 12-16）。此外，骨显像还能辅助诊断区域性、移动性骨质疏松，其典型表现为受累关节周围放射性增高，随访显像可发现受累关节的游走性特征。佩吉特病（Paget disease）即畸形性骨炎，是由于病毒感染引起的一种慢性进行性的局灶性骨代谢异常疾病。佩吉特病早期的病理改变为骨质吸收增加，无明显临床症状；随着成骨代谢性的增强以及成骨细胞代偿性增加，因受累骨组织充血或骨膜扩展、骨骼变形并增粗及病理性骨折等而引起疼痛。佩吉特病中80%为多发性，有70%～80%发生于骨盆，其次为胸腰椎、股骨、颅骨、肩胛骨、胫骨和肱骨。骨显像的特征性表现为受累骨摄取放射性显著增强，可比正常骨骼高6～15倍，浓聚区常包括整个骨或骨的大部分，并且放射性分布均匀，正常骨与病变骨的界线清楚（图12-17）。骨显像对佩吉特病溶骨期病灶的检出比X线片敏感，但对硬化期病灶常呈阴性，而X线检查却能显示异常，故两种检查相配合能有效提高检出率。

5. 股骨头缺血性坏死（ischemic necrosis of the femoral head） 又称无菌性坏死，是成年人最常见的一种骨坏死，多因股骨颈骨折或长期服用激素、酗酒、骨折错位引起，主要临床表现为髋部疼痛、跛行及骨折错位所致的畸形。三时相骨显像的表现与本病的病程分期密切相关：早期股骨头局部血流灌注影低于健侧，但若并发滑膜炎时，髋臼处可见血供增加影像，延迟相呈放射性“冷区”；随着血管再生、重建以及骨病灶修复过程的开始，血池相显示出患侧股骨头毛细血管-血窦过度充盈的放射性浓聚，延迟相在股骨头的“冷区”边缘出现放射性浓聚增高的炸面圈征样改变（图12-8），继之整个股骨头表现为明显放射性异常浓聚。放射性“冷区”病灶是骨显像诊断股骨头缺血性坏死的主要标准，但由于该“冷区”持续的时间变异很大，且髋臼部位并发的退行性变能刺激股骨头摄取放射性，给骨显像的诊断带来了困难。因此，对临床疑有股骨头缺血性坏死的患者，应尽早行骨显像检查。骨显像早期诊断股骨头缺血性坏死明显优于X线骨片。ROI半定量分析和三时相骨显像能够有效地提高平面显像对股骨头坏死的检出率。SPECT显像能更好地显示股骨头放射性增高区内的放射性减低区，有助于提高诊断的灵敏度。

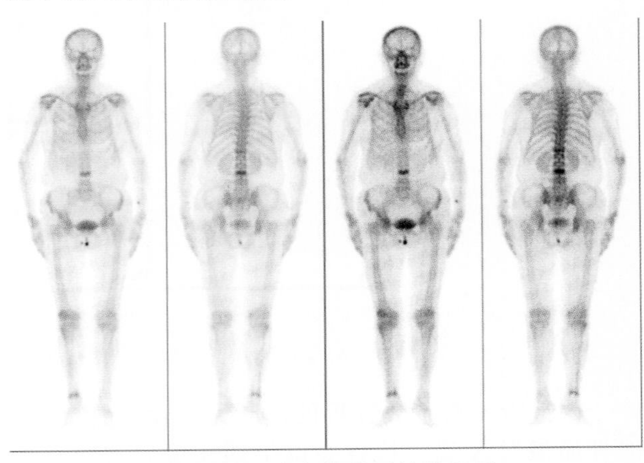

图12-15 多发椎体压缩性骨折

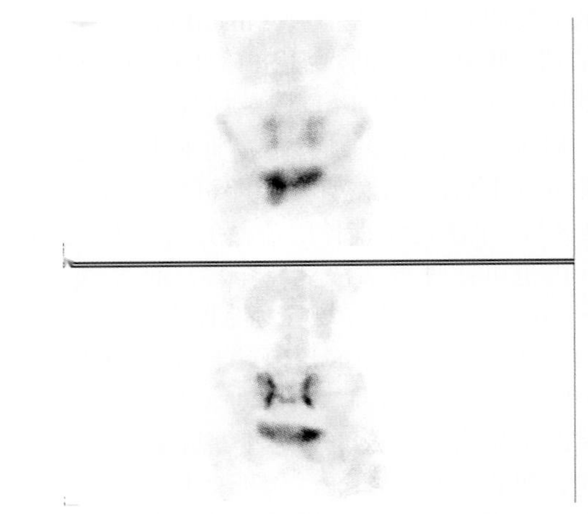

图12-16 骶骨“H”形骨折

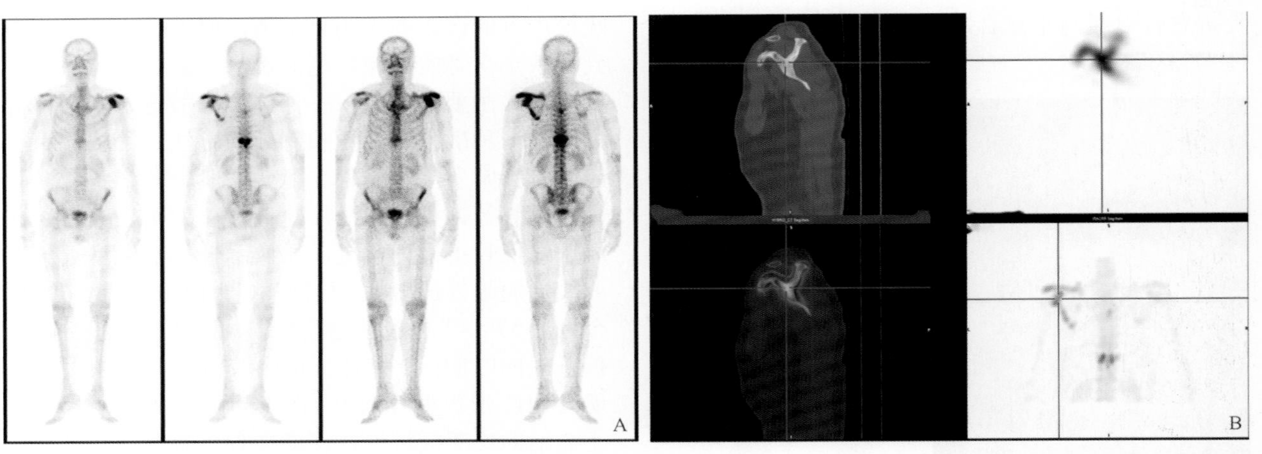

图12-17 骨显像

A. 左侧肩胛骨、多个椎体浓聚灶；B. 断层融合显像：左侧肩胛骨浓聚灶，佩吉特病骨显像

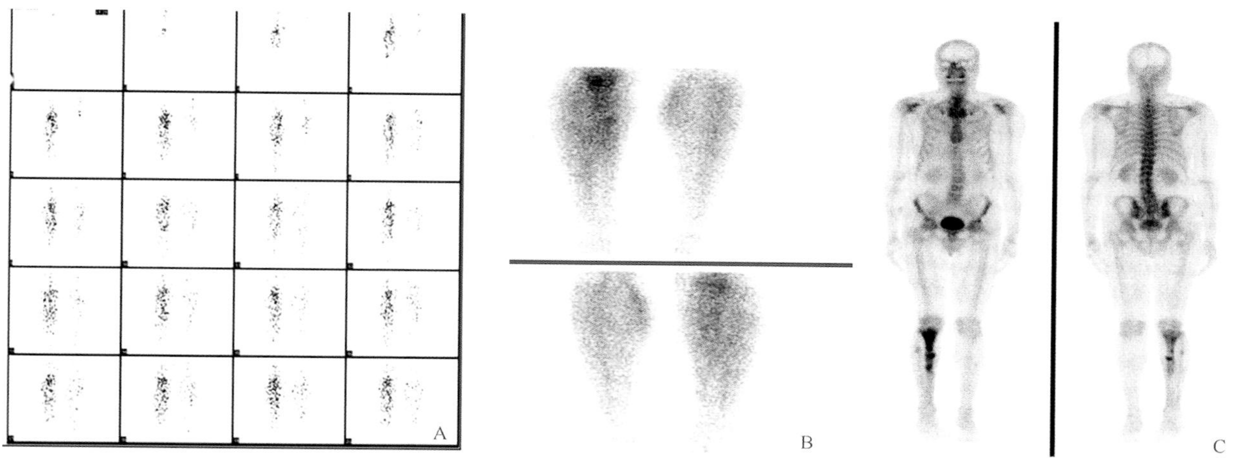

图 12-18　急性骨髓炎骨三相

A. 血流相；B. 血池相；C. 延迟相右侧胫骨上段核素分布浓聚

6. 急性骨髓炎的诊断及其与蜂窝织炎的鉴别诊断　血源性骨髓炎约 90% 由葡萄球菌引起，最常侵犯生长骨，好发于股骨和胫骨等长骨的干骺端，多发生于儿童，且儿童的临床症状往往不典型。骨显像通常在急性骨髓炎出现临床症状后 12～48h 即可显示病变部位异常，而 X 线片检查异常则需 1～2 周，因此骨显像是骨髓炎早期而敏感的诊断方法，能够为临床在出现骨质破坏前进行及时治疗提供依据，目前已成为骨髓炎的常规检查项目。急性骨髓炎在血流相、血池相和延迟相均可见病变部位明显放射性异常浓聚，延迟相骨病灶“热区”边界清晰，其骨 / 软组织比值高，延长到 24h 的骨 / 软组织放射性比值进一步增加（图 12-18）。三时相骨显像诊断骨髓炎的敏感性与特异性均为 76%～91%，四时相骨显像可增加诊断骨髓炎的特异性，但并不改变其敏感性。部分骨髓炎早期患者，由于炎症细胞侵犯到骨髓腔造成血管栓塞，或骨髓腔内脓液压迫血管，均可导致局部血供中断，延迟骨显像表现为放射性减少的“冷区”。接受过激素或抗生素治疗的骨髓炎患者，延迟骨显像可仅呈轻度放射性浓聚。对于临床高度怀疑骨髓炎但三时相骨显像及 X 线片检查均无异常或不能确定的患者，应用 ^{67}Ga-枸橼酸或 ^{111}In-WBC 显像可以显示异常。常规 ^{99m}Tc-MDP 骨显像正常或局部仅轻度摄取而 ^{67}Ga-枸橼酸呈明显异常浓聚，常提示有感染存在。资料显示，^{111}In-WBC 显像诊断骨髓炎的灵敏度与特异性均为 80%～90%。临床上蜂窝织炎与骨髓炎的鉴别比较困难，两者鉴别对治疗有指导意义。蜂窝织炎的主要病理改变为弥漫性血管扩张和充血，三时相骨显像的典型表现为：血流相浓聚显像剂的程度高于骨髓炎；两者血池相的摄取增加无明显差别；延迟相病变部位仅有轻度弥漫性增加，骨 / 软组织比值随着时间延长逐渐降低；各时相放射性分布均呈非局限性。

7. 移植骨存活的判断　骨显像是判断移植骨血管通畅与否及存活情况的敏感而特异的影像诊断技术，在监测不同种类移植骨的修复过程和术后可能出现的排异反应、感染、骨萎缩等并发症方面有重要意义。骨显像在骨移植中的应用具有独特的优点：能比 X 线检查早 3～6 周准确判断出移植骨组织存活与否，预测移植骨存活的准确性可达 100%；对移植骨血管再生重建的探测比 X 线片、CT 和 MRI 等影像检查更为敏感；能有效地鉴别较小的带肌蒂骨移植术后出现的移植骨坏死与软组织感染；是一种安全、有效、简便与非创伤性的检查方法。移植骨的显像表现可因不同移植方式及术后不同时期而有所差别。带血管骨移植或带蒂骨移植术后早期，如果血流相和血池相呈放射性增加，延迟相移植骨摄取 ^{99m}Tc-MDP 接近或高于正常骨组织，表明移植骨血运良好，植骨已经存活；反之，若移植骨持续在三时相骨显像上均呈放射性减低区或透明区，则提示移植骨未存活；其中血流与血池显像更能敏感、特异地反映移植骨的血供和存活情况。不带血管的同种异体移植骨与宿主骨交界处若放射性增加，并在随访过程中逐渐向内填充，是移植骨存活的征象；当移植骨不摄取显像剂或摄取延迟，提示其可能存在排异反应或不存活。SPECT 显像可明显改善图像质量，尤其是应用 ROI 半定量分析，能进一步提高对判断颌面、髋臼等结构较为复杂部位移植骨存活的敏感性。

8. 类风湿性关节炎（rheumatoid arthritis，RA）在出现关节骨和软骨破坏之前，血流灌注显像即可显示两侧关节局部放射性对称性增加，延迟相手、膝、足和颈椎的关节摄取骨显像剂明显增多，其中手部的异常浓聚主要见于掌指关节和指间关节。因此，骨显像能够先于 X 线检查发现异常征象，特别当整个腕部有弥漫性骨显像剂浓聚，并伴指间和掌指关节放射性增强时，应考虑RA的诊断。当RA发展到晚期或转入慢性时显像表现与骨关节炎类似，骨显像可一次显示全身罹患RA的部位和范围，但需结合临床表现进行分析。^{99m}Tc-HIgG是一种反映RA活动的显像剂，炎症活动期病变关节浓聚放射性明显增加，炎症活动消失则显像恢复正常。因此，^{99m}Tc-HIgG显像同样早于X线检查发现异常，且早期诊断RA优于^{99m}Tc-MDP。

9. 骨关节炎（osteoarthritis） 又称退性关节病（degenerative joint disease），65岁以上人群的发病率为80%左右，好发部位为手、足、膝、骶髂、肩关节以及颈腰椎等。由于关节软骨破坏、局部充血、局部成骨代谢增强以及滑膜毛细血管通透性增加，骨关节炎各个时期的骨显像均为阳性。第一腕掌关节放射性明显增加是骨关节炎的典型征象，远端指（趾）间关节也可出现异常聚集，同时可显示更多受累的关节。骨关节炎在延迟骨显像上常呈中等程度的局限性放射性浓聚，故在应用骨显像诊断转移性骨肿瘤及外伤时需注意与本病鉴别。据报道，应用ROI半定量分析测定骶髂关节与骶骨的放射性比值，对诊断早期骶髂关节炎的敏感性高于X线片分级。正常人骶髂关节/骶骨的比值为1.11～1.32，早期骶髂关节炎该比值明显升高，为1.52～2.09；晚期X线片见骨质融合，该比值恢复正常。

10. 人工关节 假体松动及感染是人工关节（joint prosthesis）置换术后最常见的并发症，也是再次手术最常见的原因。关节显像随访有助于假体松动及感染的早期诊断和鉴别诊断。股骨头假体关节植入后6～9个月内，局部摄取骨显像剂可增加，此后的随访若假体关节处仍呈异常放射性浓聚，说明人工关节有松动或感染。X线摄片难以鉴别人工髋关节松动是否伴有感染，而三时相骨显像对此则有一定的帮助，前者血流相和血池相基本正常，延迟相的特征性表现为假体尖端周围或小转子核素浓聚增加；后者三时相骨显像均表现为明显放射性异常浓聚（图12-19）。骨显像正常基本可排除松动与感染。^{111}In与^{99m}Tc标记的白细胞显像仅在感染部位出现放射性聚集，对诊断人工髋关节置换术后并发的感染具有高度的敏感性和特异性，但须与蜂窝织炎相鉴别，结合^{99m}Tc-MDP显像可进行判断。^{111}In与^{99m}Tc标记的HIgG显像对亚急性感染的探测效率高于白细胞显像，但须排除非感染性炎症、异位骨形成或局部出血等情况。

11. 反射性交感营养不良综合征（reflex sympathetic dystrophy syndrome，RSDS） RSDS与外伤、远端肢体血管损伤、骨折、感染、肿瘤等因素有关，好发于手和足，临床特征为患肢局部疼痛、敏感、肿胀及营养萎缩性皮肤改变，患者的临床表现、X线和组织学检查均类似关节炎，但关节滑膜并无异常改变。三时相骨显像的典型表现为病变部位血流灌注影早于、并明显高于正常侧，血池相与延迟相放射性浓聚更为显著。对临床Ⅰ期RSDS患者，骨显像的敏感性为96%、特异性为97%、准确性为97%，明显优于X线摄片。因此，骨显像有助于早期发现RSDS和客观评价治疗反应。

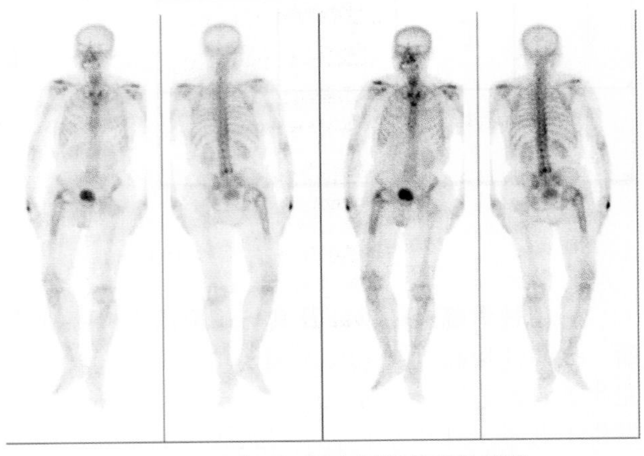

图12-19　骨延迟相右侧股骨假体感染

12. 其他关节疾病 如痛风、强直性脊柱炎、肺性肥大性骨关节病、类肉瘤、钙化性滑囊炎等，在骨显像上均可见到受累关节部位出现放射性异常浓聚，且显示病变异常均早于X线检查（图12-20）。

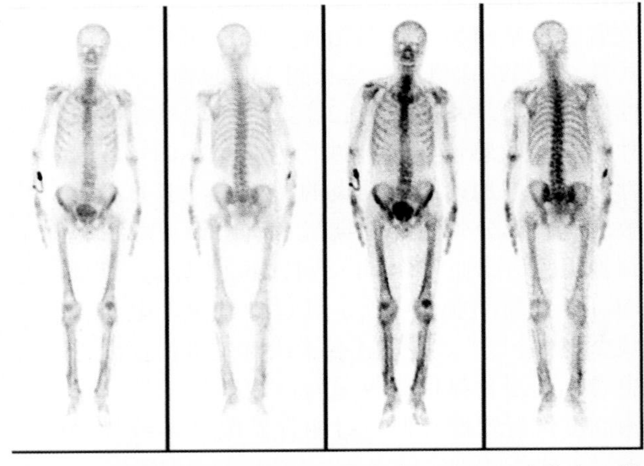

图12-20　四肢对称性核素分布浓聚，以双下肢为主；肺性肥大性骨关节病

（张　青　刘少正）

第二节　骨矿物质含量测定

骨是一种特殊的胶原组织，其基本成分是骨细胞、骨基质和骨矿物质。骨细胞包括成骨细胞、破骨细胞和骨陷窝细胞，骨基质和骨矿物质由胶原纤维和非胶原蛋白组成。骨矿物质主要化学成分为羟基磷灰石结晶的钙盐，临床上所指的骨量是骨基质

和骨矿物质总和。骨骼始终处于骨代谢和骨重建过程中，骨量的变化具有明显的时间依赖性，青少年时期和青春期骨形成和骨构建速度超过骨的分解吸收速度，骨量逐渐增加，在30～40岁骨量达到峰值，之后骨量逐渐下降。女性在绝经后雌激素水平下降对破骨细胞的抑制作用减弱，破骨细胞的数量增加、凋亡减少、寿命延长，导致骨量流失速度明显加快。骨量的变化除年龄因素外，许多个体因素、疾病和药物因素也是导致骨量改变的常见原因，准确测量骨量的变化对个体发育、健康监测、疾病诊断和监测疗效等方面均有重要意义。

在临床实际工作中真正意义上骨量测定有一定的困难，目前临床上一般以骨矿物质含量（bone mineral content，BMC）即骨密度（bone mineral density，BMD）的测量来代替骨量的测定。骨的强度是由骨密度和骨质量共同决定的，骨质量包含了骨的微结构、骨重建及其更新率、骨基质矿化质量、骨胶原结构与成分、骨内微损伤与修复等内容。

一、常见骨密度测量方法及原理

骨密度是指单位体积（体积密度）或者是单位面积（面积密度）所含的骨量。从20世纪80年代以来骨矿物质含量的测量方法很多，其应用范围也在不断增大，这些不同的测量方法已广泛应用于临床，并在生理学、解剖学、人类学、航天医学及运动学等领域的研究中发挥了重要的作用。一种好的骨密度测定方法应具有精确性高、准确性好及非创伤性等优点，随着医疗设备进步及科研医疗工作的深入，一些检测方法如X线片光吸收法（radiographic absorptionmetry，RA）、单光子吸收法（single photon absorptionmetry，SPA）、双光子吸收法（dual photon absorptionmetry，DPA）等由于检测效率低、准确性差和精确性差等原因已逐渐被淘汰。

目前临床和科研常用的骨密度测量方法有双能X线吸收法、定量CT、外周QCT和定量超声等。目前国际上应用最广泛的骨密度测量方法是双能X线吸收法，在个体发育与健康监测、疾病诊断和疗效监测、新药物的研发等方面的数据与标准均是基于DXA测量结果。

1. 双能X线吸收法（dual energy X-ray absorptiometry，DXA） 基本原理是由球管产生两种不同能量的X线，骨与软组织对不同能量X线的吸收存在明显差异，低能X线在骨内的吸收明显高于软组织，因此低能量射线在骨骼中的吸收衰减比在软组织中的吸收衰减程度更大。通过计算这种吸收差异来减除受测部位的软组织测量全身骨矿物质含量，测得的骨密度以感兴趣区（ROI）内单位面积的骨矿物质含量（g/cm^2）表示，反映皮质骨和小梁骨的总和。DXA法测定部位包括腰椎、髋部股骨近端及全身骨骼，也可用于测量四肢骨骼。最常选用BMC相对恒定的小梁骨与皮质骨的部位，如股骨颈、桡骨末端和桡骨远端1/3处。DXA检测时间短、图像清晰、辐射剂量小，具有较好的空间分辨率和良好的敏感性及精确度。但DXA属于平面投影技术，测量的骨密度是面积骨密度，测量结果易受到被测部位骨质增生、骨外组织钙化和位置旋转不良等影响，这些需要在扫描摆位及图像数据分析时给予注意。

DXA骨密度测量是临床和科研最常用的骨密度测量方法，可用于骨质疏松症的诊断、骨折风险性预测和药物疗效评估，也是流行病学研究常用的骨骼评估方法。其主要测量部位是中轴骨，包括：腰椎和股骨近端，如腰椎和股骨近端测量受限可选择非优势侧桡骨远端1/3（33%）。DXA正位腰椎测量感兴趣区包括椎体及其后方的附件结构，故其测量结果受腰椎的退行性改变（如椎体和椎小关节的骨质增生硬化等）和腹主动脉钙化影响。DXA股骨近端测量感兴趣区分别为股骨颈、大粗隆、全髋和Wards三角区的骨密度，其中用于骨质疏松症诊断感兴趣区是股骨颈和全髋。

2. 定量CT法（quantitative CT，QCT） 是利用普通全身CT扫描机，对第1～4腰椎，或第12胸椎至第3腰椎及已知密度的参照体进行横断面薄层扫描，在相应软件的支持下计算出椎体内BMD（g/cm^3或g/ml）。QCT的特点是能测量椎体皮质骨和松质骨骨矿物质含量，但常用来测量松质骨，经过计算可得出松质骨ROI内的小梁骨BMD（mg/cm^3），反映了真实的体积骨密度，可较早地反映骨质疏松早期松质骨的丢失状况。QCT是测量椎体小梁骨BMD的敏感方法，腰椎测量结果预测绝经后妇女椎体骨折风险的能力类似于DXA腰椎测量的评估，QCT测量也可用于骨质疏松药物疗效观察。但QCT效价比较低、辐射剂量高，在目前临床实际工作中难以普及推广。

外周定量CT（peripheral quantitative computed tomography，pQCT）测量部位多为桡骨远端和胫骨。该部位测量结果主要反映的是皮质骨骨密度，可用于评估绝经后妇女髋部骨折的风险。因目前无诊断标准，尚不能用于骨质疏松的诊断及临床药物疗效判断。另外，高分辨pQCT除测量骨密度外，还可显示骨微结构及计算骨力学性能参数。

3. 定量超声技术（quantitative ultrasound，QUS） 基本原理是利用超声波在骨内的传导速度（SOS）和衰减系数（BUA）的变化来间接反映骨密度的情况。QUS测量的主要感兴趣区包括软组织、骨组织、骨髓组织等，通常测量部位为跟骨。QUS测量结果不仅与骨密度有不同程度的相关，还可提供有关骨应力、结构等方面的信息。QUS具有廉价、便携、无放射性辐射、精密度高等优势，目前主要用于骨质疏松风险人群的筛查和骨质疏松性骨折的风险评估，但目前国内外尚无统一的QUS筛查判定标准，还不能用于骨质疏松症的诊断和药物疗效判断，故QUS在临床工作的应用上受到很大限制。

4. 定量磁共振技术 骨组织由红黄骨髓共同构成，随年龄增加，椎体内骨矿物质含量及红骨髓均减少，但黄骨髓却在增加以填充骨小梁和红骨髓减少的空间。骨密度和骨小梁的变化与黄骨髓的变化成反比，这是MR测量和评估骨量或骨结构的基础。用于骨质疏松研究的MR测量部位主要为腰椎、跟骨和桡骨远端，MRI技术可以测量小梁骨网状结构密度的空间几何形态的变化，其所得结果与周围骨定量CT所测的BMD值呈高度相关。T2值是目前所知的反映小梁骨结构随年龄变化的最灵敏指标，但因效价比低，限制了该方法的推广应用。

二、适　应　证

符合以下任何1条，建议行骨密度测量。

1. 65岁以上的女性和70岁以上男性。

2. 65岁以下的女性和70岁以下男性，有一个或多个骨质疏松危险因素。

3. 有脆性骨折史的成年人。

4. 各种原因引起性激素水平低下的成年人。

5. X线影像提示骨质疏松改变者。

6. 接受骨质疏松治疗、进行疗效监测者。

7. 患有影响骨代谢疾病或使用有影响骨代谢药物史者。

8. OSTA指数[（体重－年龄）×0.2]≤-1者。

9. IOF骨质疏松1min测试题回答结果阳性者。

（OSTA：亚洲人骨质疏松自我筛查工具；IOF：国际骨质疏松基金会）

三、影响骨矿物质含量的因素和骨质疏松症的危险因素

（一）影响骨矿物质含量的因素

1. 性别 无论何种民族，女性骨密度始终低于同年龄段相似体重的男性，尤其是女性进入绝经期后可出现骨量丢失加速导致骨密度快速下降的情况。

2. 年龄 骨骼中的骨矿物质含量与年龄密切相关，出生后到成人，骨矿物质含量逐渐增加，在30岁左右时松质骨密度达到高峰，密质骨的高峰则出现在35～40岁。此后随着年龄的增加骨矿物质含量逐年减少，50岁以后男性的BMC每年下降0.25%～1%，女性则减低2%～3%。

3. 体重 通过对绝经后妇女的研究发现，一般体重越大，骨矿物质骨含量越高。

4. 运动 运动有助于增加骨矿物质骨含量并改善骨质量，进行对抗重力运动效果更明显，运动较少者，BMC亦较低。

5. 不同检查方法和不同设备对骨密度的测量结果存在差异，因此对不同厂家、不同设备所测得的骨密度结果不能直接进行比较，如果进行比较必须按要求对数据进行必要的修正和横向质控。

6. 其他因素 种族、饮食、营养、哺乳和生活习惯等差异均可影响BMD值。

（二）骨质疏松症的危险因素及风险评估

骨质疏松症是一种受多重危险因素影响的复杂疾病，危险因素包括遗传因素和环境因素等多方面。骨折是骨质疏松症的严重后果，有多种骨骼外的危险因素与骨折相关。因此，临床上需注意识别骨质疏松症及其并发症骨折的危险因素，筛查高危人群，尽早诊断和防治骨质疏松症，减少骨折的发生。骨质疏松症的危险因素分为不可控因素与可控因素，后者包括不健康生活方式、疾病、药物。

1. 不可控因素 主要有种族（骨质疏松症的风险：白种人高于黄种人，而黄种人高于黑种人）、老龄化、女性绝经、脆性骨折家族史。

2. 可控因素 不健康生活方式：包括体力活动少、吸烟、过量饮酒、过多饮用含咖啡因的饮料、营养失衡、蛋白质摄入过多或不足、钙和（或）维生素D缺乏、高钠饮食、体质量指数过低等。

3. 影响骨代谢的疾病 包括性腺功能减退症等多种内分泌系统疾病、风湿免疫性疾病、胃肠道疾病、血液系统疾病、神经肌肉疾病、慢性肾脏及心肺疾病等。影响骨代谢的药物：包括糖皮质激素、抗癫痫药物、芳香化酶抑制剂、促性腺激素释放激素类似物、抗病毒药物、噻唑烷二酮类药物、质子泵抑制剂和过量甲状腺激素等。

4. 骨质疏松性骨折相关危险因素 包括65岁以上女性伴椎体髋骨低BMD、母亲骨折史（尤其是发生在80岁以前）、自身非外伤性骨折史、身高及体重指数的影响、绝经、缺钙饮食、烟酒嗜好、不动少动、长期喝大量浓咖啡等。

四、临床应用及评价

（一）骨质疏松症的诊断

骨质疏松症（osteoporosis，OP）是最常见的骨骼疾病，是一种以骨量低，骨组织微结构损坏，导致骨脆性增加，易发生骨折为特征的全身性骨病。骨质疏松症可发生于任何年龄，但多见于绝经后女性和老年男性。骨质疏松症分为原发性和继发性两

大类。原发性骨质疏松症包括绝经后骨质疏松症（Ⅰ型）、老年骨质疏松症（Ⅱ型）和特发性骨质疏松症（包括青少年型）。绝经后骨质疏松症一般发生在女性绝经后5～10年内；老年骨质疏松症一般指70岁以后发生的骨质疏松；特发性骨质疏松症主要发生在青少年，病因尚未明确。继发性骨质疏松症指由任何影响骨代谢的疾病和（或）药物及其他明确病因导致的骨质疏松。骨质疏松临床主要表现为腰背、四肢疼痛，严重者可出现脊柱畸形或骨折。

目前尚无直接测定骨强度的方法，因此骨密度和骨矿物质含量的测定是诊断骨质疏松症的客观量化指标，其中DXA测量骨密度（表12-1）是诊断骨质疏松症的金标准。

表12-1 基于DXA测量骨密度分类标准

分类	*T*值
正常	*T*值≥-1.0
低骨量	-2.5＜*T*值＜-1.0
骨质疏松	*T*值≤-2.5
严重骨质疏松	*T*值≤-2.5+脆性骨折

*T*值＝（实测值-同种族同性别正常青年人骨密度峰值）/同种族同性别正常青年人骨密度峰值的标准差；DXA：双能X线吸收检测法

原发性骨质疏松诊断标准：骨质疏松症的诊断主要基于DXA骨密度测量结果和（或）脆性骨折。对于绝经后女性、50岁及以上男性，建议参照WHO推荐的诊断标准。

1. 基于骨密度测定的诊断 DXA测量的骨密度是目前通用的骨质疏松症诊断指标，骨密度通常用*T*值（*T*-score）和*Z*值表示：

*T*值＝（实测值－同种族同性别正常青年人骨密度峰值）/同种族同性别正常青年人骨密度峰值的标准差。

*Z*值＝（骨密度测定值－同种族同性别同龄人骨密度均值）/同种族同性别同龄人骨密度标准差。

基于DXA测量结果：骨密度值低于同性别、同种族健康成人的骨峰值1个标准差及以内属正常；降低1～2.5个标准差为骨量低下（或低骨量）；降低等于和超过2.5个标准差为骨质疏松；骨密度降低程度符合骨质疏松诊断标准，同时伴有一处或多处脆性骨折为严重骨质疏松。基于DXA测量的中轴骨（腰椎1～4、股骨颈或全髋）骨密度或桡骨远端1/3骨密度，对骨质疏松症的诊断标准是*T*值≤-2.5。

对于儿童、绝经前女性和50岁以下男性，其骨密度水平的判断建议用同种族的*Z*值表示，将*Z*值≤-2.0视为“低于同年龄段预期范围”或低骨量。

2. 基于脆性骨折的诊断 脆性骨折是指受到轻微创伤或日常活动中即发生的骨折。如髋部或椎体发生脆性骨折，不依赖于骨密度测定，临床上即可诊断骨质疏松症。而在肱骨近端、骨盆或前臂远端发生的脆性骨折，即使骨密度测定显示低骨量（-2.5＜*T*值＜-1.0），也可诊断骨质疏松症。骨质疏松症的诊断标准见表12-2。

表12-2 骨质疏松的诊断标准

骨质疏松症的诊断标准（符合以下三条中之一者）
· 髋部或椎体脆性骨折
· DXA测量的中轴骨骨密度或桡骨远端1/3骨密度的*T*值≤-2.5
· 骨密度测量符合低骨量（-2.5＜*T*值＜-1.0）+肱骨近端、骨盆或前臂远端脆性骨折

（二）预测骨质疏松性骨折

骨质疏松性骨折（脆性骨折）是指患骨质疏松后因骨密度和骨质量下降导致骨强度降低，在轻微外力或日常生活活动中即可发生的骨折，是骨质疏松最严重的后果。最常见的骨折部位是椎体、髋部、桡骨远端和肱骨远端，高致残率和高死亡率，因此预测和预防骨折是骨质疏松整体管理和治疗的最核心内容。

骨密度反应骨强度的70%左右，其他约30%的因素是由反映骨质量的骨结构和骨力学性质构成。DXA测量的骨密度值与骨折发生率密切相关，凡所测骨骼点的*T*值低于2个标准差者，其骨折发生率明显上升。BMD每多减少1个标准差，发生骨折的相对危险性将增加1.5～3倍；若低骨量者伴有一处骨折，该患者再次发生骨折的相对危险性将增加2.5倍。任意部位的骨密度测定值对其他特定部位的骨折预测率仅为20%～30%，所以某具体部位的骨密度值仅对该部位骨折预测较好，如髋部骨密度能最有效地预测髋部骨折风险，椎骨骨密度值能最有效地预测椎骨骨折风险。

（三）测定内分泌及代谢性疾病的骨量及监测治疗效果

包括内分泌和代谢性疾病在内的许多全身或局部疾病可通过干扰骨代谢过程的不同环节，影响钙的代谢或骨基质的形成，造成骨代谢处于负平衡，使骨量减少，进而导致继发性骨质疏松症。发生于中青年和儿童的内分泌及代谢性疾病所引起的骨量减少通常是可逆的，骨密度测定则是客观评价疾病治疗效果的可靠指标。鉴于内分泌和代谢性疾病通常可引起骨量减少，因此有必要对这类患者进行多部位的骨密度测定随访，有助于指导临床早期开展预防性治疗。此外，对已证实存在有骨质疏松症的患者，根据骨密度测定结果来制定和调整治疗计划明显优于其他临床观察指标。

（四）指导药物治疗并监测评估治疗效果

骨质疏松一旦确诊，患者即处于骨折高风险或极高风险区，根据骨密度的测定结果、患者年龄、性别、风险因素和疾病史等将患者进行分类管理，选择不同的适合患者的最佳治疗方案。临床上骨质疏松治疗药物较多，不同骨质疏松药物具有不同的适用对象、治疗时间、监测方法等，骨密度测定同时是药物选择、疗效监测评估和指导临床医师调整治疗最佳剂量的理想方法，以达到治疗综合效益最大化。一般建议骨密度检测时间间隔为一年左右，根据药物不同或病情发生变化需调整治疗方案者可半年复查一次。

（五）小儿生长发育及营养状况评估

儿科许多疾病和治疗药物影响小儿的正常骨化和骨代谢，及时对患儿进行骨密度测量可有助于疾病的早期诊断和疗效评价。一些遗传因素在小儿的生长发育中起着重要作用，及时的骨密度测量评估有助于临床采取及时干预措施让小儿更健康地成长。通过测量儿童 BMC 和 BMD 有助于营养学家和医学家们研制和开发更加适合小儿生长发育的奶质食品和营养品。

思 考 题

1. 骨显像的主要特点有哪些？
2. 简述骨显像的基本原理。
3. 简述骨动态显像的定义及临床价值。
4. 骨显像的主要临床应用。
5. 骨密度测定的主要临床适应证有哪些？
6. 骨质疏松症诊断标准是什么？

（冯彦林）

第十三章　造血与淋巴系统

第一节　骨髓、脾脏显像

一、骨髓显像

（一）显像原理与显像剂

骨髓位于全身骨骼骨髓中，由有造血功能的红骨髓和无造血功能的黄骨髓组成。红骨髓由各系造血细胞和单核吞噬细胞组成，它们在骨髓腔内的分布一致。1岁前骨髓均为红骨髓，随着年龄增长红骨髓逐渐向中心收缩，黄骨髓含量增加，12岁左右接近成人分布。成人红骨髓主要分布于颅骨、脊柱、肋骨、胸骨、骨盆，以及肱骨和股骨近心端1/3处（图13-1）。

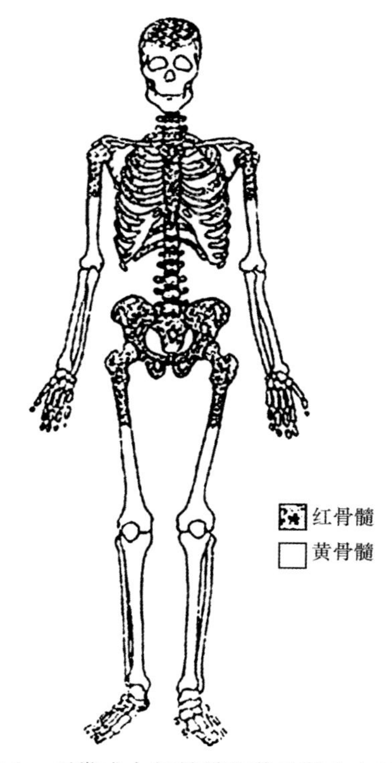

图13-1　正常成人红骨髓和黄骨髓分布示意图

骨髓显像（bone marrow imaging）可从不同的生理功能角度通过探测显示骨髓中某种细胞的分布状态，从而直接或间接评价骨髓功能细胞的分布情况，以了解全身造血骨髓活性、分布及功能变化，协助多种疾病诊断。本方法主要显示有造血功能的红骨髓，即包括显示造血组织细胞和单核吞噬细胞的两大类显像（表13-1）。

1. 造血组织显像　显像剂有显示红细胞系和粒细胞系两类。放射性铁离子 ^{52}Fe-枸橼酸（^{52}Fe-citrate）参与红细胞血红蛋白的合成，直接反映红细胞生成细胞的功能与分布。^{111}In（^{99m}Tc）-白细胞显示粒细胞系分布，间接反映红细胞系的功能。放射免疫显像剂 ^{99m}Tc-NSAb（anti-NCA-95 specific antibodies），静脉注射后与骨髓粒细胞生成细胞表面非特异性交叉反应抗原-95（nonspecific cross-reacting antigen-95，NCA-95）结合，也反映粒细胞系分布。

2. 单核吞噬细胞显像　显像剂有 ^{99m}Tc-硫胶体（^{99m}Tc-sulfer colloid，^{99m}Tc-SC）、^{99m}Tc-植酸钠（^{99m}Tc-soldium phytate），被骨髓中的单核吞噬细胞吞噬后使骨髓显影，可间接评价红骨髓的分布状态和功能，是目前临床上应用较广泛的骨髓显像剂。

（二）显像方法

受检者无须特殊准备。显像前排空膀胱。常规进行前位和后位全身显像，根据需要对感兴趣区部位进行局部平面显像。

静脉注射 ^{99m}Tc-SC 或 ^{99m}Tc-植酸钠 185～555MBq（5～15mCi），0.5～2h后行全身和局部显像。显像时可用铅屏蔽肝、脾显像剂分布。其他显像剂注射剂量和显像时间见表13-1。

表13-1　常用骨髓显像剂

显像剂	用途	成人用量	显像时间	肝脾显像剂分布
^{52}Fe-枸橼酸	显示红细胞系	3.7～7.4MBq（0.1～0.2mCi）	4～24h	—
^{111}In-WBC	显示粒细胞系	18.5MBq（0.5mCi）	18～24h	++
^{99m}Tc-WBC	显示粒细胞系	18.5MBq（0.5mCi）	18～24h	++
^{99m}Tc-SC	显示单核细胞系	185～555MBq（5～15mCi）	0.5～2h	++++
^{99m}Tc-植酸钠	显示单核细胞系	185～555MBq（5～15mCi）	0.5～2h	++++
^{99m}Tc-NSAb	显示粒细胞系	296MBq（8mCi）	3～4h	+

^{52}Fe-枸橼酸具有较理想的生理特性，可直接反映红细胞的生成和分布，^{52}Fe 系加速器生产，难以推广应用。^{99m}Tc-SC、^{99m}Tc-植酸钠骨髓显像时肝脾内有大量显像剂，影响胸椎下段和腰椎上段骨髓的显示。^{111}In-WBC 或 ^{99m}Tc-WBC 是较好的骨髓显像剂，肝脾显像剂分布明显低于胶体显像剂。^{99m}Tc-NSAb 骨髓显像时肝脾显像剂分布极低，能获得更好的骨髓影像。

（三）适应证

1. 再生障碍性贫血（再障）的诊断和鉴别诊断。

2. 检测白血病患者全身骨髓的分布和活性，观察化疗后骨髓缓解过程和外周骨髓有无残余病灶。

3. 急、慢性溶血性贫血的鉴别诊断和疗效观察。

4. 真性红细胞增多症的辅助诊断和疗效观察。

5. 提示骨髓穿刺和活检的有效部位。

6. 骨髓梗死、多发性骨髓瘤和肿瘤骨髓转移灶的定位诊断。

7. 其他造血功能障碍疾病。

（四）图像分析

1. 正常影像 正常成年人放射性胶体骨髓显像见中心骨髓（脊柱、肋骨、胸骨、骨盆和颅骨）显影，外周骨髓（肱骨和股骨近心端 1/3）显影（图 13-2）。儿童四肢骨髓均可显影。肝脾显影明显，使下段胸椎和上段腰椎骨髓不能清晰显示。

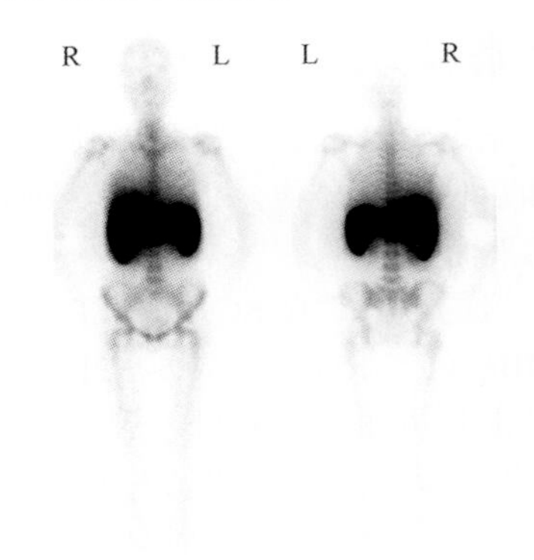

图 13-2 正常成人放射性胶体骨髓显像

放射性标记白细胞骨髓显像时肝脾放射性低于骨髓胶体显像。放射性铁和 ^{99m}Tc-NSAb 骨髓显像时红骨髓清晰显影，肝脾显影浅淡。骨髓显像分级标准、影像表现与骨髓活性关系见表 13-2。

表 13-2 骨髓显像分级与骨髓活性关系

分级	骨髓显影情况	骨髓活性
0 级	骨髓未显影，与本底相似	严重抑制
1 级	骨髓隐约显影，略高于本底，轮廓不清	轻到中度抑制
2 级	骨髓明显显影，轮廓基本清楚	正常
3 级	骨髓清晰显影，轮廓清楚	高于正常
4 级	骨髓显影十分清晰，髓腔结构清晰可见	明显增高

2. 异常影像

（1）中心骨髓和外周骨髓显影不良或不显影，提示全身骨髓量普遍减低或全身骨髓功能严重受抑制（图 13-3）。

（2）中心骨髓显影不良伴肱骨和股骨远心端骨髓显影，提示中心骨髓受抑制，外周骨髓代偿性增生。

（3）骨髓显影不良伴骨髓以外的部位显像剂分布增加（如肝脾显著增大），提示有髓外代偿性造血。

（4）骨髓局部显像剂分布增高或减低，提示局部骨髓功能增加或减低。

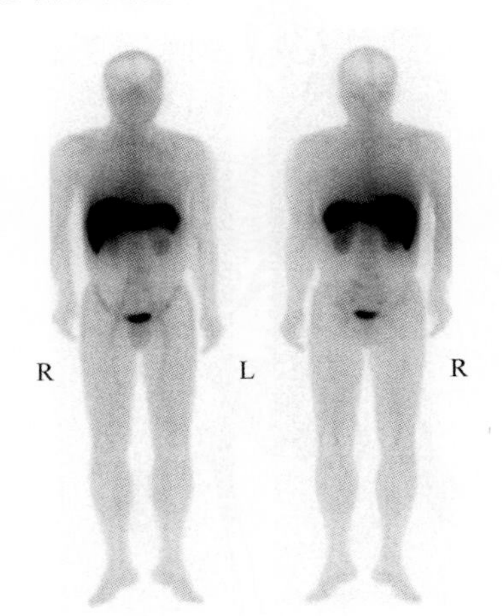

图 13-3 急性白血病

骨髓显像示中心骨髓及外周骨髓均受抑制

（五）临床应用评价

1. 选择最佳的骨髓穿刺部位 骨髓穿刺是诊断多种血液疾病的主要方法，能作出确切病理诊断。临床上常见骨髓穿刺病理结果与临床不符，是因为穿刺取材部位不当。骨髓显像可显示全身活性骨髓的分布部位，指导穿刺定位，提高穿刺的成功率，提高血液病诊断的准确性。

2. 骨髓局限性疾病的定位诊断

（1）骨髓栓塞：多见于镰状细胞贫血，临床表现为局部骨关节疼痛、肿胀。骨髓显像表现为局部显像剂分布缺损，缺损周围有显像剂分布增高，偶伴外周骨髓代偿性增生影像。放射性标记白细胞骨髓显像可鉴别诊断镰状细胞贫血与骨髓炎。

（2）多发性骨髓瘤：是浆细胞异常增生的恶性肿瘤，骨髓显像表现为中心骨髓多处显像剂分布缺损区，可伴外周骨髓扩张影像，与转移性骨肿瘤单纯缺损影像不同，诊断灵敏度高于骨显像。

3. 血液疾病

（1）再生障碍性贫血的诊断和疗效判断：再生障碍性贫血（简称再障）是由多种原因引起的骨髓造血功能衰竭，表现为全血细胞减少。骨髓显像见全身骨髓广泛抑制，全身骨髓活性减低伴不均匀及灶状显影是再障较特异的影像表现。全身骨髓显影不良，显影骨髓总量减少，有助于临床不典型再障的诊断。随病情严重程度不同，骨髓显像表现为0～1级。中心骨髓显影基本正常，骨髓活性水平2级，为再障预后良好的影像表现。

（2）白血病：是一组起源于造血干细胞的恶性血液疾病，骨髓显像多表现为中心骨髓明显受抑制，而外周骨髓分布扩张。中心骨髓显像剂分布减低，四肢对称性显像剂浓聚，膝关节显像剂摄取明显增强。慢性白血病常伴肝脾肿大且显像剂摄取增多（图13-4）。中心骨髓活性受抑制程度与病情相平行。外周骨髓扩张显影是外周黄骨髓重新活化并转化为白血病性骨髓的结果。外周扩张的病变骨髓对化疗的敏感性低于中心骨髓，容易残留在白血病病灶，易复发、预后差。骨髓显像是目前发现外周骨髓残留白血病病灶的唯一有效方法。

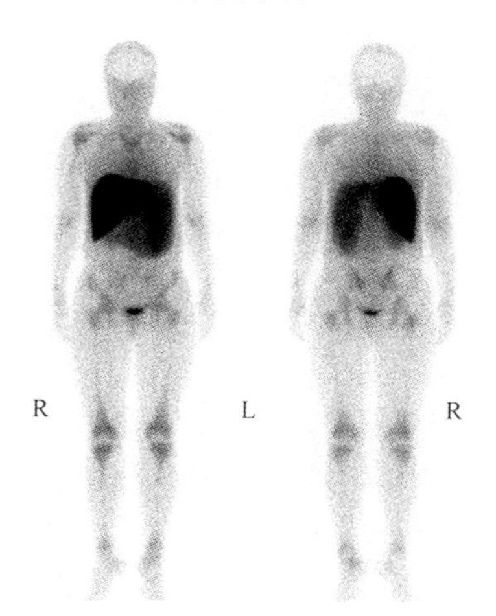

图13-4　慢性粒细胞白血病

^{99m}Tc-SC骨髓显像中心骨髓显像剂摄取减低，四肢外周骨髓对称性显像剂浓聚，肝脾肿大

4. 恶性肿瘤骨髓转移　骨髓是肿瘤骨转移的初始部位，90%骨转移发生在造血骨髓。成人乳腺癌、前列腺癌和儿童神经细胞瘤、尤因肉瘤主要发生骨髓转移。国外文献报道在多种肿瘤的转移诊断中^{99m}Tc-NSAb骨髓显像优于骨显像，乳腺癌、肺癌、膀胱癌、肾癌骨髓显像比骨显像发现更多转移病灶，且更早发现病灶。骨髓显像见肿瘤转移灶多呈显像剂分布缺损。^{99m}Tc-NSAb骨髓显像因为肝脾显像剂重叠干扰小，也比^{99m}Tc-硫胶体骨髓显像发现更多转移灶。

骨髓结构复杂，多系统疾病可累及骨髓，骨髓穿刺细胞学检查是特异性病因诊断方法，但该法有创、穿刺范围局限且易漏诊。骨髓显像能显示全身骨髓的分布和骨髓造血功能的变化，可克服细胞学检查取材的局限性，是研究骨髓功能、诊断造血系统疾病的辅助手段。早期的骨髓显像剂器官特异性差和（或）骨髓辐射剂量大，20世纪80年代以前骨髓显像未能在临床普及应用。随着^{99m}Tc-NSAb等较理想的特异性骨髓显像剂的应用，国外特别在欧洲骨髓显像已大量应用于临床。MRI能显示骨髓脂肪变、纤维化、细胞增生等病变，全身骨髓MRI检查费用昂贵，限制了其在全身骨髓功能检查方面的应用，因此骨髓显像在观察全身骨髓方面仍具有优势，是目前唯一能提供全身骨髓分布和功能变化的检查方法。

二、脾脏显像

（一）显像原理与显像剂

脾脏具有清除血液中异物和衰老及变异红细胞的功能。正常情况下，当静脉注入放射性核素标记的胶体颗粒（直径300～1000nm）或变性红细胞时，有5%～10%的胶体颗粒或所有变性红细胞被脾脏的单核巨噬细胞系统吞噬和浓聚。应用核素显像仪器使脾脏在体外显影，有助于了解脾脏大小、形态、功能及其病变情况。

显像剂有两大类：胶体类和非胶体类。常用的胶体类显像剂主要有^{99m}Tc-硫胶体（^{99m}Tc-SC）和^{99m}Tc-植酸钠，使用剂量为：74～148MBq。胶体类显像剂的缺点是脾显像的同时，肝脏和骨髓亦显影，因此，影响脾显像的观察和结果分析。常用的非胶体类显像剂为^{99m}Tc-热变性红细胞（DRBC），是较为理想的脾显像剂，使用剂量为：74～111MBq。该显像剂的优点是：①脾显影时，肝脏和骨髓不显影；②有利于无脾症和术后小的残体脾探查和残脾功能的观察。其缺点是显像剂制备方法复杂。

（二）显像方法

1. 脾静态显像　静脉注射^{99m}Tc标记的胶体显像剂10～15min或^{99m}Tc标记的热变性红细胞30min后显像。常规采集脾脏后前位及左侧位静态影像。必要时可加做前后位及斜位，显像结束后，在体表做出相应的解剖标志。采用断层显像时，重建脾脏横断面、矢状面和冠状面影像。

2. 脾动态显像　脾动脉灌注显像时，体位同静态显像。静脉注射 ^{99m}Tc 标记的胶体显像剂后连续采集 30s，结束后再进行静态显像。

（三）正常影像

1. 脾静态显像 正常脾脏的形态有较大差异。正常脾前位影像较小，后位脾影较前位明显清晰，一般观察后位。正常后位脾影像多呈卵圆形或逗点形，其内缘略向内凹陷为脾门，放射性分布略显稀疏，轮廓完整，脾内放射性分布均匀，左侧位脾影多似椭圆形。约 20% 的正常人在脾门附近可显示副脾影。正常后位脾脏纵径为（10.0±1.5）cm，横径为（6.5±1.0）cm，平均面积（52.8±14.6）cm^2（图 13-5）。

2. 脾动态显像 静脉注射显像剂后约 8～10s 腹主动脉开始显影，随后脾脏和双肾影像出现，再经 12～18s 后肝脏显影。

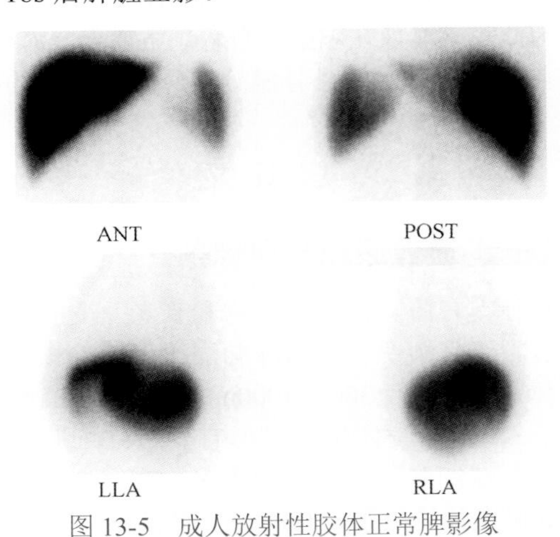

图 13-5 成人放射性胶体正常脾影像

（四）异常影像

脾脏长径超过 12cm，横径超过 8cm，脾影下缘超出左后肋第 12 肋缘时，一般被认为脾脏肿大。脾内的病变或全身疾病影响脾脏时，常表现为局限性放射性分布稀疏区或缺损区，以及散在性放射性分布稀疏区；有时还可导致脾脏形态的改变和位置的变化。

（五）临床应用

1. 脾脏位置、大小的观察 脾脏固有韧带和脾蒂过长可使其位置发生改变，形成游离脾，脾显影有助于脾脏位置的确定及脾脏大小的观察。导致脾脏肿大及缩小的常见原因有：①脾内血流异常增多，如肝硬化、慢性感染性疾病、真性红细胞增多症、原发性血小板增多症、溶血性贫血、骨髓纤维化、疟疾等。这类疾病脾显像时除了显示脾大外，还表现放射性分布明显增高。②恶性肿瘤浸润和结缔组织病等，脾脏增大，但脾内血流并不增加，所以脾显像时仅见脾大，放射性分布并不增高。③脾发育不全、肾上腺皮质激素治疗后脾影可缩小。

2. 占位性病变的探查 脾内的占位性病变如脾肿瘤、脓肿、囊肿等均可在脾显像时表现为局限性放射性缺损区。由于脾脏的原发性肿瘤及囊肿较少见，当脾显像发现脾内放射性分布及形态发生变化时，还应注意与脾的变异相鉴别。

3. 左上腹部肿块的鉴别 与脾相邻部位的左肾肿瘤、胃及胰腺肿瘤及其左上腹部转移癌，有时不易与肿大的脾脏相鉴别或误认为脾脏肿块。此时借助于脾显像可以观察脾内放射性分布与形态的变化，鉴别肿块与脾脏的关系。

4. 脾外伤与脾栓塞的诊断 脾外伤后常导致脾内血肿，脾显像图上主要表现为血肿部位呈局限性放射性缺损区及轮廓失常。此外，脾显像还有助于脾破裂治疗后的随访观察。脾脏发生栓塞时，脾显像多表现为楔形的单发或多发放射性缺损区，这一特点有助于区别脾内血肿的显像表现。

5. 先天性脾发育异常和功能性无脾的诊断 应用胶体显像剂进行脾显像时，部分功能性无脾患者经常不显影。而使用 ^{99m}Tc-DRBC 显像时，脾脏可以模糊显影。所以当怀疑功能性无脾时，应该选用 ^{99m}Tc-DRBC 显像法。副脾的发生率为 10%～30%，当脾切除后副脾可以代偿性增大，脾显像可以观察副脾存在的部位和大小。多脾常伴有其他器官发育异常。

6. 判断自体移植脾的存活 脾移植后 3 个月左右，应用 ^{99m}Tc-DRBC 脾显像可以判断移植脾是否存活及功能恢复状况，如移植脾成活则可见移植脾位置显像剂浓聚，无成活则移植脾不显影。

（庞 华）

第二节 淋巴显像

淋巴系统主要由淋巴管道、淋巴组织和淋巴器官组成。在淋巴管和淋巴结的淋巴窦内含有淋巴液，简称淋巴。血液流经毛细血管动脉端时，一些成分经毛细血管壁进入组织间隙，形成组织液。组织液与细胞进行物质交换后，大部分（90%）经毛细血管静脉端吸收入静脉，小部分（10%）水分以及大分子物质进入毛细淋巴管形成淋巴液。淋巴液沿淋巴管道和淋巴结的淋巴窦向心流动，最后在静脉角流入静脉。

淋巴显像（lymphoscintigraphy）是研究淋巴系统走向和评价淋巴结状况的一种核素显像方法，具有安全、简单、无创、可重复检查的特点。淋巴显像不但可以显示淋巴结和淋巴管的形态变化，还可以反映淋巴液回流动力学的改变，属于功能性显像。一方面可了解某一区域或组织器官正常淋巴回流的生理分布，协助诊断良性淋巴疾病，如乳糜漏、淋巴水肿等；另一方面可观察恶性肿瘤是否有淋巴转移、周边淋巴回流、淋巴组织受侵犯的情况。为恶性肿瘤患者制定治疗方案和疗效评估提供重要的依据。

一、原 理

淋巴系统具有吞噬、转运大分子物质的功能。毛细淋巴管由很薄的内皮细胞构成，基膜不完整，细胞间隙较大，其通透性较大，许多大分子物质可以经过淋巴系统的引流和（或）内皮细胞吞噬进入淋巴系统。淋巴显像就是利用该原理，在皮下或某一特定区域的组织间隙内，注射放射性核素标记的、且大小适宜的胶体或大分子物质（分子量＞37000 或颗粒大小在 4～20nm 或＞100nm），可经毛细淋巴管吸收后，随淋巴液向心性回流到各级淋巴结区，一部分被淋巴窦内单核巨噬细胞吞噬滞留在淋巴结，而另一部分随淋巴液进入各级淋巴，最后汇入体循环，被肝脾内的单核巨噬细胞吞噬清除。此时，利用 SPECT/CT 或 γ 照相机可以探测到各级淋巴的分布、形态及引流功能状态的影像。

当淋巴结受累时，可导致其结构破坏，淋巴结内的单核巨噬细胞功能受到抑制，摄取显像剂的能力下降；或因淋巴管阻塞或流通不畅，淋巴液回流受阻，淋巴显像表现为淋巴结内放射性显影分布减低或缺损，阻塞近端显像剂滞留，放射性浓聚增加，远端淋巴链显像中断。

二、显像剂及显像方法

1. 显像剂 理想的淋巴显像剂应具有分子量或直径大小适当、不能穿透毛细血管基膜、稳定性高、颗粒分散度小、注射局部滞留时间短、淋巴结摄取率高、滞留时间长等特点。最合适的淋巴显像剂颗粒大小为 20～50nm。颗粒过大注射部位滞留较多，过小可直接被毛细血管吸收或很快流过淋巴结、淋巴管、淋巴干而入血液循环，影响淋巴显像质量。临床上最常用的淋巴显像剂为 ^{99m}Tc-硫化锑和 ^{99m}Tc-右旋糖酐。^{99m}Tc-硫化锑的颗粒大小适宜、在体内比较稳定、更容易被淋巴摄取；^{99m}Tc-右旋糖酐属于高分子聚合物，颗粒小、通过速度快、均相热力学稳定，适合动态显像。

目前，临床常用淋巴显像剂大致分为三类：胶体类、蛋白类和高分子聚合物类。①胶体类有 ^{99m}Tc-硫胶体（^{99m}Tc-sulphide colloid）、^{99m}Tc-硫化锑（^{99m}Tc-antimonny sulphide colloid）、^{99m}Tc-微胶体（^{99m}Tc-nano-colloid）、^{99m}Tc- 植 酸 钠（^{99m}Tc-sodium phytate）；②蛋白类有 ^{99m}Tc-人血清白蛋白（^{99m}Tc-human serum albumin，^{99m}Tc-HSA）、^{131}I-单克隆抗体（^{131}I-McAb）；③高分子聚合物类有 ^{99m}Tc-脂质体（^{99m}Tc-liposome）、^{99m}Tc-右旋糖酐（^{99m}Tc-dextran，^{99m}Tc-DX）。三类显像剂常用剂量及性质特点见表 13-3。

表 13-3 常用淋巴显像剂及特点

分类	显像剂	推荐用量	颗粒大小	特点及射性种类
胶体类	^{99m}Tc-硫胶体	37～74MBq（1～2mCi）	100～1000nm	颗粒大小适宜，体内稳定
	^{99m}Tc-硫化锑	37～74MBq（1～2mCi）	5～15nm	局部清除慢，分子大小适宜
	^{99m}Tc-微胶体	37～74MBq（1～2mCi）	10nm	纯 γ 射线
	^{99m}Tc-植酸钠	37～74MBq（1～2mCi）	4～12nm	纯 γ 射线
蛋白类	^{99m}Tc-HSA	74～222MBq（2～6mCi）		γ 射线，移行快
	^{131}I-McAb	18.5～37MBq（0.5～1mCi）		γ 射线 /$β^-$射线
高分子聚合物类	^{99m}Tc-脂质体	37～74MBq（1～2mCi）	20nm	γ 射线，不被肝摄取
	^{99m}Tc-DX	74～222MBq（2～6mCi）	6～7nm	移行快，适合动态

注：nm. 纳米（nanometer）

2. 显像方法 根据全身淋巴循环的解剖生理规律，选择各部位淋巴回流起点的皮下、组织间隙或黏膜下注射。常用的淋巴显影区域及相应注射部位见表 13-4。

注射显像剂前应回抽空针，无回血再注射，防止显像剂进入血液循环。要显示双侧对称分布的淋巴，两侧应相同剂量、相同体积、相同时间注射，以利两侧对比分析。

淋巴显像可用动态、延迟或全身显像方式。按所用显像剂不同，一般在注药后开始作全身或局部平面显像。观察淋巴回流需动态显像，一般采集方法为注射后开始 1～3min/ 帧，共采集 20～30 帧。所需延迟显像部位在动态显像后进行，一般仰卧前位显像。为提高淋巴显像检出率可多体位显像、三维采集，前位观察腋淋巴显像时手臂保持 90°，侧位显像时手臂保持 135°～180°。注意患者保暖，按摩注射部位，以促进淋巴回流，避免检查部位放射性污染。

淋巴显像具有较高特异性，除淋巴系统外，肝脾、膀胱可轻度显影，其他组织一般不显影。

表 13-4 常用淋巴显像注射部位

显影区域	注射部位	注射深度
颈淋巴	双耳后乳突	0.5～1cm
腋淋巴	双手Ⅰ～Ⅱ指蹼	0.5～1cm
胸骨旁淋巴	剑突下 1～2cm、中线旁 3～4cm；腹直肌后鞘	2～4cm
腹股沟髂淋巴	双足Ⅰ～Ⅱ趾蹼	0.5～1cm
盆内淋巴	肛周 3、9 点 / 肛—尾骨线中点	2～4cm
病灶引流区淋巴	病灶周围	0.5～1cm

三、适 应 证

1. 了解局部引流淋巴结的解剖分布及生理功能。

2. 了解恶性淋巴瘤的累及范围。

3. 了解其他恶性肿瘤淋巴转移的途径及程度。

4. 恶性肿瘤手术、放疗和化疗前后对比。

5. 淋巴结清除根治术后效果评价。

6. 经淋巴系统转移的恶性肿瘤的临床分期、治疗方案选择和预后判断。

7. 良性淋巴疾病的辅助诊断，包括：肢体淋巴水肿、乳糜漏和蛋白丢失性肠病。

四、图像分析

（一）正常影像

正常人淋巴系统的淋巴结数量、形态、大小、分布变异较大，在分析图像时，应密切结合显像部位淋巴系统的解剖学特点进行两侧对比分析，观察其走势、连贯性、放射性分布情况。正常淋巴显像通常具有以下特点：①淋巴结链影像清晰，左右两侧大致对称；②淋巴结链影像连贯，无断裂影像；③淋巴结呈圆形或卵圆形，放射性分布均匀。

1. 颈部淋巴结 乳突注射点下方可见左右两侧颈浅和颈深两组淋巴结链，每组 2～7 个淋巴结，两侧基本对称；侧位见耳后淋巴结下两条“人”字形淋巴结链，颈深淋巴结位于内下方，沿着气管两侧分布，颈浅淋巴结位于颈外侧皮下向下延伸。

2. 腋窝及锁骨下淋巴结 前位像见两侧淋巴结群对称性从腋下向上延伸到颈根部，呈“八”字形分布；侧位见腋窝淋巴结呈菱形分布。

3. 胸廓内淋巴结 胸骨两侧 1～3cm 处可见淋巴结上下呈链状分布，每侧 3～7 个，约 20% 正常人两侧淋巴结间有交通支存在。注射技术正确者可见 1～2 个膈淋巴结。部分人可见位于胸骨中线的剑突淋巴结显影。注射点至肋弓水平可见膈淋巴结，此为注射是否成功的重要标志。

4. 腹股沟及腹膜后淋巴结 前位见自下而上依次排列着腹股沟浅深淋巴结、髂外、髂总及腹主动脉旁淋巴结，两侧向中线交汇，呈倒“Y”形。两侧淋巴结基本对称连贯，正常人乳糜池及胸内淋巴基本不显影。部分人左右腰干间有交通支（图 13-6）。

5. 盆腔淋巴结 前位可见骶前、髂内外淋巴结显影，后位可见 1～2 个闭孔淋巴结或直肠旁淋巴结显影。但因盆内毛细淋巴管少，显像剂吸收差，故显影淋巴结数目较少，清晰度较差。

6. 其他局部淋巴结 依据局部淋巴结的解剖学对影像进行解释。

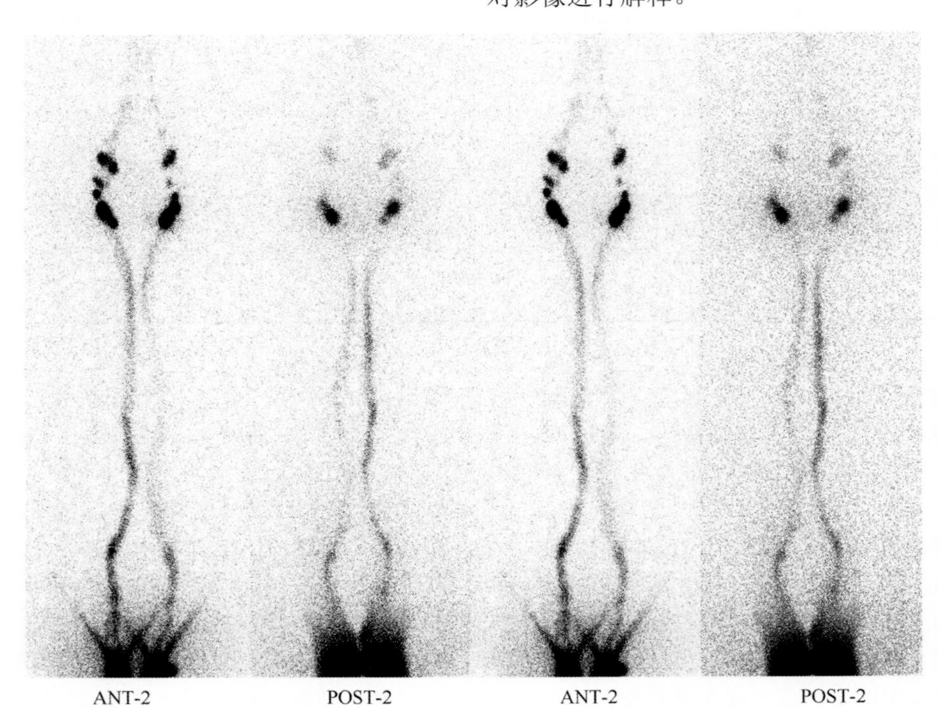

图 13-6 ^{99m}Tc-DX 正常腹股沟髂淋巴显像

（二）异常影像

1. 两侧淋巴显影明显不对称。一侧淋巴管扩张、淋巴结增大或缺失。

2. 淋巴结链明显中断。显像剂停留在局部或有明显的侧支淋巴结通路，淋巴管扩张、迂曲，提示淋巴结严重梗阻。

3. 淋巴结明显增大。一处或多处淋巴结肿大、显像剂分布降低。

4. 淋巴结显像缺失或减少。可见单处或多处淋巴结影像缺失或影像剂分布明显减少。

5. 淋巴结显影明显延迟。2～4h 后仍不见明显的淋巴结或淋巴管显影，见于淋巴回流不通畅或阻断。

五、临床应用

1. 恶性肿瘤淋巴转移的诊断　恶性肿瘤常通过淋巴结发生远处转移，皮肤、口腔、呼吸道、消化道、生殖系统和腺体肿瘤多数伴淋巴转移。淋巴显像对肿瘤早期诊断、准确分期、治疗方案确定和预后估计都有重要价值。

恶性肿瘤淋巴转移，淋巴显像可表现为肿大、放射性增高或缺失、淋巴结破坏、淋巴结链中断、出现侧支反流影像。

2. 淋巴瘤的辅助诊断　受累淋巴结多表现为明显增大或数量增多，形态不规则，多个淋巴结相互融合，分界不清。中晚期显像剂摄取减少，呈明显显像剂分布稀疏或缺损性改变。淋巴显像可动态观察受累淋巴结的数目、分布。随着新的诊疗技术不断发展，目前淋巴显像结合 PET/CT（^{18}F-FDG）成像或 ^{67}Ga 显像对淋巴瘤诊断更具有价值。

3. 良性淋巴疾病的诊断

（1）淋巴水肿：淋巴水肿是一种常见的良性淋巴疾病，以下肢淋巴水肿较为多见。原发性淋巴水肿是先天性淋巴畸形或发育不良，淋巴显像表现为水肿肢体淋巴管不显影。继发性淋巴水肿常由丝虫病、感染、手术或创伤、肿瘤、放射等引起。淋巴显像表现为淋巴水肿肢体局部淋巴结引流缓慢或停止，淋巴管显影中断并多有扩张，可出现侧支淋巴管显影；深部淋巴管受阻时，可出现皮肤淋巴反流或水肿肢体淋巴侧支形成（图 13-7）。

（2）乳糜漏定位：乳糜漏常为创伤、肿瘤、丝虫病、原发性淋巴系统发育不良等的并发症，临床常见的有乳糜胸、乳糜腹、乳糜尿等。淋巴显像可见显像剂漏出部位，胸腔、腹腔或输尿管膀胱见大量放射性浓聚；或见淋巴结构异常影像（图 13-8）。

乳糜尿阳性时可行淋巴显像检查，乳糜尿阴性时可嘱患者食用高脂肪食物，发生乳糜尿时再检查，必须采用动态显像。动态显像见输尿管或肾盂显影比膀胱显像早或同时显影为乳糜阳性影像特征。判断乳糜漏，必须在显像剂进入静脉前的早期行动态显像明确诊断，淋巴动态显像可提供有无乳糜尿症及乳糜尿来自于何侧肾脏，为淋巴手术方案提供可靠的影像依据。

淋巴显像对乳糜胸、乳糜腹、乳糜尿的定性和定位诊断有重要价值，能为病因诊断提供线索，是检测乳糜漏疗效最可靠的方法。

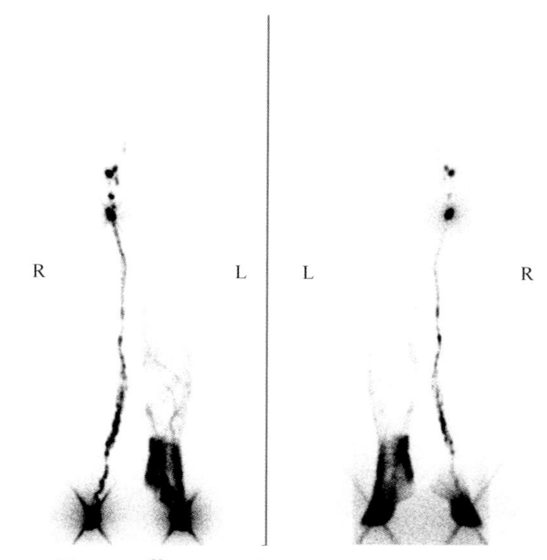

图 13-7　^{99m}Tc-DX 淋巴显像左下肢淋巴水肿

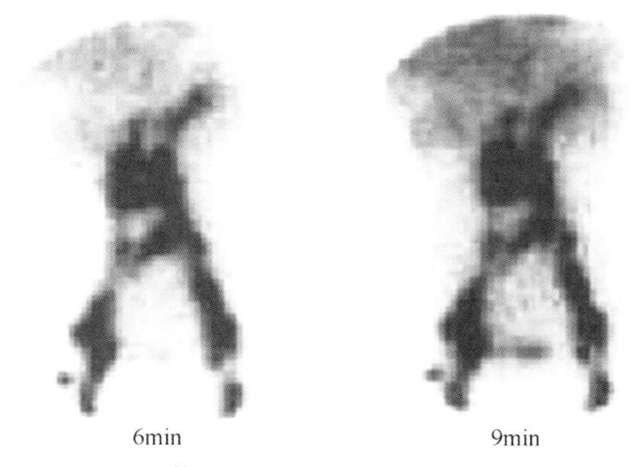

图 13-8　^{99m}Tc-DX 淋巴显像左侧输尿管显影

（3）淋巴管炎：淋巴显像可见炎性淋巴管扩张，放射性浓聚增多，淋巴回流加快，淋巴结肿大，与肿瘤、外伤等引起的淋巴管阻塞明显不同。

临床上用于淋巴系统疾病诊断的方法主要是 X 线淋巴造影、CT、MRI、超声和淋巴显像。与其他影像学相比，淋巴显像是一种淋巴功能及淋巴回流动力学改变的显像技术，简单、安全、无创、可重复检查，能显示病变淋巴结分布、流向、淋巴管功能及淋巴回流的通畅性等情况，是了解淋巴功能及淋巴回流的动力学改变的重要方法，目前尚无其他方法可以取代。

（王　攀）

思考题

1. 简述骨髓显像的原理。
2. 放射性胶体为何能进行骨髓显像？
3. 如何进行骨髓显像的结果判断？
4. 骨髓显像常见的异常类型有哪些？各自的临床意义是什么？
5. 骨髓显像的临床应用价值有哪些？
6. 淋巴显像的原理是什么？临床应用有哪些？

第十四章 泌尿系统

泌尿系统（urinary system）由肾脏、输尿管、膀胱和尿道组成，具有排泄体内代谢产物，维持水、电解质和酸碱平衡的作用，可通过泌尿系统非显像和显像方法来检测其功能。本章重点讲述核医学在泌尿系统中的示踪原理、方法和主要的临床应用价值。

第一节 肾动态显像

肾动态显像是一种简单、无创检测泌尿系统疾病的常规核素检查方法。包括肾血流灌注显像（renal perfusion imaging）和肾功能动态显像（dynamic renal function imaging），它可以提供双肾位置、大小、形态、分肾血供、肾实质功能、上尿路引流等方面的信息，对定量分肾功能、尿路梗阻的鉴别诊断、移植肾功能监测、肾血管性高血压的诊断等方面具有很重要的临床价值。

一、原　　理

静脉注射经肾小球滤过或肾小管上皮细胞摄取、排泌而不被重吸收的放射性显像剂，用 SPECT 或 γ 照相机快速连续动态采集包括双肾和膀胱区域的放射性动态分布影像，可依序观察到显像剂灌注腹主动脉、肾动脉后迅速聚集在肾实质内，随后由肾实质逐渐流向肾盏、肾盂，经输尿管到达膀胱的全过程。

应用计算机感兴趣区（region of interest，ROI）技术，依据双肾系列影像而获得的双肾时间-放射性曲线，称为肾图（renogram），并对该曲线进行定量分析，以反映肾脏的功能状态和尿路排泄的通畅情况。本法也可利用双肾早期聚集显像剂程度，通过特定的计算机软件来获得总的和分侧肾的有效肾血浆流量（effective renal plasma flow，ERPF）和肾小球滤过率（glomerular filtration rate，GFR）。本法比较灵敏，当血尿素氮（blood urea nitrogen，BUN）＞100mg/dl 和血肌酐（serum creatinine，Scr）＞10mg/dl 时仍可使双肾显影。

二、方　　法

1. 显像剂　肾动态显像的显像剂根据聚集与排泄机制不同，分为肾小球滤过型和肾小管分泌型两类：

（1）肾小球滤过型显像剂：锝-99m-二乙撑三胺五乙酸（^{99m}Tc-diethylene triamine pentaacetic acid；^{99m}Tc-DTPA），成人剂量为 185～740MBq，儿童剂量为 7.4MBq/kg。

（2）肾小管分泌型显像剂：锝-99m-巯乙甘肽（^{99m}Tc-mercaptoacetyltriglycine，^{99m}Tc-MAG_3）和锝-99m-双半胱氨酸（^{99m}Tc-ethule-nedicysteine，^{99m}Tc-EC）成人剂量为 296～370MBq，儿童剂量 3.7MBq/kg。^{131}I-邻碘马尿酸钠（^{131}I-ortho-iodohippurate，^{131}I-OIH）和 ^{123}I-OIH 仅用于肾功能动态显像。成人剂量分别为 11.1MBq 和 37MBq。

（3）其他显像剂：锝-99m-葡庚糖酸（^{99m}Tc-glucoheptonate，^{99m}Tc-GH）既可作为肾血流灌注和功能显像常用药物，也可作为肾皮质显像药物。成人剂量为 370～740MBq，儿童剂量为 7.4MBq/kg。

高锝酸钠（pertechnetate，$^{99m}TcO_4^-$）仅用于肾血流灌注显像。成人剂量为 370～740MBq，儿童剂量为 7.4MBq/kg（表 14-1）。

表 14-1　肾血流灌注和肾动态功能显像剂

显像剂类型	肾动态显像剂		肾动态显像剂剂量（MBq）	
	英文缩写	中、英文全称	成人	儿童
肾小球滤过型	^{99m}Tc-DTPA	锝-99m-二乙撑三胺五乙酸 ^{99m}Tc-diethylene triamine pentaacetic acid	185～740	74～370 或 7.4MBq/kg
肾小管分泌型	^{99m}Tc-MAG_3	锝-99m-巯乙甘肽 ^{99m}Tc-mercaptoacetyltriglycine	296～370	37～185 或 3.7MBq/kg
	^{99m}Tc-EC	锝-99m-双半胱氨酸 ^{99m}Tc-ethule-nedicysteine	296～370	37～185 或 3.7MBq/kg
	^{131}I-OIH	碘-131-邻碘马尿酸钠 ^{131}I-ortho-iodohippurate	11.1	
	^{123}I-OIH	碘-123-邻碘马尿酸钠 ^{123}I-ortho-iodohippurate	37	
其他	^{99m}Tc-GH	锝-99m-葡庚糖酸 ^{99m}Tc-glucoheptonate	370～740	74～370 或 7.4MBq/kg
	$^{99m}TcO_4^-$	高锝酸盐 pertechnetate	370～740	74～370 或 7.4MBq/kg

2. 显像方法

（1）准备：检查前30～60min常规饮水300～500ml或8ml/kg，显像前排空膀胱。^{99m}Tc和^{123}I标记物为显像剂时，无须特殊准备；^{131}I标记物为显像剂时，检查前1d，口服复方碘液（Lugol液）10滴，检查后再服2天。

（2）体位和视野：常规肾血流灌注显像和功能显像取坐位或仰卧位，后位采集，视野内包括双肾、输尿管和膀胱。移植肾的监测取仰卧位，前位采集，探头置于盆腔部，视野包括移植肾和膀胱。

（3）操作程序：肘静脉弹丸式注射显像剂，同时启动采集开关，行连续双肾动态采集。肾血流灌注显像：1～2s/帧，共60s。肾功能动态显像：30～60s/帧，共20～40min。

（4）采集条件：使用^{99m}Tc或^{123}I标记物为显像剂时，探头配置低能通用型准直器，能峰分别为140keV或159keV；使用^{131}I标记物为显像剂时，探头配置高能准直器，能峰为360keV，窗宽20%，矩阵64×64或128×128，30～60s/帧，放大倍数（Zoom）1～1.5。

（5）图像处理：应用感兴趣区（ROI）技术分别勾画出双肾区及腹主动脉区或心影区，获取双肾血流灌注和功能曲线及相关定量参数。

三、图像分析

1. 正常图像

（1）肾血流灌注显像：腹主动脉上段显影后2～4s，两侧肾动脉几乎同时显影，随后出现完好“肾影”，并逐渐变得清晰。此为肾内小动脉和毛细血管床，即肾小球和两次毛细血管的血流灌注影像，两侧基本对称，其影像出现的时间差和峰时差均小于1～2s，峰值差小于25%（图14-1）。

（2）肾功能动态显像：肾脏血流灌注显影后，肾影逐渐增浓，在2～4min时肾影最浓，双肾形态完整，放射性分布均匀，呈蚕豆形，显像剂尚未随尿液经肾盏、肾盂排入膀胱，此时肾影为肾实质影像。此后肾皮质内的放射性逐渐消退、减低，肾盏、肾盂处显像剂逐渐增浓，输尿管可隐约显影或不显影，膀胱于注射显像剂后3min开始逐渐显影、增浓、增大。在20～40min显影结束时，肾影基本消退，大部分显像剂集聚于膀胱内。双肾的相对肾功能各占50%，正常范围为45%～55%（图14-2）。

2. 异常图像 肾血流灌注显像表现为单侧或双侧肾影出现延迟、显像剂分布稀疏或未显影，分别表示患侧肾脏的血流灌注减少、中断或患肾功能的减低和（或）丧失。肾功能异常可由肾脏疾病和上尿路病变引起，常表现为肾皮质对显像剂的摄取或集聚减少；摄取高峰减低、延后或消失；显像剂分布稀疏、缺损或不均匀；显像剂排泄延缓或呈梗阻性表现；双肾功能参数不一致等。若水负荷不足或禁食时间过长会导致显像剂在双肾内滞留，排出缓慢或呈双肾梗阻性改变，可能造成双肾功能受损或双尿路梗阻等假阳性结果。

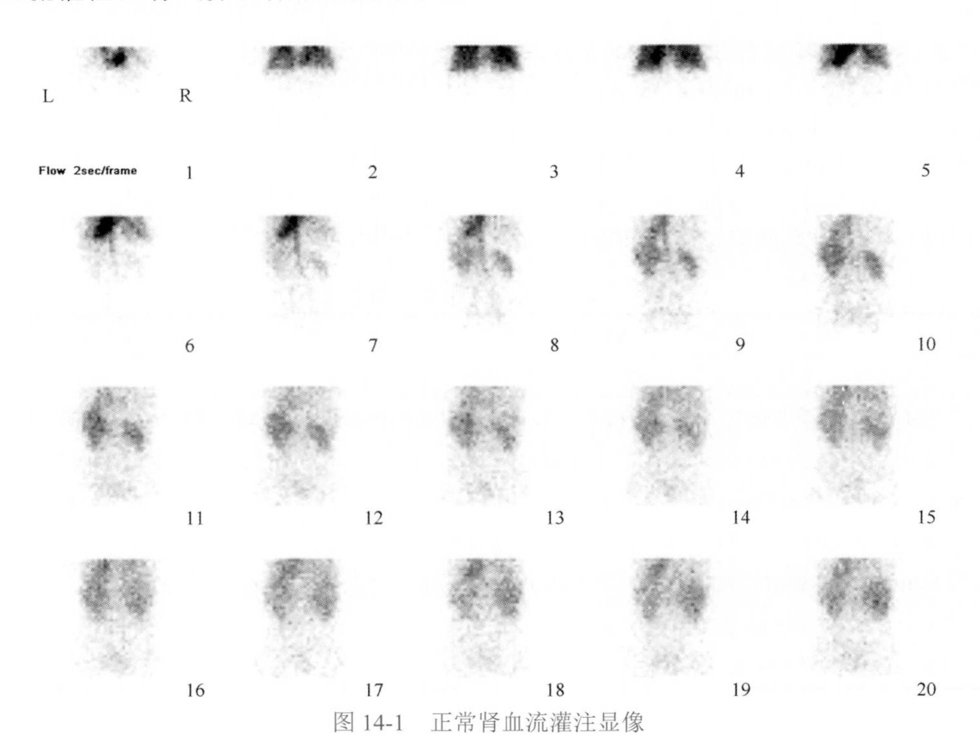

图14-1 正常肾血流灌注显像

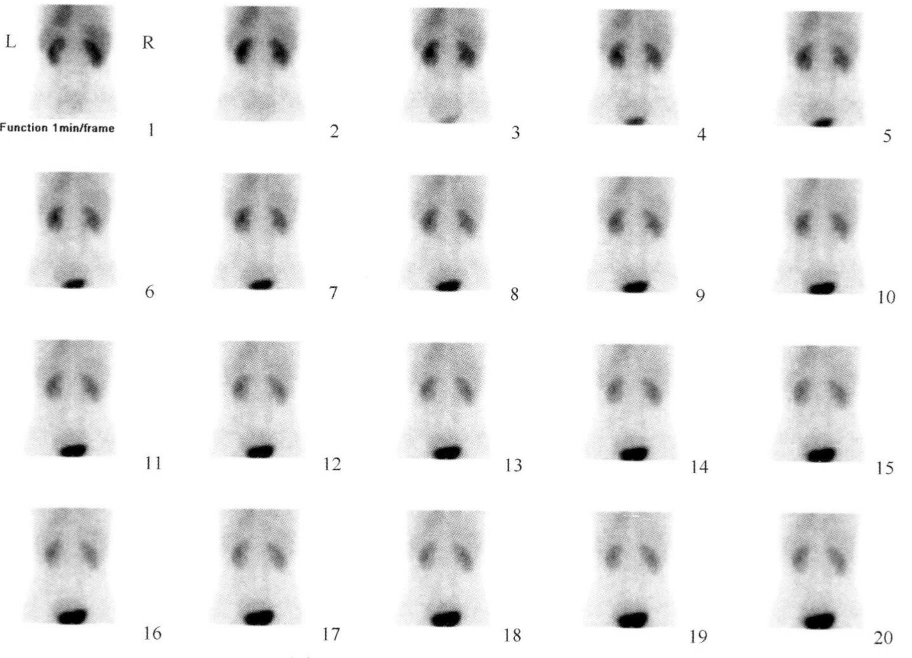

图 14-2　正常肾功能动态显像

四、肾图及肾功能定量分析

（一）肾图（renogram）

1. 原理　静脉注射由肾小球滤过或肾小管上皮细胞摄取、分泌而不被重吸收的放射性示踪剂，在体外连续记录其滤过或摄取、分泌和排泄的全过程。所记录的双肾时间-放射性曲线称为肾图，反映肾脏的功能状态和上尿路排泄的通畅情况。通常根据肾动态显像的影像系列获得。在无核医学显像仪器的单位和床前行移植肾监测时，仍应用非显像核素肾图仪检测。

2. 方法

（1）示踪剂：^{131}I-OIH，描记法用量 0.185～0.37MBq；显像法用量 11.1MBq。^{99m}Tc-MAG$_3$、^{99m}Tc-DTPA 和 ^{99m}Tc-EC 用量为 37～74MBq。

（2）显像方法

1）肾图仪描记法

A. 准备：检查当日前常规饮水 200～300ml。

B. 体位：常规肾图取坐位或仰卧位，后位测定。移植肾的监测取仰卧位，前位测定。

C. 仪器条件：调整仪器的探测条件，使探头的探测效率处于同一水平。

D. 采集和处理：静脉弹丸式注射显像剂，同时启动测定开关，记录双肾区曲线，然后通过计算机处理曲线，计算有关定量参数。

该法以应用 ^{131}I-OIH 测定双侧肾图最为经典，由于 ^{131}I 的物理性能较差，且来源不便，目前多使用 ^{99m}Tc 标记药物。

2）显像法：同肾动态显像。

（3）正常肾图和分析指标

1）正常肾图曲线：正常肾图由陡然上升的放射性出现段（a 段）、示踪剂聚集段（b 段）和排泄段（c 段）组成（图 14-3）。

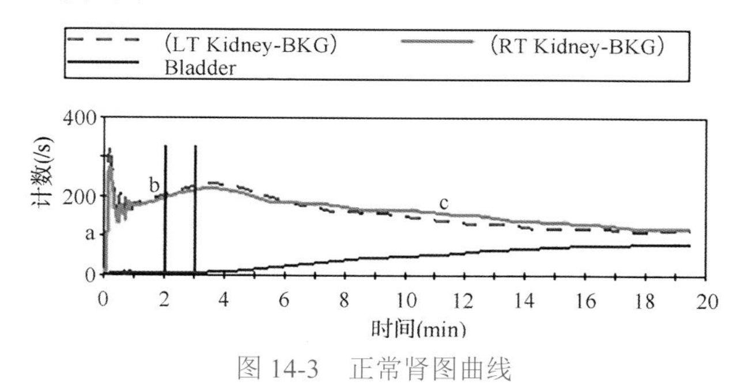

图 14-3　正常肾图曲线

a 段：静脉注射示踪剂后 10s 左右，肾图曲线出现急剧上升段。此段为血管段，时间短，约 30s，其高度在一定程度上反映肾动脉的血流灌注。

b 段：a 段之后的斜行上升段，3～5min 达高峰，其上升斜率和高度与肾血流量、肾小球滤过功能和肾小管上皮细胞摄取、分泌功能有关。直接反映肾皮质功能，即肾小球和肾小管功能。

c 段：b 段之后的下降段，开始下降斜率与 b 段上升斜率相近，随后下降平稳，下降至峰值一半的时间小于 8min，为示踪剂经肾集合系统排入膀胱的过程，主要与上尿路通畅和尿流量多少有关。

2）肾图定量分析指标：为客观地判断和分析肾图，需对肾图进行定量分析。常用参数的分析方法和正常值见（图 14-4 和表 14-2）。

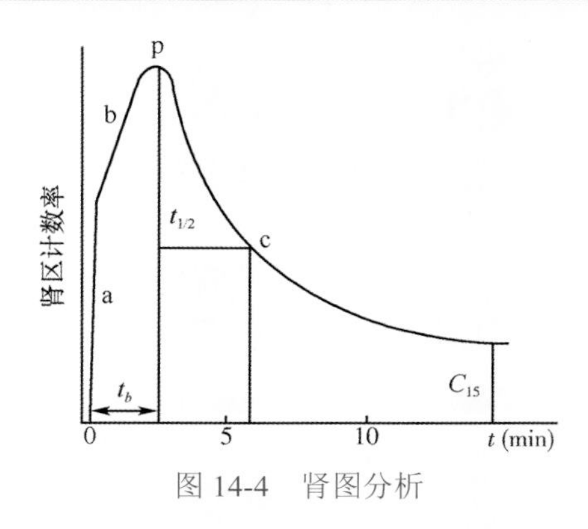

图 14-4 肾图分析

表 14-2 肾图定量分析指标及正常参考值

指标	计算方法	正常值	目的
高峰时间（t_b）	从注射药物到肾内放射性计数最高	＜5min（平均 2～4min）	尿路通畅时肾功能观察
半排时间（$t_{1/2}$）	从高峰下降到峰值一半的时间	＜8min（平均 4min）	尿路通畅时肾功能观察
15min 残留率	（C_{15}/b）×100%	＜50%（平均 30%）	尿路通畅时肾功能观察
肾脏指数（RI）	$[(b-a)^2+(b-c_{15})^2]/b^2\times100\%$	＞45%（平均 60%）	尿路通畅时肾功能观察
分浓缩率	$(b-a)/(a\times t_b)\times100\%$	＞6%（平均 18%）	尿路不畅时评价肾功能
峰时差	$\lvert t_{b左}-t_{b右}\rvert$	＜1min	观察两侧肾功能之差
峰值差	$\lvert b_{左}-b_{右}\rvert/b\times100\%$	＜30%	观察两侧肾功能之差
肾脏指数差	$\lvert RI_{左}-RI_{右}\rvert/RI\times100\%$	＜25%	观察两侧肾功能之差

注：C_{15} 为注射药物后 15min 时的肾内计数率，b 为高峰时的计数率，a 为肾血流灌注峰的计数率，RI 为肾脏指数

（4）异常肾图和临床意义

1）持续上升型：a 段基本正常，b 段持续上升，未见 c 段出现。单侧出现时，多见于急性上尿路梗阻；双侧同时出现，多见于急性肾性肾衰竭。也可见于急性肾小管坏死、皮质坏死、上尿路扩张、脱水、梗阻、排异反应、肾动脉狭窄，偶可见于回肠膀胱术后、神经性膀胱功能障碍、水中毒及近期内做过肾盂造影或肾血管造影的患者。

2）高水平延长型：a 段基本正常，b 段斜率降低，上升较慢，此后基本维持在同一水平，未见明显下降的 c 段。多见于上尿路梗阻伴明显肾盂积水，也可见于慢性肾疾病、囊肿、脱水、血容量不足、肾盂肾炎、排异反应、肾动脉狭窄、肿瘤等，偶可见于肾发育不全和近期内肾血管造影的患者。

3）抛物线型：a 段正常或稍低，b 段上升缓慢，峰时后延，c 段下降缓慢，峰型圆钝。主要见于脱水、肾缺血、肾功能受损和上尿路引流不畅伴轻、中度肾盂积水。

4）低水平延长型：a 段低，b 段上升不明显，基本维持在同一水平。常见于肾功能严重受损和急性肾前性肾衰竭，也可见于慢性上尿路严重梗阻。偶见于急性上尿路梗阻，当梗阻原因解除，肾图可很快恢复正常。

5）低水平递降型：a 段低，无 b 段，放射性计数递减，且较健侧同一时间的计数低。见于肾脏无功能、肾功能极差、肾缺如或肾切除。

6）阶梯状下降型：a、b 段基本正常，c 段呈规则的或不规则的阶梯状下降。见于尿反流和因疼痛、精神紧张、尿路感染、少尿或卧位等所致的上尿路不稳定性痉挛。

7）单侧小肾图型：较对侧正常肾图明显缩小，但其形态正常，a、b、c 段都存在，可见于单侧肾动脉狭窄、先天性小肾脏和游走肾。

（5）注意事项

1）采用肾图仪描记法测定时探头需准确对应双肾的部位，最好借助于超声定位。

2）检查过程中，患者须保持体位不动。

3）弹丸式注射需高质量。

4）对近期内曾做静脉肾盂造影患者，应适当推迟检查时间。

（二）肾小球滤过率测定

肾小球滤过率（glomerular filtration rate，GFR）是指单位时间内从肾小球滤过的血浆容量（ml/min），它是反映肾脏滤过功能的直接指标。

肾功能受损时，GFR 的改变要早于外周血肌酐和尿素氮的变化。人的 GFR 不能直接测定，只能通过血浆中某种标记物的清除率而间接估算。经典的菊粉清除率测定方法一直被认为是“金标准”，但其操作烦琐，难以在临床上开展。利用仅从肾小球滤过而不被肾小管摄取或分泌的放射性显像剂，进行体外计数分析或双肾显像获得 GFR，体外血样品分析仅可获得双肾总 GFR，其值准确、可靠。双肾显像可通过“ROI”技术处理获得分肾和总肾 GFR 值，但其可靠性较差。

1. 血浆标本法 测定 GFR：主要有多标本法、双标本法（双血浆法）及单标本法。其中多标本法与菊粉清除率相关性最好，平均偏差 3.5ml/min，但需要多次抽血，患者不易接受。单标本法的准确性较差，而双血浆法则与多标本法具有良好的相关性，平均偏差为 2.8ml/min。因此，被推荐作为测定 GFR 的标准。

双血浆法：通常于注射 ^{99m}Tc-DTPA 后 2h 和 4h 分别从药物注射的对侧前臂肘静脉取血 4ml，肝素抗凝，离心分离血浆，计数仪测量血浆放射性计数。根据公式计算出双血浆法 GFR，然后用体表面积

（BSA）进行标准化处理。计算公式如下：

$$GRF=[D\ln(P_1/P_2)/(T_2-T_1)]\times \exp\{[(T_1\ln P_2)-(T_2\ln P_1)]/(T_2-T_1)\} \quad (14\text{-}1)$$

式中，D 为注射放射性药物剂量（cps）；P_1 为时间 T_1 时的血浆浓度计数 [counts/（min · ml）]；P_2 为时间 T_2 时的血浆浓度计数 [counts/（min · ml）]。

2. γ照相机肾动态显像法 目前，在测定 GFR 的诸多方法中，γ照相机肾动态显像法应用最为广泛和普及。双肾显像可通过“ROI”技术处理获得分肾和总肾 GFR 值，其具有方便、简易、安全等优势，一般可满足临床的需求，但其也有许多不尽人意之处。此法测得的 GFR 值不够稳定，受外界因素影响较大。当受检者肾功能正常时，其值重复性好；而肾功能出现异常时，该法测得 GFR 的重复性较差，肾功能受到损害越严重，可重复性越差，此时，临床常常需要血标本法来评价患者的肾功能。

（1）方法：显像剂使用 ^{99m}Tc-DTPA，剂量小于 111MBq。其他参见肾动态显像方法学部分。

（2）GFR 测定：放射性核素标记化合物清除率测定方法与菊粉清除率测定方法具有较好的相关性、且易于临床操作。根据 Gates 法技术，测定总肾及分肾肾小球滤过功能。使用γ照相机，在注射显像剂后 1～3min 分别计算双肾内显像剂占注射总量的百分比。依据 Gates 公式计算 GFR：

$$\text{分肾摄取率（\%）}=\frac{(\text{肾脏指数}-\text{本底}/e^{-uy})\times 100\%}{\text{注射剂量}} \quad (14\text{-}2)$$

$$\text{双肾摄取率（\%）}=\frac{(\text{右肾计数}-\text{本底})/e^{-uy_R}+(\text{左肾计数}-\text{本底})/e^{-uy_L}}{\text{注射剂量}}\times 100\% \quad (14\text{-}3)$$

$$\text{总肾 GFR（ml/min）}=\text{双肾摄取率}\times 9.813-6.825 \quad (14\text{-}4)$$

$$\text{分肾 GFR（ml/min）}=\text{总肾 GFR}\times\frac{\text{分肾摄取率}}{\text{双肾摄取率}} \quad (14\text{-}5)$$

式中，u=0.153，为 ^{99m}Tc 在体内的衰减校正系数。y= 肾脏深度，y_L= 左肾脏深度，y_R= 右肾脏深度；按 TΦnnesen 公式计算。y_L=13.2（weight/height）+0.7；y_R=13.3（weight/height）+0.7，weight 为体重（kg），height 为身高（cm）。

3. 正常参考值 不同地域和医院的正常参考值不同。GFR 随年龄的增长而有所下降，大约每年平均下降 1%。推荐正常参考值为：男性（105±19）ml/min，女性（100±15）ml/min。

4. 注意事项

（1）药物标记率必须大于 96% 以上。

（2）弹丸式注射需高质量。

（3）皮下软组织不能有药物残留。

（三）肾有效血浆流量测定

1. 原理 肾有效血浆流量（effective renal plasmaflow，ERPF）是评价肾脏功能的重要参数。如果血浆中的某一物质如酚红或马尿酸类衍生物，在流经肾脏时，可从肾小球滤过或由肾小管摄取、分泌，经过肾循环一周后可被完全清除掉，而不被重吸收，则该物质每分钟的尿中排出量应等于每分钟通过肾脏的血浆中所含的量，故该物质的血浆清除率即为每分钟通过肾脏的血浆量。肾脏的血供量包括肾脏泌尿部分和非泌尿部分（如肾被膜、肾盂等）两部分，肾脏泌尿部分占总肾供血量的 92%～95%，故称为肾有效血浆流量。

2. 方法 显像剂使用 ^{131}I-OIH、^{123}I-OIH，剂量为 11.1MBq 和 37MBq 或 ^{99m}Tc-MAG、^{99m}Tc-EC，剂量为 296～370MBq 和 296～370MBq。其他参见肾动态显像方法学部分。

3. ERPF 测定 根据 Schlegel 的计算公式，在注射 ^{123}I-OIH 后 1～2min 分别计算双肾内药物占注射显像剂后 1min 总计数的百分比：

$$\text{分肾摄取率（\%）}=\frac{(\text{肾脏指数}-\text{本底})\times y^2}{\text{注射显像剂后1min总计数}}\times 100\% \quad (14\text{-}6)$$

$$\text{双肾摄取率（\%）}=\frac{(\text{左肾计数}-\text{本底})\times y_L^2+(\text{右肾计数}-\text{本底})\times y_R^2}{\text{注射显像剂后1min总计数}}\times 100\% \quad (14\text{-}7)$$

$$\text{总肾 ERPF（ml/min）}=5.029\times(0.37\times\text{双肾摄取率}-2.315\times 10^{-4}\times\text{双肾摄取率}^2) \quad (14\text{-}8)$$

$$\text{分肾 ERPF（ml/min）}=\text{总肾 ERPF}\times\frac{\text{分肾摄取率}}{\text{双肾摄取率}} \quad (14\text{-}9)$$

4. 正常参考值 不同医院及仪器的正常参考值可能有差异。ERPF 也随年龄的增长而有所下降。推荐正常参考值为：总肾（537.86±109.08）ml/min，右肾（254.51±65.48）ml/min，左肾（281.51±54.82）ml/min。如果使用 ^{99m}Tc-MAG 和 ^{99m}Tc-EC 测定 ERPF，应对 Schlegel 公式进行修正并建立相关的正常参考值范围。

5. 注意事项

（1）^{131}I-OIH 和 ^{123}I-OIH 标记率必须大于 98% 以上，^{99m}Tc-MAG 和 ^{99m}Tc-EC 标记率必须大于 96% 以上。

（2）弹丸式注射需高质量。

（3）皮下软组织不能有药物残留。

五、肾脏介入试验

介入肾动态显像是充分利用药物或其他负荷方式，改变肾脏的正常或病理生理过程，获得更多的肾功能信息，达到提高诊断效率的目的。最常开展的有利尿剂介入试验（diuresis test）和巯甲丙脯酸介入试验（captopril test）。

（一）利尿肾动态显像

1. 原理 机械性尿路梗阻和动力性尿路梗阻（即非梗阻性尿路扩张）在肾动态显像和肾图中均表现为梗阻征象。非梗阻性肾盂扩张病变因其张力变小、容积增大导致放射性潴留。注射利尿剂后，尿流量迅速增加，可迅速将扩张的非梗阻性集合系统中潴留的显像剂洗出。而在机械性梗阻病变中亦可有肾盂扩张，但因尿路不畅，注射利尿剂后梗阻部位近端潴留的显像剂洗出缓慢或无法洗出。因此，利尿试验可对机械性尿路梗阻和动力性尿路梗阻进行鉴别诊断。但该试验要求患侧肾脏必须有足够的能力（肾功能）对利尿剂作用做出充足的反应以便显著地增加尿流量。反应程度取决于利尿剂注射的时间，所给利尿剂的种类、剂量，给药途径以及患者显像时的水负荷状态等。

2. 方法 利尿试验可采用单次显像或双次显像。单次显像基本同肾动态显像，只是选择在显像过程的不同时间点注射利尿剂。双次显像是在完成常规肾动态显像后，发现有肾盂积液时再行第二次利尿肾动态显像。而第一次进行的常规肾动态显像被称为基础肾显像。

（1）显像剂：显像剂同肾动态显像。

（2）利尿剂：呋塞米为目前常用利尿剂，成人常规缓慢（1～2min）静脉注射 40mg；儿童 1mg/kg，最大 40mg。静脉注射呋塞米时间有三种：①注射显像剂后 15～20min（F+20 方法）；②注射显像剂前 15min（F−15 方法）；③与显像剂同时注射（F+0 方法）。须注意的是，因给利尿药物的方案有差异，发送报告时应当注明注射利尿剂的时间，这样有利于避免临床医生随访时混淆不同结果可能带来的差异。

（3）显像方法：F+20（单次显像）：在基础显像至 15～20min 时，静脉注射呋塞米并至少继续采集 15～20min，显像总时间为 35～60min。应用 F+20 方法时，注射利尿剂后务必记录注射时间，并在图像后处理时标记在相应的图像上。

F−15 和 F+0：除了需要给予利尿剂外，利尿肾显像方法类同基础显像。它们通常作为 F+20 结果可疑梗阻的后续补充手段，其次可结合基础图像应用（双次显像），也有单独应用的（单次显像）。

（4）图像处理：肾血流灌注和功能图像的显示方式与基础显像相同。应用感兴趣区（ROI）技术分别勾画出双肾区、半月形本底区、膀胱和腹主动脉或心影区，获取双肾功能曲线（肾图）及相关定量参数。作肾功能测定时，双肾皮质感兴趣区应尽量将肾盂部排除在外，有时因梗阻严重和梗阻时间较长，肾脏明显增大变形，会严重干扰对双肾兴趣区的勾画，此时应格外谨慎。而在勾画有肾盂积液的集合系统感兴趣区时，应将整个积液区包括在内，如肾盂、肾盏和扩张的输尿管，这样有利于治疗前后结果的对比分析，可以最大限度地避免诊断误差。

3. 图像分析

（1）肾功能的评价：以 F−15 方式注射呋塞米后，患侧肾皮质增加了对显像剂的浓聚。因此，肾脏 2min 显像剂摄取增加，高峰时间有时会较前略有缩短，肾皮质清除加快，而相对肾功能并无明显变化。

（2）肾图分析

1）尿路梗阻（urinary tract obstruction）：表现为给予呋塞米前肾盂内放射性示踪剂持续聚集，注射呋塞米后依肾脏梗阻的程度表现为肾盂放射性示踪剂仅少量下降、不变甚至增加，显示呋塞米无法引发明显的尿量排出（图 14-5）。

2）非尿路梗阻（no urinary tract obstruction）：当肾盂扩张侧肾功能正常时，TAC 的起始部分与正常肾功能的相似。随后显像剂在肾盂内持续集聚，注射药物后的 20～30min 肾图为高坪线。注射呋塞米后，放射性活性迅速减少，显示呋塞米作用后引发大量的尿液排出。对呋塞米的急剧反应，说明肾盂肾盏处积液为非梗阻性肾盂扩张所致（图 14-6）。

3）可疑尿路梗阻或不确定型（equivocal or indeterminate）：呋塞米注射前，肾动态显像显示集合系统内尿液淤滞，肾图呈梗阻型表现；呋塞米静脉注射后，集合系统内的尿液淤积未能迅速改善，肾图曲线较前改善但不够明显。该种现象的出现，有多种可能：①肾功能的利尿反应正常，但上尿路不全梗阻；②肾功能的利尿反应差，而无梗阻存在；③集合系统过度扩张，因其容积量过大，示踪剂洗出速率不够快。

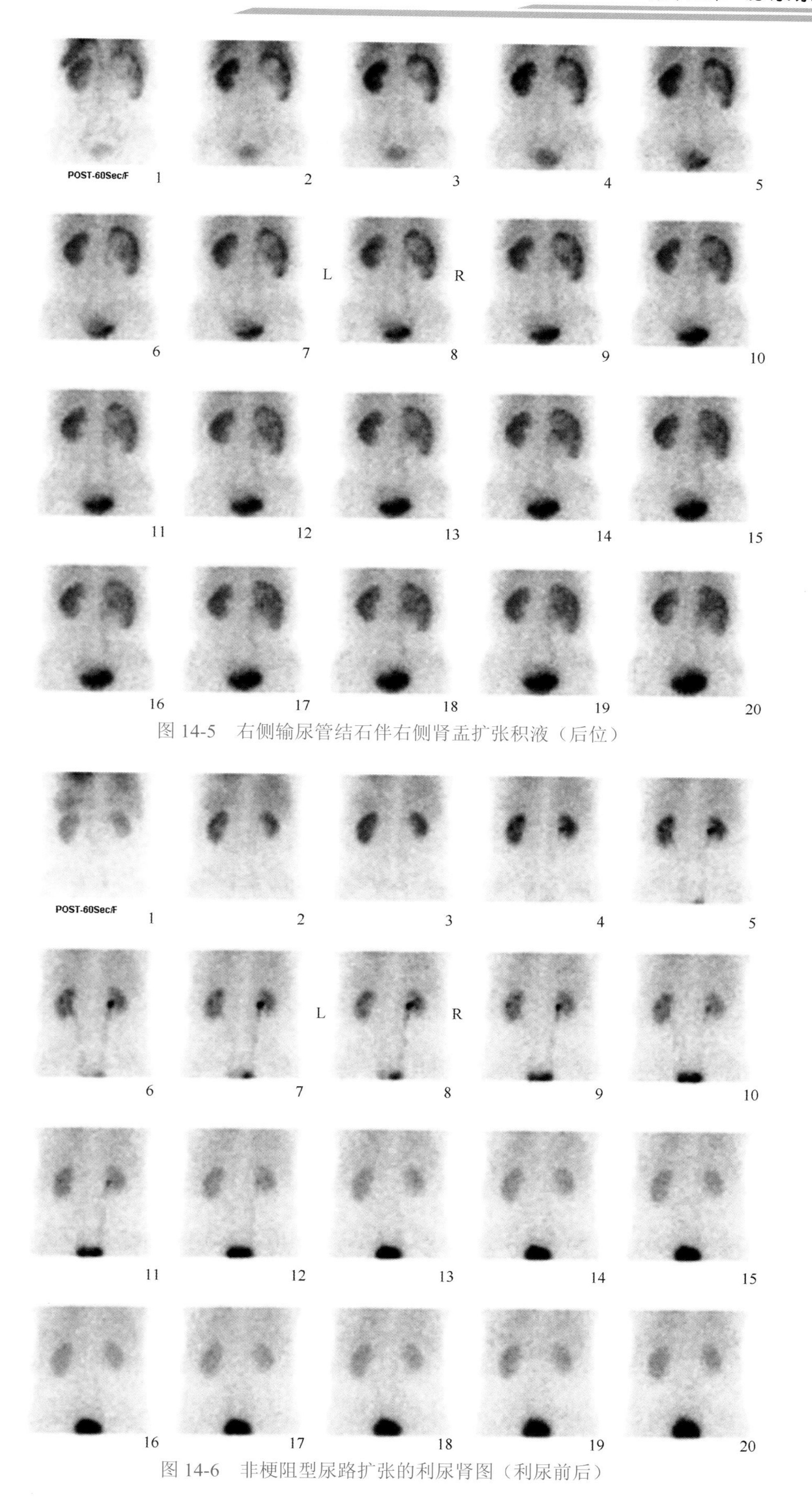

图 14-5 右侧输尿管结石伴右侧肾盂扩张积液（后位）

图 14-6 非梗阻型尿路扩张的利尿肾图（利尿前后）

4. 定量分析

（1）半排时间（time to half peak，$t_{1/2}$）：即放射性药物从体内排出一半所需的时间。

在F+20方法中，注射呋塞米后无梗阻肾的半排时间一般为＜10min，临床上通常以＜15min界定为无梗阻存在（具体界定值各医院根据自己的技术条件、经验会略有差异）；若半排时间＞20min，可判定为上尿路梗阻；若在15～20min之间，为可疑反应或不确定型，即无法明确诊断也不能排除梗阻的存在（图14-7）。

F+0方法和F−15方法均可使半排时间缩短。目前，F−15和F+0两种方法的判别标准同F+20方法。

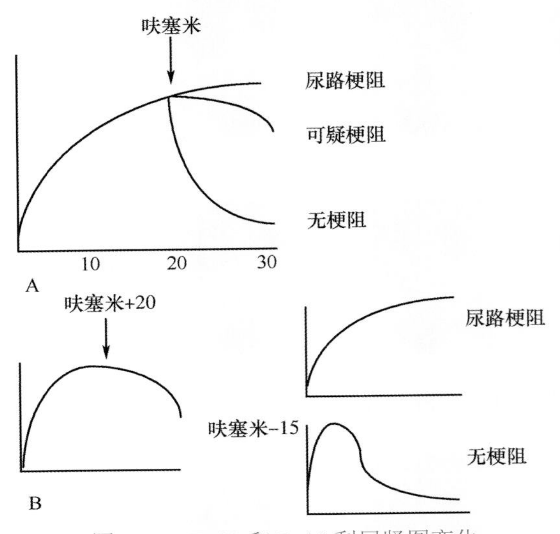

图14-7　F+20和F−15利尿肾图变化

（2）肾脏输出效率（rate of output efficiency，ROE）：是指肾脏在单位时间内清除的示踪剂所占肾内总放射性的百分比。儿童与成人相同，ROE的正常值均＞80%。主要用于伴有严重肾功能损害的梗阻性病变的鉴别诊断，但不适用于过度扩张的非梗阻性集合系统疾病。

（二）巯甲丙脯酸介入显像

1. 原理　肾血管性高血压（renovascular hypertension，RVH）是由于肾动脉主干或大分支狭窄，导致其远端肾脏血液动力学和体内激素水平的明显变化而引起的。肾动脉狭窄严重时（狭窄≥50%），其远端的肾动脉压和血流量将会暂时性降低，刺激患侧肾脏的近球小体分泌肾素。肾素（renin）作用于肝脏合成的血管紧张素原，使其转换为血管紧张素Ⅰ（AⅠ），AⅠ在血管紧张素转换酶（angiotensin converting enzyme，ACE）作用下又转换为血管紧张素Ⅱ（AⅡ）。患侧肾动脉血流灌注压降低，刺激AⅡ生成，对肾小球出球小动脉产生收缩效应，使肾小球血流灌注压和滤过压增高，维持正常的GFR值。巯甲丙脯酸是一种良好的ACE抑制剂（inhibitor），可抑制肾素-血管紧张素-醛固酮系统活性，阻断AⅡ的生成，舒张肾小球出球小动脉，球内滤过压降低，超滤液形成明显减少，GFR减少，放射性显像剂潴留（图14-8）。该变化可通过巯甲丙脯酸肾显像表现出来：口服巯甲丙脯酸前，基础肾显像显示患侧肾脏功能正常或轻度异常；巯甲丙脯酸介入后，巯甲丙脯酸肾显像显示患侧肾功能出现异常或原有异常明显加剧。这种双侧肾脏功能的不对称性，可明显提高检出肾血管性高血压的灵敏度和特异性。在检测双侧肾动脉狭窄（renal artery stenosis，RAS）时，巯甲丙脯酸肾显像的不对称性可明确诊断较重侧病变，但不能可靠地确定另一侧是否存在病变。

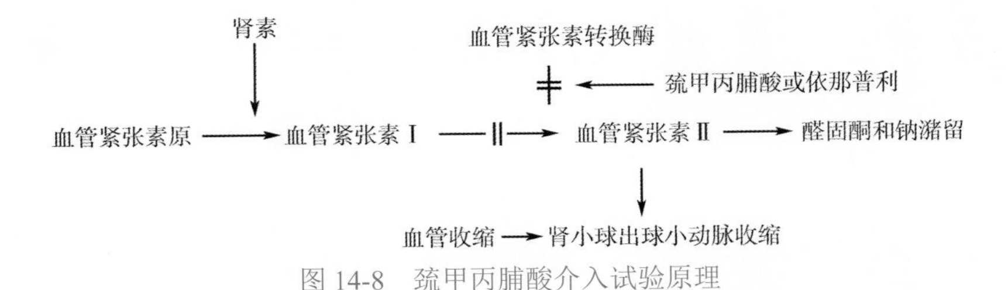

图14-8　巯甲丙脯酸介入试验原理

2. 方法

（1）显像剂：显像剂同肾动态显像。

（2）显像方法

A. 患者准备：停服血管紧张素转换酶抑制剂1周，β受体阻滞剂和利尿剂3天以上。体位及其他同肾动态显像。

B. 操作程序：在巯甲丙脯酸介入试验前，常规行肾动态显像或肾图检查，作为基础对照。隔日口服巯甲丙脯酸25～50mg，每隔15min监测一次血压，至1h时，饮水300～500ml或8ml/kg，30min后进行第二次肾动态显像或肾图检查，即巯甲丙脯酸介入试验。其采集条件、图像处理和其他同肾动态显像。

3. 图像分析　将巯甲丙脯酸介入试验的肾影像和肾图与首次肾动态显像结果比较。若常规肾动态显像或肾图正常或大致正常，而巯甲丙脯酸介入后患肾影像出现和消退延缓，肾影小，肾图曲线峰值降低，峰时和排泄明显延缓，左右肾相对功能差异明显增大，表明该试验为阳性，支持肾血管性高血压病的诊断。

六、临床应用

（一）肾皮质功能的评价

双肾功能包括肾小球功能和肾小管功能。临床应用不同的显像剂，可用于判断不同的肾脏功能、分肾功能以及GFR和ERPF值的变化。通常肾小球功能损害先于肾小管，而肾功能的损害往往表现为球管平衡现象，即肾小球和肾小管功能的损害基本一致。肾显像在评价肾功能方面明显优于静脉肾盂造影（IVP），尤其对于严重肾盂积水或其他原因所致的残余肾功能方面。B超、CT和MRI在判定双肾形态、结构、大小及液性组织方面具有很大的优势，而在功能测定方面，主要依据双肾组织的密度变化。核医学显像方法通过肾小球滤过或肾小管上皮细胞摄取、分泌显像剂来判定肾脏的小球和小管功能，是一种功能显像。因此，在肾功能的评价方面具有得天独厚的优势（图14-9）。

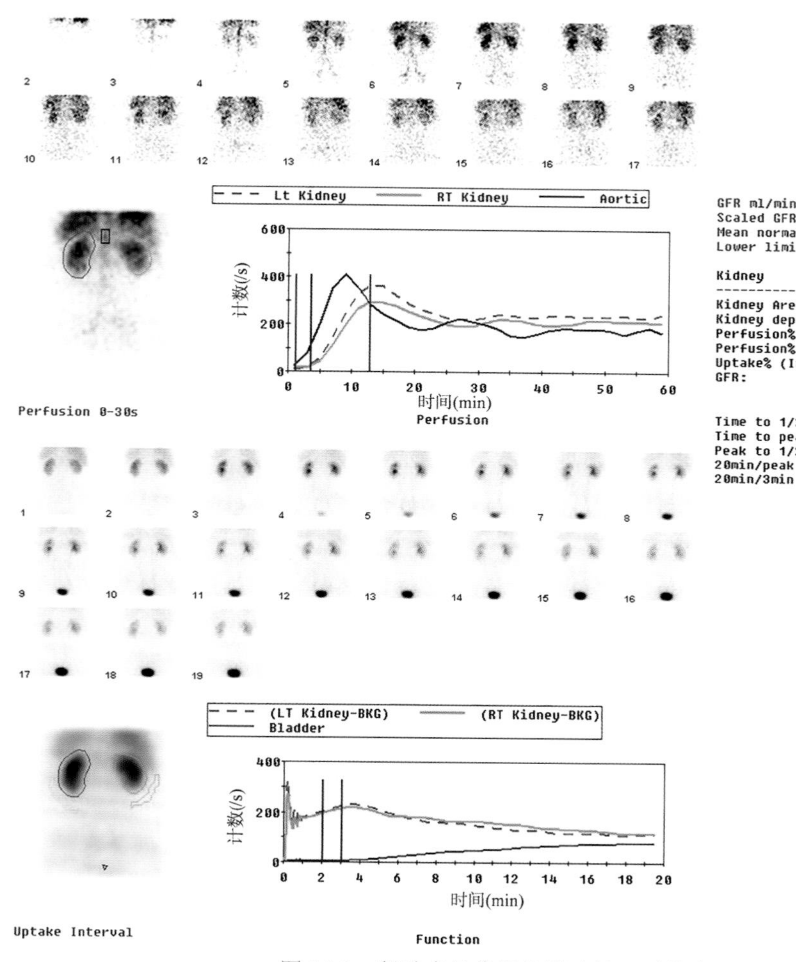

GFR ml/min: 107.78
Scaled GFR ml/min: 92.7
Mean normal GFR for age: 106.
Lower limit of GFR for age: 82.

Kidney	Left	Right
Kidney Area (cm^2)	87.46	70.28
Kidney depth (cm):	7.45	7.5
Perfusion% (Int):	55.12	44.88
Perfusion% (Slo):	54.63	45.37
Uptake% (Int):	50.68	49.32
GFR:	54.63	53.15
Time to 1/2 peak:	.07	.07
Time to peak:	3.44	3.44
Peak to 1/2 peak:	11.	17.67
20min/peak ratio:	.21	.24
20min/3min ratio:	.23	.25

图14-9 肾动态显像评价肾功能（正常人）

（二）尿路梗阻性疾病

梗阻性肾病（obstructive uropathy）是一组由各种因素所致的泌尿系统梗阻性病变，可发生于肾盂、肾盏、输尿管及尿道的任何部位，引起肾盂、肾盏、输尿管积水以及膀胱潴留和肾功能损害等。该种疾病比较常见，可根据尿路梗阻的部位分为上尿路梗阻（即膀胱以上梗阻）和下尿路梗阻（即膀胱以下包括尿道发生梗阻）。上尿路梗阻多为单侧，也可双侧，对肾功能的影响发生较快，所致原因很多，包括机械性梗阻和动力性梗阻两大类；下尿路梗阻时，由于膀胱的代偿及缓冲作用，对肾功能影响发生较慢，但均为双侧性。

自20世纪60年代后期Rado提出利尿剂核素肾显像应用以来已有将近50年历史。70年代后期O'Reilly完成了上尿路梗阻应用的系统性研究后，利尿剂核素肾显像被临床所接受。由于它可同时对可疑上尿路梗阻和肾功能两方面加以评价，而成为诊断上尿路梗阻的主要方法之一。

肾动态显像可显示双侧上尿路通畅情况。上尿路通畅时，结果同正常影像。上尿路梗阻时，因梗阻程度、部位不同，影像结果不同。其典型影像特点为：肾盏和（或）肾盂显影，并明显扩张，显像剂浓聚，消退延缓，有时可见梗阻上方输尿管显影、扩张（图 14-10）。因尿路梗阻程度和时间不同，患侧肾功能状况也有很大差别。部分梗阻、时间较短时，同侧肾功能受损程度小；完全梗阻、时间长，可致该侧肾功能完全丧失。在患侧肾功能正常时，IVP 灵敏度明显低于肾功能显像。当水负荷不足，膀胱内尿液充盈，休克、弥漫性肾小管腔淤塞或压力明显增高、肾功能严重受损时，肾内影像持续不退，可出现假阳性结果。利尿试验主要用于梗阻性肾盂积液和单纯肾盂扩张的鉴别诊断。

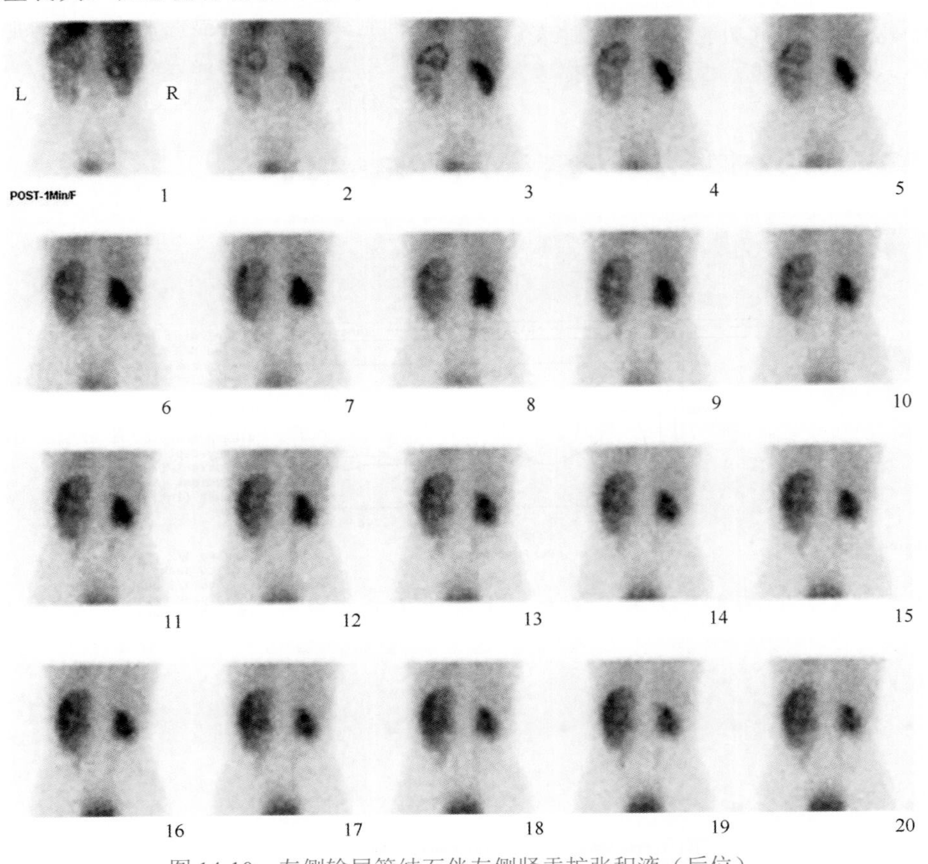

图 14-10 左侧输尿管结石伴左侧肾盂扩张积液（后位）

（三）肾血管性高血压

肾血管性高血压是由肾动脉的主干或主要分支狭窄所引起的，但也有部分肾动脉狭窄患者的血压为正常，因此肾血管性高血压病与肾动脉狭窄和其他高血压病的鉴别诊断就显得相对重要。目前，筛选和鉴别诊断肾血管性高血压病的方法很多。多普勒超声可以直接观察肾动脉及血流频谱进行分析，但检查的准确性依赖于操作者。增强磁共振血管造影是传统血管造影极好的替代方法，其局限性是不能充分显示肾段动脉和副肾动脉，以及在部分患者中会高估狭窄程度。由于常规血管造影检查成本高、操作复杂，因此核素肾显像和多普勒超声成为筛查肾血管性高血压的主要方法。其中 ACE 抑制剂介入肾动态显像（如巯甲丙脯酸试验）可明显提高探测单侧肾血管性高血压的诊断灵敏度和特异性，而对双侧肾血管狭窄的诊断作用还存有较大争议。

肾血管性高血压病在常规肾动态显像中的影像学特点为患侧肾血流灌注减低、影像延迟、肾实质影像小、多伴肾功能受损、肾图曲线呈小肾图型，而 GFR 降低（图 14-11）。在巯甲丙脯酸试验后，GFR 值明显减少，能提高单侧肾血管性高血压病的诊断率。而严重者肾脏可不显影，肾图为无功能图形，提示患肾无血流灌注或肾脏几乎无功能，巯甲丙脯酸试验为假阴性。

（四）肾衰竭

肾衰竭（renal failure）是指各种原因导致的肾脏功能衰竭而引发的临床综合征，包括急性肾衰竭（acute renal failure，ARF）和慢性肾衰竭（chronic renal failure，CRF），均表现为血尿素氮和血肌酐异常增高，GFR 明显降低。当血肌酐超过 500mmol/L 或 GFR 小于 5～10ml/min 时，该患者就须进行血液透析治疗。

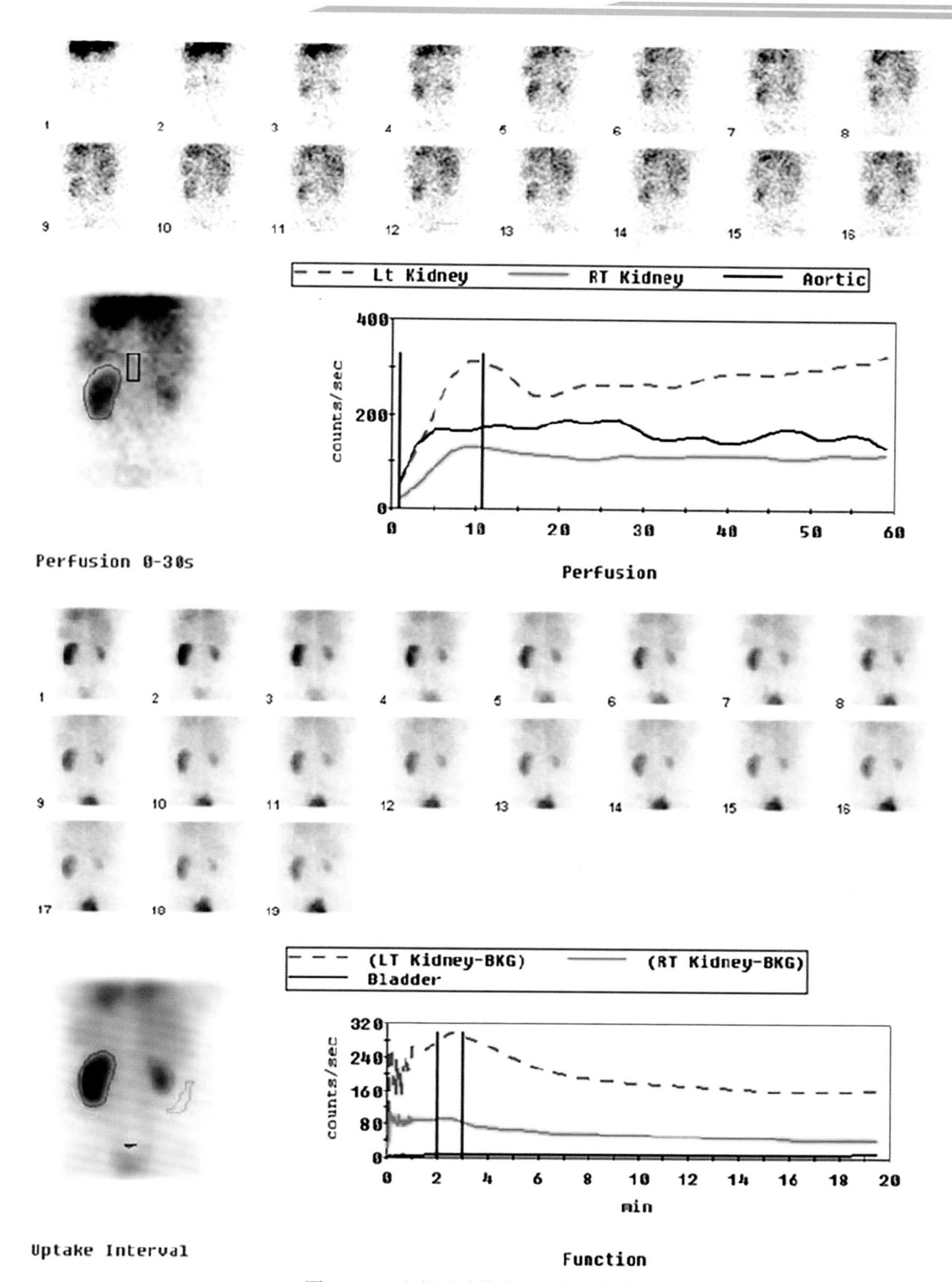

图 14-11 右肾动脉狭窄、右肾小肾图

急性肾衰竭由许多种原因引起，在此之前没有明显的肾脏疾病，经过去除病因和积极治疗后，肾功能可以恢复正常。肾显像显示双肾大小、形态正常，显像剂长时间滞留于双肾皮质内，清除明显减慢，膀胱内出现显像剂的时间明显延后和数量减少，GFR 显著降低（图 14-12）。肾图呈现双侧对称性上升曲线，与严重梗阻性曲线相似。

慢性肾衰竭通常是长期肾脏疾病发展的自然结果，对肾功能的恢复治疗没有大的帮助，仅能预防病情的进一步发展和恶化。在肾功能损害的不同时期，肾显像结果有明显差别。慢性肾衰竭表现为双肾对称性显著缩小、无显像剂摄取高峰，清除明显延缓，膀胱内显像剂出现较晚且量很少，周围本底明显增高，GFR 很低（图 14-13）。

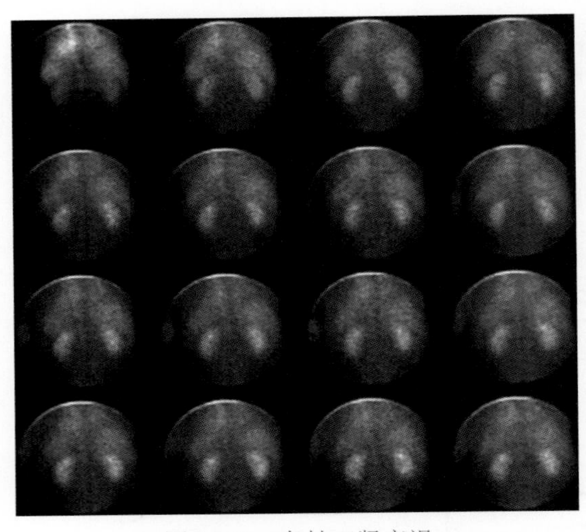

图 14-12　急性双肾衰竭

（五）在肾移植中的应用

肾移植是终末期肾病的最终治疗方法，移植成功可显著提高患者生存率及生活质量。移植肾（renal transplantation）通常被手术置于右髂窝（图 14-14，图 14-15）。肾动态显像在肾移植过程中起着非常重要的作用，可以对移植肾功能进行随访、监测，并预测长期移植肾功能水平。

1. 肾移植术前肾动态显像评估　终末期肾病患者肾移植术前肾功能评估是必备一个环节。在活体供肾的术前评估中，对于肾移植的供者总肾及分肾功能评估尤为重要，既确保供者供肾后剩余肾脏能够维持机体代谢的需要，又要保证受者接受的肾脏具备移植肾的要求。

2. 肾移植术后肾功能的评价　移植肾是否成活、功能状况如何、有无排异反应及并发症的发生是临床医师非常关注的问题。

术中和术后伴有许多并发症，根据解剖结构可分为肾前性（prerenal）、肾性（renal）和肾后性（post-renal）。肾前性包括：血管阻塞、肾动脉狭窄、动脉撕裂等；肾性包括：急性肾小管坏死（acute tubular necrosis，ATN）、急慢性环孢素 A 中毒性肾病、排异反应、梗死、出血、移植肾破裂和动静脉瘘等；肾后性包括：腔内梗死、输尿管狭窄、血凝块、腔外梗阻、肾周液体储集、尿漏、脓肿和膀胱输尿管反流等。

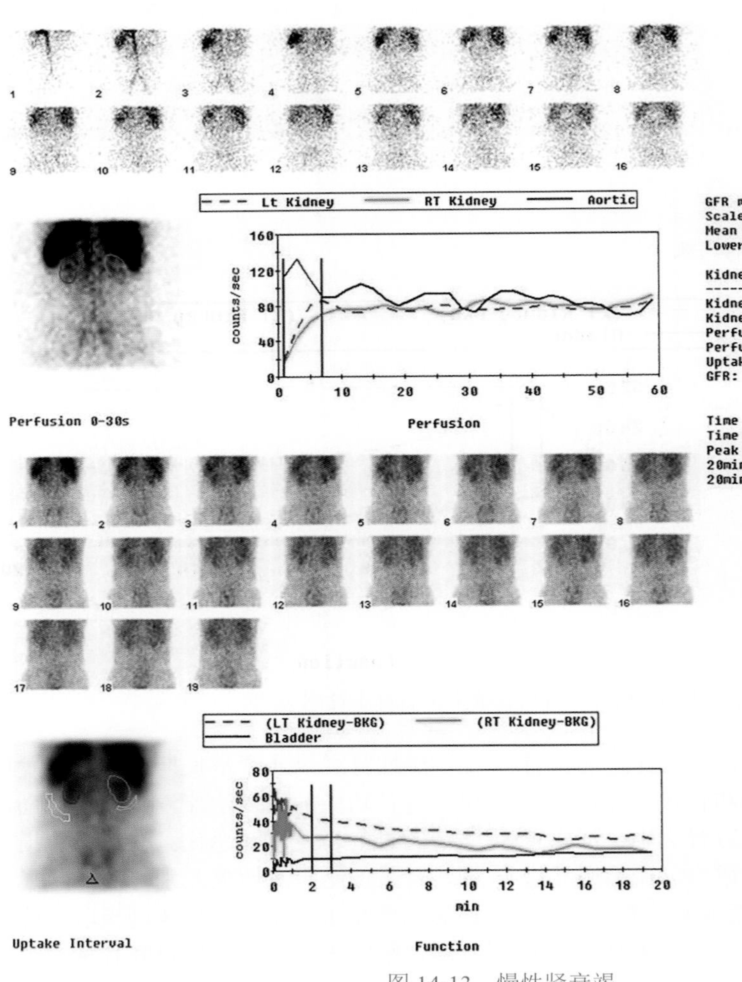

图 14-13　慢性肾衰竭

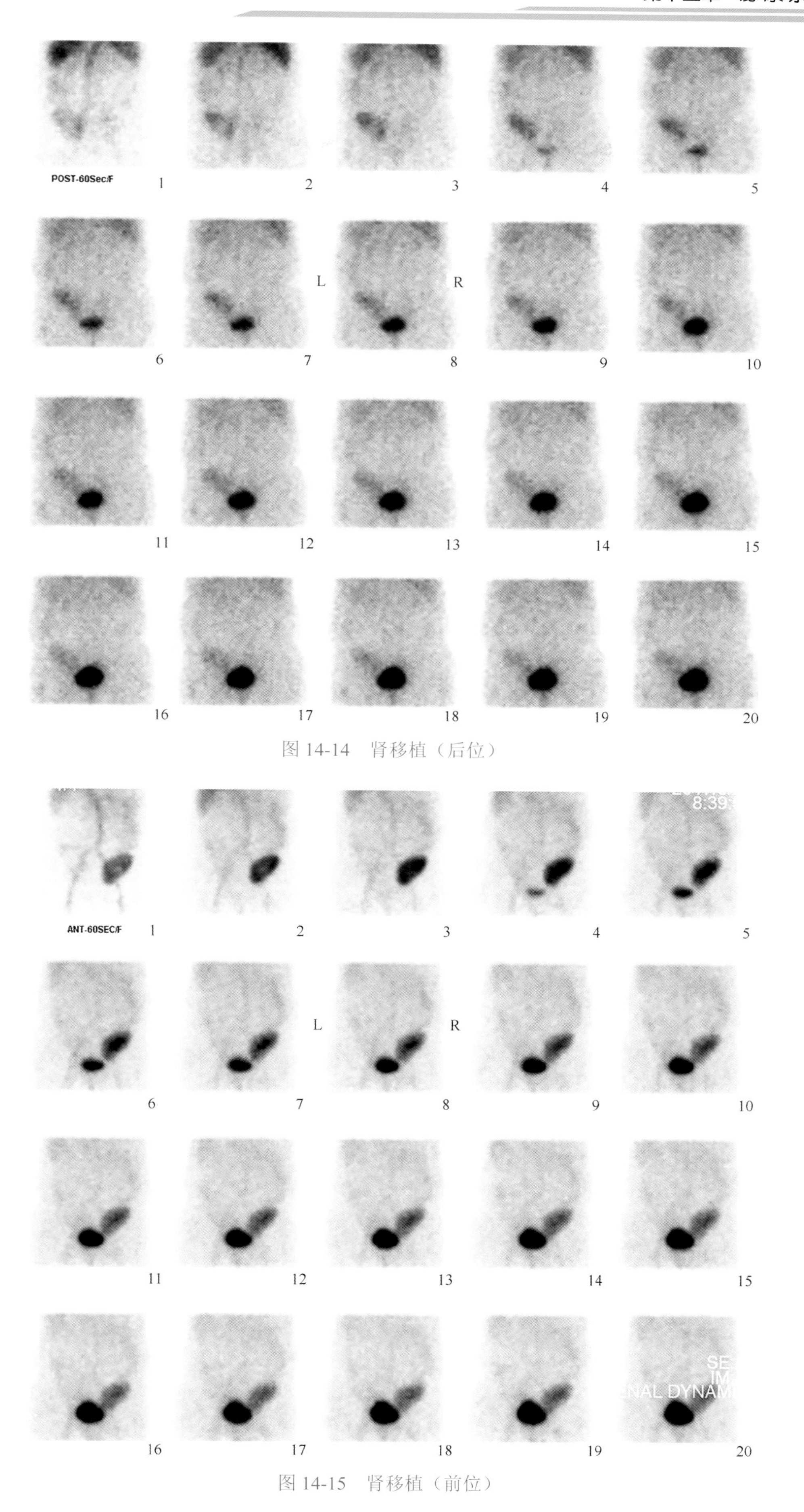

图 14-14 肾移植（后位）

图 14-15 肾移植（前位）

功能良好的移植肾影像表现与正常肾脏相似。肾血管性病变在血流灌注相中肾影出现延迟、影像模糊、轮廓不清；急性肾小管坏死时常出现于术后24h内，于1～3周消失，核素肾显像表现为肾血流灌注仅轻度减少，但肾皮质摄取和清除显像剂明显延缓，尿液减少。

肾移植术后排异反应分成四种：超急性排异反应（hyperacute rejection）、加速排异反应（accelerated acute rejection）、急性排异反应（acute rejection）和慢性排异反应（chronic rejection）。超急性排异反应通常于术后即刻出现，术中移植肾色泽若变黑、肿胀便可诊断。核素肾显像表现为移植肾无血流灌注和功能丧失，显像剂分布缺损，需与血管梗死相鉴别。加速排异反应见于曾有输血和器官移植病史患者，对移植肾过度敏感，时常发生于术后第一周。急性排异反应多见，多发生于术后的5～7d内，移植肾活检是诊断排异反应的金标准。核素肾显像显示移植肾血流灌注减低、功能差，应与ATN鉴别。慢性排异反应为一种延后排异反应，可发生于移植术后半月到半年，该过程发展隐匿、缓慢，移植肾功能逐渐减退，核素肾显像示移植肾血流灌注减低，肾皮质聚集显像剂减少、延缓，尿液形成减少。

肾盂输尿管或膀胱输尿管处术后早期，可能出现尿漏。核素肾显像示上尿路外出现异常放射性浓聚，形状不规则，外缘边界不清。

（六）在肾脏占位性病变中的应用

肾动态显像特点与肾占位的大小密切相关。肾脏恶性占位性病变术前常规进行肾动态显像评估分肾功能及估测术后残余肾功能，肾血流灌注显像可为肾占位区域高灌注或等灌注，肾功能显像显示肾内局限性显像剂分布缺损或稀疏，小的占位病灶亦可表现为显像剂分布正常。如血流灌注出现缺损或稀疏，多见于良性病变，如囊肿、脓肿、缺血性病变等；若血流灌注出现显像剂分布正常或增高，多提示为肾内恶性病变。

（七）肾外伤（renal trauma）

肾脏遭受外伤后，肾内血管、组织损伤，其血运可能降低；肾外包膜或输尿管破裂，尿液将出现于泌尿系统之外，形成尿漏。核素肾显像示肾包膜内出血处显像剂分布缺损，较周围本底放射性计数低；肾外包膜或输尿管破裂后，泌尿系统外可见不规则的显像剂浓聚影。

（武志芳）

第二节　肾静态显像

一、原　　理

通过静脉注射被肾小管上皮细胞特定摄取而清除缓慢的放射性显像药物，使肾脏清晰显影，可以获得相关的肾脏信息，如肾脏的大小、形态、位置、分肾功能及占位性病变等。

二、方　　法

1. 显像药物

（1）^{99m}Tc-二巯基丁二酸（^{99m}Tc-dimercaptosuccinic acid，^{99m}Tc-DMSA）：是目前最好的肾皮质显像剂。注射剂量的40%～60%与肾近球小管细胞紧密结合，其余通过尿液缓慢排出。因其不通过肝胆系统排泄，免受肝胆消化道等因素影响，肾实质影像更为清晰。成人剂量74～185MBq，儿童剂量为1.85MBq/kg（最小剂量为22.2MBq）。

（2）^{99m}Tc-葡庚糖（^{99m}Tc-glucoheptonate，^{99m}Tc-GH）：见肾动态显像。成人剂量为370～740MBq，儿童剂量为7.4MBq/kg。

2. 显像方法

（1）患者准备：一般无须特殊准备。不合作者（如儿童、意识障碍者）给予适量的镇静剂，以确保显像过程中保持体位不变。显像前排空膀胱。

（2）体位：常规取仰卧位，有时平面像也取坐位。平面显像：后位、前位、左后斜位、右后斜位，必要时行左侧位和右侧位显像。

（3）操作程序：静脉注射显像剂后2～3h，分别行双肾平面和断层显像。

（4）采集条件：探头配置低能通用型准直器，平面采集（3～5）×10^5计数或配置针孔准直器，平面采集1×10^5计数；断层时，探头配置低能高分辨准直器，能峰为140keV，窗宽20%，矩阵64×64或128×128，360°椭圆旋转，3°～6°/帧，20～40s/帧，Zoom：1～1.5。

（5）图像处理：平面影像无须特殊处理；断层影像需进行图像重建，选用适当的滤波函数，进行衰减校正，获得横断面、冠状面和矢状面图像。

三、图像分析

1. 正常图像　双肾呈蚕豆状，影像清晰，轮廓完整，肾门平第1～2腰椎，双肾纵轴呈“八”字形，右肾多较左肾略低和宽，左肾较右肾略长。大小约为11cm×6cm，两肾纵径差＜1.5cm，横径差＜1.0cm。肾影周边显像剂分布增高，肾门和中心处稍低，两侧基本对称（图14-16，图14-17）。

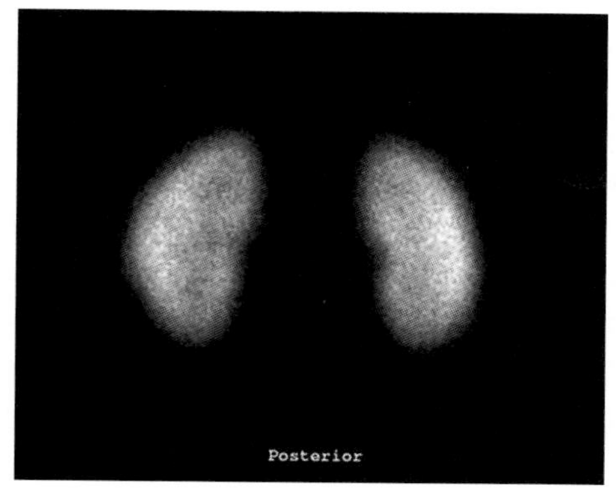

图 14-16　正常肾静态显像（^{99m}Tc-DMSA）

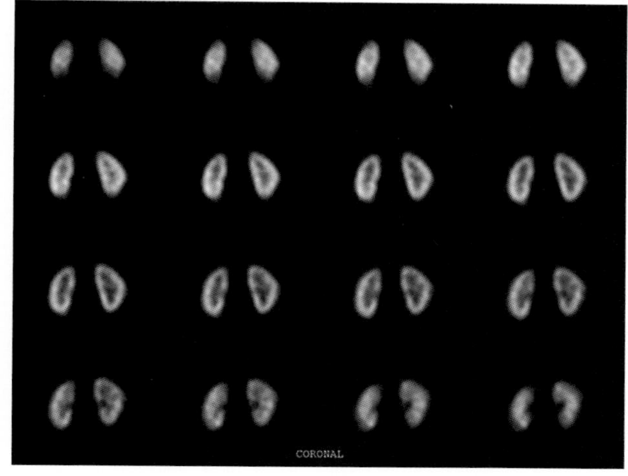

图 14-17　正常断层肾影（^{99m}Tc-DMSA）

2. 异常图像

（1）肾脏位置、形态和数目异常：如异位肾、单肾、先天性畸形等。

（2）肾内占位性病变：如肿瘤、囊肿等，表现为局限性显像剂分布稀疏或缺损。

（3）急性肾盂肾炎：单个或多个肾皮质显像剂分布稀疏、缺损区，形态各异。偶可见全肾显像剂分布减低。6 个月内，急性肾盂肾炎可完全治愈，显像结果也可恢复正常。

（4）肾皮质瘢痕：陈旧瘢痕收缩，引起相邻肾皮质体积的缩小，如皮质变薄，肾外形变宽或肾皮质楔形缺损。尤其随周围正常皮质组织生长发育，陈旧瘢痕变得更为明显。

四、临床应用

（一）了解肾脏大小、位置和数目状况

1. 肾位置异常　肾动、静态显像均可直接显示肾实质全影，且影像清晰。肾下垂多见于一侧肾脏，若肾影中心下降＞3cm 即属肾下垂。游走肾于卧位时肾影大小、位置基本与对侧正常肾脏相同，而坐位时则明显下降，且小于卧位影；异位肾时，常可见正常肾区仅有一侧肾脏，而在腹、盆腔有另一发育欠佳的异位肾（图 14-18）。肾显像为形态和功能双重检测方法，对异位肾和单侧肾缺如（图 14-19）的诊断要优于 B 超和 CT 等影像学方法，并常用于明确腹、盆腔肿物与肾脏间的关系。

图 14-18　左侧肾脏异位伴发育欠佳

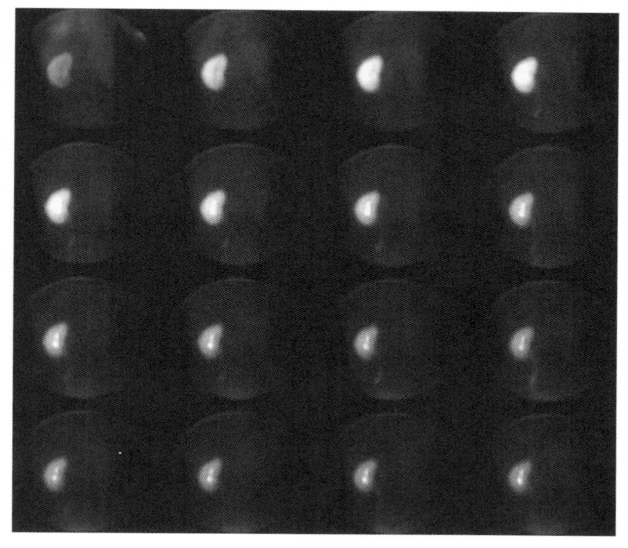

图 14-19　右肾缺如

2. 肾形态异常　可明确显示先天性肾畸形，如马蹄肾、孤立肾、双肾一侧融合、重复肾等，并可了解其功能状况。马蹄肾是最常见的肾融合畸形，肾影可见病肾下极相连，形似马蹄状，前位明显。多囊肾表现为囊区显像剂分布缺损或明显稀疏，残留肾组织显影。肾显像在形态学显像方面要逊于 B 超、CT 等影像学方法，但其优势在于了解畸形肾的功能。

3. 一侧肾不显影　见于先天性肾缺如、肾功能丧失或肾切除术后，该侧肾区无显像剂集聚，健侧肾脏常常代偿性增大。

4. 双肾影显示不良　提示双侧肾功能严重受损，残留肾功能组织明显减少。

（二）肾脏炎症性病变

肾静态显像对肾盂肾炎、肾脏瘢痕的诊断阳性率明显高于 B 超、CT、IVP 等影像学检查。急性肾盂肾炎表现为单侧或双侧肾脏的单发或多发放射性

缺损区，也可见弥散性放射性减低。慢性肾盂肾炎显示肾影变小，形成瘢痕的部位放射性摄取减低，分布稀疏不均。

急性肾盂肾炎的典型临床表现为发热、患侧腰痛和肋脊角触痛、白细胞计数增高、脓尿等。在许多病案中（尤其儿童），其临床症状不甚明显。上尿路感染患者时常仅有下尿路感染的症状和体征，仅根据临床表现和实验室检查结果诊断急性肾盂肾炎是不可靠的。单侧输尿管导管冲洗或膀胱冲洗试验可以准确定位上尿路或下尿路感染，但上述两种方法均为有创性检查，且无法鉴别肾盂炎症是否侵及肾实质。

下列几种显像技术也可用于急性肾盂肾炎和下尿路感染的鉴别诊断。静脉尿路造影（intravenous urogram，IVU）诊断急性肾盂肾炎的灵敏度很低。CT 是一种灵敏有效的解剖形态学诊断技术，可判别肾实质密度变化和范围大小，尤其适用于肾周组织的评价。但常规作为鉴别诊断肾盂肾炎和随访检查方法是不现实的。MRI 在诊断急性肾盂肾炎方面的作用目前尚不明确。当前，核素肾皮质显像技术是诊断急性肾盂肾炎最可靠最实用的显像方法，可常规用于尿路感染的功能评价和随访检查。同时，肾脏超声检查可作为其有利补充，尤其在探测与尿路感染有关的尿路梗阻性肾病方面。

急性肾盂肾炎通常导致一个或多个肾皮质不同程度的放射性分布稀疏缺损区，肾脏轮廓无畸形，体积大小正常，偶见肾皮质显像剂分布稀疏部位体积增大（图 14-20）。病变多发生于肾脏上、下极，中段也非少见。有时可见受累肾脏体积增大，显像剂分布弥漫性减低。该病可在数月内完全治愈，随访复查显像结果也可恢复正常，或转化为肾脏局部永久性损害，形成瘢痕。瘢痕收缩将使受累皮质体积缩小，瘢痕的大小形态与病灶部位，炎症程度和患者年龄有密切关系。

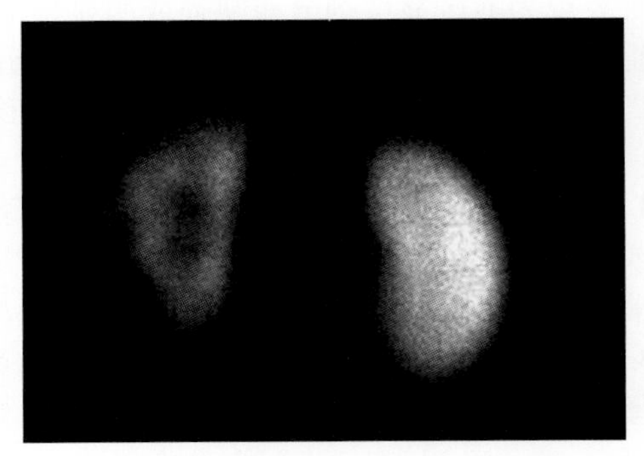

图 14-20　左肾急性肾盂肾炎（后位）

（三）肾占位性病变

肾内占位性病变（space-occupying lesions in kidney）大多伴有肾脏结构和功能的异常，可分为良性（benign）、恶性（malignant）病变或实性（solid）、囊性病变（cystic lesions）。常规影像学方法如 CT、MRI、超声等是探测肾内占位性病变和鉴别诊断实性和囊性病变或良性和恶性病变的首选方法。CT 和 MRI 虽可提供清晰的局部解剖学关系，却无法了解肾内占位性病变和残留肾功能的状况，而肾动态和肾静态核素显像正好可以满足这方面的需求，为术前手术方案的选择和术后残留肾功能的评价提供信息。

恶性肾内占位性病变以肾细胞癌为多见，占成人肾恶性肿瘤的 85%～95%，占成人所有恶性肿瘤的 3% 左右，而良性病变则以肾内囊性病变为主。无论良性肾内占位性病变还是恶性肾内占位性病变都很少集聚放射性显像药物，在肾动态和肾静态影像中均呈现为局部放射性缺损。肾细胞癌通常具有高血流量供应，却无正常肾功能，但偶尔也能发现肾细胞癌摄取放射性显像药物。另外，部分良性病变如肾内动静脉畸形、血管平滑肌脂肪瘤、大嗜酸细胞瘤等也表现为高血流量，而 10% 的肾细胞癌却处于低血流量供应状态。这些都为肾动态显像在肾内占位性病变的良恶性鉴别诊断方面增加了变数，使其临床应用受到了较大的限制（图 14-21）。

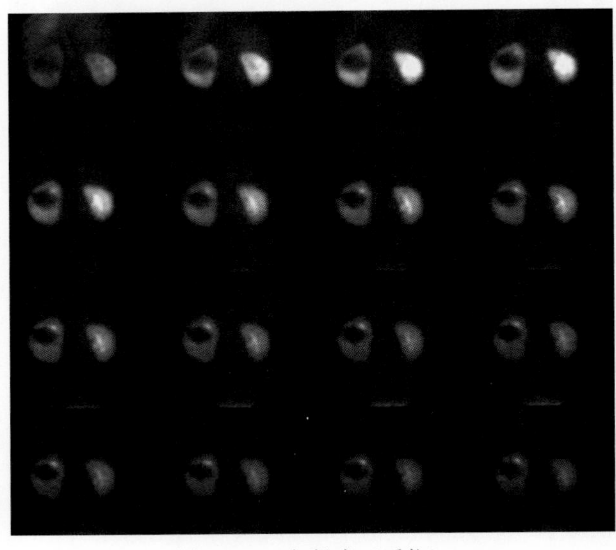

图 14-21　左肾癌（后位）

在探测肾内占位性病变的大小方面，肾静态显像较肾动态显像具有明显的优势。^{99m}Tc-DMSA SPECT 显像可探测到最小为 2cm 的肾内占位性病变，其分辨率优于静脉肾盂造影（intravenous pyelography，IVP），但明显低于超声、CT 和 MRI。超声探测到的最小肾内占位性病变为 0.3cm，而 CT 和 MRI 除能探测到肾内原发占位病变外，还可了解其与邻近组织器官的关系及淋巴转移状况。

虽然肾动态显像和肾静态显像在肾内占位性病

变中的应用受到很大限制，但其对被 IVP 和超声探测到的肾内较小实性组织，如增生肥大的肾柱和肾内结构形态变异等有很好的鉴别诊断优势。这些实性组织具有正常功能，可以摄取放射性显像药物。同时，肾动态显像和肾静态显像也是术前评价肾功能和术后随访残留肾功能的最佳方法。

第三节　膀胱输尿管反流显像

膀胱输尿管反流（vesicouretal reflux，VUR）是指尿液由膀胱反流入输尿管、肾盂。正常输尿管膀胱连接部存在瓣膜机制功能，可防止尿液的反流，由于先天异常、病理改变或输尿管膀胱结合部发育不全等原因导致小儿膀胱输尿管瓣膜的功能性无力可使尿液发生反流。

膀胱输尿管反流与尿路感染和畸形有关，研究发现 22%～52% 的泌尿道感染患儿存在膀胱输尿管反流。肾内反流伴有细菌感染时，细菌可随尿液进入肾实质，可导致反流性肾病、肾瘢痕形成。严重者可发展为肾萎缩、肾衰竭。有肾瘢痕的泌尿道感染患儿，膀胱输尿管反流的阳性率明显高于无肾瘢痕者。因此，早期诊断膀胱输尿管反流对防治小儿泌尿道感染至关重要。本节主要介绍如何应用放射性核素显像来判断有无膀胱输尿管反流。

一、原理和显像剂

放射性核素膀胱显像（radionuclide cystography，RC）是将放射性核素显像剂引入膀胱，待膀胱充盈后，用显像仪器动态采集膀胱区加压或患者用力排尿的过程，临床上通过观察肾脏、输尿管、膀胱内显像剂的变化来判断有无膀胱输尿管反流及其程度、部位。与排泄性膀胱尿路 X 线摄影（voiding cystourethrography，VCUG）相比，其检查方法简便、安全，探测膀胱输尿管反流的灵敏度高，但其分辨率较低。常用放射性药物为 $^{99m}TcO_4^-$、^{99m}Tc-硫胶体或 ^{99m}Tc-DTPA。剂量：直接法：37MBq（1.0mCi）；间接法：参照肾动态显像。

二、适　应　证

1. 判断反复泌尿系感染患者是否有膀胱输尿管反流及其反流程度。

2. 判断下尿路梗阻和神经源性膀胱患者是否有尿反流及其反流程度。

3. 评价膀胱尿反流的治疗效果。

三、检 查 方 法

根据放射性药物引入途径的不同，膀胱输尿管反流测定可分为直接显像法（图 14-22）与间接显像法（图 14-23）。

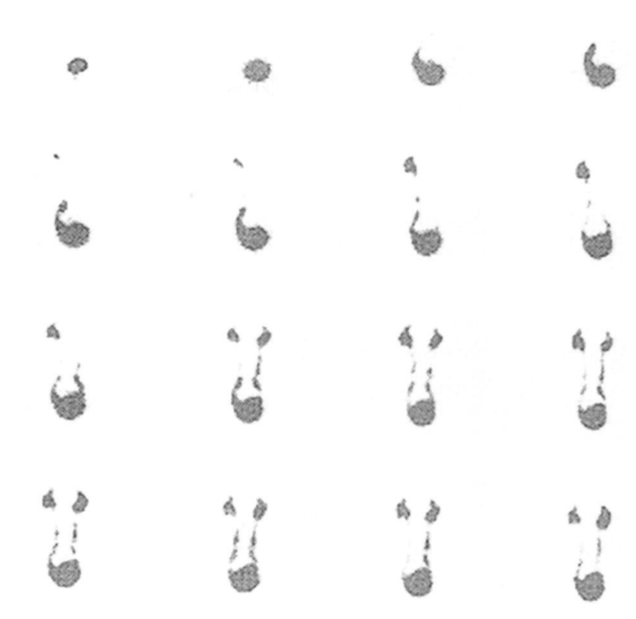

图 14-22　双侧膀胱输尿管反流（直接法）

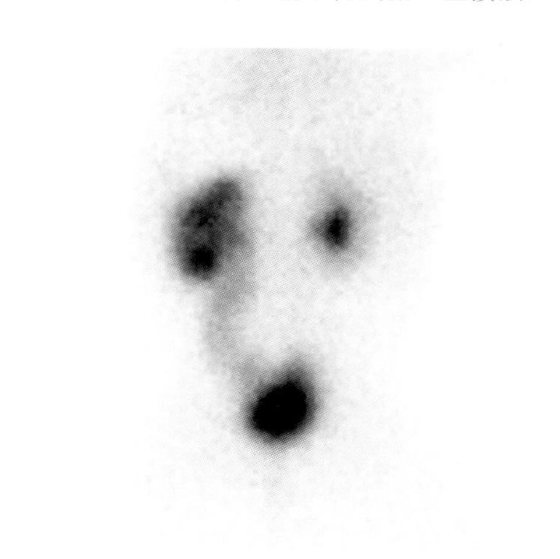

图 14-23　左侧膀胱输尿管反流（间接法）

（一）直接显像法

经导尿管将显像剂注入膀胱，然后缓慢注入生理盐水，在膀胱不断充盈继而排尿的过程中观察输尿管和（或）肾内有无异常放射性出现，有则提示膀胱输尿管反流存在。

（1）患者准备：按无菌操作行尿道插管，导管末端接输液管和尿管，排空膀胱后夹闭尿管。

（2）患者取仰卧位，探头视野包括膀胱、双侧输尿管和双肾。前、后位采集。探头配置低能通用型准直器，能峰 140keV，窗宽 20%，矩阵 128×128。①膀胱充盈期：向输尿管内先后注入显像剂和 10ml 生理盐水，随后用 60 滴 / 分滴速滴入相当于膀胱容量（膀胱容量 =[年龄 +2]×30ml）体积的生理盐水，同时开始 5s/ 帧动态采集，观察膀胱充盈情况。②排尿期：排尿前先采集一帧 30s 静态图像。松开夹闭的导尿管以 5s/ 帧的速度开始连续动态采集，第 7～8

帧嘱患者用力排尿，同时腹部适当持续加压采集至排尿结束。排尿后再采集一帧 30s 静态图像。③所采集排尿前、排尿后的 30s 图像用以计算残余膀胱容量。

本法优点：①较 X 线膀胱造影灵敏且辐射剂量小（仅为 X 线造影的 1%）；②结果不受肾功能影响。缺点是：①需要经尿道插管，存在尿路感染的风险；②对膀胱细微结构分辨率较低。

（二）间接显像法

静脉注入 ^{99m}Tc-DTPA 后常规行肾动态显像，待膀胱明显显影而肾脏和输尿管显像基本消退后，嘱受检者用力憋尿，随后腹部适当加压用力排尿，通过显像仪器连续动态观察该过程中输尿管和肾内有无异常放射性增高。

（1）患者准备：显像前 30min 内饮水 300ml，不排尿。

（2）检查前半部分同常规肾动态显像。待大部分显像剂排至膀胱而肾脏及输尿管影基本消退，受检者憋尿至无法耐受时以 5s/ 帧的速度开始连续动态采集，嘱受检者用力排尿，同时腹部适当持续加压采集至排尿结束。

间接法的优点是不用插导尿管，更符合生理情况，并同时提供肾动态影像。缺点是需要长时间憋尿，儿童和尿失禁的患者难以接受，检查结果受肾功能的影响。

四、图像分析

1. 正常影像 各期影像中仅见膀胱显影，双侧输尿管和肾脏区域不显影。

2. 异常影像 在各期影像中，除膀胱显影外，还可见双侧输尿管和（或）肾脏区域出现异常的显像剂分布或显像剂分布明显增高，提示存在膀胱输尿管反流，可根据异常放射性出现的部位将输尿管反流的程度分为轻、中、重度（表 14-3）。

表 14-3 VUR 分级标准

VUR 分级	显像所见
轻度	仅见输尿管显影，无扩张，未能到达肾脏
中度	少量经输尿管反流到肾盂，有放射性浓聚，无扩张
重度	大量反流到扩大的肾盂和肾盏系统，伴输尿管及肾盂扩张、迂曲

3. 时间-放射性曲线分析

（1）用 ROI 技术勾画双肾、双侧输尿管（全段或某段）和膀胱轮廓，获得各自的时间-放射性曲线，观察曲线是否出现上升段。如果曲线有上升段则提示存在膀胱输尿管反流，可根据放射性增高的程度和部位了解输尿管反流的程度。

（2）膀胱残留尿量的计算：利用 ROI 技术测量排尿前、排尿后膀胱区影像放射性，记录排尿量，可计算出膀胱残留尿量和尿反流率。计算方法如下：

$$\text{膀胱残余尿量（ml）}=\frac{\text{排尿量（ml）}\times\text{排尿后膀胱计数}}{\text{排尿前膀胱计数}-\text{排尿后膀胱计数}} \quad (14\text{-}10)$$

$$\text{尿反流率（\%）}=\frac{\text{尿反流输尿管处计数率}}{\text{同一时间的膀胱计数率}}\times 100\% \quad (14\text{-}11)$$

五、临床价值

1. 不同性别患儿膀胱输尿管反流的检查 一般认为，对于泌尿道感染的女性患儿初次评价是否存在 VUR，宜及时做放射性核素膀胱显像明确有无膀胱输尿管反流，以采取相应措施，对已确诊膀胱输尿管反流并经外科及抗感染治疗后的患儿应定期进行复查。

男性患儿一般首选放射科 VCUG 检查，因为核医学方法无法排除下尿路先天发育异常，如后尿道瓣膜可导致膀胱排尿不畅，引起泌尿道感染。但已明确无尿路解剖异常的男性患儿首次也可用 RC。

2. 小儿膀胱输尿管反流与肾瘢痕之间的关系 小儿膀胱输尿管反流可引起反流性肾病，并可诱发急性肾盂肾炎（APN），而 APN 可造成肾瘢痕，若不能及时治疗并痊愈，可长期存在，并引起永久性肾损害甚至肾衰竭，必须引起足够重视。

3. 其他 对于以下情况，可考虑进行放射性核素膀胱显像以明确有无膀胱输尿管反流。① VUR 的兄弟姐妹筛查是否存在 VUR；② VUR 进行药物治疗后或手术治疗后随访；③膀胱功能失调（如神经源性膀胱）VUR 的系统评价。

思 考 题

1. 泌尿系统核医学的主要内容有哪些？它们各自有何特点？

2. 肾动态显像的示踪原理是什么？可为临床提供哪些有价值的信息？

3. 介入肾动态显像的原理是什么？有哪些临床应用价值？

4. 肾静态显像原理与肾动态显像有何不同？其临床意义是什么？

（武 军）

第十五章　肿瘤显像

恶性肿瘤依据组织学起源可分为来源于上皮组织的癌和来源于非上皮组织的肉瘤、血液系统恶性肿瘤及神经系统恶性肿瘤等。恶性肿瘤已成为人类健康的主要威胁之一，肿瘤的基础与临床研究是现代医学备受关注的焦点。

核医学显像技术由于其示踪策略系针对肿瘤组织细胞的血流、代谢、增殖、分化及受体等生物学环节，在肿瘤学的研究和临床应用中可谓独树一帜。肿瘤诊治也构成了临床核医学的主要工作内容。目前核医学显像已经从单一功能代谢显像（SPECT、PET）发展成为与解剖形态影像（CT、MRI）的同机融合显像，PET/CT 及 SPECT/CT 已广泛用于临床，在肿瘤的诊断、分期、疗效评价、监测复发及转移、评估预后等方面显示出越来越重要的作用。PET/MRI 现今已经投入了临床使用，并可为临床提供更多有价值的诊断信息。PET/CT 及 PET/MRI 显像技术对于肿瘤学的基础研究、临床诊断与治疗产生了巨大的推动作用。目前世界上 PET 或 PET/CT 检查的病例中，与肿瘤有关的显像占 85% 以上。我国 PET/CT、PET/MRI 设备数量快速增长，PET 显像已有成为肿瘤临床常规检查的趋势。近年来，随着各种亲肿瘤单光子核素放射性药物的开发（如亲肿瘤化合物、多肽、抗体等），SPECT/CT 肿瘤显像也在不断发展，为肿瘤早期诊断和靶向治疗提供了新途径。

第一节　PET/CT 肿瘤显像

PET/CT（positron emission tomography/computed tomography，正电子发射计算机体层显像仪）是将 PET 和 CT 组合成一体机的新型影像技术和设备，显像时不仅可得到 PET 和 CT 各自的图像，还能获得 PET 和 CT 的同机融合图像，从而结合了 PET 功能代谢和 CT 解剖形态两方面的优势，目前已成为医学研究和临床的有力工具。肿瘤临床应用以 ^{18}F-FDG PET/CT 为常规显像，因此，本节内容主要介绍 ^{18}F-FDG 肿瘤显像。

一、原　　理

肿瘤细胞的基本生物学特征之一是肿瘤细胞快速增殖伴随着高代谢（如葡萄糖、蛋白质、核酸等），利用正电子核素标记这些代谢物质或其类似物即可使肿瘤组织聚集放射性形成“热区”，从而定性和定量显示病灶的代谢活性，进而对病灶性质和分布情况进行判断。此类示踪剂为放射性药物，如 ^{18}F-氟代脱氧葡萄糖（^{18}F-FDG，糖代谢）、^{11}C-胆碱（^{11}C-胆碱，磷脂代谢）、^{11}C-蛋氨酸（^{11}C-MET，氨基酸代谢）、^{18}F-氟胸腺嘧啶（^{18}F-FLT，核酸代谢）等。许多新的放射性药物还在被不断地开发研究之中。不过，^{18}F-FDG 是迄今为止最成熟的肿瘤代谢显像剂，它被誉为“世纪分子”。以下以 ^{18}F-FDG 为例介绍 PET 肿瘤代谢显像的原理。

^{18}F-FDG（^{18}F-fluorodeoxyglucose，^{18}F-氟代脱氧葡萄糖）为葡萄糖类似物，是临床最常用的显像剂。^{18}F-FDG 和葡萄糖的分子结构比较（图 15-1），由于两者的分子结构相似，^{18}F-FDG 在体内的生物学行为与葡萄糖相似。

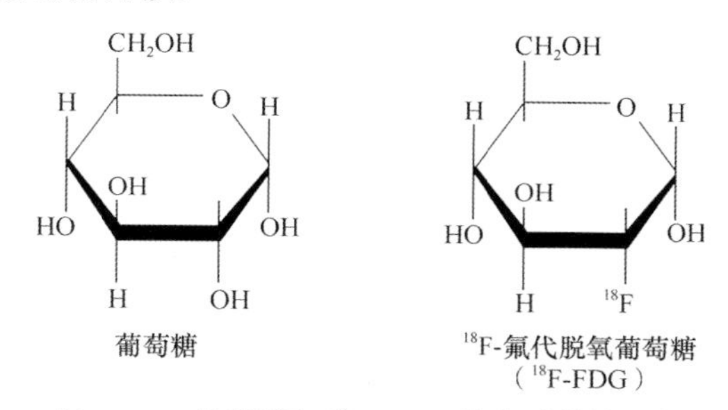

图 15-1　葡萄糖和 ^{18}F-FDG 的分子结构比较

静脉注射 ^{18}F-FDG 后，其在葡萄糖转运蛋白的帮助下通过细胞膜进入细胞，细胞内的 ^{18}F-FDG 在己糖激酶（hexokinase）的作用下被磷酸化，形成 6-磷酸-^{18}F-FDG（6-P-^{18}F-FDG），因 6-P-^{18}F-FDG 与葡萄糖结构不同（2-位碳原子上的羟基被 ^{18}F 取代），不能被进一步代谢，而滞留在细胞内（图 15-2）。在葡萄糖代谢平衡状态下，6-P-^{18}F-FDG 滞留量大体上与组织细胞葡萄糖消耗量一致，因此，^{18}F-FDG 能反映体内葡萄糖利用状况。

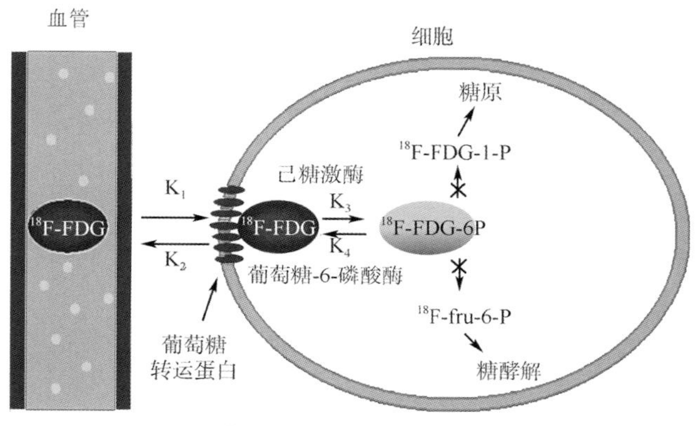

图 15-2　^{18}F-FDG 的细胞摄取机制示意图

葡萄糖代谢是细胞的主要能量来源，正常细胞主要通过葡萄糖的有氧氧化磷酸化供能，在缺氧环境下则以糖酵解为主。然而肿瘤细胞的能量代谢具有明显不同的特点，即使在有氧的条件下，肿瘤细胞仍以糖酵解的方式提供能量，而不是采用高效产生 ATP 的氧化磷酸化方式，有氧酵解是恶性肿瘤能力代谢的主要特征，又称为瓦尔堡效应（Warburg effect）。与氧化磷酸化相比，有氧酵解是一个低能的供能方式，但它却保证了分裂中的细胞以更快的速度产生 ATP，以满足肿瘤生长需要，并产生大量乳酸，导致肿瘤微环境酸化。

恶性肿瘤细胞聚集 ^{18}F-FDG，机制与下述有关：肿瘤细胞膜上葡萄糖转运蛋白（glucose transporter，Glut）如 Glut-1、Glut-2、Glut-3 等表达增加，肿瘤细胞内己糖激酶活性增高；葡萄糖-6-磷酸酶活性低（该酶可使 6-P-^{18}F-FDG 去磷酸化而释放出细胞外）等。

二、显像方法

1. 患者准备 由于葡萄糖与 ^{18}F-FDG 竞争细胞膜上的转运体，故当血糖升高时可使肿瘤细胞对 ^{18}F-FDG 摄取减少。因此，在进行显像前应让受检者禁食 4～6h，测身高及体重、空腹血糖水平原则上应低于 11.1mmol/L。

2. 采集病史 对于恶性肿瘤已确诊患者，重点了解肿瘤部位、病理类型、诊断及治疗经过（活检、手术、放化疗、骨髓刺激因子及类固醇使用情况）；了解结核、糖尿病、既往手术及外伤史；了解有无怀孕或哺乳；了解患者能否耐受检查及双手上举。

3. 注射显像剂 安静状态下，注射 ^{18}F-FDG，按 3.7～7.4MBq/kg（0.1～0.2mCi/kg），注药后，患者需保持安静状态，显像前排空尿液。

4. 图像采集 注射药物后 40～60min 进行头体部显像，CT 扫描用作衰减校正、解剖定位和诊断，然后进行 PET 扫描。必要时使用 CT 增强对比剂或进行延迟显像。

5. 断层图像重建 PET 数据经衰减校正、滤波重建及 TOF 技术降噪后，重建后图像以横断面、冠状面和矢状面显示，CT 断层图像和 PET 影像进行图像融合。

三、图像分析

正常禁食情况下，脑实质明显显影；肝脏均匀显影；脾脏轻度显影。心肌摄取示踪剂因人而异，可呈不显影、较淡而不均匀显影或呈明显的左室心肌显影。在泌尿系统中，根据饮水和排尿状况，可以看到不同程度的放射性分布，膀胱呈高放射性。肌肉和肠道可有程度不等的放射性分布（图 15-3）。

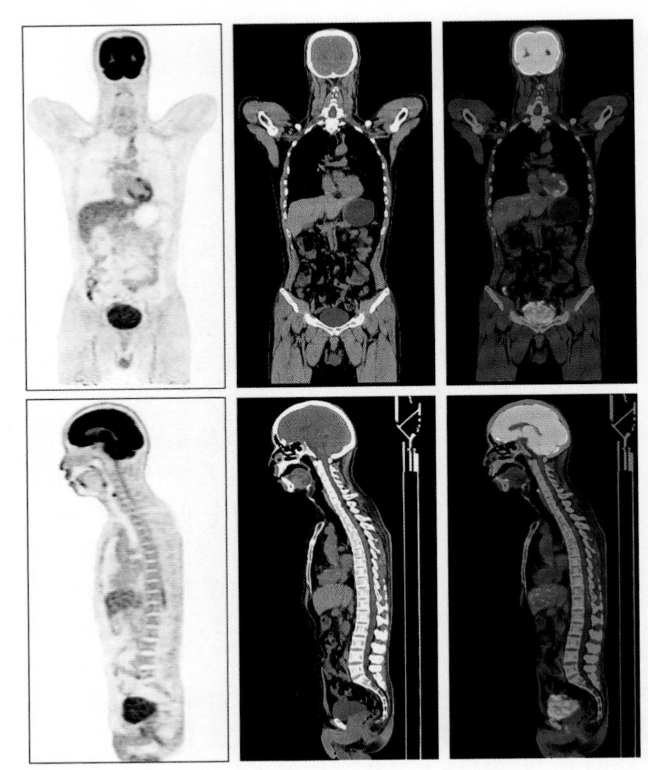

图 15-3 ^{18}F-FDG PET/CT 的正常图像

自左至右依次为 PET、CT 和 PET/CT 融合图像，上排冠状面、下排矢状面

在 PET 图像上出现 ^{18}F-FDG 分布异常浓聚（高代谢）或稀疏缺损（低代谢）即为异常图像。有时病灶的放射性分布与周围正常组织相等。

（1）视觉分析：结合 PET 图像和 CT 图像进行判读。PET 图像上明显高于周围正常组织的放射性浓聚视为异常摄取，表示局部葡萄糖代谢增高。

（2）定量分析：较常用的定量指标为标准摄取值（standardized uptake value，SUV），是描述病灶放射性摄取量的半定量分析指标。SUV 的含义是病灶处的放射性比活度与全身平均比活度之比，反映了病灶摄取放射性药物的水平，常被用于辅助病灶良恶性鉴别、肿瘤分级与预后判断、肿瘤疗效的动态监测等方面。实际应用时，应当注意 SUV 的影响因素较多，如体型、血糖水平、采集时间、感兴趣区的勾画、图像重建算法等。SUV 计算公式如下：

$$\text{SUV}=\frac{\text{病灶的放射性浓度（kBq / ml）}}{\text{注入的放射性活度（MBq）/ 体重（g）}} \quad (15\text{-}1)$$

四、适应证

1. 肿瘤的良、恶性鉴别诊断。
2. 肿瘤的分期及再分期。
3. 肿瘤的疗效评估及预后评价。
4. 监测复发与转移。
5. 肿瘤残余与治疗后纤维化或坏死的鉴别。

6. 指导临床活检。

7. 寻找原发灶，如不明原因发热、副瘤综合征、肿瘤标志物异常升高、未知转移瘤。

8. 指导放疗计划，提供有关肿瘤生物靶容积的信息。

五、临床应用

（一）肺癌

肺癌是全世界目前发病率和死亡率最高的恶性肿瘤。根据病理分型，包括非小细胞肺癌（non-small cell lung cancer，NSCLC）和小细胞肺癌（small cell lung cancer，SCLC），其中NSCLC占80%～85%。在最新发布的《中国原发性肺癌诊疗规范（2021版）》中明确推荐：PET/CT检查是肺癌诊断、分期与再分期、疗效评价和预后评估的最佳方法。

1. 孤立性肺结节或肿块的良恶性鉴别诊断 肺部孤立结节（solitary pulmonary nodule，SPN）是指影像表现为孤立的、小于或等于3cm的球形病灶，大于3cm的称为肺内肿块。^{18}F-FDG PET对SPN的良恶性鉴别价值已被认可，恶性肿瘤常表现为高代谢，CT于相应部位见软组织结节影，并可见分叶、毛刺、血管集聚征等（图15-4）。绝大多数良性病变不摄取^{18}F-FDG或轻度摄取^{18}F-FDG，但结核和肉芽肿类病变有时也可表现^{18}F-FDG浓聚影，应结合薄层CT提高其鉴别效能。

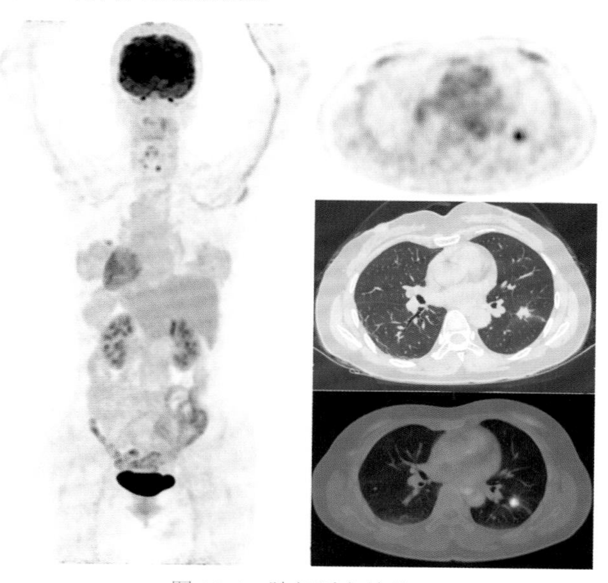

图15-4 肺部孤立结节

男，52岁，体检发现左肺结节，PET显示高代谢，病理：肺腺癌

肺内肿块在PET/CT上多表现为病灶部分或全部高放射性浓聚。中央型肺癌常伴阻塞性肺不张或肺炎，肿块可表现为明显放射性浓聚，阻塞性肺炎一般有放射性摄取，但程度低于肿瘤（图15-5）。

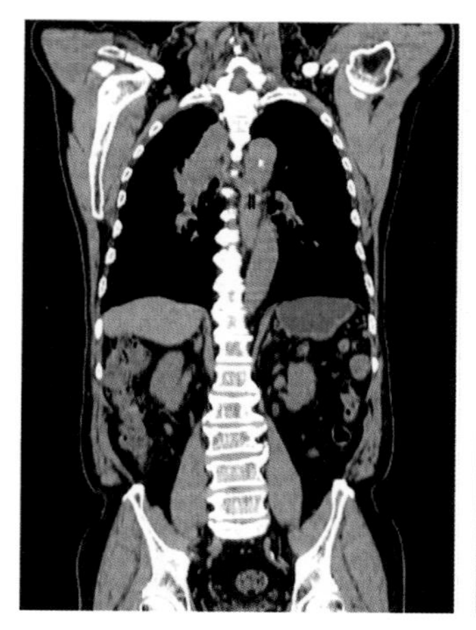

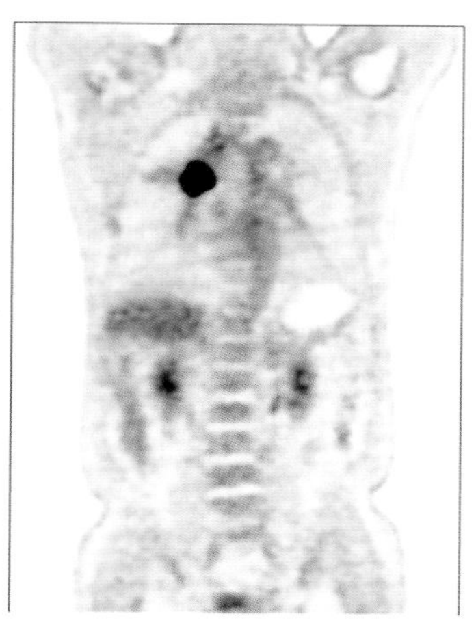

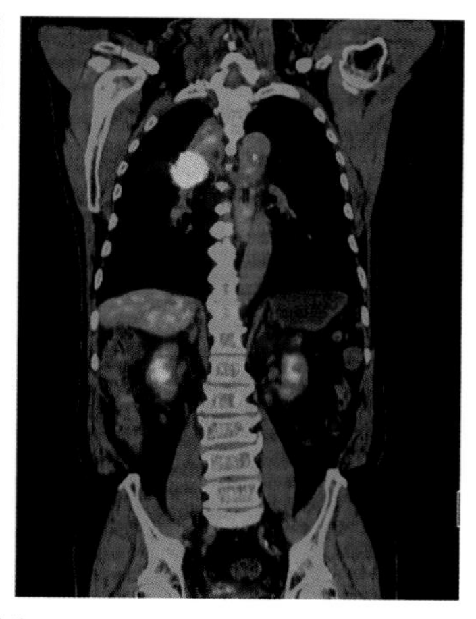

图15-5 右肺中心型肺鳞癌并肺不张

2. 肿瘤分期 精准的TNM分期对于NSCLC患者治疗方案的决策非常重要。例如，当NSCLC患者有对侧纵隔淋巴结转移（N3期）时，一般不主张手术治疗。CT对于纵隔淋巴结转移一般以淋巴结肿大、形态、边缘等来判定，具有一定局限性，其灵敏度58%～67%，特异性70%～80%。PET则结合淋巴结的代谢活性进行判断，敏感性为83%～92%，特异性94%～100%，弥补了对于小于1cm淋巴结的漏诊和大于1cm淋巴结的误诊。PET/CT全身显像还能同时探测胸外、远处组织和骨骼的肺癌转移灶，其准确性达96%。PET的应用，可使20%～30%病例的临床分期得到更正，30%以上的患者因PET/CT检查结果改变了治疗策略。

3. 疗效监测 ^{18}F-FDG摄取变化比CT显示的形态学变化能更早、更敏感地反映肿瘤病灶的治疗响应。病灶摄取^{18}F-FDG动态减少表示治疗有效，摄取不变或升高说明无效或恶化，其变化在治疗早期即可表现出来，对临床早期及时判断疗效反应，及时调整治疗方案有参考价值。

4. 鉴别复发 ^{18}F-FDG PET/CT可有效地对于肺

癌在手术或放疗后局部残余病灶、肿瘤复发或纤维瘢痕进行鉴别，准确性优于 CT 和 MRI。

5. 辅助确定放疗靶区 CT 是目前肿瘤放射治疗定位的主要方法，但在有些情况下仅依据 CT 图像难以准确勾画肿瘤大体靶区（gross target volume，GTV），如肺癌合并肺不张、肿瘤手术后或放疗后复发等。PET 图像不仅有助于清晰显示肿瘤边界和淋巴转移情况，还可显示病灶内不同活性分布状态，与 CT 结合使靶区确定更为客观，并可辅助强调放疗计划的制订。较之单纯 CT 定位，PET/CT 使得 30%～40% 的肺癌患者的放疗方案发生改变，从而避免了不必要的正常组织损伤和提高对肿瘤的治疗效果。目前 PET/CT 的扫描孔径和单支点悬臂式检查床可容纳标准放疗支架，图像可直接传输到放疗计划系统辅助放疗计划制订，将成为三维适形放射治疗的理想工具（图 15-6）。近年来，提出生物靶区（biological target volume，BTV）的概念，即指一系列肿瘤生物因素决定的治疗靶区内放射敏感性不同的区域，如乏氧、血供、增殖 / 细胞周期、癌 / 抑癌基因、浸润及转移特性等。根据 BTV 制订放疗计划，将进一步实现放疗的精准和个体化，而应用针对不同靶标的 PET 分子影像探针进行成像，无疑将成为 BTV 研究和应用的主要手段。

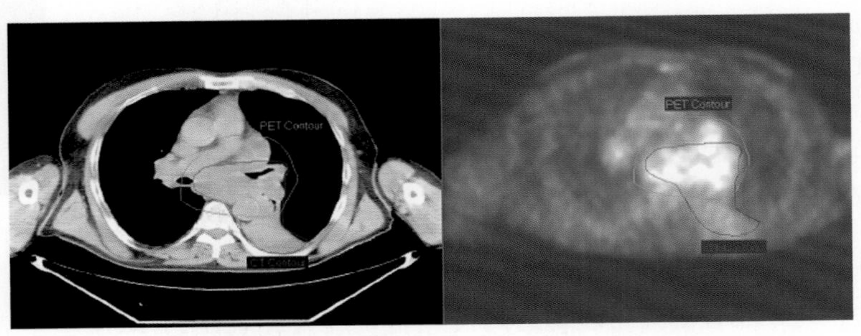

图 15-6 左肺鳞癌合并肺不张，靶区勾画

（二）结直肠癌

结直肠癌是消化系统常见的恶性肿瘤，发病率仅次于胃癌和食管癌。病理上多数为腺癌，少数为黏液癌、类癌、鳞腺癌等。^{18}F-FDG PET 对于结直肠癌的原发病灶探查灵敏度高，主要表现为肠壁局限性或全周性增厚、腔内软组织肿块影，并可见肠腔狭窄，可伴有 ^{18}F-FDG 高代谢，但部分结直肠黏液腺癌、囊腺癌、印戒细胞癌在 ^{18}F-FDG PET/CT 代谢不高，可表现为假阴性。^{18}F-FDG PET/CT 对肝转移灶的探测、肿瘤复发与瘢痕的鉴别具有优势（图 15-7）。^{18}F-FDG PET 对局部复发的诊断灵敏度为 90.3%～100%，特异性为 90%～100%。临床上，对于血清 CEA 等肿瘤标志物升高而常规影像学检查结果阴性的可疑复发患者，有必要进行 PET/CT 检查（图 15-8）。

（三）淋巴瘤

淋巴瘤（lymphoma）是一组起源于淋巴结和结外淋巴组织等处的恶性肿瘤。根据病理学特征分为霍奇金淋巴瘤（Hodgkin，HL）和非霍奇金淋巴瘤（non-Hodgkin lymphoma，NHL）两类。^{18}F-FDG PET/CT 已经被公认为常见类型淋巴瘤最佳的分期和疗效评价手段。

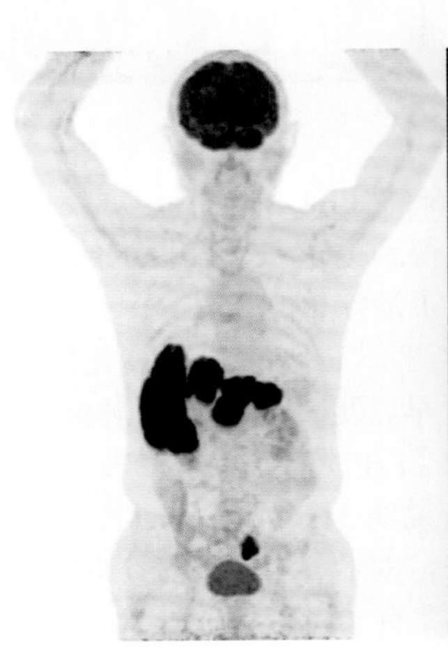
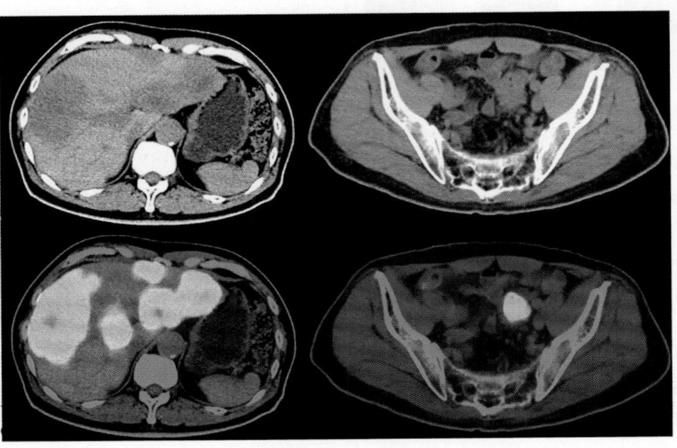

图 15-7 结肠癌伴肝脏多发转移

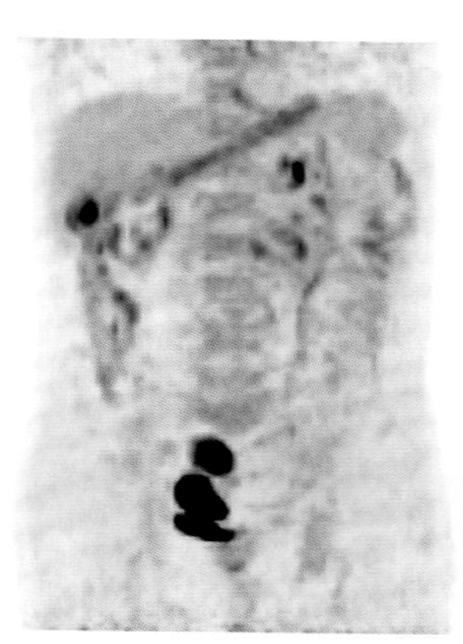
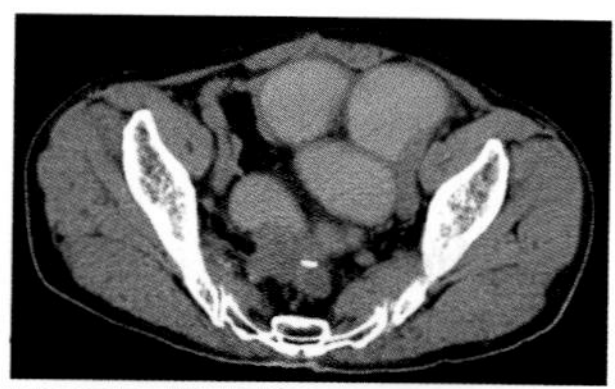
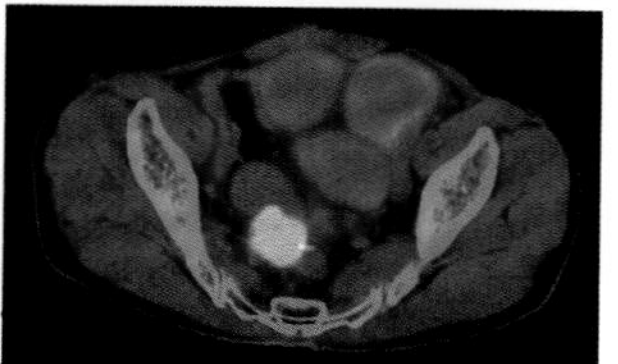

图 15-8　直肠癌术后复发伴肝转移

男性，54 岁，直肠癌术后 2 年，CEA 进行性升高，PET/CT 示原位复发，后经病理证实

1. 淋巴瘤诊断　大部分淋巴瘤表现为高度摄取 FDG。淋巴瘤的 FDG 摄取水平与侵袭性有关，高侵袭性淋巴瘤摄取 FDG 水平较高，而惰性淋巴瘤摄取普遍较低。对于疑诊淋巴瘤的患者，PET/CT 扫描可灵敏地检出病变淋巴结，尤其对于深部淋巴结不易漏诊。^{18}F-FDG PET/CT 常常可以根据病变淋巴结形态分布提出淋巴瘤的可能诊断，但定性诊断有赖于淋巴结活检的病理结果，PET/CT 有助于指导淋巴结活检部位。

2. 分期　PET/CT 的优势在于可通过全身断层图像全面显示病灶分布情况，更加有利于准确分期（图 15-9）。较之常规影像学，^{18}F-FDG PET/CT 使得 20% 以上的淋巴瘤患者分期改变，因而改变了治疗方案。FDG PET/CT 对于骨髓、肝、脾、肺等脏器以及脑内淋巴瘤均有很高的灵敏性。

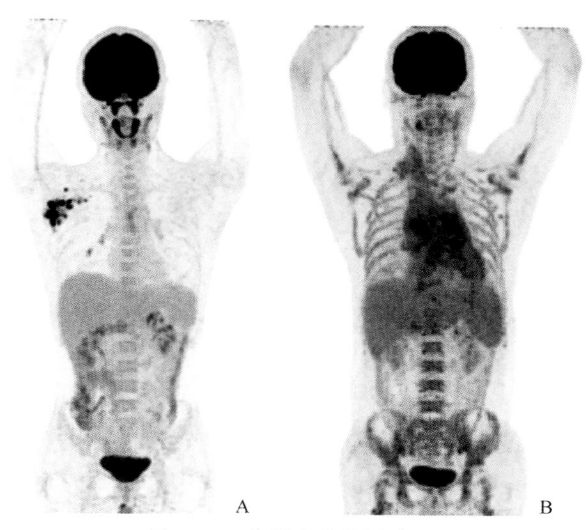

图 15-9　非霍奇金淋巴瘤

A. Ⅱ期；B. Ⅳ期

3. 疗效评价　单纯 CT 对于治疗后的疗效响应较慢，PET/CT 现已成为评价淋巴瘤疗效灵敏而又准确的手段。通过与治疗前基线扫描病灶 FDG 摄取水平比较，^{18}F-FDG PET/CT 可在治疗中期、结束后早期及时反映病灶的代谢缓解状态，探查病灶残留，准确进行疗效评价与再分期，这对于制订后续的治疗计划至关重要。治疗后随访过程中，PET/CT 也是监测复发的最佳检查方法（图 15-10、图 15-11）。

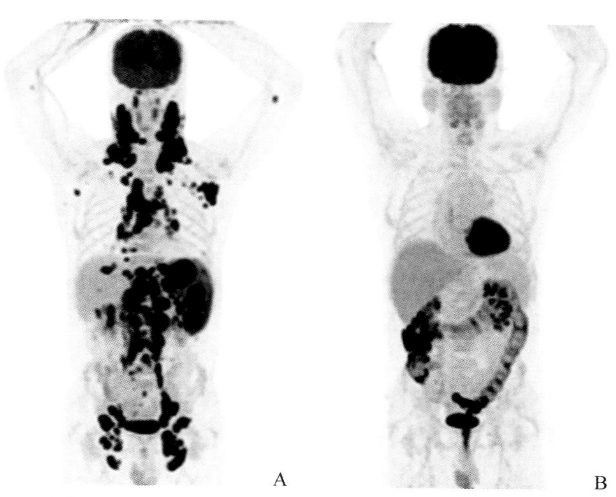

图 15-10　淋巴瘤患者（NHL）化疗后完全缓解

A. 化疗前；B. 化疗后

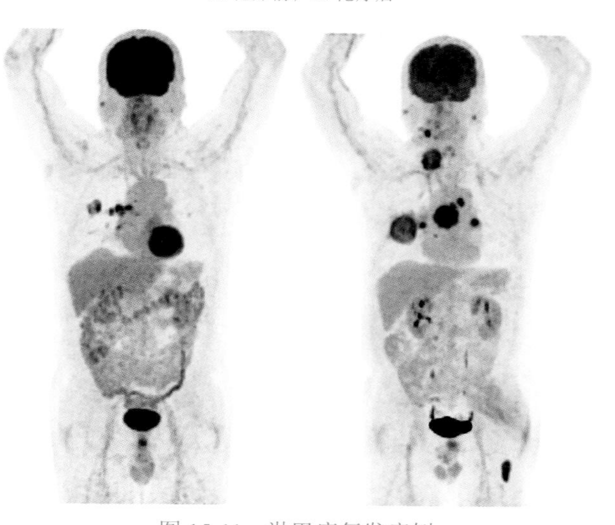

图 15-11　淋巴瘤复发病例

男，65 岁，间变性大细胞淋巴瘤，左图为治疗前，右图治疗后 3 个月复查进展

4. 自体干细胞移植治疗的预后评价　自体造血干细胞移植（autologous hematopoietic stem cell transplantation，ASCT）已成为难治性淋巴瘤的主要治疗方法。研究发现，在 ASCT 前进行大剂量化疗后 ^{18}F-FDG PET/CT 结果仍为阳性的患者，预后显著不如阴性患者的预后好。

（四）乳腺癌

乳腺癌早期诊断和及时治疗是治愈的前提。PET/CT 对乳腺癌原发灶诊断的灵敏度和特异性相对较高。但感染或炎性、纤维腺瘤等病灶常可出现

FDG 摄取增加，可产生假阳性。对于 1cm 以下、位置隐蔽、生长缓慢的乳腺癌，由于容积效应或 FDG 摄取低可造成假阴性。因此，部分情况下，PET/CT 结果仍需要结合 X 线钼靶、超声及增强动态 MRI 等其他影像资料综合分析。

腋窝淋巴结转移情况是乳腺癌患者最重要的预后因素，对治疗方法的选择也有重要意义。如果能在术前对腋窝淋巴结作出较准确的评价，就可使无淋巴转移的患者免受不必要的手术创伤。PET/CT 显像可对乳腺癌腋窝淋巴结是否转移提供较准确的诊断。研究表明，PET/CT 对转移性腋窝淋巴结检出结果与病理学结果高度相关，其检出的灵敏度为 96%、特异性 96%。术前 PET/CT 评价腋窝淋巴结情况，对于施行乳腺癌腋窝淋巴结清扫术有重要的指导意义，PET/CT 显示无淋巴转移的患者可不行腋窝淋巴结清扫术（图 15-12）。但 PET/CT 不能检出淋巴结中微小转移灶，故当腋窝淋巴结有微小转移灶者，应注意假阴性的发生，需结合前哨淋巴结探测及活检作出准确判断。

乳腺癌最常见的远处转移部位是骨、肝和肺（图 15-13）。PET/CT 显像可以同时显示腋窝淋巴结转移情况和其他软组织或骨转移，对乳腺癌的临床分期具有重要价值。在乳腺癌骨转移方面，对骨转移病变，PET/CT 显像明显优于 ^{99m}Tc-MDP 全身骨显像。另外，PET/CT 是早期预测乳腺癌化疗及靶向治疗疗效的灵敏方法，可用于乳腺癌的辅助治疗或新辅助治疗的疗效评估，便于指导临床及时调整或修改治疗方案。

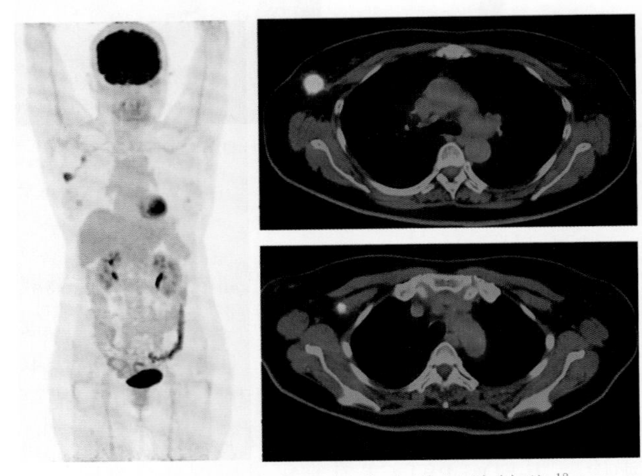

图 15-12　右侧乳腺癌伴同侧腋窝淋巴结转移 ^{18}F-FDG PET/CT 图像

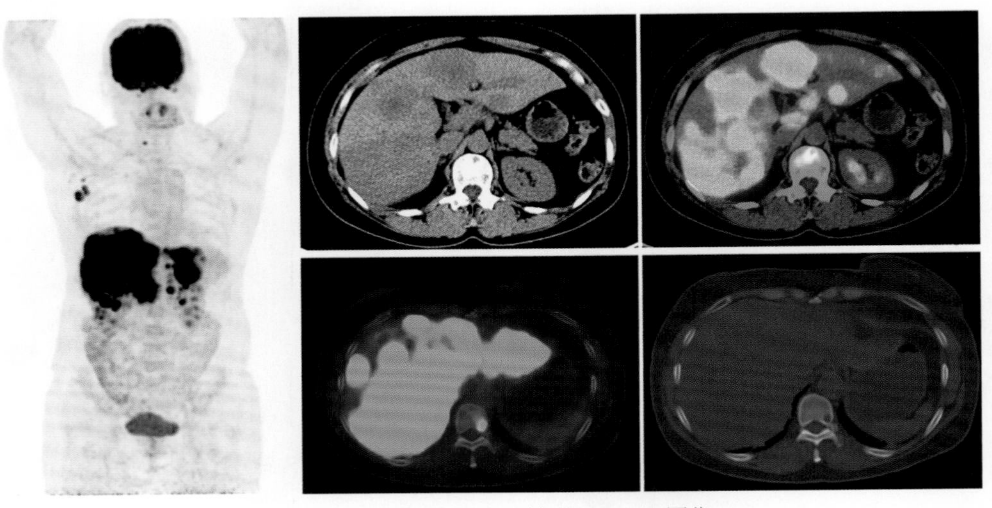

图 15-13　乳腺癌伴多处转移 PET/CT 图像

（五）食管癌

PET/CT 对于食管癌的主要优势是探测淋巴结及远处转移灶，为确定手术方案提供依据。其对颈部、上纵隔、腹部淋巴结诊断的准确性较高，约 22% 患者的治疗方案得以改变。对于根治性放疗或术前新辅助治疗患者，在食管癌制订放射治疗计划过程中，^{18}F-FDG PET/CT 显示出比常规影像能更为精确地显示病灶范围，对于肿瘤靶区的确定非常有帮助。在评价放化疗的疗效、鉴别放化疗后局部肿瘤复发与纤维化方面 PET/CT 也有重要作用。

（六）胰腺癌

^{18}F-FDG PET/CT 较之传统的影像学手段对于胰腺癌的诊断更为准确，而且能够对于胰腺癌和慢性胰腺炎进行鉴别。对比研究显示，^{18}F-FDG PET/CT 鉴别诊断胰腺肿瘤良、恶性的灵敏度 94%、特异性 90%；CT 则分别为 82% 和 75%。对于胰腺癌远处转移灶的检测、手术后复发的监测、化疗疗效的评价 PET/CT 具有优势（图 15-14）。

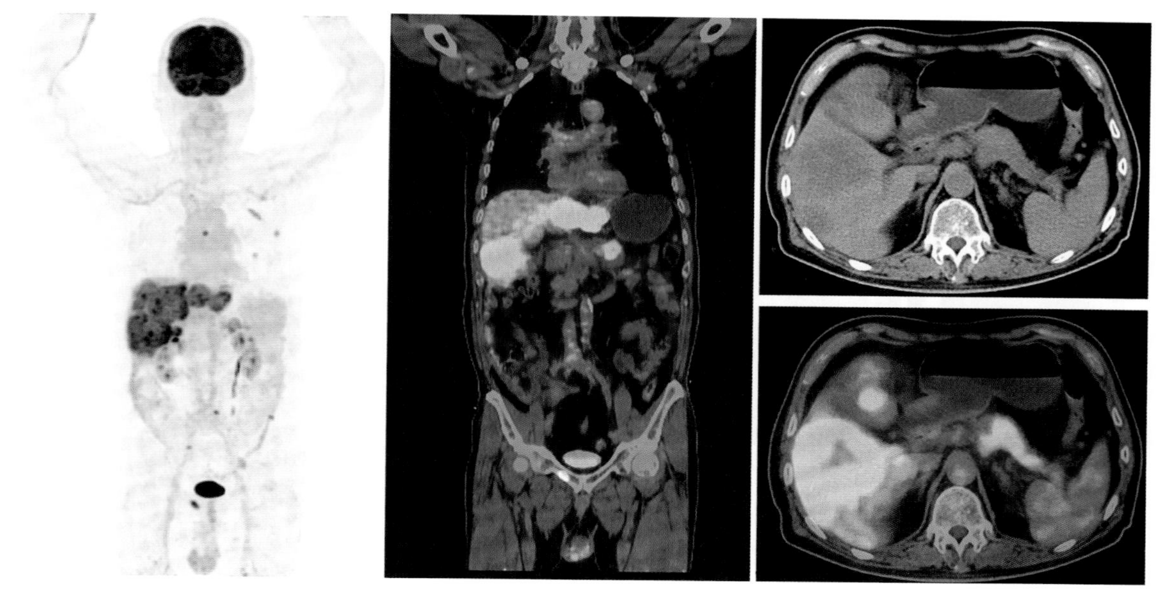

图 15-14　胰腺癌伴广泛转移 ^{18}F-FDG PET/CT 图像

（七）鼻咽癌

PET/CT 在鼻咽癌的应用优势在于准确分期、辅助确定靶区以指导精确立体放疗、鉴别放疗后瘢痕与复发。PET/CT 融合图像既能清楚显示病灶侵犯的范围，尤其是颅底侵犯的范围和边界，还可同时对于颈部淋巴结转移情况作出准确、完整的判断。（图 15-15）。

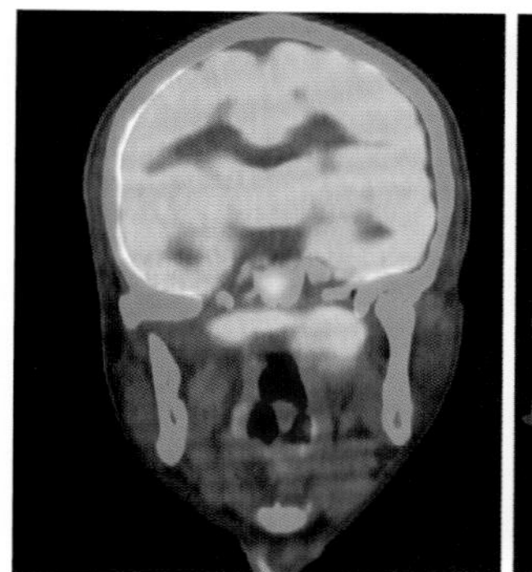
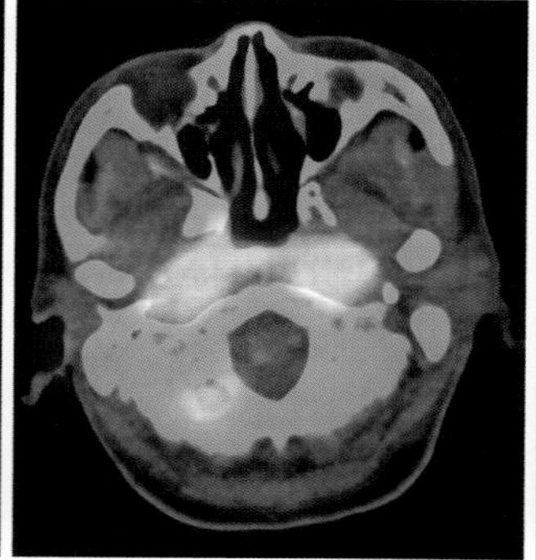
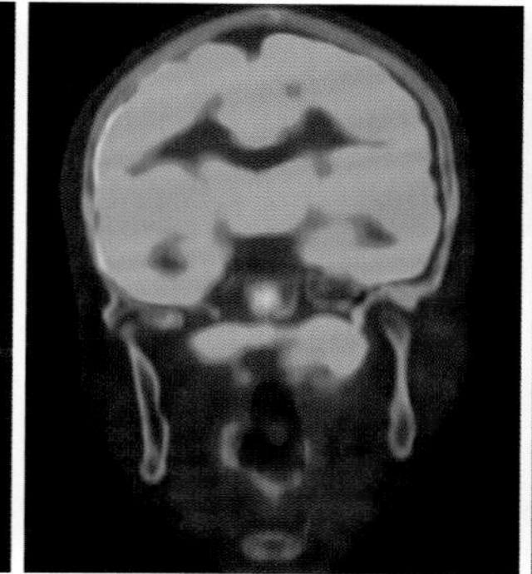
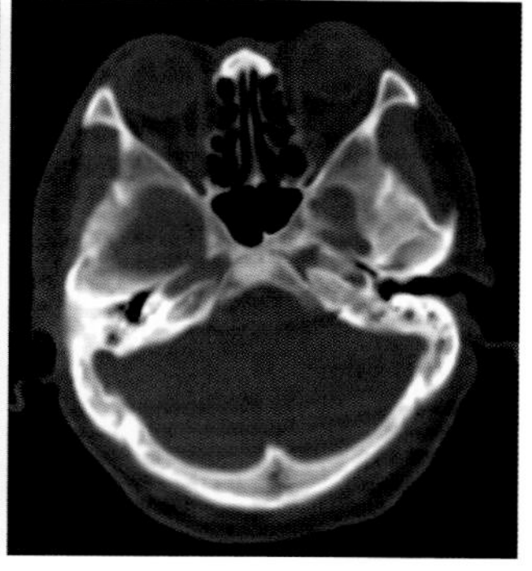

图 15-15　鼻咽癌伴颅底侵犯

（八）肝癌

低分化的肝细胞癌和胆管细胞癌在 ^{18}F-FDG PET/CT 显像上表现为高摄取。但分化较好的肝细胞癌细胞内葡萄糖-6-磷酸酶活性较高，6-磷酸-^{18}F-FDG 产生去磷酸化作用从而迅速清除摄入的 ^{18}F-FDG，出现假阴性结果。故单纯 ^{18}F-FDG PET 对原发性肝细胞癌的灵敏性不高。^{18}F-FDG PET/CT 结合局部增强 CT 扫描可提高敏感性。联合应用 ^{11}C-乙酸盐（^{11}C-acetate）和 ^{18}F-FDG PET/CT 可显著提高原发性肝癌的诊断能力，分化好的肝癌往往摄取 ^{11}C-乙酸盐，分化差的肝癌则往往摄取 ^{18}F-FDG，联合两种示踪剂 PET/CT 可发现近 100% 的肝癌。尽管 ^{18}F-FDG PET/CT 对于原发性肝癌诊断的灵敏性不佳，但对于肝癌转移、术后复发、局部介入治疗后的残存与复发、门静脉癌栓等显示出很好的诊断价值。

（九）卵巢癌

卵巢癌是常见的恶性肿瘤，病理类型主要包括浆液性和黏液性囊腺癌。手术及化疗后复发率高，复发灶多为腹膜转移。PET/CT 根据复发病灶呈高代谢的特点能够可靠地检出复发灶和局部或远处转移灶，灵敏度和特异性分别为 92% 和 86%。^{18}F-FDG PET 可在常规诊断方法检出或出现临床复发症状之前 6 个月发现复发灶。

（十）脑肿瘤

脑胶质瘤大多分为 4 级，Ⅰ级为良性，Ⅱ～Ⅳ级为恶性，其治疗方案和预后与其肿瘤恶性程度分级密切相关。^{18}F-FDG 在胶质瘤病灶的聚集量与其恶性程度分级呈正相关，判断胶质瘤恶性程度的准确率为 75%～96%（图 15-16）。PET 在鉴别纤维瘢痕、肿瘤残留和复发等方面优于 CT 和 MRI，肿瘤复发灶呈现 ^{18}F-FDG 高摄取，而瘢痕坏死组织则呈低摄取（图 15-17）。

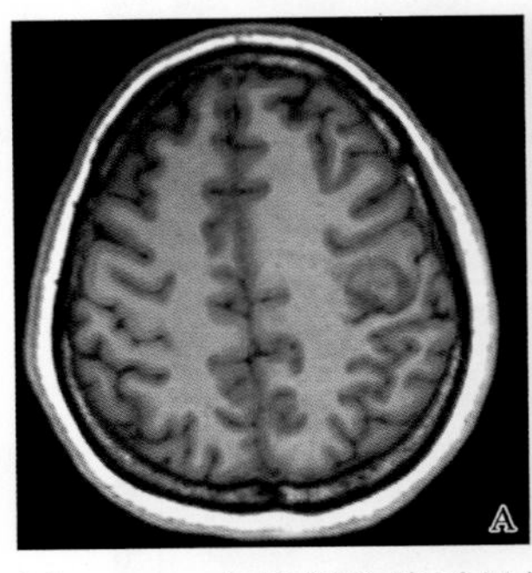
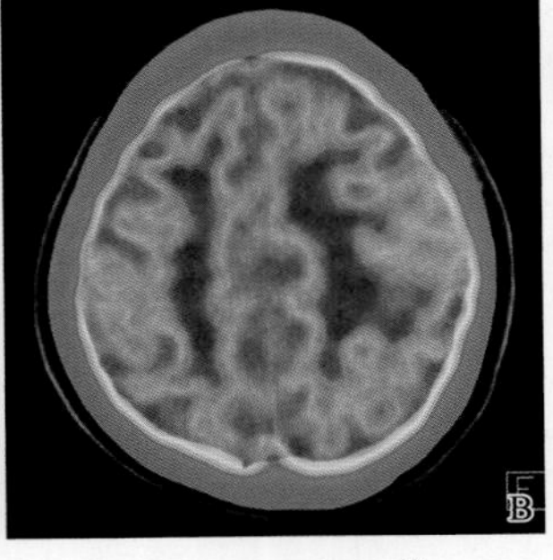

图 15-16 左侧额叶胶质母细胞瘤（WHO 4 级）^{18}F-FDG PET 图像

A. 左额叶胶质母细胞瘤 MRI T_1 加权图像；B. PET 图像显示病灶呈高摄取

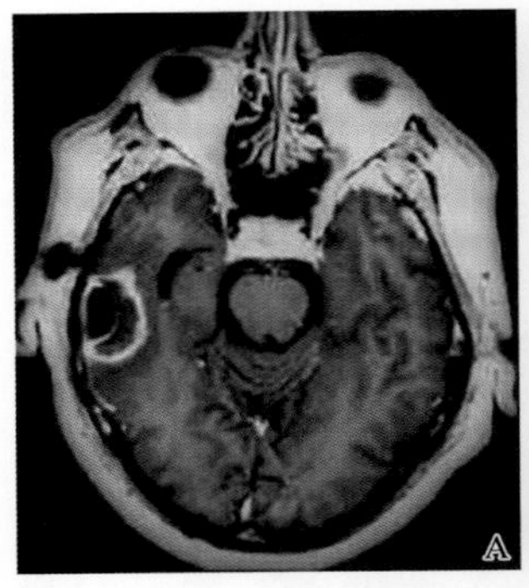
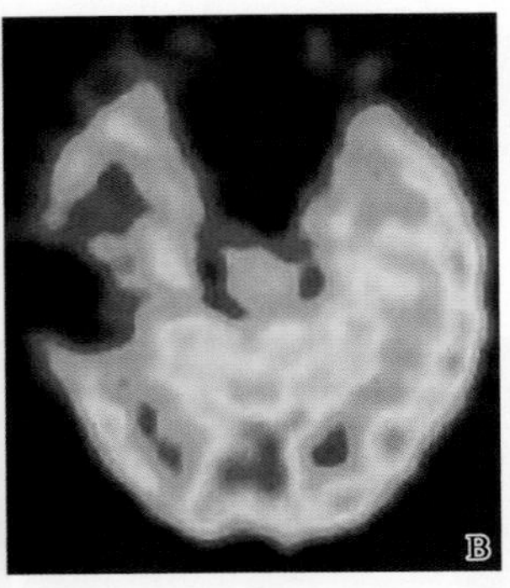

图 15-17 脑肿瘤放射性坏死

A. MRI T1 加权图像，病灶边缘呈增强征象；B. PET 图像显示病灶无 FDG 摄取

由于脑皮质高摄取 FDG 而造成肿瘤周围非靶区域呈高放射性分布，加之低度恶性胶质瘤摄取 FDG 增加不显著，故 ^{18}F-FDG PET/CT 在脑肿瘤尤其是胶质瘤的应用价值有一定局限性。近年来，应用其他显像剂如蛋氨酸或胆碱等进行脑肿瘤的 PET/CT 成像临床研究，显示出更好的结果。

第二节 PET/MRI 肿瘤显像

正电子发射断层 / 磁共振成像仪（positron emission tomography/magnetic resonance imaging，PET/MRI）是当今世界上最先进、技术最复杂的诊断仪器，其将核医学仪器的发展推向一个新的发展高度——投入大、技术复杂及条件要求极高。MRI 的多序列、多参数和不确定因素对于核医学医技人员是一个巨大的挑战。PET/MRI 不仅是代谢功能影像与解剖影像的融合，更是分子影像与解剖影像和生理影像的融合。

一、显像方法

检查前准备工作同 ^{18}F-FDG 显像，受检者检查前更换检查服，去除身上所有的金属物品，轮椅、担架、检查床、氧气瓶、监测设备等严禁进入检查间，吸氧者使用氧气袋，行动不便者使用无磁轮椅或无磁检查床。严禁携带铅罐、金属注射器防护套等物品进入检查间。操作人员指导受检者出现不适时使用报警装置，检查前带好耳塞、眼罩。

一体化 PET/MRI 全身扫描方案为：使用头颈部线圈、上体部前方线圈、下体部前方线圈；外加呼吸门控；扫描范围颅顶到大腿中段（5～6 床位），确定 PET 每个床位后，MRI 与 PET 同步扫描，中心与相应的床位中心一致，常规序列包括：横轴位 T_2WI、T_1WI、DWI、冠状位 T_2WI 及水脂分离等序列。

二、主要优缺点

PET/MRI 的优点主要包括：因为 MR 影像本身没有电离辐射，PET/MRI 辐射剂量仅为 PET/CT 的 1/3 左右，对于儿童以及需要多次重复 PET 显像检查的患者尤为重要；与 CT 相比，MRI 提供更好的软组织对比和高分辨率、多样化的组织对比及功能磁共振成像信息，有助于患者治疗和了解肿瘤的生物学特点，特别是乳腺、前列腺、头颈部、肝脏、肌肉、骨骼和脑部肿瘤具有更好的优势。

PET/MRI 的缺点主要包括：扫描时间明显延长；对于病情较重、神经系统疾病患者，难以配合检查；对于有各种金属植入物、起搏器和异物的患者是禁忌证；MRI 影像比较复杂，除了形态学方面信息外，还有反映组织生理学的信息，不同序列、不同显像方式图像差异较大，给影像分析、处理和判断带来困难；基于 MRI 影像的衰减校正可靠性还有待于进一步提高，故其成本及技术难度较高。

三、临床应用

PET/MRI 在肿瘤的早期诊断、分期、疗效评估和早期复发的监测中起着重要作用。因 MRI 影像具有较高的软组织对比度，PET/MRI 在头颈部肿瘤、乳腺、前列腺、肝脏、肌肉、骨骼和脑部肿瘤的原发灶局部准确评估上具有优势，对于一些转移部位的小病灶如肝脏、脑转移瘤等，亦有较好的诊断价值。

（一）头颈部恶性肿瘤

在头颈部恶性肿瘤中，鳞状细胞癌占所有病理类型的 90% 以上，主要与饮酒和吸烟有关，发病率逐年上升。除鼻咽癌外，头颈部鳞癌的首选治疗方式是彻底切除肿瘤，然而由于头颈部解剖结构的复杂性、术后运动功能保留及生活质量的需求，完全性手术常难以实现。术前高分辨力的影像对于患者的选择、手术计划的制定具有重要作用。同增强CT相比，MRI影像在头颈部具有更好的软组织分辨率，因此PET/MRI显像在头颈部肿瘤中具有明显优势。

研究表明，PET/MRI在T分期上诊断准确性为75%，高于PET/CT（59%）和单独的MRI（50%）。在N分期上，尽管目前 ^{18}F-FDG PET/MRI大样品研究不多，但一次显像可整合代谢、细胞密度（DWI）和形态学等信息，其灵敏度和特异性应优于PET/CT。在进展期头颈部肿瘤的远处转移探测上，除肺部转移外，PET/MRI在骨、肝转移上具有优势（图15-18）。

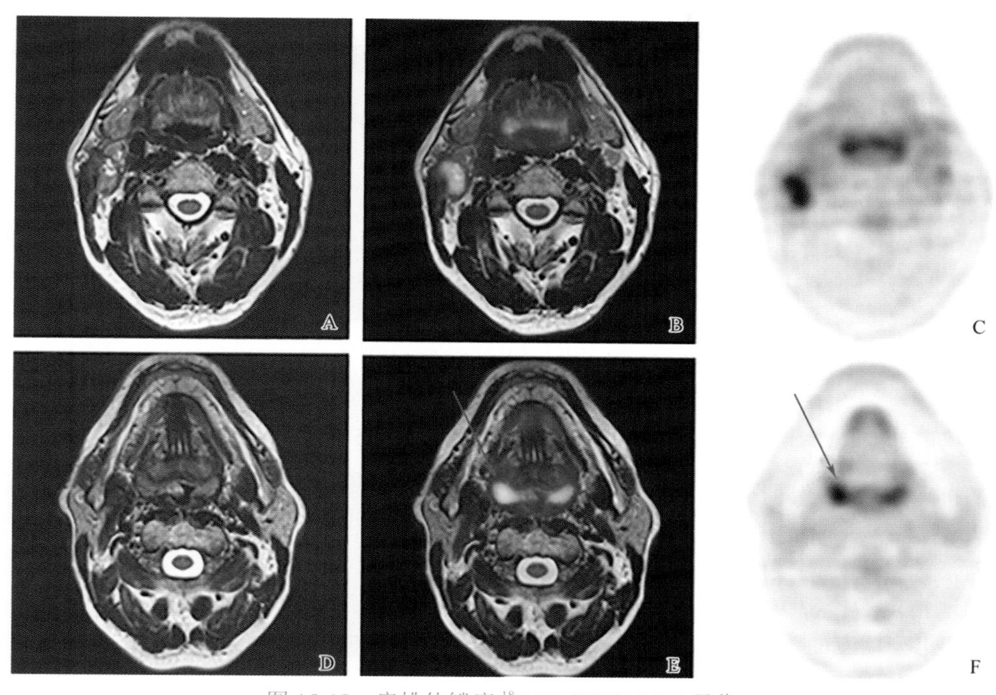

图15-18　扁桃体鳞癌 ^{18}F-FDG PET/MRI显像

右侧扁桃体鳞癌伴同侧淋巴结转移；A、D为 T_2WI；B、E为融合图像；C、F为PET图像

（二）结直肠恶性肿瘤

结直肠癌是常见的消化道肿瘤，占胃肠道肿瘤的95%，最常见类型为腺癌。目前PET/MRI对结直肠恶性肿瘤的研究报道相对较少。由于PET/MRI显像中MRI影像软组织对比度、解剖结构描述和提供功能信息要优于PET/CT，在直肠癌T分期、随访以及在肝脏病变特征的显示方面具有明显的优势，另外可通过DWI功能信息和使用肝脏特异性MRI造影剂显像用于肝转移的随访。

结直肠癌的正确分期对于治疗决策及预后评估非常重要。MRI是目前盆腔结直肠癌局部分期常用手段，结合PET能提供更为精准的T分期及N分期信息。探讨PET/MRI是否改善结直肠癌的诊断与分期性能及提供更多的有关疾病表型和生物学的附加信息，无疑是值得深入研究和期待的工作。Catalano等比较26例同日接受了全身PET/CT和PET/MRI的患者，结果表明PET/MRI分期诊断的正确率（25/26，96.2%）显著高于PET/CT（18/26，69.2%），提示对结直肠癌的分期PET/MRI优于PET/CT，PET/MRI能准确进行结直肠癌局部和远处分期。PET影像可以提供病变代谢信息，而MRI也可提供肿瘤生理学信息，PET和扩散加权成像（DWI）两种常用的功能参数之间究竟有什么关系，是较为关注的课题。PET/MRI初步研究证明，在直肠癌FDG代谢活性与DWI的水扩散之间存在显著的负相关，说明两种功能参数均能反映病灶的功能活性，但是两者的生物学意义还有待进一步阐明。

（三）肝细胞癌

目前以PET/MRI显像评估肝细胞癌（hepatocellular carcinoma，HCC）的报道相对较少。由于一些高分化HCC和较小的HCC常不表现为 ^{18}F-FDG高代谢，PET/CT易于产生假阴性和漏诊。如果结合新的显像剂如 ^{11}C-胆碱、^{11}C-乙酸盐，加上新型的MRI造影剂的MR动态成像、DWI序列，则可明显提高HCC检测的敏感性（图15-19）。

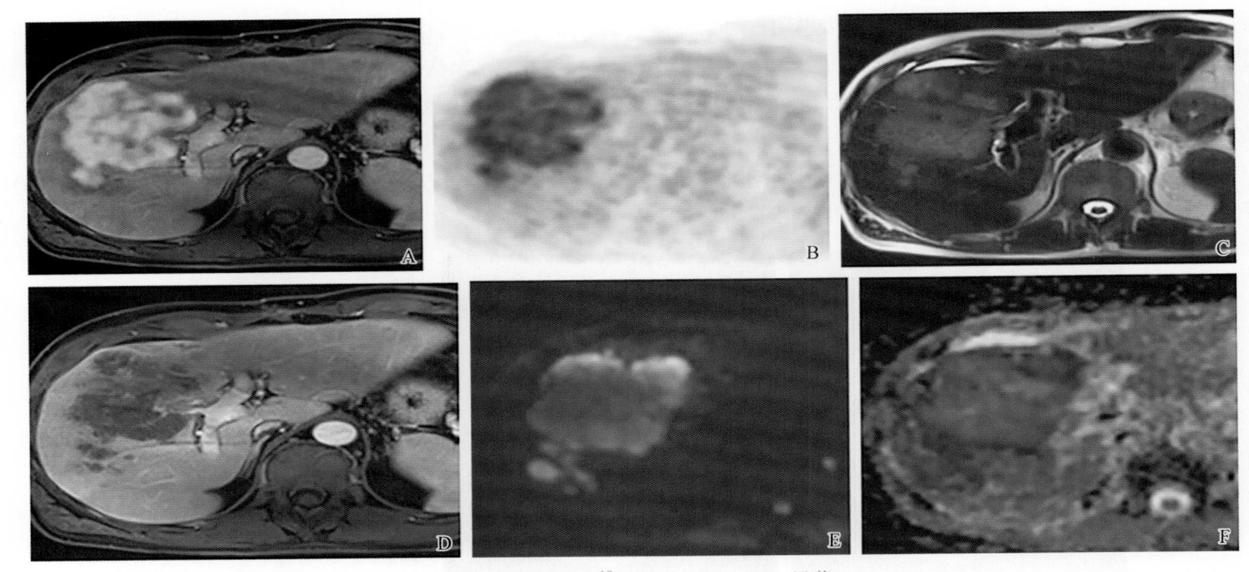

图 15-19 HCC ^{18}F-FDG PET/MRI 显像

肝右后叶 HCC，A. ^{18}F-FDG PET/MRI 融合图像；B. PET 图像；C. T_2WI；D. 增强 T_1WI，E. b-1000 DWI；F. ADC

（四）前列腺癌

因 MRI 在前列腺癌影像的分辨率超过 CT，故 PET/MRI 对前列腺癌具有重要的价值。对于长期 PSA 值增高而活检结果为阴性的患者，PET/MRI 显像能够更精确地指定活检部位。PET/MRI 在前列腺癌患者的分期和再分期方面优于 PET/CT。既往研究表明 ^{11}C-胆碱 PET/MRI 是探测前列腺癌生化复发的强有力的显像模式，对局部复发的检测有较高的价值，且具有辐射剂量低的优势。近几年，^{68}Ga-前列腺特异性膜抗原（^{68}Ga-prostate specific membrane antigen，PSMA）显像引起广泛关注，其准确性和灵敏度明显优于 ^{18}F-FDG，而应用 ^{68}Ga-PSMA PET/MRI 显像，对于前列腺癌及其转移灶的评价优于 PET/CT 显像，尤其是对于 PSA 浓度较低的生化复发患者。

（五）淋巴瘤

^{18}F-FDG PET/CT 在淋巴瘤分期与疗效评估中已得到临床的认同和广泛应用，且有大量的文献发表，其准确性较高，尤其是在早期疗效评估和残留监测方面。而 PET/MRI 全身显像潜在的优势：低剂量辐射，对于年轻、儿童的患者可以减少辐射；对结外侵犯的探测灵敏度高，特别是颅内、脊髓等软组织部位；由于 DWI 等多参数 MRI 和 PET 显像的联合应用，将有助于弥补惰性淋巴瘤 PET/CT 显像的假阴性，其分期准确度高。Grueniesen 等研究表明，用快速 ^{18}F-FDG PET/MRI 协议（全身 T_1W VIBE，T_2W HASTE，DWI）可以将全身扫描时间降低到 30min 以内，而不降低诊断效能，在病灶的探测、Ann Arbor 分期及 SUV_{max} 值测量上可与 ^{18}F-FDG PET/CT 对比，对年轻或儿童淋巴瘤患者，有助于降低辐射剂量（图 15-20）。

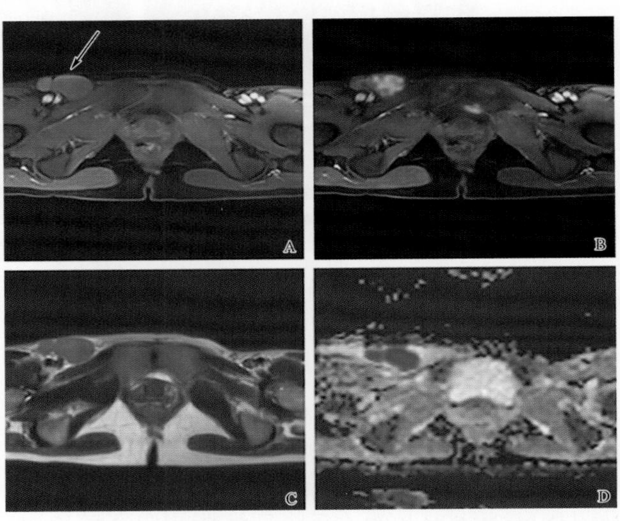

图 15-20 淋巴瘤 ^{18}F-FDG PET/MRI 显像

女性，20 岁，NHL 患者，右侧腹股沟两处淋巴结肿大，表现为 ^{18}F-FDG 呈高代谢灶（箭头所示），A. T_1 增强；B. PET/MRI 融合图像；C. T_2W；D. ADC

（六）骨和软组织肉瘤

原发性骨及软组织肉瘤的发病率较低，由于病理分型的复杂性，治疗前的影像评估至关重要。MRI 具有较高的软组织对比度，其有利于局部肿瘤的形态学显示，而 PET 则有助于评估淋巴结及远处转移，因此进行 PET/MRI 显像，不仅可获得肿瘤局部高分辨力，而且可以获得全身转移灶情况。尽管目前已有一些相关报道，但是尚需系统性前瞻性研究来验证 ^{18}F-FDG PET/MRI 是否优于 PET/CT，尤其是在分期和疗效评估方面。另外在儿童骨软组织肿瘤患者，一体化 ^{18}F-FDG PET/MRI 可在提供“一站式”评估的同时，有利于降低辐射剂量。

（七）胶质瘤术后残留与复发监测

在脑肿瘤 ^{18}F-FDG PET 成像中，根据肿瘤分级的不同，代谢特征也不一样，Ⅰ、Ⅱ级胶质瘤一般代谢不高，而Ⅲ、Ⅳ级胶质瘤多表现高代谢。由于星形胶质细胞氨基酸代谢较高，而正常脑皮质摄取较低，^{11}C-MET（甲硫氨酸）和 ^{18}F-FET（氟代乙基酪氨酸）对脑肿瘤的诊断、残留与复发的评估优于 ^{18}F-FDG。将 ^{11}C-MET PET 特异性影像与 fMRI 高分辨率形态与功能影像结合，为脑肿瘤的诊断、术后残留与复发的判断、放疗界勾画与计划提供重要的依据，尤其是 MRI 可以提供病灶血流灌注、波谱等多种生理信息，有助于鉴别脑肿瘤术后或治疗后残留与复发，其价值明显优于 PET/CT 获得的信息，有利于对脑肿瘤治疗决策的选择。

（何 勇）

第三节 SPECT/CT 肿瘤显像

肿瘤 SPECT/CT 显像方法较多，包括非特异性肿瘤显像和特异性肿瘤显像，SPECT/CT 肿瘤显像是将单光子放射性药物标记的显像剂引入体内，参与组织细胞的功能代谢，蓄积在肿瘤组织内，SPECT/CT 设备通过探测其显像剂发射的γ射线，获得的功能代谢图像与 CT 解剖形态学图像进行融合，达到对肿瘤进行早期诊断、分期、治疗及疗效监测的目的。

一、非特异性肿瘤阳性显像

非特异性肿瘤显像方法较多，这类显像剂特异性不强，但方法简便，显像剂来源方便，且价格相对便宜。非特异性肿瘤显像剂除了非特异性地被恶性肿瘤细胞摄取外，有些良性病灶如炎症也摄取 ^{67}Ga，心肌细胞也摄取 ^{99m}Tc-甲氧基异丁基异腈（^{99m}Tc-MIBI）、^{99m}Tc-tetrofosmin 和 ^{201}Tl 等。

（一）^{67}Ga肿瘤显像

1. 显像原理 放射性核素 ^{67}Ga 是回旋加速器轰击 ^{68}Zn 而产生，其衰变形式是电子俘获，物理半衰期 78.1h，γ射线的主要能峰为 93keV、185keV、300keV 和 394keV。^{67}Ga 的生物特性类似 Fe^{3+}，用作显像剂的化学形式为枸橼酸镓（^{67}Ga-citrate）。肿瘤组织浓聚 ^{67}Ga 可能与以下因素或机制有关：病灶血供增加；血管通透性增高；局部 pH 降低引起枸橼酸镓分解；^{67}Ga 与转铁蛋白（transferrin）或乳铁蛋白（lactoferrin）结合，通过肿瘤细胞上相应受体介导进入细胞内。^{67}Ga 仅被生长活跃的存活肿瘤细胞摄取，坏死或纤维化的细胞则不能摄取，细胞对其摄取量与肿瘤代谢水平相关。

2. 显像方法 静脉注射 ^{67}Ga-枸橼酸液 111～370MBq（3～10mCi），一般于注射后 48～72h 进行平面显像或 SPECT/CT 显像。

3. 临床应用 ^{67}Ga 显像对于不同组织学类型的肿瘤的灵敏性不同，如霍奇金病（Hodgkin disease，HD）＞90%、非霍奇金淋巴瘤（non-Hodgkin's lymphoma，NHL）85%、原发性肝癌为 90%、软组织肉瘤为 93%、黑色素瘤为 82%、肺癌为 85%、头颈部肿瘤为 75%、腹部和盆腔肿瘤为 55%。由于 ^{67}Ga 显像可反映肿瘤的活力，故病灶部位摄取 ^{67}Ga 的动态变化对评价放化疗的疗效反应，及时修订治疗方案具有重要价值。对于治疗后残余病灶的鉴别，^{67}Ga 显像也具有较高的灵敏性和特异性。淋巴瘤包括 HD 和 NHL，二者的治疗反应和预后与其临床分期和组织学类型关系密切，^{67}Ga 显像可用于淋巴瘤患者的分期、复发或残留病变探查、放疗或化疗疗效反应的监测等，SPECT/CT 可以通过 CT 进行精确定位并明确其大小、形态等变化。

（二）^{201}Tl肿瘤显像

1. 显像原理 ^{201}Tl 为正一价阳离子，其进入肿瘤细胞与 K^+ 进入细胞内的机制类似，是通过细胞膜上的 Na^+-K^+-ATP 酶系统转运。肿瘤细胞对 ^{201}Tl 的摄取，还与以下因素有关，如局部血流量、肿瘤细胞活力、肿瘤类型、其他同向转运系统（cotransport system）和钙离子通道系统等。^{201}Tl 蓄积于有活力的肿瘤组织，在细胞内主要以游离形式存在于细胞质内。坏死组织不摄取 ^{201}Tl，因此对于恶性肿瘤治疗后鉴别残存的活性肿瘤组织、局部复发与坏死方面有一定的价值。

2. 显像方法 静脉注射 ^{201}Tl 111～185MBq（3～5mCi），注射后 10～20min 采集早期相及 SPECT/CT 显像，注射后 2～3h 采集延迟相。

3. 临床应用

（1）脑肿瘤：脑胶质瘤摄取 ^{201}Tl 的量与其肿瘤的恶性程度相关，分级越高的肿瘤摄取量越高，且 SPECT/CT 可以通过 CT 对病灶进行精确定位并明确其大小、形态以及病灶周围有无水肿等改变。^{201}Tl 被存活肿瘤细胞摄取，故也可用于监测疗效。

（2）乳腺癌：^{201}Tl 显像鉴别乳腺肿块良恶性的灵敏度为 67%～96%，特异性为 91%～93%，但对探测腋窝淋巴结转移的灵敏度仅为 50%～60%，SPECT/CT 可以通过 CT 对病灶进行精确定位并明确其大小、形态及病灶累及的范围。

（3）骨与软组织肿瘤：^{201}Tl 对于骨与软组织肿瘤良恶性鉴别及疗效评价的效果优于 ^{99m}Tc-MDP 和 ^{67}Ga。通过 SPECT/CT 可以对病灶进行精确定位并明确其大小、形态、骨质是否破坏及病灶累及的范围。^{201}Tl 摄取与化疗反应呈现很高的相关性，无 ^{201}Tl 摄取提示肿瘤组织坏死。

（4）其他肿瘤：对于血清甲状腺球蛋白水平升高而 ^{131}I 全身显像阴性的甲状腺癌患者，^{201}Tl 全身显像结合 SPECT/CT 有助于发现肿瘤病灶。对于肺癌、淋巴瘤、其他头颈部肿瘤亦有应用的报道。

（三）^{99m}Tc-MIBI肿瘤显像

1. 显像原理 ^{99m}Tc-MIBI 是脂溶性阳离子化合物，肿瘤细胞的摄取机制与其脂溶性和电荷有关。^{99m}Tc-MIBI 可能通过被动弥散的方式进入细胞内，由于其脂溶性高并具正电荷，在线粒体膜内负电位吸引作用下进入线粒体，约 90% 的 ^{99m}Tc-MIBI 浓集于线粒体内。肿瘤组织的血流灌注、肿瘤细胞的活力以及肿瘤组织类型等均是影响肿瘤细胞聚集 ^{99m}Tc-MIBI 的因素。近年来的研究还发现 MIBI 是细胞膜 P 糖蛋白（P-glycoprotein，Pgp）的作用底物，Pgp 具有将离子型脂溶性物质泵出细胞外的功能，其过度表达被认为是肿瘤细胞发生多药耐药（multidrug resistance，MDR）的重要机制之一。如 Pgp 水平高则 MIBI 被更多地转运出肿瘤细胞外，故 ^{99m}Tc-MIBI 显像可能反映 Pgp 的水平，预测 MDR 的发生和化疗疗效。

2. 显像方法 静脉注射 ^{99m}Tc-MIBI 740～1110MBq（20～30mCi），可分别于注射后 10～20min 采集早期相及 SPECT/CT 显像，注射后 2～3h 采集延迟相。

3. 临床应用

（1）乳腺癌：^{99m}Tc-MIBI 乳腺平面显像是一项成熟的传统检查技术，曾用于乳腺癌的诊断和疗效评价，但由于通用型 SPECT 探测效率较低，未能在临床上得以推广。SPECT/CT 融合显像借助其 CT 提供的解剖信息可用于病灶的定位及解剖分析，但诊断乳腺癌灵敏度依然较低（尤其是对于直径＜1cm 的乳腺癌病灶），且大视野采集时病灶易受心脏、肝脏等毗邻器官内放射性聚集的影响。目前，采用乳腺专用伽马显像（breast specific gamma imaging，BSGI）装置显像，让患者取俯卧位，乳腺自然下垂，采集左、右侧位图像，再取仰卧位采集前位包括乳腺和腋窝的图像。BSGI 具有小视野、高分辨率及多方位采集图像等特点，采集图像时可以紧贴乳腺，一方面缩短目标病灶与探头的距离，另一方面有效地避免或者减少了来自毗邻器官的散射线干扰，提高了乳腺癌诊断的灵敏度（图 15-21）。

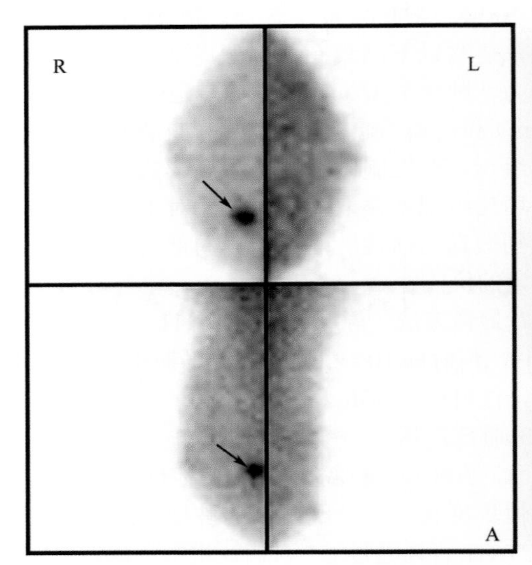

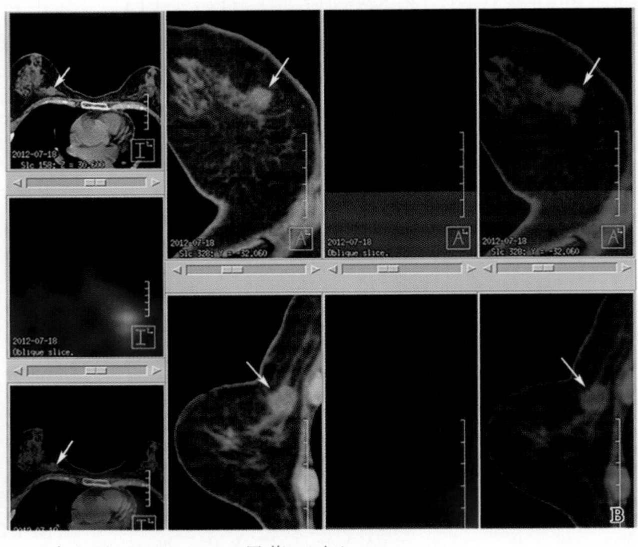

图 15-21 乳腺癌 BSGI（左）和 SPECT/CT 显像（右）

（2）肺癌：^{99m}Tc-MIBI 被用于肺结节的良恶性鉴别和肺癌纵隔淋巴结转移，SPECT/CT 融合图像借助于 CT 的定位及形态学改变，要明显优于单纯 CT 显像。^{99m}Tc-MIBI 还被用于小细胞肺癌化疗效果预测和疗效反应评价。

（3）甲状腺癌：^{99m}Tc-MIBI 对甲状腺“冷结节”鉴别诊断甲状腺癌的灵敏度为 83%～100%，特异性为 72%，阳性预测值为 43%。对于无摄碘功能的甲状腺癌复发和转移灶的探查，^{99m}Tc-MIBI 显像可弥补 ^{131}I 扫描的局限性。

（四）^{99m}Tc（V）-DMSA肿瘤显像

1. 显像原理 ^{99m}Tc（V）- 二巯基丁二酸（dimercaptosuccinic acid，DMSA）是在碱性环境下制备的一种五价锝标记化合物，其被肿瘤细胞摄取的机制尚未清楚，可能与该化合物中某种异构体参与肿瘤的代谢有关，也有人认为可能与其到达肿瘤细胞后发生水解反应，产生磷酸根样的锝酸根参与细胞磷酸代谢有关。

2. 显像方法 静脉注射 ^{99m}Tc（V）-DMSA 740～925MBq（20～25mCi），5～10min 和 2h 进行平面静态显像，必要时加侧位和 SPECT/CT 显像。

3. 临床应用

（1）甲状腺髓样癌：甲状腺髓样癌组织来源于甲状腺滤泡旁细胞（parafollicular cell 或 C 细胞）。由于缺乏摄碘功能，^{131}I 显像对该肿瘤的复发与转移应用价值不大。^{99m}Tc（V）-DMSA 显像诊断甲状腺髓样癌的灵敏度大于 80%，特异性可达 100%，探测其淋巴转移灶、肺部转移灶和骨转移灶灵敏度为 100%，其他软组织转移灶敏感性为 50%，对局部复发的敏感性为 66%。^{99m}Tc（V）-DMSA 亦可用于寻找分化型甲状腺癌转移灶。

（2）软组织肿瘤：^{99m}Tc（V）-DMSA 显像对原发性软组织肉瘤具有较好的诊断价值，其灵敏度为 90%～100%，特异性为 71%～78%。本方法亦有助于骨显像所发现病变的性质鉴别以及软组织恶性肿瘤局部和远处转移灶的探测。

二、特异性肿瘤阳性显像

（一）肿瘤受体显像

受体显像（receptor imaging）是分子核医学的新领域，肿瘤受体显像即应用放射性核素标记受体的配体（ligand）或配体类似物（ligand analogue）形成放射性配体（radioligand），与肿瘤细胞高表达的受体结合，使肿瘤组织浓聚放射性核素，以 γ 照相机，SPECT 或 PET 进行显像，既能对肿瘤进行临床诊断，又可对肿瘤的生物学特性进行研究。肿瘤受体显像同时还为受体介导靶向治疗肿瘤寻找靶向载体奠定了基础。

1. 生长抑素受体显像

（1）显像原理：大部分神经内分泌肿瘤（neuroendocrine tumors，NET），尤其是胃肠胰神经内分泌肿瘤（gastroenteropancreatic neuroendocrine tumors，GEP-NETs）组织表面表达过的生长抑素受体（somatostatin receptor，SSTR），其有 5 种亚型，即 $SSTR_1$、$SSTR_2$、$SSTR_3$、$SSTR_4$ 及 $SSTR_5$，而大部分肿瘤以表达 $SSTR_2$ 为主。内源性的生长抑素（somatostatin，SST）分子容易被酶降解，在体内不稳定，血浆半衰期短；而经过修饰的人工合成的生长抑素类似物克服了内源性生长抑素的上述缺陷，因此采用放射性核素标记生长抑素类似物可以进行 NETs 靶向显像。

（2）显像方法：奥曲肽（octreotide，OCT）是一种人工合成的含 8 个氨基酸的生长抑素类似物，OCT 与 $SSTR_2$ 和 $SSTR_5$ 具有高亲和力，^{111}In-DTPA-OCT 是诊断 SSTR 阳性肿瘤的经典显像剂，成人显像剂量为 220MBq（6mCi）。但 ^{111}In 是由加速器产生，不易获得，且辐射剂量相对较高，临床逐渐使用 ^{99m}Tc 或 ^{123}I 标记 OCT 进行 NETs 显像，如 ^{99m}Tc-HYNIC-Tyr3-OCT。其他生长抑素类似物如 depreotide 及 lanreotid 等，也可用于 SSTR 阳性肿瘤显像。

（3）临床应用：生长抑素受体显像诊断 GEP-NET、嗜铬细胞瘤、副神经节细胞瘤及甲状腺髓样癌等的灵敏度较高，且可以发现远处转移灶，并能筛选生长抑素受体显像阳性的患者并对其进行生长抑素介导放射性核素治疗，评估治疗疗效及监测病情。但神经系统肿瘤（脑膜瘤、星形细胞瘤和少突神经胶质瘤等）、肺癌、淋巴瘤、乳腺癌及肾癌等其他肿瘤及非肿瘤性病变，包括正常靶组织分布、炎症（手术或放疗后炎症、感染、肉芽肿性病灶）、自身免疫性病变等，生长抑素受体显像也可显示阳性结果。因此，借助 CT 图像提供精确的解剖定位，SPECT/CT 融合图像在一定程度上可以对平面显像不确定性诊断的病灶作进一步鉴别。

对于多数 GEP-NETs，生长抑素受体 SPECT/CT 显像对其可进行准确定位及诊断，可优化患者治疗方案的选择。但需要注意部分生长抑素受体表达阴性的 NET（包括分化较差的 NET），生长抑素受体 SPECT/CT 显像价值有限。但近年来开发了一些新型的示踪剂，如 ^{99}Y-minigastrin、^{111}In-DTPA-D-Glu-minigastrin 及 ^{123}I-GLP-1，在生长抑素受体表达阴性或较低的 NET 诊断、疗效评估及治疗方案选择等方面具有一定的临床应用价值。此外，^{111}In 及 ^{99m}Tc 标记生长抑素受体显像，由于 SPECT/CT 的分辨率相对较低，诊断小病灶易存在假阴性。而 PET 具有更高的空间分辨率及灵敏度，使用正电子放射性药物如 ^{18}F、^{64}Cu 及 ^{68}Ga，标记生长抑素显像可以弥补 SPECT/CT 显像的不足。

2. 其他肿瘤受体显像 整合素（integrin）$\alpha_v\beta_3$ 受体显像，$\alpha_v\beta_3$ 受体在多种恶性肿瘤细胞表面有高水平的表达，尤其在恶性肿瘤组织新生血管内皮细胞膜，而在正常细胞呈低表达或缺乏。$\alpha_v\beta_3$ 主要通过和细胞外基质（ECM）中的一些含 RGD（精氨酸-甘氨酸-天冬氨酸）的三肽序列配体结合发挥作用，故含有 RGD 序列的小分子多肽标记放射性核素近年被作为肿瘤受体显像示踪剂和肿瘤内照射治疗的载体进行研究。近年已经研发出 ^{99m}Tc 或 ^{18}F 标记的整合素受体放射性药物进入临床试验，有望进入临床应用。血管活性肠肽（vasoactive intestinal peptide，VIP）受体显像，VIP 受体分布广泛，在胃肠道肿瘤、胰腺肿瘤、嗜铬细胞瘤、垂体瘤、神经母细胞瘤等各种神经内分泌肿瘤以及乳腺癌、卵巢癌、子宫内膜癌、前列腺癌、膀胱癌、食管癌、肺癌、脑瘤、淋巴瘤等肿瘤细胞中高度表达，肿瘤细胞上 VIP 受体与配体的亲和力可高于正常组织数十倍。临床上，^{123}I-VIP 主要用于胃肠道神经内分泌肿瘤的显像。

（二）放射免疫显像

1. 显像原理 放射免疫显像（radioimmunoimaging，RII）是以放射性核素标记针对肿瘤抗原的特异性抗体作为示踪剂用来诊断肿瘤的一种核素显像方法。肿瘤细胞表面存在许多抗原，其中有些抗原为肿瘤细胞高度表达。针对这些肿瘤相关抗原人工制备特异性抗体，应用放射性核素标记，即形成了以肿瘤抗体为载体，以放射性核素为“弹头”的各种放射免疫靶向诊断示踪剂。它们被引入机体后，即与肿瘤细胞表面相应的抗原发生免疫结合反应而定位于肿瘤细胞，在肿瘤病灶部位形成放射性浓聚区，通过体外 γ 照相机或 SPECT/CT 进行探测成像，既可对肿瘤病变进行定位、定性诊断，也可探测转移灶的存在及分布。有些抗原在肿瘤细胞和同源正常组织中呈相似表达，这类抗原的相应抗体则仅用于探测转移病灶或手术切除后的肿瘤复发。人工制备抗体技术经历了三个阶段：多克隆抗体、单克隆抗体及近年来发展的基因工程抗体。基因工程抗体系采用 DNA 重组技术生产，包括嵌合抗体（chimeric antibody）、重构抗体（reshaped antibody）、单链抗体（single chain antibody）、单区抗体（single domain antibody）等。这些基因工程抗体的特点是免疫原性低、人源性高、分子量较小、血液廓清快、组织穿透力强，成为当前研究的热门方向。

2. 临床应用 近年来放射免疫显像的应用已有了很大的进展，许多用于 RII 的放射性药物已进入临床应用阶段。例如，美国食品药品监督管理局（FDA）已批准有关用于结肠癌、卵巢癌、前列腺癌和肺癌的多种放射性核素单克隆抗体用于显像诊断，如 ^{111}In-Onco Scint 和抗体片段药物（CEA 抗体的 Fab 片段）^{99m}Tc-CEA-SCAN 等。国内已有自主开发的 ^{131}I 标记的单克隆抗体被批准投入临床应用于治疗原发性肝癌。RII 的研究仍是核医学和肿瘤学研究的热点。RII 的临床应用价值主要在以下几个方面：①探查其他检查未发现的亚临床病灶；②确定肿瘤侵犯范围和探测淋巴转移，为准确分期和制订治疗方案提供帮助；③对血清肿瘤标志物升高患者进行肿瘤瘤灶探查；④鉴别手术或放疗后肿瘤复发与否；⑤放射免疫导向手术（radioimmunoguided surgery，RIGS），将标记抗体于术前注入体内，术中以手持式 γ 探测器贴近组织探查肿瘤浸润或转移范围，引导手术切除肿瘤浸润组织或淋巴结；⑥为应用相应抗体进行放射免疫治疗提供参考信息等。

（张一秋　石洪成）

第四节　前哨淋巴结显像

前哨淋巴结（sentinel lymph node，SLN）是指原发肿瘤淋巴转移途径中首先累及的第一站淋巴结。恶性肿瘤的淋巴转移并非随机无序发生，而往往是由淋巴通道首先引流至第一站淋巴结即前哨淋巴结，再向其他淋巴转移。恶性肿瘤引流区域淋巴结活检中 SLN 有时是唯一阳性的淋巴结。如 SLN 无转移，则区域中其他淋巴转移的可能性极小（＜1%）；如 SLN 发生转移，则区域中其他淋巴转移的可能性明显增加。通过放射性核素示踪技术，可以探测到恶性肿瘤患者最有活检价值的淋巴结并对其进行病理活检，能准确反映区域淋巴结的情况，从而为外科手术提供重要的参考信息，不仅影响肿瘤的分期，还可能决定进一步的治疗方案。特别是对于前哨淋巴结活检阴性的患者，可以使其免遭淋巴结清扫所带来的并发症。

一、原　　理

在外周循环系统中，许多大分子物质不能穿透毛细血管基膜，而毛细淋巴管由单层内皮细胞构成，其基膜不完整，淋巴管内皮细胞能够主动吞噬、胞饮大分子物质，并对大分子物质进行引流。在瘤内或瘤周组织间隙注射放射性核素标记的大分子物质或胶体物质，该物质经毛细淋巴管吸收进入体循环过程中，部分被其经过的淋巴窦内单核巨噬细胞吞噬而滞留在该处，进入体循环的放射性物质则被肝脾内的单核巨噬细胞吞噬清除。通过 γ 照相机或 SPECT 扫描可探测到注射部位引流的第一站及各级淋巴结分布、形态及引流顺序，了解各级淋巴结的引流功能状态。

二、显像剂及显像方法

1. 显像剂 传统显像剂主要为 ^{99m}Tc 标记的 SPECT 显像剂，分为非特异性显像剂和特异性显像剂两类：①非特异性显像剂有 ^{99m}Tc-右旋糖酐（DX）、^{99m}Tc-硫化锑、^{99m}Tc-硫胶体（SC）、^{99m}Tc-白蛋白等，主要通过淋巴结主动摄取汇集至 SLN；②特异性显像剂有 ^{99m}Tc-美罗华（mabthera），其与淋巴结内高表达 CD20 的 B 淋巴细胞选择性结合而显像。

2013 年 FDA 批准 ^{99m}Tc-DTPA-甘露糖-右旋糖酐（^{99m}Tc-DTPA-mannosyl-dextran，^{99m}Tc-tilmanocept）用于淋巴结探测和定位。它是一种合成大分子，含有多个甘露糖和 DTPA 片段，甘露糖片段能够与巨噬细胞和树突状细胞表面的甘露糖受体（CD206）特异性结合并在淋巴组织上聚集。

此外，正电子核素标记的显像剂也在逐步兴起，如 ^{68}Ga-tilmanocept、^{89}Zr-nanocolloidal albumin。

2. 显像方法

（1）受检者准备：无须特殊准备。

（2）注射剂量：显像剂注射剂量因显像时间、注射部位等的不同可有所不同，目前临床上尚未形成统一的共识和标准，各类研究中的注射剂量从3.7MBq（0.1mCi）到370MBq（10mCi）不等，注射体积从0.1ml到8ml不等。如对于乳腺癌患者，通常认为若注射当天显像和手术，5～30MBq足以满足显像要求，若注射时间为手术前一天下午，则最多不超过150MBq；若注射部位较表浅（皮下、乳晕周围等），通常选用较小的注射体积（0.05～0.5ml），若为瘤周注射，则通常选用较大的注射体积（0.5～1ml）。

（3）注射方式：主要有浅表注射和深部注射两种，两种注射方式都具有独特的优势。表浅部位注射易于操作，如皮下注射、乳晕周围注射，但患者较为痛苦；深部注射主要为瘤周注射，可以显示更大的淋巴引流范围，但对操作者的要求较高。一般不建议瘤内注射，因为瘤内注射容易引起淋巴转移，且瘤内注射SLN显影率较低。

（4）显像：常规扫描相应部位前位、侧位、45°前斜位平面影像及SPECT/CT断层影像。显像时间根据肿瘤类别、手术日程安排的不同而有所不同，根据临床的不同需求可行动态显像或静态显像。

三、适　应　证

各类恶性肿瘤的前哨淋巴结探测和定位。

四、图像分析

距离注射点最近且最先显像的放射性热点即为SLN。一旦SLN可见，应在相应部位皮肤作出标记，便于术中对比定位，标记应在至少两个投影方向进行。

五、临床评价

1. 乳腺癌前哨淋巴结的探测　前哨淋巴结活检是自开展保乳手术以来乳腺手术的又一里程碑，不仅可用于乳腺癌准确分期，而且可避免腋窝淋巴结的盲目清扫。前哨淋巴结活检适用于T1期（肿瘤最大直径≤2.0cm）和T2期（直径>2.0cm但≤5.0cm）肿瘤，并且临床腋窝淋巴结触诊阴性的患者。临床实践中可将前哨淋巴显像法术前体表定位或放射性γ探头术中探测定位分别单独应用，但两者联合应用效果更好，即术前在肿瘤周围注入核素显像剂，行乳腺和腋窝γ显像，在显像所见SLN处体表皮肤作标记。术中应用手持放射性γ探头定位并行SLN切除。研究证实前哨淋巴结活检对早期肿瘤（T1期）是高度敏感和准确的，这与T1期肿瘤发生腋下转移的概率低有关。前哨淋巴结活检在T3及T4期肿瘤诊疗中的价值尚存争议，有少量研究表明前哨淋巴结活检在T3及T4期肿瘤中的假阴性率与T1及T2期肿瘤相当，但该结论尚需更多研究来进一步验证。部分研究表明，对于多灶性及多中心肿瘤、原位导管腺癌的淋巴结活检、腋窝可触及的可疑淋巴结，前哨淋巴结显像可引导淋巴结活检。

2. 黑色素瘤前哨淋巴结探测　黑色素瘤是一种皮肤恶性肿瘤，由于其较高的恶性程度，传统治疗方法为较大范围的根治切除术，对皮肤具有较大损伤。淋巴转移为影响早期黑色素瘤预后的重要因素，对高危淋巴转移患者的早期诊断对提高预后十分关键。有大量多中心临床试验表明前哨淋巴结活检是黑色素瘤重要的评估标准，对黑色素瘤的分期具有重要指导意义。我国2018年发布的《黑色素瘤诊疗规范》中明确指出对于厚度大于0.8mm的或者原发灶伴溃疡的患者一般推荐进行前哨淋巴结活检，可于完整切除的同时或分次进行，有助于准确获得N分期。因此，前哨淋巴结探测将在未来的临床实践中具有非常重要的价值。

3. 其他恶性肿瘤　前哨淋巴结的概念亦适用于口腔癌、食管癌、胃癌等消化道肿瘤及外阴癌、宫颈癌、子宫内膜癌、卵巢癌等妇科恶性肿瘤，通过术前显像和术中探测，前哨淋巴结能助力多种恶性肿瘤的精准诊疗。

（朱小华）

思　考　题

1. PET肿瘤显像的原理是什么？以^{18}F-FDG为例详细阐述。

2. 在肿瘤临床如何合理地选用^{18}F-FDG PET/CT检查？

3. 试述^{18}F-FDG PET/CT的临床应用。

4. 试述PET/MRI应用的优缺点。

第十六章　炎症显像

炎症是具有血管系统的活体组织对损伤因子的防御性反应，是十分常见而又重要的基本病理过程。炎症可能隐匿发病，不易探测或者不能确定感染灶。放射性核素炎症显像，具有简便、安全、灵敏的特点，可通过多种方法确诊炎症病灶。

第一节　^{18}F-FDG 炎症显像

一、原　　理

炎性物质渗出是炎症的重要过程，也是急性炎症的重要标志。大多数炎性渗出物中含有大量的中性粒细胞、单核细胞，成纤维细胞增生则伴随炎症的修复过程。慢性炎性病灶中主要是巨噬细胞、淋巴细胞和浆细胞，以及增生的成纤维细胞。活化的炎症细胞、增生的成纤维细胞等对能量的需求增加，其葡萄糖代谢活性增加。感染与炎症的 ^{18}F-FDG PET/CT 显像是基于粒细胞和单核细胞在受到刺激时利用葡萄糖作为能源，成纤维细胞在其增殖时也利用葡萄糖。中性粒细胞、巨噬细胞等炎症细胞被激活时，细胞膜和细胞质的葡萄糖转运体表达均明显增加；有研究也证实多种细胞激酶和生长因子增加炎症细胞葡萄糖转运体与脱氧葡萄糖的亲和力，从而促进葡萄糖转运至细胞内。

二、显像方法

1. 准备　检查前患者空腹 4h 以上，测定血糖水平在正常范围，如糖尿病患者出现高血糖，可予以口服降糖药或注射胰岛素。

2. 放射性药物　按照 0.15～0.20mCi/kg 静脉注射 ^{18}F-FDG 显像剂，注药后患者平卧、平静避光休息 40～60min，排尿后进行数据采集。必要时可进行延迟显像。

3. 采集条件　先行 CT 定位扫描，扫描范围从颅底至股骨上段，扫描参数：电压 120kV，层厚 0.5mm；PET 数据采用 3D 采集模式，一般扫描 6～7 个床位，每个床位采集 3min，层厚 5mm，机器自动利用 CT 数据对 PET 图像进行衰减校正，并进行图像重建和融合。

三、正常影像与图像分析

^{18}F-FDG 为葡萄糖的类似物，其在体内的分布与葡萄糖在体内的分布基本一致。葡萄糖为脑部的主要能量来源，脑是摄取 FDG 最多的器官；软腭、咽后壁及扁桃体、唾液腺、垂体腺可出现形态规整的对称性的生理性浓聚；心肌的 FDG 摄取量因人而异，双肺放射性分布低而均匀；纵隔血池影较浓；肝脾可见放射性分布；^{18}F-FDG 主要通过泌尿系统排出体外，双肾、输尿管及膀胱内可出现明显的放射性浓聚；胃肠道蠕动可出现生理性浓聚；全身其他部位轮廓及层次较清楚。

炎性病灶在 PET/CT 上多表现为不同程度的局灶性 ^{18}F-FDG 浓聚增加。浓聚的程度与感染及炎症的病因、病程、炎性反应的剧烈程度、临床干预情况等有关。通常急性、化脓性炎症的 ^{18}F-FDG 浓聚程度高于慢性、反应性炎症，因此，^{18}F-FDG PET/CT 显像可协助临床判断炎症的活动情况。炎性病灶对 ^{18}F-FDG 的摄取差异较大，可不摄取或低摄取，表现为 SUV_{max} 在正常范围；也可摄取增高，SUV_{max} 值高达 5～7MBq。一些特殊类型的炎性病变如结核感染、炎性肉芽肿，SUV_{max} 甚至可超过 15MBq，高于很多恶性肿瘤的 SUV_{max} 值。炎性病灶的 ^{18}F-FDG 浓聚形态因感染部位不同也呈现多种不同形态，可以表现为片状、云絮状、条带状、环状、不规则形等，也可表现为比较规则的圆形、类圆形等。

四、临床应用

^{18}F-FDG PET/CT 显像在临床已广泛用于多种肿瘤的诊断、分期、预后与疗效观测，然而 ^{18}F-FDG PET/CT 显像并非只应用于肿瘤，在一些良性病变如感染与炎症方面的应用价值也日益受到重视。尽管学术界普遍认为，由于 ^{18}F-FDG PET/CT 检查费用昂贵，不宜作为炎症检查的常规技术，但认识和了解炎症的PET/CT表现有极为重要的临床意义。一方面，炎症造成的示踪剂浓聚，会干扰图像的判读，影响肿瘤诊断的特异性；另一方面 ^{18}F-FDG PET/CT 显像可以发现临床难以确诊的隐蔽感染，并协助疗效判断。卫生经济学分析表示，^{18}F-FDG PET/CT 可准确区分肿瘤良恶性病变和判断临床治疗的有效性，避免不必要的手术、及时修改治疗方案，使群体医学治疗费用下降，有利于卫生资源的节约和合理应用。

1. 头颈部炎症　颈面部组织炎症比较常见，大多数人 ^{18}F-FDG PET/CT 检查时可见鼻部、舌根部、口咽部有不同程度较高的 ^{18}F-FDG 浓聚，两侧对称。一些患有感冒、咽炎、扁桃体炎的患者，在上述部位可见较高的浓聚。一般情况下，基于浓聚灶的形态、示踪剂分布特点，这种非肿瘤性病变容易识别；延迟显像 SUV_{max} 下降，对鉴别诊断有一定帮助。颈部淋巴结通常不摄取 ^{18}F-FDG，但在伴有上呼吸道感染、口面部炎症时，炎性反应强烈的淋巴结常显示较高的浓聚，延迟显像有助于与肿瘤淋巴转移相鉴别。

2. 胸肺部炎症　通过 ^{18}F-FDG PET/CT 显像可以显示局部病灶的形态、^{18}F-FDG 摄取程度、分布以及 SUV_{max} 变化情况等相关表现，大多数情况下，可以准确鉴别肺内病变的良恶性。但需注意，一些特殊感染、炎症，如结核、肉芽肿、结节病、炎性假瘤等，有时在 PET/CT 显像上表现为 ^{18}F-FDG 的高摄取，会给图像判读造成困难。在这种情况下，需要结合 PET 影像表现特点、CT 及相关影像学资料、肿瘤标志物等化验检测结果以及相关疾病的临床和病理生理特点综合分析。纵隔、肺门淋巴结浓聚显影相当常见，应该综合临床表现、影像学表现鉴别炎症、结节病、肿瘤淋巴转移、淋巴瘤等（图 16-1）。60 岁以上老年人群中，常发现“老年性肺门淋巴结炎症改变”，常累及双侧肺门，SUV_{max} 一般在 2～3MBq 之间，这种淋巴结显影原因尚不清楚，可能是亚临床感染或炎症诱发等淋巴结反应性改变。

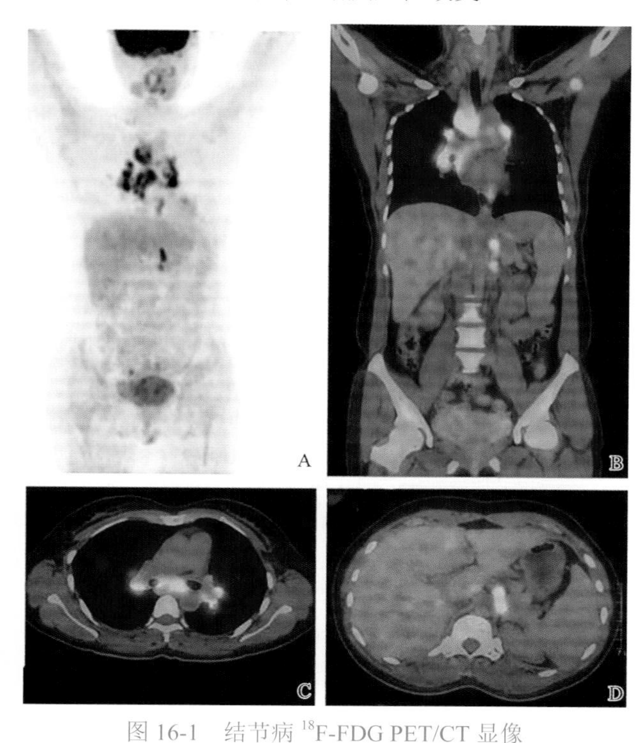

图 16-1　结节病 ^{18}F-FDG PET/CT 显像

A. 全身 MIP 图，图中所示胸部及上腹部多发异常代谢活性增高灶，以胸部病变明显；B. 全身软组织窗冠状位融合图，提示纵隔、肺门及腹膜后多发异常代谢活性增高灶，以纵隔部及肺门区病变明显；C. 胸部纵隔窗横断位融合图，提示纵隔及双肺门多发淋巴结，代谢活性明显增高；D. 腹部软组织窗横断位融合图，提示上腹部腹主动脉左侧肿大淋巴结

3. 腹盆部炎症　肠炎的 ^{18}F-FDG PET/CT 表现为节段性甚至大段肠道的浓聚。克罗恩病和溃疡性结肠炎是较特殊的炎性肠病，在活动期，^{18}F-FDG PET/CT 检查发现受累肠道表现为中至重度 ^{18}F-FDG 浓聚。急性、活动期腹腔、盆腔脓肿表现为中、高度 ^{18}F-FDG 浓聚，根据病灶的部位、临床病史与表现，多数不难诊断（图 16-2）。腹膜炎可见腹腔大片高度 ^{18}F-FDG 浓聚，结合 CT 表现可与呈腹膜增厚或结节状的腹膜转移癌鉴别。

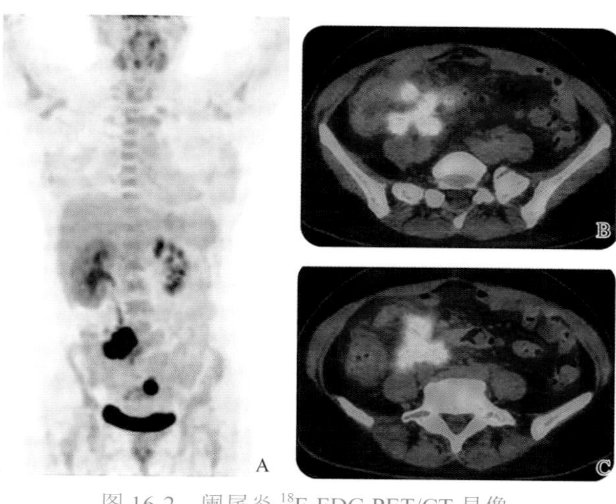

图 16-2　阑尾炎 ^{18}F-FDG PET/CT 显像

A. 全身 MIP 图，图中所示右中腹异常放射性摄取；B 及 C. 腹部软组织窗横断位融合图，提示病变位于髂窝区，阑尾及回盲部显示欠清，邻近系膜不均匀增厚，代谢活性不规则斑片状增高，部分增厚系膜代谢活性未见明显增高

4. 骨关节炎症　基于炎症细胞激活时可高浓度摄取 ^{18}F-FDG 的原理，PET/CT 检查可用于骨髓炎、骨关节炎、椎间盘感染等常见疾病的诊断，对病变范围的确定、活动度测定与治疗效果检测有重要作用。关节炎症临床常见，特别是 50 岁左右的人群好发肩周炎，^{18}F-FDG PET/CT 检查常表现为围绕肱骨头的轻中度环状浓聚（图 16-3）。骨骼退行性疾病在疾病进展期，^{18}F-FDG PET/CT 检查的异常发现常与患者的症状、体征相吻合，而 X 线、CT、MRI 等常规影像学检查常无异常发现。人工关节置换术后，假体松动、周围组织感染是造成疼痛等症状的主要原因。^{18}F-FDG PET/CT 检查可准确显示假体周围组织感染；另外，由于炎症细胞只在激活时才高浓度摄取 ^{18}F-FDG，PET/CT 检查可用于骨关节感染、炎症活动性与非活动性病灶的判断。

5. 不明原因发热（fever of unknown origin，UFO）　是内科常见的疑难病症。引起不明原因发热的病种繁多，国内主要以感染性、肿瘤性、风湿性疾病为主要原因。在感染性疾病中，以细菌引起的感染性不明原因发热居多，病毒性次之，真菌、原虫类等均可引起感染性不明原因发热。^{18}F-FDG PET/CT 为全身检查，常常可以发现隐蔽性感染性病变，是探索不明原因发热病因的一种理想检查方法（图 16-4）。

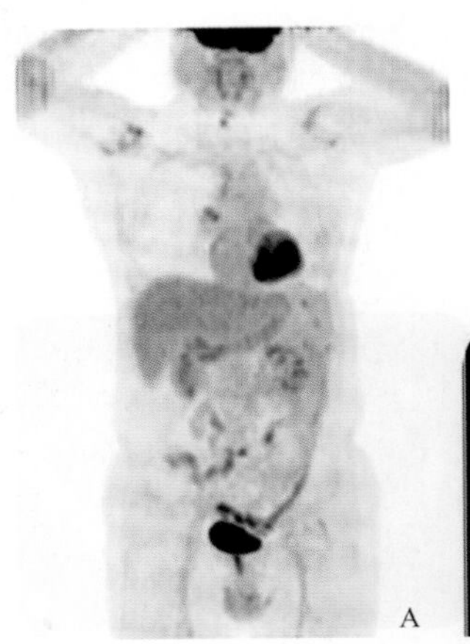
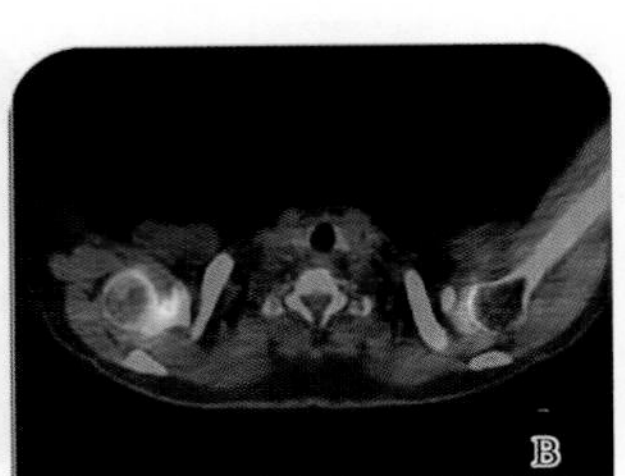

图 16-3 双侧肩周炎 ^{18}F-FDG PET/CT 显像

A. 全身 MIP 图，图中所示双侧肩关节区异常放射性摄取增高，左侧呈明显 C 形分布；B. 颈部软组织窗横断位融合图，提示双侧肱骨头周围软组织增厚，以左侧明显，代谢活性增高

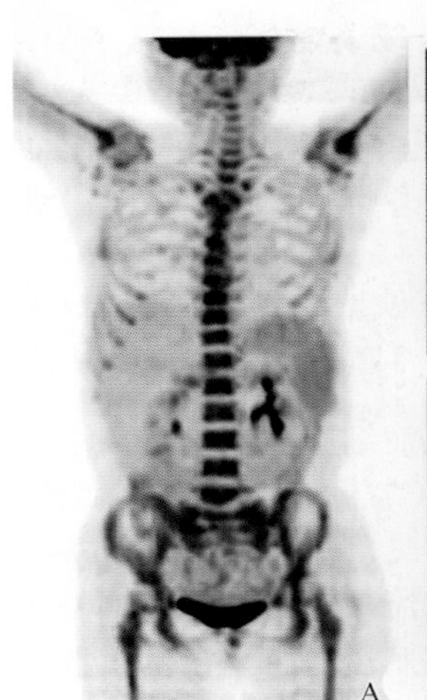
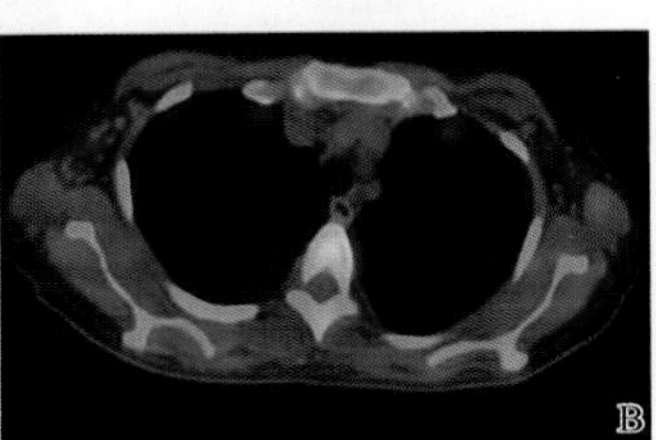
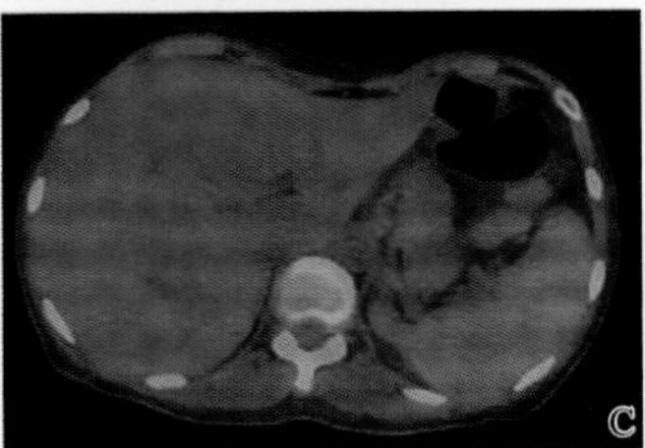

图 16-4 成人 Still 病 ^{18}F-FDG PET/CT 显像

A. 全身 MIP 图，图中所示全身骨骼放射性摄取弥漫性不均匀增高，以脊柱、骨盆及四肢近端明显；脾脏代谢活性弥漫性增高；B. 肺部软组织窗横断位融合图，提示纵隔及双侧腋窝多发小淋巴结，部分代谢活性仅轻度高于本底；C. 腹部软组织窗横断位融合图，提示脾脏形态及密度未见异常，仅代谢活性较肝血池轻度增高

第二节 ^{67}Ga 枸橼酸盐炎症显像

一、显像原理

^{67}Ga 静脉注射后，90% 即与转铁蛋白、铁蛋白及乳铁蛋白等结合被运送到炎症部位，其在炎症病灶的聚集与病灶的血流灌注密切相关，局部血流灌注增加和毛细血管通透性增加等因素使 ^{67}Ga-转铁蛋白复合物进入炎症组织。其他因素包括炎症部位细菌摄取 ^{67}Ga；嗜中性粒细胞在炎症部位释放出大量乳铁蛋白（lactoferrin），^{67}Ga 与乳铁蛋白结合而滞留于炎症灶；^{67}Ga 被炎症部位的微生物摄取，生成铁蛋白-^{67}Ga 复合物而滞留于局部，使病灶部位形成异常的放射性浓聚。

二、显像方法

1. 准备 一般无须特殊准备。病变位于腹部时，为减少肠道内放射性干扰，宜先清洁肠道，或者每日给予缓泻剂，直至显像结束。还需确认近期未做过钡剂肠道 X 线检查。

2. 放射性药物 静脉注射 ^{67}Ga-枸橼酸 185MBq（5mCi），体积小于 10ml，给药后 6～8h 及 24h 进行显像；对于疑诊部位，必要时加做 48h 乃至更长时间的延迟显像。

3. 采集条件 中能或高能准直器，能峰：93、184 和 296keV 三个 γ 射线峰位，窗宽 20%，常规采集前位、后位全身显像和病灶局部平面 SPECT 显像，对于胸部、腹部病变必要时加做断层显像，提高诊断灵敏度。

三、正常影像与图像分析

^{67}Ga 注入体内后，正常人 ^{67}Ga 体内分布主要在肝、脾和骨髓等器官组织。肝脏放射性分布最浓，中轴骨髓系统轮廓清晰可见，包括颅骨、脊柱、肋骨、胸骨、肩胛骨、骨盆和长骨骨骺部位等。其他软组织如鼻咽部、泪腺、唾液腺、乳腺、外生殖器等均可有不同程度显影。肾脏膀胱在 24h 内的显像图上显影可较明显，如无肾功能不全，则肾影在 48～72h 图像上很淡；另外，约有 10% 的显像剂经肠道排泄而聚集在结肠内，并随时间的推移和肠道蠕动向前移动，最终排出体外，需注意和肠道病变相鉴别。拟行腹部显像前应做肠道准备，以最大限度地降低对影像质量的干扰。手术后 2～3 周内切口部位可出现 ^{67}Ga 摄取，头颈局部放疗患者可能出现唾液腺显影增强。

四、临床应用

多年以来 ^{67}Ga 显像是核医学最主要的炎症显像手段，因其许多独特之处而具有临床价值，如 ^{67}Ga 不仅对于病灶边界明确的急性脓肿可准确定位，而且对于炎症或化脓边界尚未分明的病变如蜂窝织炎、腹膜炎以及其他炎性和肉芽肿性病变等均能准确探测。由于白细胞的局部浸润并非 ^{67}Ga 显示病灶所必需，所以对于白细胞减少患者 ^{67}Ga 显像有其优点。对于探测肺间质性病变和肉芽肿性病变，^{67}Ga 显像也很有价值。

1. 发热待查 对于发热待查患者，尤其是局部症状不明显时，^{67}Ga 显像可揭示急性、慢性和隐匿性感染病灶以及肉芽肿性病灶，乃至肿瘤病灶。病灶部位表现为持续存在的放射性异常浓聚。对于手术后发热患者，以核素标记的白细胞显像更为适宜，因其往往是急性感染，而且核素标记白细胞不经肠道清除，可避免此时 ^{67}Ga 显像可能遇到腹部伪影造成阅片诊断困难的问题。

2. 肺部感染和炎性病变　^{67}Ga 在许多肺部感染性病变、炎性病变，间质性病变和肉芽肿性病变均有聚集，可协助临床诊断。如结节样浓聚灶可见于结核、真菌感染、淋巴瘤、结节病等；局灶性浓聚可见于细菌性肺炎；弥漫性浓聚可见于巨细胞病毒感染、真菌感染、间质性肺炎、卡氏肺囊虫病等。

3. 泌尿系感染　由于 10%～25% 注入剂量的 ^{67}Ga 在 24h 内由肾脏排泄，故对于肾脏炎性病变的判断须作 48～72h 的延迟显像。肾盂肾炎、弥漫性或局灶性间质性肾炎、肾周感染等均有相应的 ^{67}Ga 异常浓聚表现。

4. 骨髓炎　骨髓炎病变部位显示 ^{67}Ga 摄取增加。由于正常骨质可摄取 ^{67}Ga，故当出现骨质修复或重塑过程时，亦可出现 ^{67}Ga 摄取异常增加表现。与常规的骨显像结果结合分析有助于提高诊断特异性。病变处 ^{67}Ga 摄取高于骨显像上的放射性摄取或分布形态不一致则提示骨髓炎；^{67}Ga 无摄取或与骨显像上放射性摄取一致则不支持骨髓炎。

5. 腹部与盆腔感染　B 超和 CT 检查更为常用。^{67}Ga 显像有助于探查深部脓肿、鉴别腹水性质、诊断肝脓肿等，但对于腹腔感染，核素标记白细胞炎症显像更为优越。

第三节　放射性核素标记白细胞炎症显像

一、显像原理

放射性核素标记白细胞炎症显像是目前最符合生理学基础的炎症显像方法。白细胞是人体内重要的防卫系统，当机体存在炎症病灶时，核素标记的白细胞进入体内循环后立即向炎症病灶迁移聚集。如同体内白细胞趋化机制，由于炎症局部黏附分子表达增高，标记白细胞黏附于血管内皮，随后通过细胞渗出过程（diapedesis）透过内皮细胞和基膜，在化学（chemotaxis）机制作用下迁移至炎症病灶。通过体外探测放射性分布即可显示标记白细胞在体内的分布和位置。因此，核素标记白细胞是特异性的炎症示踪剂，但其显像仅反映局部病灶白细胞浸润聚集病理学变化，而不一定表示病灶为感染性。

二、显像剂及显像方法

1. 分离白细胞　由于血浆及各种血细胞均可被核素无选择性地标记，为提高核素标记率，必须分离白细胞。采集受检者血液 30～50ml，在严格无菌操作条件下使用重力沉降法分离白细胞，分离所得的白细胞系粒细胞、淋巴细胞、单核细胞及少量的红细胞混合细胞群，适用于作炎症及感染病灶的诊断与定位。

2. 放射性核素标记　标记制备 ^{111}In-oxine-白细胞或 ^{99m}Tc-HMPAO-白细胞，前者制备后应 2～4h 内注射，后者制备后保存时间不宜超过 60min，应尽快注射。

3. 注射显像剂　患者无须特殊准备，静脉注射 ^{111}In-oxine-白细胞悬液 18.5～37MBq（0.5～1mCi）后，分别于 4h、24h 行 SPECT 显像，以 24h 影像最为清晰，必要时行 48h 显像，以排除非疾病引起的非特异性浓聚。另外，由于 4～6h 显像阳性率低，该时相影像阴性必要时进一步做 24h 及 48h 显像。

若采用 ^{99m}Tc-HMPAO-白细胞显像，静脉注射 ^{99m}Tc-HMPAO-白细胞 370MBq（10mCi）后，于 1h、4h、24h 行 SPECT 显像，对于腹部病灶或肠道炎性病变等，早期显像更为重要。

4. 图像采集

（1）^{111}In-oxine-白细胞显像：常规采用中能平行孔准直器，能峰置于 173keV 和 247keV，窗宽 20%。采集全身各部位前、后位图像。每部位采集最少计数 200K 或采集 20min。

（2）^{99m}Tc-HMPAO-白细胞显像：采用低能通用平行孔准直器或低能通用高分辨率准直器，能峰 140keV，窗宽 20%。常规采集前位、后位全身影像，可疑病变部位加做局部平面或断层显像。

三、正常影像与图像分析

静脉注射 ^{111}In-oxine-白细胞或 ^{99m}Tc-HMPAO-白细胞后，两种显像剂的正常分布相似，放射性主要分布于肝、脾、骨髓，早期影像上可见肺部放射性摄取，注射后 18h 显像肺部已无放射性。^{111}In-oxine-白细胞在胃肠道和肾内无明显放射性浓聚。^{99m}Tc-HMPAO-白细胞由于进入体内后部分 ^{99m}Tc-HMPAO 同白细胞解离形成水溶性化合物，经由肝胆系统和肾脏排泄。肾脏和膀胱可早至 1h 显影，1h 显像有 4% 患者胆囊显影，24h 显像约有 10% 患者胆囊显影，与急性胆囊炎影像不同之处在于放射性浓聚在胆囊内，而后者主要浓聚在胆囊壁。^{99m}Tc-HMPAO 的水溶液化合物会浓聚于肠道，但肠道内放射性通常在 3～4h 出现并随时间增强，如能早期显像可减少其干扰。

四、临床应用

1. 探测炎性病灶 系列研究显示，核素标记白细胞对于感染性炎性病灶可作准确诊断，敏感性超过95%，对于急性或慢性感染灶同样敏感。对于结核病灶或真菌感染，敏感性较低，^{67}Ga显像则可能更敏感。由于核素标记白细胞显示出卓越的诊断效能，该方法被认为是感染和炎性病灶影像检查的“金标准”方法。

目前对于大多数适应证，^{99m}Tc-HMPAO-白细胞因其较^{111}In-oxine-白细胞易得、价廉、辐射剂量低、显像过程短、图像质量好而取代^{111}In-oxine-白细胞，但对于肾脏、膀胱、胆囊等器官的感染灶探测，仍以后者较好。

核素标记白细胞显像的不足之处是，从采集患者自体血液至分离白细胞和标记白细胞等过程费时、复杂、技术性强，且存在污染或交叉感染的可能性。显像过程亦费时，上述不足使其广泛应用于临床受到局限。因此，有待开发诊断性能与标记白细胞相当而制备和操作简便的炎症显像剂。

2. 骨髓炎 在X线片上的典型表现常要待发病10～14d出现。MRI具有良好的诊断价值，敏感性95%，特异性88%，但任何引起骨髓被取代或组织含水量增加的病变均可造成鉴别诊断困难，如骨折修复、肿瘤、Charcot关节等，如为人工植入关节则更是无法用MRI进行诊断。核素标记白细胞则对于这些常规影像学鉴别困难的情况具有优势。据报道，在伴有其他基础骨质病变、人工植入物或其他易干扰骨髓炎诊断情况病例中，核素标记白细胞显像确定或排除骨髓炎准确性大于90%。对于含骨髓骨骼部位（如髋部和膝部）疑诊骨髓炎，核素标记白细胞显像与胶体骨髓显像联合检查可提高诊断准确性，受累骨髓在骨髓显像上表现为放射性缺损区，而在核素标记白细胞显像上则呈放射性浓聚区，二者联合诊断的准确性可达95%。

3. 腹部感染 因腹部感染具有高发病率和高死亡率，快速诊断甚为重要。^{67}Ga因肠道清除和显像时间延迟因而不是最佳选择。^{111}In-oxine-白细胞不经肠道清除，故具有优势。几项大宗病例研究显示其诊断腹部感染总敏感性为90%。^{99m}Tc-HMPAO-白细胞早时被认为因有肠道清除而不作为最佳选择。但事实上，如果在肠道排泄放射性之前早期显像，可获得良好的诊断准确率，而缩短诊断时间也是其优点所在。据报道在30min显像和2h显像探测腹部感染和炎性病变的敏感性分别为80%和95%。

4. 炎症性肠道病变 主要包括溃疡性结肠炎和克罗恩病。常规检查有X线钡剂灌肠和结肠内镜，但对于严重病例常为禁忌。

核素标记白细胞显像结果与钡剂灌肠和结肠内镜结果有很好的一致性。核素显像不仅用于检测上述疾病急性加重阶段，可以探查内镜难以查及的部位，还可以用来监测评价疗效。活动性肠炎表现为肠型分布的异常浓聚灶，非活动性的结肠炎核素显像呈阴性结果。

利用核素标记白细胞显像显示炎性病变的分布特点还可对克罗恩病和溃疡性结肠炎二者进行鉴别。如直肠无病变、小肠受累，病变呈非连续性提示克罗恩病；而结肠至直肠连续性病变且不伴小肠受累则提示溃疡性结肠炎。

核素标记白细胞显像在下述肠道病变时也可见到腹部异常放射性摄取征象，如缺血性结肠炎、假膜性结肠炎和肠梗死等。

5. 肾脏病变 ^{111}In-oxine-白细胞可探测和定位泌尿系感染，异常放射性聚集于急性肾盂肾炎、局灶性肾炎以及肾脓肿或肾周脓肿等病变的相应部位。但对于移植肾价值有限，因所有的移植器官无论有无伴随有临床意义的病变或排斥反应，均会显示放射性摄取增加。

6. 心血管疾病 核素标记白细胞对亚急性感染性心内膜炎的诊断帮助不大，瓣膜的赘生物中白细胞数量相对较少，但对于动脉修补移植物的感染诊断很有帮助。大动脉修补移植物的感染常见且死亡率高，及时诊断非常重要，但往往因为此类感染隐匿且位于深部而被延误诊断。B超、CT和MRI对于移植物感染和移植物周围的非感染积液难以鉴别。

7. 肺部感染 核素标记白细胞显像的肺部表现应谨慎解释。轻度弥漫性摄取增加可因许多非感染性疾病引起，如肺不张、充血性心衰、成人呼吸窘迫综合征等。局灶性浓聚则多为感染征象。对于多数肺部病变而言，^{67}Ga显像较佳。

思考题

1. 常用的炎症显像剂有哪些？

2. ^{18}F-FDG炎症显像的原理是什么？临床应用有哪些？

3. ^{67}Ga枸橼酸盐炎症显像的原理是什么？临床应用有哪些？

4. ^{111}In/^{99m}Tc标记白细胞炎症显像的原理是什么？临床应用有哪些？

（庞 华）

第十七章　核医学在儿科疾病的应用

儿科核医学（nuclear medicine of paediatrics）是指核医学在儿科各年龄阶段的应用，对儿童相关疾病的精准诊疗有着重要作用。儿科疾病的种类与成人不同，其特点主要为：先天性、遗传性疾病多，肿瘤性疾病少；病理表现及对治疗反应不同于成人；行为及情感需求不同；对放射性敏感；配合能力差等。而核医学的诊疗具有简便、安全、灵敏、无创等特点，应用于小儿消化、骨骼、循环、神经系统等疾病的诊断，甲状腺疾病、神经母细胞瘤和血管瘤等疾病的治疗有着独特的价值。核医学在儿童疾病的诊疗操作流程、适应证、药物剂量、图像判读等方面均与成人不同。

第一节　儿科核医学检查特点

一、儿科核医学规范化诊疗流程

儿科核医学诊断项目需要短时间、低剂量同时获得高质量的诊断信息。提前询问患儿的病史、诊断、治疗情况，仔细进行体格检查，及时与临床医生沟通，以便选择适宜的诊断和治疗方法。掌握诊疗项目的适应证、禁忌证，制定最佳和适宜的规范化操作流程。

（一）检查前准备

为了获得高质量的核医学影像，医务人员要与患儿及家属共同参与、密切配合。检查前要根据不同检查的目的交代患儿是否需要镇静、麻醉、哺乳或饮食等特殊要求，同时关注衣物特别是可能沾染放射性药物的尿不湿等细节。少部分患儿不能在检查期间保持体位不动，需要镇静才能顺利完成，以便获得理想的影像。

（二）检查期间体位保持不动

尽可能优化检查环境，玩具、儿童书籍、影像和音乐等能够分散患儿的注意力，安静、弱光和父母关照有利于检查的顺利完成；检查期间保持体位不变，可以减少位移伪影，使用胶带、布垫、沙袋、布毯等将检查部位与检查床固定，使患儿顺利完成核医学检查。

（三）检查后注意事项

及时清理可能有显像剂沾染的衣物，比如尿不湿等；条件许可多饮水、勤排尿。

二、放射性药物剂量

儿科核医学检查用放射性药物剂量，应满足检查所需的最小剂量。临床工作中，儿科核医学检查显像剂用量，通常根据患儿体重或者体表面积在成人用量基础上进行校正计算。具体核医学显像的显像剂使用剂量见表 17-1。

表 17-1　儿童核医学显像常用显像剂剂量

项目 / 显像剂	最大剂量 mCi（MBq）	最小剂量 mCi（MBq）	按千克体重剂量 mCi（MBq）
骨显像 /^{99m}Tc-MDP	20（740）	2（74）	0.2（7.4）
肾静态显像 /^{99m}Tc-DMSA	3（111）	0.3（11.1）	0.05（1.85）
肾动态显像 /^{99m}Tc-DTPA	5（185）	0.5（18.5）	0.1（3.7）
甲状腺显像 /$^{99m}TcO_4^-$	10（370）	0.5（18.5）	0.1（3.7）
甲状旁腺显像 /^{99m}Tc-MIBI	10（370）	2（74）	0.15（5.55）
Meckel 憩室显像 /$^{99m}TcO_4^-$	10（370）	0.2（7.4）	0.1（3.7）
肝胆动态显像 /^{99m}Tc-EHIDA	3（111）	0.25(9.25)	0.05（1.85）
GER 显像 /^{99m}Tc-DTPA(试餐)	1（37）	0.2（7.4）	0.015(0.55)
心肌灌注显像 /^{99m}Tc-MIBI	10（370）	2（74）	0.15（5.55）
肝胶体显像 /^{99m}Tc-PHY	3（111）	0.1（3.7）	0.05（1.85）
脑血流灌注显像 /^{99m}Tc-ECD	20（740）	1（37）	0.25（9.25）

第二节　常见儿科疾病的核医学诊断应用

一、神经系统

（一）脑血流灌注显像

1. 癫痫灶定位诊断　癫痫灶在发作期，局部脑血流增加，显像剂分布增高；癫痫发作间期局部脑血流降低，显像剂分布减少。对于仅有脑功能和代谢改变而无形态学改变的病灶，PET、SPECT/CT 和 SPECT 较 CT、MRI 更能反映脑功能和代谢性改变与癫痫病灶的关系，有助于癫痫病灶的功能性和定位性诊断，有助于术前引导癫痫病灶的定位。

2. 精神疾病　精神分裂症局部脑血流变化较复杂，一般血流灌注受损最严重的是额叶，左侧重于右侧，早发患者表现为额叶低灌注，左侧为主；晚发患者双侧额叶和颞叶血流减低。抑郁症最常见额叶和颞叶皮质血流灌注减低；部分患者主要表现为前额叶和边缘系统的局部脑血流减低。遗传性舞蹈病主要表现为两侧基底核和多发性大脑皮质血流减低为主。

3. 脑死亡 脑血流灌注显像具有简便、安全、无创的特点。脑血流灌注显像评价脑死亡动态采集血流相，20min后采集静态平面图像，再行SPECT显像检查。典型脑死亡血流相颈内动脉、大脑前、中动脉始终不显影；脑静态平面显像、脑SPECT显像脑组织无显像剂摄取。

4. 脑梗死 SPECT或SPECT/CT脑血流显像在脑梗死区表现为低灌注区，梗死区周围由于局部代谢产物淤积等因素引起脑血管扩张，从而出现特殊的"过度灌注征象"。部分脑梗死患儿，由于血管神经反应，病变对侧小脑呈血流减低，称为交叉性小脑失联络征象。

（二）^{18}F-FDG PET脑显像

1. 癫痫 ^{18}F-FDG PET对癫痫灶定位诊断有很高的价值。80%的部分性癫痫患儿发作间期脑内可见一处或多处代谢减低区，局部脑葡萄糖代谢降低幅度为14%～58%。而发作期增加幅度可达82%～130%，为癫痫的外科治疗提供了可靠的定位依据。^{18}F-FDG PET视觉评价结合SPM分析能提高非手术癫痫患儿葡萄糖代谢特征，非对称指数（asymmetric index，I）可以评价临床严重程度和疾病进展，发展间隔时间长的患儿葡萄糖代谢轻度异常或者无异常。

2. 脑肿瘤 ^{18}F-FDG PET能准确了解脑肿瘤的代谢功能，对恶性肿瘤的鉴别诊断、肿瘤恶性程度的分级、疗效监测、预后分析、鉴别瘢痕或复发等均有重要应用价值。肿瘤复发组织代谢增高，而坏死或瘢痕组织代谢明显降低或无代谢。

3. 新生儿缺氧缺血性脑病 ^{18}F-FDG PET对新生儿缺氧缺血性脑病（hypoxic-ischemic encephalopathy，HIE）的诊断和预后的早期评估具有较高的准确性，是评价缺氧缺血性脑病灵敏、可靠的诊断方法，优于MRI和CT。HIE患儿^{18}F-FDC PET脑显像见脑组织均呈现低代谢状况，病情越重低代谢越为明显。重度HIE患儿脑葡萄糖代谢较轻、中度HIE患儿显著降低。

4. 神经生理学研究价值 ^{18}F-FDG PET可以测定大脑在听觉、视觉、触觉等刺激下局部脑葡萄糖代谢的变化，对脑功能研究有重要价值。

二、循环系统

（一）心肌灌注显像

心肌灌注显像分为静息和负荷心肌灌注显像，主要观察在休息状态和心肌耗氧增加的情况下，心肌是否缺血及缺血的部位、范围和程度。

1. 川崎病的诊断和随访 川崎病是一种急性自限性血管性疾病，主要影响婴幼儿，以亚洲地区发病率最高。川崎病患儿心肌缺血的部位最常见是左室前壁，其余为下壁、心尖、侧壁及后壁。缺血灶可单一存在，也可出现两处或多处病灶，呈显像剂分布稀疏或缺损。对于临床症状已缓解的川崎病患儿仍应该定期进行心肌灌注显像随访，避免发生心肌坏死等严重缺血性心脏病。

2. 心肌病 扩张型心肌病心肌灌注显像表现为左室腔扩大、左室壁变薄，显像剂分布不均匀，呈弥漫性显像剂分布稀疏或缺损。肥厚性心肌病的心肌呈不对称性增厚，以室间隔增厚明显。缺血性心肌病典型影像表现呈可逆性、节段性显像剂分布稀疏或缺损。

3. 心肌炎 病毒性心肌炎的心肌灌注显像特点为心肌内显像剂分布正常与显像剂分布减淡相间的异常改变，即"花斑样"改变。需要注意的是，当显像剂注射剂量不足而致采集信息量减少时，也可出现"花斑样"改变。

4. 法洛四联症 心肌灌注显像见右室显影清晰，右室壁肥厚，部分可见心腔狭窄，心衰期可见右室腔扩大。心肌灌注显像可监测术后局部心肌是否有诱导性心肌缺血。

5. 左冠状动脉异常起源肺动脉 是一种罕见的先天畸形，患儿静息心肌灌注显像就可表现出明显的灌注稀疏或缺损。

6. 完全性大动脉转位术后心肌灌注评估 完全性大动脉转位患儿必须行动脉调转术获得解剖矫治。动脉调转术后可用心肌灌注显像来监测心肌灌注情况。

7. 心脏移植术前评估和术后随访 心脏移植是目前有效治疗终末期心脏病的最后手段。心肌灌注显像在心脏移植术前主要用于检测有无显著的冠状动脉狭窄；术后用于检测心肌血流灌注，有无移植血管病变。

（二）^{18}F-FDG心肌葡萄糖代谢显像

1. 判断心肌活性，鉴别缺血与坏死心肌 儿科心脏病均可导致继发性的心肌缺血，部分可发展为心肌坏死，后继治疗方案不一致，取决于心肌存活的数量。^{18}F-FDG PET心肌代谢显像在鉴别缺血与坏死心肌中有决定性意义。有存活心肌，才能得益于血运重建，继而改善心脏的功能。

2. 疗效及预后判断 血流-代谢不匹配节段越多，血运重建后心功能改善越明显，左室射血分数增加越显著。因此需在血运重建术前评估心肌坏死患儿的心肌存活情况。

（三）平衡门控心血池显像

平衡门控心血池显像为临床提供多种心功能参数，包括心室收缩和舒张功能、反映心脏收缩的协调性及心脏收缩传导是否正常的信息。常用于左右心室功能测定、手术或药物治疗患儿进行疗效评估和监测随访，鉴别心肌病及应用于心律失常评估。平衡门控心血池显像相位分析及心动电影等对提高心肌缺血的检出率有较大价值。

三、呼吸系统

临床常用的检查有肺通气与肺灌注显像。肺通气显像可单独用于评价局部肺通气功能；肺灌注显像可单独用于肺血管和血流状况的评价，定量评价肺动脉狭窄手术效果；二者常联合应用于肺栓塞的诊断。

肺通气与灌注的不匹配是肺栓塞早期诊断和鉴别诊断的重要依据。肺栓塞儿童发生率仅为成人的10%，约40%的肺栓塞由静脉血栓引起，骨盆骨折的患儿约15%发生肺栓塞。儿童肺栓塞常漏诊。急性肺栓塞时，局部灌注不良，显像剂分布缺损区呈与解剖结构一致的肺叶、肺段、亚肺段分布；相应部位肺泡和气道早期多无明显变化，病变区X射线胸片检查和通气显像多属正常。肺栓塞的患儿，在采取抗凝和溶栓治疗后可用非灌注-通气显像随访监测，灌注缺损区明显缩小或完全消失提示肺栓塞缓解或恢复正常，栓塞部位血栓越小，患儿年龄越小，灌注缺损区完全消散的概率也越大。

四、骨骼系统

放射性核素骨显像诊断骨骼疾病具有很高的敏感性，可以进行三时相、动态、静态、全身、局部、断层、融合显像等多种显像方式，除可以显示骨骼的形态外，最主要的是反映骨的血供和代谢变化，是儿童骨骼疾病常用的诊断方法，随着研究的深入，使用也越来越广泛。

（一）原发性骨肿瘤

1. 成骨肉瘤（osteosarcoma） 是儿童常见的恶性骨肿瘤，占所有恶性肿瘤的20%，多发生在12～15岁的少年儿童。常常采用三时相骨显像，典型表现是病变部位骨骼血流灌注增加，延迟显像显像剂摄取增高，病灶内显像剂分布不均。成骨肉瘤易发生远处转移，特别是骨转移和肺转移，转移灶表现为显像剂异常浓聚。

2. 尤因肉瘤（Ewing sarcoma） 属高度恶性的骨肿瘤，占所有恶性肿瘤的10%，90%的病例发生在5～25岁之间。好发部位为长骨的干骺端、骨干；肋骨、锁骨、肩胛骨和椎骨也可发生。骨显像典型征象表现为病灶显像剂分布异常浓聚、较均匀。骨显像在确定尤因肉瘤的侵犯范围和早期诊断转移灶优于X射线检查，同时还有助于确定手术范围和放疗定位。尤因肉瘤易发生转移，因此，定期随访骨显像很有必要。

此外，骨显像也用于骨巨细胞瘤、骨样骨瘤、骨软骨瘤、骨纤维异样增殖症、单发性骨囊肿、非骨化性纤维瘤的诊断和鉴别诊断。

（二）恶性肿瘤骨转移

骨显像是诊断恶性肿瘤骨转移的一种重要手段，也是目前临床首选的诊断方法，较常规X射线早3～6个月发现骨骼转移病灶。同时也是骨转移灶治疗后疗效观察的主要方法。

1. 神经母细胞瘤（neuroblastoma，NB） 是儿童最常见的颅外实体瘤，占儿童恶性肿瘤的8%～10%。转移发生很早，头颅骨转移多见，长骨转移多见于近端和干骺区。骨转移灶显像剂分布异常增高。

2. 横纹肌肉瘤（rhabdomyosarcoma） 是小儿最常见的软组织肿瘤，骨为常见转移部位。骨显像可早期发现骨骼转移灶，骨转移灶显像剂分布异常增高。

3. 肾母细胞瘤（nephroblastoma） 是婴幼儿较常见的恶性实体瘤，肾母细胞瘤偶见多发性骨转移病灶，病灶部位可见显像剂分布异常增高。

（三）良性骨病

1. 急性骨髓炎 骨髓炎（osteomyelitis）常发生于小儿血流丰富的干骺端。常规X射线摄片对早期诊断有困难，但三时相骨显像在骨髓炎发病24h内显示出异常。骨显像对早期诊断骨髓炎非常敏感，具有较高的准确性。急性骨髓炎三时相骨显像典型征象是在血流相、血池相上表现为病变部位血流灌注增加、血容量丰富，局灶的显像剂异常浓聚，延迟相上病灶部位出现显像剂异常浓聚。常用于与蜂窝组织炎的鉴别诊断，二者临床症状较为相似，但蜂窝织炎延迟相骨相应部位骨骼显像剂分布基本正常。

2. 骨结核 骨关节结核好发于儿童和青少年，90%继发于肺结核。骨结核病灶表现为骨显像剂异常浓聚。对于多发病灶，骨显像不是首选的诊断方法。对于诊断明确的患者，骨显像能发现更多的骨骼病灶，有利于全面评估病情、判断疗效。

3. 儿童股骨头骨软骨病 即无菌性股骨头骨骺坏死，常见于4～8岁男孩，单侧病变多见，临床表现为髋部轻度疼痛。骨显像的改变可早于X射线检查数月。骨显像对此病诊断的灵敏度和特异性高达

98% 和 95%，在症状出现的 5 周内，患侧股骨头显像剂分布为部分或全部缺如。中晚期骨显像特征性表现为：患侧股骨头骨骺部位显像剂分布减低，髋臼部位因滑膜炎而呈现显像剂分布增高的征象。

4. 骨折 骨显像并不是儿科常用的骨折诊断方法，主要用于细小骨折和部位比较隐蔽的骨折以及隐匿性、应力性和功能不全性的骨折。骨显像是诊断应力性骨折的主要诊断方法，可比 X 射线早数周发现病变，典型表现为皮质区局灶性、梭形或横带状显像剂分布增高。

5. 腰椎峡部裂 本病好发于青少年，多数患者无症状，少数患者出现下腰部进行性疼痛，可伴发一侧或双侧下肢放射性疼痛。病变部位可见骨显像剂分布异常增高，SPECT/CT 局部断层显像或结合 CT 可进一步明确诊断。

五、泌尿系统

（一）肾静态显像

肾静态显像能观察肾脏大小、形态、位置等异常及肾实质损害，在临床上主要用于诊断小儿由于泌尿道感染继发肾皮质感染。

1. 肾位置、形态异常的诊断 先天性肾脏畸形，包括重复肾、孤立肾、肾发育不良、马蹄肾、多囊肾、异位肾等诊断。同时可以鉴别诊断腹部肿块与肾脏的关系。

2. 急性肾盂肾炎和慢性肾盂肾炎的诊断 肾盂肾炎（pyelonephritis）根据肾盂肾炎临床病程及疾病进展分为急性及慢性两期，慢性肾盂肾炎是导致慢性肾功能不全的重要原因。儿童尿路感染是常见的疾病。

急性肾盂肾炎早期，由于肾实质内局灶性缺血，肾静态显像表现为肾内局限性显像剂分布稀疏或缺损，可单发也可多发。如果此时进行及时有效治疗，局部显像剂分布稀疏缺损区消失，病变组织可恢复正常功能。急性肾盂肾炎如有瘢痕形成静态显像可表现为局部肾皮质变薄、肾轮廓缩小，肾内可见楔形放射性分布稀疏缺损"瘢痕征"，显示病灶数为超声的 2 倍，常见于肾上、下极近边缘处。慢性肾盂肾炎表现为肾影缩小，整个肾显像剂分布不均匀，瘢痕处为缺损区。断层显像比平面显现可发现更多的显像剂分布异常区域。肾皮质显像对于肾盂肾炎疾病诊断的灵敏度和特异性分别达到 96% 和 98%。

3. 肾占位性病变、缺血性和破坏性病变的检测，鉴别诊断肾脏与腹部包块的关系。

（二）肾动态显像与GFR测定

肾动态显像可以了解肾实质的功能情况及肾功能受损的程度，可以判断尿路是否存在梗阻。显像法获得的 GFR（Gates’ 法 GFR）测定判断肾功能具有敏感性高、准确性好的优点，与内生肌酐清除法测得的 GFR 具有良好的相关性往后移不同儿童时期的 GFR 有不同的。不同儿童时期 GFR 有不同的正常范围，同时临床需要关注常用 Gates’ 法 GFR 计算公式可能受到体表面积校正的影响。

1. 评价小儿肾脏大小、形态、位置、功能及上尿路畅通情况，肾积水状态等。

2. 新生儿未成熟肾的诊断。

3. 评估肾动脉病变及双肾血供情况，协助诊断肾性高血压。

4. 诊断肾动脉栓塞及观察溶栓疗效。

5. 评价移植肾的血流灌注和功能状态。

6. 监测肾外伤、肾输尿管术后有无尿漏。

7. 腹部肿物的鉴别诊断，确定其为肾内或肾外肿物。

六、消化系统

（一）肝胆动态显像

1. 胆道闭锁和新生儿肝炎的鉴别诊断，指导治疗方案选择 胆道闭锁和新生儿肝炎在临床很难鉴别，且胆道闭锁新生儿 2 周内接受手术治疗非常有效；新生儿肝炎则不需要手术。肝胆动态显像对于胆道闭锁与新生儿肝炎的鉴别诊断具有重要的临床价值。

^{99m}Tc 标记肝胆显像剂 SPECT 动态显像，观察有无胆道、肠道显影进行鉴别诊断。一般要延迟显像观察到 24h。肠道内出现放射性分布，即可诊断为新生儿肝炎；肠道内持续未见放射性分布，需要给患儿口服苯巴比妥每天 5mg/kg，连续 7～10 天，再次做肝胆动态显像，如 24h 后肠道内无显像剂分布，则诊断为胆道闭锁，一旦出现显像剂分布，则诊断为新生儿肝炎。

2. 急性胆囊炎 肝胆显像胆囊持续不显影，可证实急性胆囊炎的临床诊断。相反，胆囊显影则可排除急性胆囊炎。介入试验后一旦出现胆囊影即可排除急性胆囊炎诊断。

3. 慢性胆囊炎 慢性胆囊炎患儿肝胆显像表现为肠道早于胆囊显影，是一个非敏感但却非常特异的征象。

肝胆显像还可用于诊断胆总管囊肿、Caroli 病等先天性胆道疾病及术后监测胆瘘等情况。

（二）异位胃黏膜显像

1. Barrett 食管 是反流性食管炎的并发症之一。异位胃黏膜显像可见在胃影上方食管下段有异常显像剂浓聚影，与胃同步显影，随着时间延长，局部浓聚影渐浓，饮水后局部影像无明显变化。

2. Meckel 憩室　又称回肠远端憩室。在腹部脐周，最常见在右下腹出现位置相对固定的灶状浓聚影，与胃同步显影，随着时间延长，影像渐浓。早期出现、位置和形态未见明显变化是诊断要点。

3. 小肠重复畸形　可发生于小肠任何部位，但以回肠最为常见。显像示腹部出现条状显像剂聚集影，与胃同步显影，随着时间延长，影像渐浓且逐渐呈现肠型。

4. 小儿下消化道出血病因筛查。

（三）胃肠道出血显像

消化道出血显像通过观察 ^{99m}Tc-RBC 是否在肠道局部聚集而发现出血灶，典型影像表现为肠道异常显像剂分布常沿着消化道移动，异常显像剂分布不固定。主要用于各种急慢性胃肠道出血，特别是下消化道出血，诊断胃灵敏度均可达 85%～90% 及以上，能探测出血率低至 0.1ml/min 的消化道出血，其敏感性高于 X 射线血管造影检查，尤其是可用于间歇性肠道出血。

（四）胃食管反流显像

胃食管反流的诊断、治疗随访和定量评估反流程度；评价有无因胃食管反流导致的吸入性肺炎。

（五）唾液显像

唾液显像诊断吸入性肺炎的灵敏度高于 X 线钡餐吞咽检查和胃食管反流显像。特别是有吸入高危因素（如神经功能失调、出生时头颈部有缺陷）的患儿，唾液显像可以确定是否存在反复唾液、食物吸入。

（六）胃排空显像

胃排空功能的评价；胃排空延迟（功能性梗阻、机械性梗阻）及胃排空率加快原因的探讨；药物及手术治疗的疗效观察和随访。

七、内分泌系统

（一）甲状腺显像

1. 异位甲状腺的定位诊断　异位甲状腺分为迷走甲状腺和副甲状腺两种。先天性多为胚胎发育形成的迷走甲状腺，可发生在舌根部、纵隔、胸骨后等正中线附近，除舌根部异位甲状腺外，一般不具备甲状腺功能，且正常甲状腺部位无甲状腺组织；后天性多数由于颈部甲状腺弥漫性或结节性肿大向胸腔内延伸所致，其甲状腺部位有甲状腺组织，一般具有功能。文献报道的异位甲状腺显像多用 $^{99m}TcO_4^-$ 甲状腺显像。^{131}I 或者 ^{123}I 甲状腺显像对异位甲状腺诊断有独特的价值。

2. 甲状腺结节功能的诊断　儿童时期出现的甲状腺结节 50% 为恶性。单纯甲状腺静态显像不能判断甲状腺结节的性质，可以进一步检查以协助判断甲状腺结节的良恶性。

3. 甲状腺癌转移灶的寻找　儿童及青少年分化型甲状腺癌总体预后较好。清甲治疗后的 ^{131}I 显像可以寻找甲状腺癌转移灶。

4. 甲状腺炎的辅助诊断。

5. 颈部肿块与甲状腺关系的判定。

6. 格雷夫斯病（Graves disease）^{131}I 治疗前甲状腺重量的确定。

（二）甲状旁腺显像

约有 90% 的患儿甲状旁腺疾病由良性腺瘤所引起。甲状旁腺显像能够诊断甲状旁腺腺瘤和异位甲状旁腺瘤，特别是位于纵隔的甲状旁腺瘤，甲状旁腺瘤手术前甲状旁腺显像提供腺瘤的位置、大小、功能状态，对于指导手术有重要意义。^{18}F-胆碱 PET/CT 诊断甲状旁腺腺瘤灵敏度高，SPECT/CT 局部断层显像具有独特优势。

（三）肾上腺髓质显像

1. 神经母细胞瘤及转移灶的诊断　神经母细胞瘤是儿童常见的肿瘤，生长迅速，扩散早。约一半患儿在两岁前发病。^{131}I-MIBG、^{123}I-MIBG 或 ^{99m}Tc-OCT 显影，可以诊断神经母细胞瘤原发灶，有助于寻找转移灶和疾病的分期，敏感性和特异性均较高。

2. 嗜铬细胞瘤的定位诊断　小儿嗜铬细胞瘤约 30% 位于肾上腺外，常见于主动脉分叉部及主动脉旁。MIBG 显像病灶区显像剂摄取异常增高，多数在 24h 即可显影，其灵敏度可达 85.5%～88.9%，特异性 97.1%～100%，准确率＞95%。

3. 恶性嗜铬细胞瘤转移灶的诊断　嗜铬细胞瘤转移灶多见于头、胸、腹及膀胱等处，影像表现为显像剂分布异常浓聚，MIBG 显像的定位诊断的敏感性优于其他影像学检查方法。

4. 甲状腺髓样癌、类癌、绒癌和胰岛细胞瘤等也具有摄取 MIBG 的功能，有助于诊断与治疗。

八、血液与淋巴系统

（一）骨髓显像

1. 判断各种血液系统疾病全身骨髓分布情况

（1）再生障碍性贫血：骨髓显像表现为中央骨髓显像剂分布减少，严重病例全身骨髓显像剂分布减少，甚至可完全不显影。部分病例也可表现为中央骨髓活性降低伴外周骨髓扩张或灶状增生。

（2）白血病：骨髓显像表现多样，急性白血病多表现为中央骨髓活性水平明显抑制，显像剂分布减少和外周骨髓扩张显像剂分布增高。

(3)多发性骨髓瘤：骨髓显像示中央骨髓多发性局灶性缺损，早于X线检查发现溶骨性改变。

2. 选择有效的骨髓穿刺和活检部位 骨髓显像可以显示全身骨髓分布情况，有助于提供最有代表性的穿刺活检部位。

（二）淋巴显像

淋巴显像可了解局部淋巴结解剖分布及生理功能，临床主要用于淋巴水肿的诊断，可明确淋巴阻塞的部位和程度，为临床选择手术治疗方案提供依据。淋巴显像也能诊断淋巴漏。

（三）脾显像

1. 明确脾位置、大小和副脾，对功能性无脾进行诊断 脾显像主要针对游走脾和内脏扭转时脾的确定。新生儿副脾发生率为10%左右，多数情况下副脾无临床意义。脾切手术后，副脾可能显像。功能性无脾因脾脏血供障碍或吞噬胶体颗粒能力受损，导致胶体显像时部分或全部脾脏不显影。

2. 脾左上腹肿块的鉴别诊断 脾显像常有助于鉴别诊断左上腹肿块是源于脾肿大还是其他来源的肿块。

3. 脾脏占位病变的鉴别诊断 脾转移性肿瘤、脓肿、囊肿、血管瘤，梗死等脾显像病灶处均为显像剂分布稀疏或缺损改变。

4. 自体脾移植的监测 脾显像是监测自体脾移植简便而有效的方法，用作对手术效果进行客观评估。

九、肿瘤与炎症

^{18}F-FDG PET、PET/CT或PET/MRI肿瘤显像临床应用较多，用于儿科常见的淋巴瘤、中枢神经系统肿瘤，以及较少见的神经母细胞瘤、肾母细胞瘤（Wilm瘤）、骨与软组织肿瘤。奥曲肽显像用于神经内分泌肿瘤的诊断、疗效判断与预后评价。^{18}F-FDG属于肿瘤非特异性显像剂，也能在感染、炎症病灶浓聚，可用于感染、炎症病灶的诊断与定位诊断，以及不明原因发热的检查。

第三节 常见儿科疾病的核医学治疗应用

儿童核素治疗前需向患儿监护人详细说明治疗目的、疗效、注意事项及治疗后可能发生的各种情况，并签订知情同意书。

儿科核医学在疾病治疗中的应用主要包括^{131}I治疗儿童Graves病、儿童非毒性甲状腺肿及儿童分化型甲状腺癌；^{131}I-MIBG治疗神经母细胞瘤和放射性核素敷贴治疗小儿皮肤毛细血管瘤、瘢痕疙瘩等。

一、甲状腺疾病放射性核素治疗

（一）儿童Graves甲亢

1. 适应证与禁忌证

(1)适应证：抗甲状腺药物（ATD）治疗无效、复发，或有严重不良反应，或不能坚持ATD治疗；有手术禁忌证，或不宜手术。

(2)禁忌证：合并有甲状腺癌。

2. 方法 一般采用一次空腹口服法。

3. 注意事项与随访

(1)患者治疗前准备：停服影响甲状腺摄取^{131}I的食物和药物，对症治疗。

(2)空腹口服^{131}I，服^{131}I后2h进食。

(3)治疗后注意事项：甲亢未愈前低碘饮食；^{131}I治疗后应休息4～6周，防止感染和避免精神刺激，勿挤压甲状腺，2～4周内避免与婴幼儿及孕妇密切接触。

(4)定期随访：^{131}I治疗后应每6～8周随访复查一次，进行疗效评价。随访和检查内容包括症状、体征、甲状腺功能测定、血常规等。

（二）分化型甲状腺癌

^{131}I治疗分化型甲状腺癌包括有清甲治疗、辅助治疗和清灶治疗三种方法。

儿童及青少年分压型甲状腺癌（DTC）患者^{131}I治疗的适应证、禁忌证、治疗方法和治疗原则与成年人相同，^{131}I治疗剂量应根据患儿体重及体表面积适度调整，不可盲目减少剂量，以免影响^{131}I治疗效果。请参见本教材相关章节。

二、神经母细胞瘤^{131}I-MIBG治疗

（一）适应证与禁忌证

1. 适应证 恶性神经母细胞瘤、不能手术切除的嗜铬细胞瘤、手术后残余肿瘤病灶及术后预防性治疗和转移性嗜铬细胞瘤，能摄取^{131}I-MIBG的其他神经内分泌肿瘤，如甲状腺髓样癌、类癌、化学感受器等。

2. 禁忌证 白细胞低于4.0×10^9/L，红细胞低于2.5×10^{12}/L，血小板低于90.0×10^9/L者不宜使用^{131}I-MIBG治疗。

（二）方法

^{131}I-MIBG 3.7～7.4GBq（100mCi～200mCi）溶液注入250ml生理盐水中，静脉缓慢滴注90～120min，滴注过程中严密监测脉率，血压和心电图，每5min 1次，给药后24h内每小时，监测1次。治

疗 1 周后作 ^{131}I-MIBG 全身显像。

（三）注意事项与随访

患者应多饮水，及时排空小便。治疗后在放射性核素治疗病房观察 5～7d。重复治疗视病情发展和患儿的身体状况而定。

定期随访：治疗后 1～3 个月随访 1 次，评估治疗效果，确定后续的随访与治疗策略。

三、放射性核素敷贴治疗

我国自 1958 年开始核素敷贴治疗皮肤疾病，在儿童多种皮肤病治疗中疗效确切、方法简便、无创，易于推广普及。临床常用于儿童血管瘤、病理性瘢痕、局限性皮炎等。

1. 血管瘤　敷贴治疗毛细血管瘤与其他治疗方法相比，方法简便，不留瘢痕。治疗的早晚与疗效密切相关，婴幼儿对射线敏感，病灶容易治愈，随着年龄增大，敏感性降低，一般建议及早治疗。血管瘤的类型与治疗方法和疗效有很大关系。敷贴治疗由于射线射程短，适用于单纯性毛细血管瘤和葡萄酒样痣。治疗过程中注意保护正常皮肤。

2. 病理性瘢痕　敷贴治疗患儿病理性瘢痕，其一个疗程治愈率在 50%～80%，对于有效未愈及无效病例，可多次治疗，仍然有效。对于较厚、较大的瘢痕，采用手术治疗后及时敷贴治疗，瘢痕治愈率为 80%～100%。

思　考　题

1. 如何做好儿科核医学检查准备？

2. 骨显像在儿科骨良性疾病的主要应用有哪些？

3. 如何运用核医学方法诊断儿童胃肠道出血？

（武志芳　李思进）

第三篇　核素治疗篇

第十八章　放射性核素治疗概况及进展

第一节　放射性核素治疗的生物学基础

放射性核素治疗是指利用放射性药物对病变组织或器官进行靶向性内放射治疗或利用封闭性放射源对病灶的近距离放射治疗。放射性核素治疗是核医学最重要的组成部分，也是临床治疗学有效方法之一，对某些疾病的治疗有独特作用，可取得很好的治疗效果。

一、放射性核素治疗的原理

放射性核素治疗的基本原理是电离辐射的生物效应。利用载体或介入技术使放射性核素特异地浓聚于病变组织或细胞，放射性核素衰变发出的射线粒子在生物组织中运动，伴随着能量传递和电离，其电离方式表现为直接作用和间接作用。直接作用可使核酸、蛋白质等生物大分子的化学键断裂，导致分子结构和功能改变，特别是DNA的断裂和合成障碍可造成细胞周期阻滞或细胞凋亡，达到抑制或杀伤病变细胞的治疗作用。间接作用可引起水分子的电离和激发，形成多种活泼的自由基，如氢氧自由基（OH·）和水化电子（e^{-}_{aq}）等，其细胞毒性可使病灶局部的神经体液失调、生物膜和血管壁通透性改变等，是内照射发挥治疗作用的机制之一。辐射引起的生物效应是物理、化学和生物学综合反应的复杂过程，其作用机制还未完全阐明。

二、放射性药物靶向定位的机制与方式

放射性核素治疗需要放射性核素浓聚在病变部位，并滞留较长时间，获得较高的靶/非靶比值，内照射治疗才可获得较好疗效，也可避免或尽量降低对正常组织和器官的损伤。

（一）利用器官组织的生理功能主动摄取

如 ^{131}I 治疗甲状腺疾病、^{32}P 治疗真性红细胞增多症等，利用放射性核素能同稳定核素一样通过细胞主动摄取，参与细胞的代谢合成而浓聚在细胞内，放射性核素发出的射线可发挥治疗作用。

（二）利用病变组织的某些病理特征摄取

1. 亲骨性　治疗转移性骨肿瘤的放射性药物具有很好的亲骨性，转移性骨肿瘤病灶部位由于骨质破坏，骨组织代谢和成骨修复非常活跃而摄取大量的放射性药物，如 ^{89}Sr、^{223}Ra 等。

2. 配体与靶蛋白结合　利用放射性核素标记的配体去结合靶病灶过度表达的蛋白（如受体和抗原），使放射性药物浓聚于病灶，发挥内照射治疗目的。如神经内分泌肿瘤细胞过度表达生长抑素受体（somatostatin receptor，SSTR），^{177}Lu 标记生长抑素类似物治疗用于治疗不可切除或转移的生长抑素受体阳性的胃肠胰神经内分泌肿瘤；前列腺癌过度表达前列腺特异性膜抗原（prostate specific membrane antigen，PSMA），^{177}Lu 标记 PSMA 小分子抑制剂治疗转移性去势抵抗性前列腺癌（metastatic castration-resistant prostate cancer，mCRPC）。

3. 抗原与抗体结合　利用放射性核素标记的抗体与相关抗原结合，发挥治疗作用。如非霍奇金淋巴瘤表达CD20，可用放射性核素标记抗CD20的单克隆抗体进行放射免疫治疗，也有放射性核素标记PSMA的单克隆抗体进行放射性免疫治疗。

4. 寡核苷酸链互补结合　利用放射性核素标记与肿瘤细胞过度表达的mRNA或DNA的特定序列互补的寡核苷酸链，形成特异结合，如放射反义治疗。

（三）介入内照射

通过穿刺、植入或插管等方式，经过血管、体腔、囊腔、组织介质或淋巴液集中区，用载体将放射性药物引入病灶区，直接对病灶进行照射治疗。如利用放射性胶体治疗癌性胸水和腹水，放射性微球介入治疗肝癌。通过介入手段，提高病灶局部的辐射剂量，降低对全身其他部位的照射。特别是首次通过摄取率高的放射性药物，通过高选择动脉插管给药，可提高疗效，降低毒副作用。

三、评价治疗用放射性核素的主要指标

治疗用放射性核素必须具有合适的衰变特征和

生化特性。因此，评价治疗用放射性核素主要根据核素及其发射射线的物理和生物学特性。

常用的指标有如下几种：

（一）传能线密度（linear energy transfer，LET）

LET 是射线粒子在其运动径迹上单位长度释放的平均能量，常用单位为 keV/μm。带电粒子的能量和射程决定 LET。LET 越高，杀伤病变细胞能力越强。β 粒子的 LET ＜1keV/μm，α 粒子和俄歇电子的 LET 分别为 100～200keV/μm 和 10～25keV/μm。因此，α 粒子和俄歇电子的杀伤病变细胞的能力较 β 粒子强。

（二）相对生物效应（relative biological effectiveness，RBE）

由于各种辐射的品质不同，在相同吸收剂量下，不同辐射的生物效应是不同的，反映这种差异的量称为相对生物效应（RBE）。常用低 LET X 射线或 γ 射线外照射为参照，测定放射性核素的生物效应，使不同核素或射线之间有可比性。参照本身的 RBE=1。RBE 主要决定于 LET、肿瘤细胞生长状态和病灶大小等。LET 越高，RBE 越大，其生物效应越高。

（三）物理半衰期（$T_{1/2}$）

放射性药物在体内应有合适的有效半衰期（$T_{1/2}$），使病灶能浓聚足够的放射性药物，也使尽可能多的放射性核素在特定靶部位衰变。核素的物理 $T_{1/2}$ 直接影响放射性药物的有效 $T_{1/2}$，故物理 $T_{1/2}$ 过短的核素不适用于内照射治疗。治疗用核素的物理半衰期通常在数小时到数天。

（四）作用容积（volume of interaction）

LET 采用粒子携带能量和组织内射程来描述射线的作用特性，但核素衰变可向 4π 空间的任意角度发送射线，射线粒子所携带的能量释放在以射线粒子最大射程为半径的球形空间内（即作用容积）而非某个方向上。所以用作用容积为指标对射线的作用进行评价，更能准确描述射线杀伤病变细胞的概率。作用容积越小，射线杀伤病变细胞的效率越高。α 射线的作用容积比 β 射线小，假设 ^{149}Tb（铽）发射的 α 射线的作用容积为 1，则 ^{131}I 和 ^{153}Sm 发射的 β 射线的作用容积分别为 7100 和 12300。

四、常用的治疗类放射性核素及其选择

（一）常用的治疗类放射性核素

根据衰变发射射线的不同，可将常用的治疗类放射性核素分为 3 类：

1. 发射 β 射线的核素　主要有 ^{131}I（碘）、^{90}Y（钇）、^{153}Sm（钐）、^{32}P（磷）、^{177}Lu（镥）、^{166}Ho（钬）等。β 射线的 LET 为 0.2keV/μm，RBE 较恒定，半衰期为数小时到 8 天。根据射线在生物组织内的射程可分为：短射程（＜200μm），中射程（200μm～1mm）和长射程（1～12mm）。短射程的核素可以用于治疗小的病灶，达到治疗效果同时可减少对正常组织的损伤。长射程的核素如 ^{32}P、^{90}Y、^{166}Ho 等具有较强的穿透能力，在组织中的剂量均匀性好，可用于治疗较大的病灶，如淋巴瘤的结节样病灶、来源于骨皮质或者骨髓的骨骼病变。中射程的核素如 ^{131}I 虽然在组织中的剂量均匀性稍差，但是也能到达理想的治疗效果。

2. 发射 α 射线的核素　α 射线在生物组织内的射程在 50～90μm，约为 10 个细胞直径的距离，放射性核素至少要位于细胞膜才能起作用。α 射线在短距离内释放出巨大能量，LET 100～200keV/μm，约为 β 粒子的 400 倍。当 α 射线穿过细胞核时释放的能量为 1.0MeV，足以在多处打断 DNA。被 α 射线照射后的细胞氧耗量无增加，也无任何辐射损伤的修复反应。常用的 α 粒子发射体有 ^{211}At（砹）、^{212}Bi（铋）、^{223}Ra（镭）、^{225}Ac（锕）、^{212}Pb（铅）和 ^{227}Th（钍）等。^{211}At 和 ^{212}Bi 的物理 $T_{1/2}$ 分别为 7.2h 和 60.6min，^{225}Ac 的物理 $T_{1/2}$ 为 10 天，^{213}Bi 是其子核素，所以可由发生器获得，^{223}Ra 的 $T_{1/2}$ 为 11.4 天，近年来 α 射线发射体用于治疗疾病已受到了极大的关注，美国食品药品监督管理局（FDA）和国家药品监督管理局（NMPA）已批准 $^{223}RaCl_2$ 用于治疗 CRPC 骨转移治疗。

3. 通过电子俘获或内转换发射俄歇电子或内转换电子的核素　这类核素射程多为 10nm 左右，只有当放射性核素衰变位置靠近 DNA 时，才产生治疗作用。常用于治疗的这类核素为 ^{125}I。当 ^{125}I 在细胞膜或胞质内衰变时，作用于 DNA 的能量很低，疗效差，而衰变位置在 DNA 附近比在细胞膜上杀死细胞的效率要高 300 倍。^{123}I 发射俄歇电子和一个能量为 125～155keV 的内转换电子，在约一个细胞直径范围内可产生与 ^{131}I 相似的辐射剂量。

（二）选择治疗用放射性核素应考虑的因素

治疗用放射性核素的选择是一个比较复杂的过程，除了考虑放射性核素的物理、化学性质外，还需要考虑疾病的病理特征、病灶大小以及放射性核素是否容易获得等因素。如当病灶直径大于 1mm 时，宜选用高能 β 粒子，因为病灶较大时，放射性药物在病灶内分布通常不均匀，有些病灶可能无放射性

药物聚集，高能β粒子可通过交叉火力作用对无放射性药物聚集的病灶产生治疗效果。相反，对于较小的病灶（直径＜1mm），宜选用α粒子，因其具有较高的LET与RBE，可以在较短的距离内释放出巨大能量产生治疗效果并且不会对周围组织产生损伤。如需将放射性核素引入细胞核，则宜选用俄歇电子或其他低能电子，因其射程非常短。

五、辐射剂量

核素治疗的不良反应和量-效关系是核素治疗的关注点。对全身给药进行放射性核素剂量学的评价较困难，常用剂量学评价的方法有：

（一）剂量限制器官

核素治疗使用的剂量决定于正常组织能耐受的最大剂量。不同的放射性药物和不同的给药途径具有不同的剂量限制器官。全身给药骨髓常是剂量限制器官，局部用药要注意靶器官的耐受量及剂量限制。如鞘内给药，脊髓是剂量限制器官；由于膀胱易受尿中射线损伤，患者应常排空尿液，减少辐射剂量；如肝摄取高，可能导致放射性肝炎及肝功能损害。详细的体内器官辐射剂量评估和毒性研究对每一种新的放射性药物是非常必要的。外照射治疗是在一定的时间内分多次照射完成照射剂量，特点是高剂量率和两次照射之间间隔一定时间，所以病灶周围正常组织或器官对外照射的耐受剂量低，两次照射的间隔时间使病变细胞有修复的机会。内照射治疗对病灶的照射剂量决定于病灶浓聚放射性药物的多少和放射性药物在病灶内的有效半衰期，特点是低剂量率的连续照射，所以病灶周围正常组织或器官对内照射的耐受剂量较外照射高，连续照射使病变细胞无修复的机会。

（二）剂量计算

核素治疗中追求精准的体内辐射剂量很重要，但影响因素较多，难度较大，适宜的个体剂量化仍是核素治疗学研究的热点问题。国际医学内辐射剂量委员会（MIRD）方案是目前计算体内吸收剂量的常用方法（具体计算方法可参考相关书籍）。另外可采用放射自显影法、小型的热光剂量仪法等对内照射剂量进行研究。

第二节　放射性核素治疗的现状及进展

一、放射免疫治疗（radioimmunotherapy，RIT）

1953年Pressman证明了^{131}I标记的抗鼠骨肉瘤抗体在骨肉瘤的浓聚。Kohler和Milstein于1975年建立了单克隆抗体（monoclonal antibody，McAb）制备技术，使放射免疫显像（radioimmunoimaging，RII）诊断和RIT的研究取得巨大进步，他们也因此获得1984年的诺贝尔生理学或医学奖。

（一）原理

用放射性核素标记肿瘤相关抗原的特异性抗体，以抗体作为核素载体，与肿瘤相应抗原结合，使肿瘤组织内浓聚大量的放射性核素，并滞留较长时间。放射性核素衰变过程中发射射线的辐射作用破坏或干扰肿瘤细胞的结构或功能，起到抑制、杀伤或杀死肿瘤细胞的治疗作用。

（二）已开展临床治疗或人体试验的RIT

60%的RIT针对非实体肿瘤，如^{90}Y或^{131}I标记CD20抗体治疗非霍奇金淋巴瘤（non-Hodgkin lymphoma，NHL），^{213}Bi标记CD33抗体治疗急性髓细胞性白血病。实体瘤RIT有^{131}I-PSMA（prostate specific membrane antigen，前列腺特异性膜抗原）抗体治疗去势抵抗性前列腺癌（castration -resistant prostate cancer，CRPC），^{177}Lu或^{212}Pb标记人表皮生长因子受体-2（human epidermal growth factor receptor-2，HER2）抗体治疗乳腺癌和^{90}Y标记癌胚抗原（carcinoembryonic antigen，CEA）抗体治疗转移性结肠癌等。近十年来，有九十多项RIT临床注册试验，但目前仅有两个RIT药物获美国FDA批准：标记CD20抗体的^{131}I-托西莫单抗（tositumomab）和^{90}Y-替伊莫单抗（ibritumomab）用于复发或耐药的低分化NHL。国内获批用于实体肿瘤RIT有^{131}I标记的肿瘤细胞核人鼠嵌合单克隆抗体，它通过结合肿瘤坏死变性细胞核，与肿瘤坏死组织结合后释放射线杀死坏死区周围的活性肿瘤细胞，用于治疗放化疗不能控制或复发的晚期肺癌、肝癌和胆管癌等；^{131}I标记美妥昔单抗（Metuximab）F（ab′）$_2$片段，与肝癌细胞表面特异性表达的HAb18G/CD147抗原结合，治疗不能手术切除或术后复发的原发性肝癌。

（三）治疗方法

1. 患者的准备　体检，查肝、肾功能；示踪剂量的标记抗体进行RIS，确定病灶有放射性摄取；使用放射性碘标记的McAb，应封闭甲状腺；用抗体作皮试，阴性者可进行治疗；监测人抗鼠抗体反应。

2. 给药途径和方法　静脉给药方便易行，是RIT常用的给药方法。肝癌、肺癌等实体肿瘤可选择动脉插管给药、膀胱癌可腔内灌注给药，局部给药可明显提高肿瘤病灶的摄取率，从而提高疗效和降低毒副作用。

（四）疗效及毒副作用

1. 非霍奇金淋巴瘤（non-Hodgkin lymphoma，NHL） CD20是表达于正常或恶性B淋巴细胞膜上的抗原，美国FDA已批准两种放射性核素标记的抗CD20鼠源性单克隆抗体用于治疗NHL。

（1）^{131}I-tositumomab治疗NHL：^{131}I-tositumomab是一种鼠源性抗CD20抗体，用于B细胞淋巴瘤、霍奇金淋巴瘤、弥漫大B细胞淋巴瘤及多发性骨髓瘤患者。对NHL患者的临床试验数据显示，治疗的总缓解率达到65%，监测其中药物应答患者，其无进展生存期达24.5个月。对滤泡性淋巴瘤初治患者的药物临床研究的试验数据显示，治疗组疗效优于最后一线化学疗法治疗疗效。FDA批准^{131}I-tositumomab应用于对利妥昔单抗治疗无效、低级别的滤泡性NHL患者，也可用于尚未接受利妥昔单抗治疗的NHL患者。

应用^{131}I-tositumomab治疗NHL，主要的毒副作用为一过性中性白细胞、血小板降低和贫血，用药后4～6周最为明显，8～9周可逐渐恢复。中性白细胞下降、血小板下降、贫血达到Ⅳ级的患者分别为17%、3%、2%。使用^{131}I-tositumomab治疗的NHL患者中，12%需要输血小板，10%需要输白细胞，12%接受集落刺激生长因子和促红细胞生长素治疗。曾经接受过化疗的患者，人抗鼠抗体效应（HAMA）反应发生率为9%，未接受化疗的患者HAMA反应发生率为65%。

（2）^{90}Y-ibritumomab治疗NHL：用^{90}Y-ibritumomab（替伊莫单抗）和利妥昔单抗治疗143例复发或对化疗耐受的NHL患者的前瞻性随机对照临床试验结果显示：^{90}Y-ibritumomab tiuxetan反应率分别为80%和56%；完全缓解（complete response，CR）分别为30%和16%。另一研究纳入211例接受^{90}Y-ibritumomab tiuxetan治疗的NHL患者，反应率83.7%、CR为37%；部分缓解（partial response，PR）为46.7%；平均无进展期（time to progression）9.4个月，HAMA反应为1.4%。对接受Zevalin治疗的770例NHL患者进行分析，在确诊NHL后1.5～14年，治疗后4～34个月，骨髓增生异常综合征（myelodysplastic syndrome，MDS）和急性粒细胞白血病（AML）共发生10例（1.3%）。MDS和AML的年发病率，从确定NHL诊断开始计算为0.21%/年，从^{90}Y-ibritumomab治疗开始计算为0.62%/年，这与已报道的未经RIT的NHL患者的发病率相似。

^{90}Y-ibritumomab的主要毒副作用是对血液的影响，一般治疗后7～9周血细胞达到最低值。中性粒细胞和血小板减少达到Ⅳ级约8.5%；7.6%的患者因感染住院；18%的患者接受集落刺激生长因子治疗；22%患者输血小板，恶心、寒战、发热、乏力、腹痛多为暂时性的，易于控制。

2. 实体肿瘤 RIT治疗实体瘤疗效不如非实体肿瘤。^{131}I标记美妥昔单抗在103例不能手术的原发性肝细胞肝癌初治和经治患者经肝动脉插管给药治疗的Ⅱ期临床研究结果显示肿瘤PR率不到10%，绝大部分是病情稳定（stable disease，SD），早期肝癌疗效好于晚期肝癌。推荐剂量27.75MBq/kg（0.75mCi/kg），每次用药时间至少间隔4周以上。其不良反应包括发热、胃肠道反应、肝功损害和血液毒性等；通过联合TACE进行肝癌治疗可较单纯TACE治疗提高患者生存率。^{131}I-chTNT通过识别坏死变性细胞核，尝试治疗多种类型的肿瘤，但样本量均较小，且多是联合放疗、局部化疗或射频消融提高整体治疗疗效，主要不良反应也主要是骨髓抑制。

（五）RIT存在的问题及可能的解决措施

RIT还存在许多问题有待解决。如病灶浓聚McAb量低、靶/非靶（T/NT）比值低、HAMA反应等。全抗体的分子量大，穿透能力弱和免疫原性强，到达病灶部位的量少，又易诱发机体产生HAMA反应。McAb的人源化和利用抗体的Fab片段或单链抗体，既保留了抗体与抗原的结合能力，又降低免疫原性，是目前RIT的发展方向。生物素-亲和素预定位技术可明显提高肿瘤病灶摄取McAb率。生物素（biotin，B）与McAb结合不影响其生物活性，亲和素（avidin，Av）与B的亲和力非常高（K_d=10～15mol）。可根据要达到的目的对预定位方案进行设计。如一种方案为先注射核素标记的McAb-B，6～24h后注射Av，Av加速血中McAb-B的清除，获得高T/NT比值。

二、配体介导放射性核素治疗（radioligand therapy，RLT）

肿瘤细胞膜上某些蛋白高表达，是放射性核素靶向治疗的结构和功能基础。用放射性核素标记相关蛋白的特异配体，利用配体与蛋白特异结合，使放射性核素浓聚于病灶，达到内照射治疗目的。其中，放射性核素标记小分子肽结合受体进行的放射性核素治疗，称为肽受体介导的放射性核素治疗（peptide radioreceptor therapy，PRRT）。如生长抑素受体、血管活性肠肽受体、叶酸受体、肿瘤坏死因子受体等是研究的热点。

（一）放射性核素标记的生长抑素类似物治疗神经内分泌肿瘤

生长激素抑制素（somatostatin，SST）主要有14肽（SST14）和28肽（SST28）两种类型，主要功能为抑制垂体生长激素的分泌。神经内分泌肿瘤过度表达 SSTR，特别是 SSTR2 亚型。可用放射性核素标记 SST 的类似物进行受体显像和放射性核素靶向治疗。目前用于临床治疗的是镥-177（^{177}Lu）标记的 SST8 肽衍生物 ^{177}Lu-DOTATATE（[^{177}Lu-DOTA^{0}，Tyr^{3}，Thr^{8}]-octreotide 或 ^{177}Lu-DOTATOC[^{177}Lu-DOTA^{0}，Tyr^{3}]-octreotate）。^{177}Lu-DOTATATE 已被欧洲药品管理局和美国 FDA 批准用于治疗不可切除的或转移性、进展的、生长抑素受体阳性的胃肠胰神经内分泌肿瘤。^{177}Lu-DOTATATE 治疗的剂量限制器官为肾脏，治疗之前给予精氨酸注射，可减少肾损害；^{177}Lu-DOTATATE 可引起血液毒性，但 3 到 4 级严重不良反应低于 9%，不过需注意约 2% 患者可能出现骨髓增生异常综合征或急性白血病。

（二）放射性核素标记的PSMA配体治疗晚期前列腺癌

前列腺特异性膜抗原（prostate specific membrane antigen，PSMA）是一种在前列腺上皮细胞膜表达的Ⅱ型谷氨酸羧肽酶，在大部分前列腺癌中过度表达，特别是晚期转移性前列腺癌。PSMA 是前列腺癌放射性核素诊断和治疗很好的靶点，标记针对 PSMA 胞外段锌指区域小分子抑制剂在前列腺癌中的诊断和治疗研究进展迅速。其中 ^{68}Ga-PSMA-11/^{177}Lu-PSMA-617 组合实现 CRPC 诊疗一体化。

一项国际性、前瞻性、随机、开放标签、多中心、Ⅲ期研究，评估了 ^{177}Lu-PSMA-617（每 6 周一次静脉输注 7.4GBq，最多 6 个周期）联合最佳标准护理（BSC）的疗效和安全性（VISION 研究）。研究纳入 831 例曾接受紫杉烷和雄激素受体信号通路的新型内分泌药物治疗后病情进展、PSMA-PET 扫描阳性的 mCRPC 患者，与 SOC 治疗组相比，^{177}Lu-PSMA-617+SOC 治疗组客观缓解率（CR+PR）显著提高（29.8% *vs* 1.7%），延长了患者总体生存期（中位 OS：15.3 个月 *vs* 11.3 个月）、死亡风险降低 38%；并推迟患者首次出现症状骨骼事件（SSE）的发生时间（中位时间：11.5 个月 *vs* 6.8 个月；P ＜0.001）；9.3% 的患者发生严重药物相关治疗期不良事件。2022 年 3 月 ^{177}Lu-PSMA-617 获美国 FDA 批准用于前列腺特异性膜抗原阳性转移性去势抵抗性前列腺癌（PSMA 阳性 mCRPC）的成人。

PSMA-617 在血液中代谢半衰期较短，靶器官摄取受限，有效剂量较低导致需要使用高剂量或更频繁的治疗，增加了不良反应的可能性。对 PSMA 分子探针进行功能化修饰，如基于伊文思蓝（EB）功能化 PSMA，延长血液循环半衰期和增加肿瘤摄取。采用具有更强的辐射生物效应的 α 射线标记 PSMA，如 ^{225}Ac-PSMA-617，其小样本Ⅱ期临床试验证实其可对 ^{177}Lu-PSMA-617 治疗失败的 mCRPC 病例进行挽救性治疗，但血液毒性强，可使部分患者无法继续再次治疗。

三、基因介导放射性核素治疗

基因工程技术不可能将治疗基因百分之百地转染每个病变靶细胞；肿瘤细胞可有多个异常基因，很难同时抑制多个异常基因的表达。因射线在组织内有一定距离的射程，基因水平的放射性核素内照射治疗可通过“交叉火力”，克服基因治疗存在的问题。主要包括放射性反义治疗和基因转染介导的核素治疗。

（一）放射性反义治疗

1978 年 Zamecnik 和 Stephenson 用含 13 个碱基的寡核苷酸片段与劳斯肉瘤病毒（rous sarcoma virus）RNA 特定序列互补结合阻断基因的表达，抑制病毒的复制。1994 年用放射性核素标记的 c-myc 起始区的反义链成功地显示了荷瘤小鼠体内的肿瘤。反义显像和放射反义治疗已成为基因治疗发展最快的领域之一。

1. 放射性反义治疗的原理 反义寡聚核苷酸（ASON）与 DNA 序列结合，阻断 DNA 的转录；ASON 与 mRNA 结合，阻断 mRNA 翻译。利用放射性核素标记 ASON，与肿瘤细胞特异或过度表达的 DNA 或 mRNA 中某些序列互补结合，抑制癌基因的表达，射线产生电离辐射生物效应，进行放射反射治疗。

2. 放射性反义治疗存在的问题

（1）细胞膜转运（cell membrane transport）：ASON 与细胞膜表面蛋白的非特异结合后的内化作用，可能是主动转运的机制之一，但转运效率低，进入细胞的 ASON 量不能满足反义治疗的需求。为增加 ASON 进入细胞的数量，可同时给予多聚赖氨酸，以减少 DNA 的负电荷；以脂质体为载体，延长 ASON 在血液循环中保留的时间；用腺病毒或逆转录病毒为 ASON 的载体；将 ASON 与某些配体偶联，通过受体介导将 ASON 转运进入细胞。

（2）ASON 的体内稳定性：ASON 可被体内的核酸酶降解，修饰 DNA 磷酸骨架增加其对核酸酶的抵抗力。

（3）结合亲和力：长度为 15～17 个碱基较理想，长度增加可提高亲和力，但降低通过细胞膜的能力和降低结合特异性。

（4）毒性：ASON 可能以较低亲和力与非靶 mRNA 结合，可干扰正常基因的表达，影响细胞的功能。放射性标记的 ASON 可能对正常细胞染色体产生损伤，特别是导致双链 DNA 断裂。辐射损伤与辐射剂量、剂量率和细胞的敏感性有关。放射性反义治疗辐射作用对靶细胞的毒性正是所追求的治疗效果。

3. 放射性反义治疗的实验研究　放射性反义治疗仍处于实验研究阶段。用脂质体包裹 ^{125}I-ASON 能明显抑制肿瘤细胞的生长；对 ^{35}S、^{32}P 和 ^{33}P 标记的 ASON 的药代动力学和肿瘤吸收剂量进行对比研究：较大肿瘤用 ^{33}P 的吸收剂量大，肿瘤小于 1g ^{35}S 或 ^{32}P 的吸收剂量较大。治疗较小的肿瘤用 ^{32}P 或 ^{35}S 标记 ASON 优于 ^{33}P。

（二）基因转染介导核素治疗

基因转染使肿瘤细胞表达某种抗原、受体或酶，利用放射性核素标记的相应抗体、配体或底物，进行放射性核素的靶向内照射治疗。如将 CEA 基因转染胶质瘤细胞，使其摄取抗 CEAMcAb 的能力提高 5～8 倍。将生长抑素受体基因转染卵巢癌细胞，可用放射性核素标记的相应配体进行放射性核素靶向治疗。以下以钠碘转运体（N^+/I^-symporter，NIS）基因转染介导 ^{131}I 治疗为例进行介绍。

1. NIS 基因转染介导 ^{131}I 治疗　NIS 可逆浓度摄取血浆中的 ^{131}I，如将 NIS 基因转染肿瘤细胞使其表达 NIS 并浓聚 ^{131}I，可用 ^{131}I 治疗被转染并表达 NIS 的肿瘤。Nakamoto 等用 NIS 基因转染乳癌细胞，^{125}I 的摄取是未转染 NIS 基因乳癌细胞的 44 倍。荷瘤小鼠 ^{125}I 体内分布显示，转染 NIS 基因肿瘤摄取率为 16.73%ID/g。Robert 等将 NIS 基因转染人黑色素瘤细胞、鼠结肠癌细胞和人卵巢腺癌细胞，^{125}I 摄取率是未转染细胞的 9～35 倍。^{131}I 杀死 56%～69% 被转染肿瘤细胞，未转染肿瘤细胞仅 10%～17% 被 ^{131}I 杀死。

2. 存在的问题　多项体内和体外的实验结果显示，转染 NIS 基因的肿瘤细胞或病灶，能摄取大量 ^{131}I，但 ^{131}I 在细胞内或在病灶内的有效 $T_{1/2}$ 很短（3.59～6h）。内照射治疗病灶的吸收剂量主要决定于浓聚放射性核素的多少和核素在病灶内的有效 $T_{1/2}$。Maxon 等的研究说明，^{131}I 在肿瘤内的有效 $T_{1/2}$ 大于 78.7h 可获得理想的疗效，低于 45.8h 则疗效差。所以延长 ^{131}I 在转染 NIS 基因肿瘤细胞内的有效 $T_{1/2}$ 已成为亟待解决的关键问题。

3. 发展方向　因甲状腺滤泡细胞同时表达 NIS 和过氧化物酶（TPO），^{131}I 的有机化使其在细胞内的有效 $T_{1/2}$ 足够长。被转染 NIS 基因的肿瘤细胞不表达 TPO，不能有机化 ^{131}I，所以 ^{131}I 从细胞内迅速排出。联合转染 NIS 和 TPO 基因使 ^{131}I 在肿瘤病灶高度浓聚的同时又有足够长的有效 $T_{1/2}$，或使用甲状腺癌细胞能摄取的物理半衰期较短的 ^{211}At，有望提高疗效。

四、质子、重离子治疗

质子和重离子射线治疗技术被国际放射治疗界认为是最有希望进一步提高肿瘤放射治疗疗效的一项新技术，其原理是利用质子和重离子在靠近身体表面时会释放出较低的能量，而穿过深部组织则会沉积最大能量，即形成布拉格峰（Bragg peak）的物理特性和重离子优越的放射生物学特性，将高剂量区调整在肿瘤组织上，从而有效地保护周围的健康组织。质子及重离子放疗剂量分布优于光子放疗，利于提高肿瘤的治疗剂量并降低对周围正常组织的损伤，从而提高肿瘤治疗有效率并降低副作用。

重离子放射治疗（也被称为碳离子放射治疗）拥有倒转剂量深度分布、拓展布拉格峰后剂量的急剧下降、高传能线密度（linear energy transfer，LET）、高相对生物效应（relative biological effectiveness，RBE）、较小的氧效应、剂量验证、准确投射肿瘤靶区等特点。这些特点使得重离子放射治疗相对于传统放疗有很大的优势，能够更加准确地攻击肿瘤细胞，对肿瘤的杀伤作用更大。重离子束辐射敏感性不依赖细胞周期时相，对 DNA 损伤的可修复性很小，重离子放疗后肿瘤复发率更低。

质子重离子治疗的适应证较为广泛，几乎涵盖了光子放射治疗的所有疾病类型（如：颅脑肿瘤、头颈部肿瘤、肺癌、消化系统肿瘤、泌尿系统肿瘤、妇科肿瘤、骨与软组织肉瘤、皮肤肿瘤等），在减少正常组织不良反应方面具有优势，更加适合于儿童肿瘤的治疗。重离子由于其独特的物理学和生物学优势，对常规光子放射不敏感肿瘤、乏氧肿瘤、复发肿瘤的再次放疗及某些特殊部位肿瘤治疗方面具有显著优势。

质子重离子治疗被公认为当今世界上最先进的肿瘤放射治疗技术，但外放疗只是局部治疗手段的一种。不能认为单靠质子重离子放疗技术就能解决患者的肿瘤。只有把这个局部治疗融合到综合治疗中去才能发挥其应有的作用。质子重离子技术因为研发成本高、运营维护保养成本高、资金投入大、回报周期长，接纳患者的容量有限，截至 2021 年 1 月，全世界仅有 12 家治疗中心拥有质子重离子治疗设备，其中日本 6 家，德国 2 家，意大利 1 家，奥地利 1 家，中国 2 家（上海市质子重离子医院、兰州重离子医院）。全球接受质子重离子治疗的患者人数正以年均超过 10% 的速度增长，随着质子重离子治疗设备技术的进步、治疗费用的降低、基础及临床研究的深入开展，质子重离子治疗将会在世界各国家逐渐发展壮大。

思　考　题

1. 简述放射性核素治疗的原理。
2. 可用于核素治疗常用的核素有哪几类？各举例说明。
3. 近年来核素治疗进展主要在哪几方面？

（田　蓉）

第十九章　^{131}I 治疗甲状腺功能亢进症

第一节　基本原理及目标

一、甲状腺功能亢进症简介

（一）甲状腺毒症、甲状腺功能亢进症的定义

甲状腺毒症（thyrotoxicosis）是指血液循环中甲状腺激素过多，引起以神经、循环、消化等系统兴奋性增高和代谢亢进为主要表现的一组临床综合征。通常见于两种情况，一是甲状腺腺体本身功能亢进，合成和分泌甲状腺激素过多而引起的甲状腺毒症，称为甲状腺功能亢进症（hyperthyroidism，简称甲亢），主要包括格雷夫斯病（Graves disease，GD）、毒性多结节性甲状腺肿（toxic multinodular goiter，TMNG）、毒性甲状腺腺瘤（toxic adenoma，TA），其中 GD 最常见；二是破坏性甲状腺毒症（如亚急性甲状腺炎、无痛性甲状腺炎、桥本氏甲状腺炎、产后甲状腺炎等）和过量服用外源性甲状腺激素。

（二）甲亢的临床表现、诊断

1. 多系统兴奋性增高、代谢亢进的症状和体征　性急、心悸、食欲亢进、消瘦、乏力、多汗、皮肤温暖湿润、心率快、双手细颤。

2. 甲状腺肿大（少数病例可无甲状腺肿大）。

3. 血清 TT_3、TT_4、FT_3、FT_4 升高，TSH 降低。

同时符合以上 1、2、3 项时诊断甲亢成立。放射性碘摄取（radioactive iodine uptake，RAIU）增高者，支持诊断甲亢，而且是鉴别破坏性甲状腺毒症的主要依据。甲状腺弥漫性肿大、TRAb 阳性或伴有眼球突出、皮肤黏液性水肿者诊断为 GD；触诊或超声甲状腺有结节（多数为多个），且甲状腺显像表现为“热结节”或“冷、热结节”者诊断为 TMNG；触诊或超声甲状腺有结节（多数为单个），且甲状腺显像表现为“热结节”者诊断为 TA。

（三）甲亢的治疗方法

^{131}I 治疗、抗甲状腺药物（antithyroid drugs，ATD）治疗和外科手术治疗都是治疗甲亢的一线方法，都可用于甲亢的初始治疗。这三种治疗方法各有特点，根据临床实际情况、患者意愿等选择具体的治疗方案。当一种方法治疗失败时，可以重复治疗或改用另外一种方法治疗。

二、基本原理

^{131}I 治疗甲亢的原理是：①碘是合成甲状腺激素的原料之一，甲状腺滤泡细胞通过钠碘转运体（Na^+/I^- symporter，NIS）特异性摄取 ^{131}I，甲亢时摄取量更高；② ^{131}I 在甲状腺内停留的时间比较合适，有效半衰期为 3.5～4.5 天；③ ^{131}I 衰变时发出 β^- 射线，其在甲状腺内的平均射程约 0.8mm，β^- 射线的能量几乎全部被甲状腺吸收，不损伤周围组织和器官；④ β^- 射线在甲状腺内形成“交叉火力”（cross fire）的辐射生物效应，破坏功能亢进的甲状腺组织，使得甲状腺激素的合成和分泌减少、甲状腺体积缩小，达到治疗作用。

^{131}I 治疗后 2～4 周，可见甲状腺组织水肿、变性、上皮肿胀并有空泡形成和滤泡破坏等病理改变，腺体中心部分的损害更加明显。2～3 个月，甲状腺内有淋巴细胞浸润、滤泡上皮脱落、纤维组织增生等改变。一般在 ^{131}I 治疗后 2 周左右开始出现疗效，2～3 个月明显好转，治疗作用可持续 6 个月，甚至更长时间。一般在治疗 3～6 个月后才能对疗效进行评价。

三、目　　标

^{131}I 治疗甲亢的目标是：使肿大的甲状腺缩小，甲状腺功能恢复到正常水平或甲状腺功能减低。甲状腺功能减低者，需通过补充甲状腺激素，使机体达到甲状腺功能正常的状态。

第二节　适应证与禁忌证

1. ^{131}I 治疗甲亢的适应证　确诊为甲亢的患者，包括 GD、TMNG、TA 均为适应证。^{131}I 治疗可作为成人甲亢的一线治疗方法，尤其适用于：①对 ATD 出现不良反应、疗效差或复发者；②有手术禁忌证、手术风险高、手术无效或手术后复发者；③老年患者；④病程长；⑤甲状腺明显肿大；⑥有合并症者，如肝功能损害、白细胞减少、血小板减少、周期性瘫痪、甲亢性心脏病、甲亢性精神病等。对于术后复发的 TA 和 TMNG 患者首选 ^{131}I 治疗。

2. ^{131}I 治疗甲亢的禁忌证　妊娠和哺乳期妇女。

第三节 治疗前的准备及治疗方法

一、^{131}I 治疗前的准备

1. 明确诊断；对育龄期妇女可通过询问月经史或 ^{131}I 治疗前 48h 内行妊娠试验以排除妊娠；询问是否哺乳。

2. 停止服用影响甲状腺摄取 ^{131}I 的药物和食物；低碘饮食 1～2 周；行体格检查、血常规、肝肾功能和心电图检查等。

3. 测定血清甲状腺激素和 TSH，必要时测定 TRAb、TgAb、TPOAb；测定 RAIU 及 ^{131}I 在甲状腺内的有效半衰期；根据甲状腺显像或超声检查，辅以触诊确定甲状腺的重量。

4. ^{131}I 治疗 TA 前，如甲状腺显像结节外甲状腺组织未被完全抑制，可用外源性甲状腺激素抑制其摄取 ^{131}I，L-T_4 50μg 每日 3 次，共 14 天。目的是防止结节外正常的甲状腺组织摄取 ^{131}I 而受到损伤。

5. 对于精神紧张或心率过快的患者，给予 β 受体阻滞剂或镇静剂；如患者症状明显，病情严重，为了安全起见，可先用 ATD 治疗，待病情减轻后再进行 ^{131}I 治疗。

6. 由于该治疗方法的特殊性，治疗前必须由患者或其有效监护人签署"^{131}I 治疗甲亢知情同意书"。

二、治疗方法

1. ^{131}I 治疗甲亢的剂量 确定 ^{131}I 治疗的剂量有固定剂量法和计算剂量法两大类。

（1）固定剂量法：根据甲状腺的体积一次性给予固定的剂量。GD 患者：甲状腺Ⅰ度肿大，给予 185MBq（5mCi）；甲状腺Ⅱ度肿大，给予 370MBq（10mCi）；甲状腺Ⅲ度肿大，给予 555MBq（15mCi）；治疗 TMNG 可在 GD 剂量基础上适当增加；治疗 TA 一般为 555～1110MBq（15～30mCi）。目前，尚无明确的上限剂量。该方法简便，但难以达到个体化治疗，有治疗经验的医生，治疗 GD 和 TMNG 时，一般不采用这个方法。

（2）计算剂量法：是目前国内治疗 GD 和 TMNG 的常用方法。按照计划每克甲状腺组织给予的剂量（计划量）计算。以下是目前临床常用的计算公式：

$$^{131}\text{I 剂量（MBq 或 μCi）} = \frac{\text{计划量（MBq或μCi / g）× 甲状腺重量（g）}}{\text{甲状腺最高（或24h）摄}^{131}\text{I率}} \quad (19\text{-}1)$$

例：某患者甲状腺重量为 50g，计划量为 80μCi/g 甲状腺，最高摄 ^{131}I 率为 80%（即 0.8），^{131}I 剂量 =50×80/0.8=5000μCi=5mCi（185MBq）。

我国治疗 GD 常用 ^{131}I 计划量为每克甲状腺组织 2.59～4.44MBq（70～120μCi）；2021 年中华医学会核医学分会指南推荐治疗 GD 的 ^{131}I 计划量为每克甲状腺组织 2.59～5.55MBq（70～150μCi）；2016 年美国甲状腺协会指南推荐为每克甲状腺组织 1.85～7.40MBq（50～200μCi）。增加 ^{131}I 剂量，可提高一次性治愈率，但早发甲状腺功能减退症（甲减）的概率增加；减少 ^{131}I 剂量，则降低一次性治愈率，但早发甲减的概率也减少。临床上，应根据患者的病情综合评估，并尊重其意愿以制定剂量。这一公式是以有效半衰期为 5 天的前提下设计的。如有效半衰期差异较大，应适当调整计算所得的 ^{131}I 剂量。甲状腺重量相同时，治疗 TMNG 的剂量适当高于 GD 的剂量。

对计算所得的 ^{131}I 剂量，根据患者的具体情况进行适当的修正：①甲状腺较大、质地较硬、有结节者，适当增加 ^{131}I 剂量；甲状腺较小、质地较软者，适当减少 ^{131}I 剂量。②有效半衰期较短者，适当增加 ^{131}I 剂量；有效半衰期较长者，适当减少 ^{131}I 剂量。③年老、病程较长、病情严重、合并心血管、肝功能异常、长期用 ATD 治疗、首次 ^{131}I 治疗疗效差或无效者，适当增加 ^{131}I 剂量；病程短、病情轻、未经 ATD 治疗、ATD 治疗后已明显好转但未痊愈、术后复发者，适当减少 ^{131}I 剂量。

2. 给药方法 常用一次性口服。为保证充分吸收，应空腹口服 ^{131}I，服 ^{131}I 后 2h 再进食。部分患者因为消化、代谢旺盛，不适宜长时间饥饿，为了安全起见，可适当提前进食少量流质或半流质。

3. 注意事项 ①认真核对患者信息并准确分装 ^{131}I 剂量；②嘱患者注意休息，避免感染、劳累和精神刺激；③不要揉压甲状腺，甲亢治愈之前，尽量低碘饮食；④服 ^{131}I 后 2 周内尽量避免与婴幼儿及孕妇密切接触；⑤治疗后半年内，育龄患者采取避孕措施；⑥告知患者一般在 ^{131}I 治疗后 2 周左右开始出现疗效，2～3 个月明显好转，治疗作用可持续 6 个月，甚至更长时间；⑦治疗后继续短期对症、支持治疗；⑧一般在 ^{131}I 治疗后 1～3 个月复查，如病情需要可在 ^{131}I 治疗后 1 年内每 1～2 个月复查一次，若出现甲减的相关症状或临床症状变化较大时，应该及时就诊。

4. 关于综合治疗的措施 ^{131}I 治疗是以 ^{131}I为主的综合治疗，应根据患者的具体情况采取相应的辅助治疗，以减轻症状和降低并发症的风险。病情较重的患者，可先用 ATD 进行预治疗，待病情减轻后再行 ^{131}I 治疗，也可于口服 ^{131}I 后 3～7 天，继续使用 ATD 治疗，直到 ^{131}I 发生明显疗效为止。除非有禁忌证，在 ^{131}I 治疗前后都可用 β 受体阻滞剂缓解症状和体征。

第四节　常见的治疗反应及处理

一、治疗反应

^{131}I 治疗甲亢十分成熟、安全，不良反应较少、较轻。仅少数患者服 ^{131}I 后几天内出现头晕、乏力、皮肤瘙痒、食欲下降、恶心、呕吐等全身症状以及甲状腺肿胀、轻度疼痛、牵拉、异物感等局部症状。一般比较轻微，不用处理，个别症状稍重者可给予对症处理。极少数患者可因放射性甲状腺炎出现颈部明显疼痛，可给予非甾体抗炎药、糖皮质激素缓解疼痛。^{131}I 治疗一般不影响血常规，个别患者白细胞一过性降低，可给予升白细胞的药物。

^{131}I 治疗后，少数患者短期内症状加重，可以通过去除诱因、加强对症治疗，让患者平稳过渡。至于甲亢危象（thyroid storm），极罕见，但死亡率高达 20%～30%。往往是 ^{131}I 治疗之前就存在一些危险因素，包括：治疗前病情严重或者已存在重要器官的损害，如心功能不全，肝功能损害等；为准备 ^{131}I 治疗停用 ATD 时间太长，导致病情加重；患者体内组织中儿茶酚胺的受体数目增多，心脏和神经系统对血中儿茶酚胺过度敏感。^{131}I 治疗后，由于合并感染、腹泻、强烈的精神刺激或过度劳累等应激状态而诱发。过去认为 ^{131}I 治疗后，射线破坏甲状腺组织，导致甲状腺激素释放到血液中出现一过性增高是甲亢危象的主要原因，但长期临床观察发现，^{131}I 治疗后血中甲状腺激素不升高，或仅轻度升高，不足以导致甲亢危象，至少不是导致甲亢危象的主要原因。

甲亢危象应以预防为主，预防措施有：病情严重的甲亢患者，在 ^{131}I 治疗前、后联合 ATD 治疗并加强对症、支持治疗，控制症状，预防应激状态，使患者度过危险期。如有甲亢危象先兆，要及时处理，密切观察，避免危象前期向危象期过渡。

甲亢危象主要表现为高热、心动过速、烦躁和大汗淋漓等，以及神经、循环和消化系统的功能障碍，没有特异性诊断指标和统一的诊断标准，治疗方案包括：①针对诱因治疗。②抗甲状腺药物，首选 PTU 200～400mg/ 次，口服或经胃管注入，间隔 6～8h 一次。其作用是抑制甲状腺激素合成和抑制外周组织 T_4 向 T_3 转换。③碘剂：复方碘溶液（SSPI）5 滴 / 次（0.25ml），口服，间隔 6h 一次。一般使用 3～7 天。其作用是抑制甲状腺激素释放。④ β 受体阻断剂：普萘洛尔 60～80mg/ 次，口服，间隔 4h 一次。其作用是阻断甲状腺激素对心脏的刺激，并抑制外周组织 T_4 向 T_3 转换。⑤糖皮质激素：氢化可的松首次 300mg，以后 100mg/ 次，静脉滴注，间隔 8h 一次。其作用是防止和纠正肾上腺皮质功能减退。⑥腹膜透析、血液透析或血浆置换迅速降低血浆甲状腺激素浓度。⑦降温：物理降温，避免使用乙酰水杨酸类药物。⑧其他支持治疗。

二、关于 ^{131}I 治疗后甲状腺功能减退症的认识

^{131}I 治疗甲亢后出现的甲状腺功能减退症（hypothyroidism，简称甲减），是甲亢疾病过程中的一种自然转归。研究表明，甲亢患者，不管采用何种治疗方法，甲亢治愈后都可能出现甲减。其发生与患者对射线的个体敏感性差异及其自身免疫功能紊乱有一定关系，目前不能有效地预测和预防。^{131}I 治疗后 1 年内出现的甲减为早发甲减，1 年后出现的甲减为晚发甲减。早发甲减与 ^{131}I 的剂量有关，晚发甲减与 ^{131}I 剂量关系不大。甲减者，能够通过补充甲状腺激素替代治疗获得甲状腺功能正常时的机体状态。早发甲减、晚发甲减都应及时给予甲状腺激素替代治疗，部分患者的甲状腺功能可能恢复，部分患者不能恢复，需长期替代治疗。甲亢患者治愈后，即使出现甲减，也是比较好的结局。因为：①甲亢患者，无论在什么时候、用什么方法治愈，都可能出现甲减；②甲减患者采用甲状腺激素替代治疗，能较好地维持甲状腺功能处于正常水平；③甲减治疗的费用比甲亢低。

第五节　疗效评价

一、^{131}I 治疗甲亢疗效评价标准

^{131}I 治疗后随访半年以上进行疗效评价：

1. 完全缓解（临床治愈）　甲亢症状、体征消失或基本消失，达到非甲状腺功能亢进状态。即：甲状腺功能恢复正常（血清 TT_3、TT_4、FT_3、FT_4 正常）；或经治疗发生甲减后，通过补充甲状腺激素，达到并维持甲状腺功能正常水平的机体状态。

2. 部分缓解（好转）　甲亢症状、体征减轻，血清 TT_3、TT_4、FT_3、FT_4 明显降低，但未降至正常水平。

3. 无效　甲亢症状、体征无改善或反而加重，血清 TT_3、TT_4、FT_3、FT_4 无明显降低。

4. 复发　已达到治愈标准之后，再次出现甲亢的症状和体征，血清甲状腺激素水平再次升高。

二、^{131}I 对甲亢的疗效

GD 和 TMNG 一般在 ^{131}I 治疗后 2 周左右开始出现疗效，大部分患者治疗后 2～3 个月症状和体征明显好转，表现为症状缓解、甲状腺缩小、体重增加等，其治疗作用可持续 6 个月，甚至更长时间。GD 患者，一个疗程的治愈率 52.6%～77.0%，有效率 95% 以上，无效率 2%～4%，复发率 1%～4%。^{131}I 治疗 TMNG 的有效率略低于 GD。

TA可在¹³¹I治疗后2～3个月结节逐渐缩小，症状和体征也随之改善。3～4个月后甲状腺显像可能的改变是：热结节逐渐消失，结节外甲状腺组织的功能逐渐恢复；或结节变小，结节外甲状腺组织的功能部分恢复。¹³¹I治疗TA，大部分患者疗效良好，67%以上可以达到临床治愈。

¹³¹I治疗3个月后无效或加重、治疗6个月后有好转但未痊愈以及治愈后复发的甲亢患者，都可以再次¹³¹I治疗。再次治疗时，根据治疗时的病情，重新计算¹³¹I的剂量，对无效或加重的患者可以适当增加剂量，对好转的患者可以适当减少剂量。少数患者需要多次¹³¹I治疗后才能痊愈。

三、¹³¹I对甲亢合并症的疗效

1. 甲亢合并格雷夫斯眼病（Graves' ophthalmopathy，GO） 甲亢不合并GO的患者，¹³¹I治疗后发生GO的概率较小；甲亢合并中至重度活动性GO患者，¹³¹I治疗后，GO多数好转或无明显改变、少数加重。目前认为GO是一种器官特异性自身免疫性疾病，是由于甲亢患者循环中产生了针对球后细胞或眼外肌细胞的自身抗体，引起自身免疫反应。甲状腺功能长期异常、甲亢症状反复发作，是导致GO恶化的主要因素之一；吸烟可诱发或加重GO。甲亢治疗后是否加重GO，与治疗甲亢的方法无明显关系。甲亢合并GO者，可以选择¹³¹I治疗。

甲亢¹³¹I治疗后GO的防治，可采用以下方案：

（1）¹³¹I治疗前无GO者，治疗后若出现GO，应根据病情，早期使用糖皮质激素等综合治疗GO。

（2）甲亢伴非活动性GO患者，¹³¹I治疗时，是否使用糖皮质激素等综合治疗GO，视突眼程度及患者个人意愿而定，一般不常规使用糖皮质激素。

（3）甲亢伴轻度活动性GO患者，¹³¹I治疗时，可使用糖皮质激素等综合治疗GO。随访中，如出现亚临床甲减或临床甲减，应及时用甲状腺激素替代治疗，控制TSH在正常范围内。TSH升高，会加重突眼。

（4）甲亢伴中度、重度活动性GO或威胁视力的活动性GO患者，需慎重选择¹³¹I治疗。¹³¹I治疗时，建议使用糖皮质激素等综合治疗GO。随访中，也需要控制TSH在正常范围。

（5）云克（⁹⁹Tc-MDP）治疗GO。云克中的锝-99（⁹⁹Tc）具有较多的化学价态，用于标记亚甲基二磷酸（MDP）的⁹⁹Tc为四价态，容易得到或失去一个电子，通过电子的得失，可以清除体内自由基，保护人体内超氧化物歧化酶（SOD）的活性，调节人体免疫功能，能抑制病理复合物的产生和沉积，降低TRAb、TgAb等抗体的水平，可用于治疗自身免疫性疾病，临床用于治疗GO有较好的疗效而且安全、副作用小。

2. 甲亢合并甲亢性心脏病 甲亢性心脏病常见的表现是心脏扩大、心律不齐（心房颤动最常见）和心力衰竭。其发生率为10%～25%，且随病程延长或患者年龄增长而增加。这类患者应采取一次性¹³¹I治疗或者以甲减为目的的治疗，尽快缓解甲亢，减轻心脏负担。随着甲亢的治愈，甲亢性心脏病可以恢复正常或缓解。对甲亢性心脏病的治疗，也需要注意甲减对心脏的影响，定期复查甲状腺功能，及时纠正甲减。

3. 甲亢合并甲亢性肌病 甲亢性肌病包括：肌无力、肌萎缩、周期性瘫痪和重症肌无力。甲亢性肌无力及重症肌无力主要由于甲状腺激素引起肌酸代谢障碍所致。周期性瘫痪多伴有低钾血症，补钾通常有效。绝大部分甲亢性肌病随着甲亢的治愈而治愈。

4. 甲亢合并血糖异常或糖尿病 对甲亢合并血糖异常的患者，随着甲亢的治愈，血糖将逐渐恢复到正常水平；对甲亢合并糖尿病的患者，甲亢的治愈有利于血糖的控制，并可以减少降糖药物的剂量。

5. 甲亢合并肝功能损害 甲亢合并肝功能损害可分为：甲亢性肝功能损害、甲亢合并其他疾病（如病毒性肝炎、自身免疫性肝炎等）和抗甲状腺药物导致的肝功能损害。无论哪种情况，都可以或者必须使用¹³¹I治愈甲亢，这对肝功能的恢复十分重要。护肝、停止导致肝功能损害的药物是必要的。¹³¹I主要被甲状腺组织吸收，肝脏摄取量较少，此外肝脏对辐射不敏感，因此¹³¹I不会对肝脏有明显损害。绝大多数甲亢合并肝功能损害在甲亢治愈后可逐渐恢复。

6. 甲亢合并造血功能异常 如果是药物性造血功能异常，先停止使用相关药物并对症治疗，改善后及时使用¹³¹I治疗甲亢；如果是甲亢引起造血功能异常，在对症治疗的同时，可使用¹³¹I治疗甲亢。随着甲亢的好转，造血功能也将逐渐恢复到正常水平。

7. 甲亢合并精神异常 多数患者随着¹³¹I治疗后甲亢的好转，精神异常也将逐渐好转。

经过几十年大量的病例观察、深入研究，已有定论，与普通人群比较，¹³¹I治疗不会引起甲状腺癌、白血病、不孕不育、死胎、畸形及遗传性疾病发生率的增高。而且研究表明，那些因甲亢内分泌紊乱而不孕不育的患者，经¹³¹I治疗后也生儿育女，经长期随访，子女发育都良好。从辐射剂量的角度来看，用370MBq（10mCi）¹³¹I治疗甲亢时，全身所受辐射剂量为45mGy（4.5rad），骨骼为68mGy（6.8rad），肝脏为48mGy（4.8rad），男女性腺分别为28mGy（2.8rad）和25mGy（2.5rad），小于X线钡剂灌肠时性腺受到的照射剂量，这样的剂量不足以引起造血、生殖系统和肝脏的辐射损害。

总之，^{131}I治疗甲亢疗效肯定、副作用少、简便安全、费用低，已经在国内外广泛应用八十余年，与ATD治疗、手术治疗相比，^{131}I治疗甲亢仍然是目前成本效益比最好的治疗方法。此外，非毒性甲状腺肿（甲状腺肿大、无甲状腺毒症）者，如果甲状腺巨大，也可以使用^{131}I治疗，缩小甲状腺。

思考题

1. 简述甲亢^{131}I治疗的基本原理、适应证、禁忌证。
2. 简述甲亢^{131}I治疗综合治疗的措施、常见不良反应的处置措施。
3. ^{131}I治疗甲亢的疗效评价，与抗甲药物治疗、手术治疗相比较，各有何特点？
4. 如何评价^{131}I治疗甲亢合并症的疗效？
5. 如何看待^{131}I治疗甲亢后出现甲减？

（韦智晓　方文珠）

第二十章　^{131}I 治疗分化型甲状腺癌

第一节　甲状腺癌流行病学概况及综合治疗措施

一、甲状腺癌的流行病学及分类

甲状腺癌（Thyroid Cancer）是一种起源于甲状腺滤泡上皮或滤泡旁上皮细胞的恶性肿瘤，是内分泌系统和头颈部肿瘤中最常见的恶性肿瘤。在过去的 20 年间，甲状腺癌的发病率在全球范围内逐年增高，2020 年全球癌症数据显示，当年全球新发甲状腺癌病例数约为 586 202 例，在所有癌症中位居第 9 位，女性年发病率 10.1/10 万，是男性的 3 倍。2022 年国家癌症中心根据 2016 年全国肿瘤登记数据测算出我国甲状腺癌发病数为 20.3 万(2015 年为 20.1 万，下面括号内均为 2015 年数据)，在所有恶性肿瘤中位居第 8 位（第 7 位），女性世界人口年龄标准化发病率为 15.81/10 万（14.6/10 万），在女性恶性肿瘤中位居第 3 位(第 4 位)；2016 年甲状腺癌死亡 8300 例，死亡率为 0.6/10 万（0.48/10 万）。2000～2016 年期间我国女性甲状腺癌死亡率呈上升趋势；5 年生存率为 84.3%，与美国（98.7%）等发达国家仍存在差距。

甲状腺癌按肿瘤起源及分化程度分为甲状腺乳头状癌（PTC）、甲状腺滤泡癌（FTC）、甲状腺髓样癌（MTC）和甲状腺未分化癌（ATC），其中甲状腺乳头状癌和甲状腺滤泡癌合称为分化型甲状腺癌（differentiated thyroid carcinoma，DTC）。DTC 占所有甲状腺癌病例数的 95% 以上，其中又以甲状腺乳头状癌最多见，约占甲状腺癌的 85%～90%。大部分 DTC 进展缓慢，经规范化综合治疗后可达到临床无瘤状态。但某些组织学亚型如 PTC 的高细胞型、柱状细胞型、鞋钉亚型等和 FTC 的广泛浸润型以及嗜酸细胞癌（Hürthle 细胞癌）等易发生腺外侵犯、血管侵袭和远处转移，复发率高，预后相对较差。

二、DTC 临床综合治疗措施

DTC 治疗采用的是手术治疗，术后辅以 ^{131}I 治疗和促甲状腺素（TSH）抑制治疗的综合治疗措施。某些情况下需辅以放射治疗、粒子植入治疗和靶向治疗等方法。根据手术中所见、肿瘤 TNM 分期及术后的血清学和影像学检查结果进行疾病分期和复发风险评估，以明确 TSH 抑制治疗的程度和选择适合 ^{131}I 治疗的患者。

手术治疗是 DTC 最主要和最有效的治疗方法。目前推荐的手术方式有甲状腺双叶全切术、双叶近全切术和单侧腺叶切除术。影响 DTC 手术切除范围的因素包括患者的年龄、性别、是否有甲状腺癌家族史、是否有颈部放疗史（尤其是青少年时期）、术前肿瘤大小、是否多灶、肿瘤位于一侧腺叶还是累及双侧腺叶、术前是否有甲状腺包膜外软组织侵犯（影像学征象或声嘶、吞咽困难等）或可疑淋巴转移、是否为特殊类型的 DTC 及患者由于职业、性格、意愿等原因作出的倾向性选择等。

TSH 对甲状腺细胞的生长有正向促进作用。DTC 细胞并未完全丧失正常甲状腺细胞的分化特征，仍可表达 TSH 受体，因此 TSH 也能刺激 DTC 细胞的生长，成为肿瘤进展、复发和转移的病理生理基础。鉴于 DTC 的这种“激素（TSH）依赖性”特点，术后 TSH 抑制治疗应运而生。TSH 抑制治疗是指手术后应用甲状腺激素将 TSH 抑制在正常低限或低限以下的程度，一方面补充手术切除甲状腺后造成的甲状腺激素缺乏，另一方面抑制 DTC 细胞生长。TSH 抑制治疗是 DTC 术后管理的重要环节之一。TSH 抑制水平及时长与 DTC 的复发、转移和癌症相关死亡的关系密切，特别对高危 DTC 者，这种关联性更加明确。应结合患者的初始复发风险、TSH 抑制治疗不良反应风险和治疗反应分层动态设定相应的 TSH 抑制目标，进行个体化 TSH 抑制治疗。

三、DTC 术后分期与初始复发危险度分层

DTC 患者手术后是否需要进一步采取 ^{131}I 治疗和 TSH 抑制治疗，取决于患者术后复发和死亡的危险性。有效的复发和死亡风险的分层有助于预测患者的预后，指导术后制定个体化治疗方案和随访方案，便于有效执行临床路径，以及对患者间的疗效比较。因此，对 DTC 患者术后再分期和复发危险度的分层可避免过度治疗或治疗不足的问题。

目前有多个 DTC 的分期系统，最常使用的美国癌症联合委员会（AJCC）与国际抗癌联盟（UICC）联合制定的 TNM 分期，此系统是基于病理学参数（pTNM）和年龄的分期体系，主要用于癌症相关死亡风险的评估。自 2018 年 1 月 1 日，开始执行第八版 AJCC 甲状腺癌 TNM 分期系统（表 20-1，表 20-2）。但这些分期系统主要侧重于预测 DTC

的死亡相关风险，均未将近年来逐渐引人关注的与DTC复发、死亡率密切相关的分子特征（如$BRAF^{V600E}$突变等）纳入评估范围。对于DTC这种长期生存率很高的恶性肿瘤，更应对患者进行复发危险度分层。目前尚无公认的“最佳”分层系统，多采用下述的3级复发风险分层（表20-3）。

表20-1 甲状腺癌的TNM分期（AJCC，第八版）

分类	定义
原发病灶（T）	
Tx	原发肿瘤灶无法评估
T0	无原发肿瘤灶证据
T1	肿瘤最大直径≤2cm且局限于甲状腺内
T1a	肿瘤最大直径≤1m且局限于甲状腺内
T1b	肿瘤最大直径>1cm但≤2cm且局限于甲状腺内
T2	肿瘤最大直径>2cm但≤4cm且局限于甲状腺内
T3	肿瘤最大直径>4cm且局限于甲状腺内，或任意大小肿瘤出现肉眼可见的甲状腺外侵犯且只侵犯带状肌群
T3a	肿瘤最大直径>4cm且局限于甲状腺内
T3b	任意大小肿瘤，伴有肉眼可见的甲状腺外侵犯且只侵犯带状肌群（胸骨舌骨肌、胸骨甲状肌、甲状舌骨肌或肩胛舌骨肌）
T4	肉眼可见的腺体外侵犯且范围超出带状肌群
T4a	任何大小的肿瘤，伴有肉眼可见甲状腺外侵犯累及皮下软组织、喉、气管、食管或喉返神经
T4b	任何大小的肿瘤，伴肉眼可见甲状腺外侵犯累及椎前筋膜或包绕颈动脉或纵隔血管
区域淋巴结（N）	
Nx	区域淋巴结无法评估
N0	无区域淋巴转移
N0a	细胞学或组织学病理证实一个或多个淋巴结均为良性
N0b	无区域淋巴转移的放射学或临床证据
N1	区域淋巴转移
N1a	Ⅵ和Ⅶ区淋巴转移（气管前、气管旁、喉前/Delphian淋巴结、上纵隔淋巴结），可为单侧或双侧病变
N1b	单侧、双侧或者对侧的侧颈部淋巴转移（Ⅰ、Ⅱ、Ⅲ、Ⅳ或Ⅴ区）或咽后淋巴结
远处转移（M）	
M0	无远处转移
M1	伴有远处转移

表20-2 分化型甲状腺癌的预后分期（AJCC，第八版）

分期		T	N	M
年龄<55岁	Ⅰ	任何T	任何N	M0
	Ⅱ	任何T	任何N	M1
年龄≥55岁	Ⅰ	T1、T2	N0、Nx	M0
	Ⅱ	T1、T2	N1a	M0
		T3a/T3b	任何N	M0
	Ⅲ	T4a	任何N	M0
	ⅣA	T4b	任何N	M0
	ⅣB	任何T	任何N	M1

表20-3 分化型甲状腺癌的初始复发危险度分层

复发危险度	符合条件
低危	PTC（符合以下全部条件者）： 无局部或远处转移 所有肉眼可见的肿瘤均被彻底清除 无肿瘤侵及甲状腺外组织 原发灶为非侵袭性病理亚型 如果给予^{131}I治疗，治疗后显像无甲状腺外碘摄取 无血管侵袭 cN0或≤5个淋巴结微小转移（<2mm）pN1 滤泡型PTC（FV-PTC）：腺内型、包裹性FV-PTC FTC：腺内型、分化良好的侵及包膜的FTC，无或仅有少量（≤4处）血管侵犯 PTMC：腺内型、单灶或多灶，无论*BRAF*突变是否阳性
中危（所有DTC）	符合以下任一条件者： 原发灶向甲状腺外微小淋巴结侵犯 首次RAI治疗后显像提示有颈部摄碘灶 侵袭性病理亚型（如高细胞型、鞋钉型或柱状细胞型等） 伴血管侵袭的PTC cN1或5个以上微小淋巴结（最大直径均<3cm）pN1 伴有腺外侵袭和$BRAF^{V600E}$突变的多灶性PTMC
高危（所有DTC）	符合以下任一条件者： 原发灶向甲状腺外肉眼侵袭 原发灶未能完整切除 有远处转移 术后血清Tg提示有远处转移 pN1中任何一个转移淋巴结直径≥3cm 伴广泛血管侵袭（>4处）的FTC

第二节 ^{131}I治疗分化型甲状腺癌

一、原　理

分化型甲状腺癌的原发灶和转移灶癌细胞具有正常甲状腺滤泡细胞的部分功能，其细胞膜表面具有钠碘转运体（NIS）并具有摄碘能力，通过NIS可将^{131}I从血液中主动性地摄入到甲状腺癌细胞及残留的正常甲状腺滤泡细胞中。在高水平TSH刺激下，DTC细胞（包括局部区域病灶和远处转移灶）可获得较高的摄^{131}I率，利用^{131}I β射线的辐射生物效应清除甲状腺癌组织及残留甲状腺组织，达到降低肿瘤复发率、转移率和病死率，提高无病生存率、疾病特异性生存率和总生存期的目的。

二、治疗方法

^{131}I治疗是DTC术后综合治疗的主要措施之一。根据治疗目的可分为3个层次：①采用^{131}I清除手术后残留的甲状腺组织，称为清甲治疗（remnant ablation）；②采用^{131}I清除手术后影像学无法证实的可能存在的转移或残留病灶，称为辅助治疗（adjuvant therapy）；③采用^{131}I治疗手术后已知存在的不宜手

术切除的局部或远处DTC转移灶和复发灶，称为清灶治疗（therapy of known disease）。

需要注意的是，上述清甲治疗、辅助治疗、清灶治疗三种方法不是递进关系，而是根据术后结果进行综合评估分析（包括初始复发风险分层、TNM分期、术中所见、术后血清学及影像学结果），依据评估结果确定患者的治疗目的并选择相应的治疗方法，避免治疗不足或治疗过度。因此，规范的 ^{131}I 治疗前评估是实施恰当的 ^{131}I 治疗的前提。

^{131}I 治疗前评估除需获得患者的临床病理特征信息外，还应完善必要的血清学及影像学检查。术后血清 Tg 水平（刺激性或抑制性）可作为评估残留甲状腺组织、疾病状态及指导治疗决策的有效指标。颈部淋巴结超声可以动态观察淋巴结形态、大小、信号、血流等的变化；同时可发现异常淋巴结的影像征象，如细小钙化、血流信号增加、囊性变、纵横比失调等。CT、MRI 可以作为超声检查的补充，主要针对超声无法探及的部位，或者 Tg 阳性但超声阴性的患者。对 DTC 是否合并肺转移的检查，推荐行胸部 CT。如为儿童患者，也可用诊断剂量 ^{131}I 全身显像（diagnostic ^{131}I whole body scintigraphy，Dx-WBS）代替肺部 CT 检查。对可疑骨转移患者可行全身骨显像进一步明确诊断及评价肿瘤负荷。DxWBS 有助于在 ^{131}I 治疗前探查术后甲状腺的残留及可疑转移灶的摄碘能力，有助于后续 ^{131}I 治疗的决策，同时进行 SPECT/CT 融合显像对摄碘病灶的识别和定位具有增益作用。

三、^{131}I 治疗的临床意义

1. 清甲治疗 有利于对 DTC 术后患者进行血清 Tg 的分层和病情监测，并提高 ^{131}I-WBS 诊断 DTC 转移灶的灵敏度，有利于 DTC 术后的再分期。血清 Tg 测定和 DxWBS 是监测 DTC 术后复发和转移的主要手段。残留甲状腺组织本身具有分泌 Tg、摄取 ^{131}I 的能力，因此彻底清除术后残留甲状腺组织，有助于增加血清 Tg 测定和 DxWBS 诊断 DTC 复发和转移的敏感性和准确性。同时，治疗后 ^{131}I 全身显像（post-therapeutical ^{131}I whole body scintigraphy，RxWBS）探测术后颈部残留淋巴结转移灶及远处转移灶的敏感性更高、准确性更好。RxWBS 可进一步明确 DTC 患者术后的疾病分期及危险度分层，指导后续治疗及制定随访方案。

2. 辅助治疗 除包含上述清甲治疗的意义以外，还有利于清除术后隐匿于甲状腺组织或侵犯到甲状腺外的微小癌灶，从而达到提高无病生存期（disease-free survival，DFS）、降低肿瘤复发率和肿瘤相关死亡风险的目的。

3. 清灶治疗 是治疗术后的局部或远处 DTC 转移灶和复发灶，可提高患者无进展生存期（progress free survival，PFS）、疾病特异性生存期（disease specific survival，DSS）和总生存期（overall survival，OS）。

四、^{131}I 治疗前准备

1. 低碘准备 ^{131}I 治疗的疗效与进入残留甲状腺组织及 DTC 细胞内的 ^{131}I 的剂量呈正相关。为尽量减少患者体内稳定性碘对 ^{131}I 的竞争抑制作用，提高残留甲状腺组织和转移灶对 ^{131}I 的摄取量，服 ^{131}I 前 2～4 周嘱患者低碘饮食（碘摄入量＜50μg/d）。如食用无碘盐，禁食海带、紫菜及海鲜等高碘食物，暂停服用胺碘酮等含碘类药物，避免碘伏消毒皮肤等。

DTC 患者甲状腺术前如已行含碘造影剂增强 CT 检查，1 个月后体内碘含量将返回到基线水平。因此，增强 CT 检查后间隔 1 个月以上即可考虑行 ^{131}I 治疗，必要时可依据患者尿碘、尿碘 / 尿肌酐比值结果，合理选择 ^{131}I 治疗时机。

2. 升高血清 TSH 水平 残留甲状腺和 DTC 细胞表达有钠碘转运体（NIS），接受 TSH 的调控，升高 TSH 可显著增强残留甲状腺组织和 DTC 转移灶 NIS 的功能。一般认为血清 TSH 水平升高至 30mU/L 以上，残留甲状腺组织和 DTC 转移灶 NIS 对 ^{131}I 的摄取剂量明显增加，可取得较好的 ^{131}I 治疗效果。提高 TSH 的方法有 2 种：一是提高内源性 TSH 的分泌，即停服左旋甲状腺素片（L-T_4）2～4 周，在 TSH ＞30mU/L 后行 ^{131}I 治疗；二是给予外源性 TSH，即肌内注射重组人 TSH（rhTSH）0.9mg 每天一次，连续 2 天，第 3 天行 ^{131}I 治疗。

3. 治疗前的常规检查 主要包括血清甲状腺激素、TSH、Tg、TgAb、血常规、尿常规、肝肾功能、甲状旁腺激素、电解质、心电图、颈部超声、胸部 CT 等。育龄期女性患者，应行人绒毛膜促性腺激素（hCG）测定，排除妊娠。哺乳期患者，如决定行 ^{131}I 治疗，应中断哺乳。

可以选择 $^{99m}TcO_4^-$ 甲状腺显像或甲状腺摄 ^{131}I 率测定了解残留甲状腺组织的多少。选择性行诊断性 ^{131}I 显像，推荐用低剂量的 ^{131}I（＜185MBq），并在显像后 72h 内实施 ^{131}I 治疗。

4. 医患沟通、患者教育、签署知情同意书 应向患者及家属介绍治疗目的、实施过程、治疗后可能出现的不良反应等，并对住院期间和出院后辐射安全防护注意事项进行指导，获得患者及家属的认可后签署 ^{131}I 治疗知情同意书。

五、^{131}I 治疗的实施

（一）服用 ^{131}I 方法和注意事项

1. 空腹一次性口服治疗所需剂量的 ^{131}I 溶液。

2. 口服 ^{131}I 后适量多次饮水，2h 后可正常饮食。及时排空大小便，减少对生殖腺、膀胱、肠道和全身的照射。

3. 口服 ^{131}I 24h 后，嘱患者常含话梅或维生素 C 或咀嚼口香糖、按摩唾液腺或补液等，以促进唾液分泌，预防或减轻辐射对唾液腺的损伤。

4. 口服 ^{131}I 24h 后，常规口服泼尼松 10～30mg/d，预防和减轻 ^{131}I 可能引起的颈部水肿、疼痛。1 周后开始逐渐减量至停服。再次 ^{131}I 治疗时因常无明显残留甲状腺组织，可视患者临床症状情况临时口服泼尼松。

5. ^{131}I 治疗后 2～7 天作全身显像，了解有无转移灶及其摄碘功能状态，为进一步随访和治疗方案的制定提供依据。因治疗后 ^{131}I 全身显像（RxWBS）可发现更多 ^{131}I 治疗前未知的转移灶，因此 RxWBS 是对 DTC 进行再分期和确定后续 ^{131}I 治疗方案的基础。采用 ^{131}I SPECT/CT 检查可以进一步提高 RxWBS 诊断的准确性和灵敏度。

6. ^{131}I 治疗后 24～72h 开始口服甲状腺素，常规用药为 L-T_4，空腹顿服。如清甲治疗前残留较多甲状腺组织患者，因 ^{131}I 破坏甲状腺组织后使甲状腺激素释放入血，造成血液中甲状腺激素水平短期升高，故服用甲状腺素的起始时间可适当推迟。老年或伴有严重基础疾病患者补充甲状腺素的剂量宜逐步增加。服用甲状腺素 1 个月后根据血清甲状腺激素和 TSH 水平调整剂量。

7. 口服 ^{131}I 后患者应住院隔离治疗，当体内残留 ^{131}I 剂量小于或等于 400MBq（10.8mCi）方可出院。

8. ^{131}I 治疗后半年内患者均须避孕。

（二）^{131}I清甲治疗

1. 适应证 ①复发风险为中危的患者；②便于长期随访及肿瘤复发监测，复发风险为低危且本人有意愿的患者；③甲状腺大部切除术后评估有补充全切的临床需求，不愿或不宜再次手术的患者；④经评估 DxWBS 仅甲状腺床有 ^{131}I 浓聚、且 TgAb 阴性和 sTg ＜1.0μg/L 复发风险为高危的患者。

如临床有需要了解 DTC 患者术后血清 Tg 的分层、进一步了解术后分期，可建议行清甲治疗。尽管大部分低危或中危伴有低危特性的 DTC 患者并不能通过 ^{131}I 清甲而降低肿瘤复发及死亡风险，但可便于随访监测病情及可能发现隐匿的转移灶，及时进行临床再分期，指导后续的治疗决策。

如患者经评估后符合如下所有条件：①没有甲状腺癌家族史；②既往无头颈部照射史；③肿瘤分期 T1aN0M0；④ TgAb 阴性、sTg ＜1.0μg/L。这类患者复发风险极低，无须行 ^{131}I 清甲治疗，可以积极随访监测。

2. 禁忌证 ①妊娠期或哺乳期妇女；②甲状腺术后创口未愈合者；③计划 6 个月内妊娠者。

3. ^{131}I 清甲治疗剂量 常规给予 ^{131}I 1.11～3.7GBq（30～100mCi）。对于青少年和高龄患者可酌情减少 ^{131}I 剂量。

对于低危 DTC 患者，使用低剂量 ^{131}I（30～50mCi）或高剂量 ^{131}I（100mCi）清甲，清甲成功率及疾病复发率均差异无统计学意义。对于中危和高危 DTC 患者，患者间的疾病异质性较大，从颈部淋巴结转移数量来看，差异尤为显著。现有的关于 ^{131}I 清甲剂量与疗效的研究，纳入的中危 DTC 患者，其颈部淋巴结转移的数量较少，属于中危患者中疾病复发风险相对较低者。因此，清甲治疗剂量的确定应结合患者临床病理学特征、死亡及复发风险及实时动态评估结果等，遵循个体化原则，而非固定低剂量或高剂量。清甲治疗剂量的增量因素主要包括：残留甲状腺组织较多（基于治疗前甲状腺超声、吸碘率测定或甲状腺显像等评估结果）、较高 Tg 水平、伴有其他危险因素（如年龄≥55 岁、肥胖）。

4. 再次清甲治疗 首次清甲治疗后，如诊断剂量 ^{131}I 显像（DxWBS）提示甲状腺床区仍有功能性甲状腺组织，并影响 Tg、TgAb 的监测及疗效的评估，可考虑再次行 ^{131}I 清甲治疗。再次清甲时，^{131}I 剂量确定原则同首次清甲。

清甲后的治疗剂量显像（RxWBS）显示甲状腺床区以外无异常 ^{131}I 摄取灶，随访中血清刺激性 Tg ＜1ng/ml，此时即使诊断剂量 ^{131}I 显像提示甲状腺床区仍有功能性甲状腺组织，无须再行 ^{131}I 清甲治疗。

（三）^{131}I辅助治疗

1. 适应证 术后影像学检查无明确肿瘤残留或转移，但是基于患者手术病理特征、血清学指标或 DxWBS 而高度怀疑局部残存或复发病灶的患者适合行 ^{131}I 辅助治疗：① DTC 术后复发风险为高危、或中危，且 sTg ＞1.0ng/ml 的患者；②不明原因高血清 Tg 水平、或 TgAb 持续升高的患者。

对于复发风险为高危的患者，^{131}I 辅助治疗可有效改善总生存期及无病生存期，因此可作为常规推荐。对于复发风险中危的患者，^{131}I 辅助治疗在综合获益上尚存争议，已报道在侵袭性病理亚型、淋巴转移灶直径＞1cm 或结外侵犯、年龄＞55 岁、病灶摄碘阳性的情况下总生存期可能获益，未来还需更多高质量研究证据证实。因此对复发风险中危的患者，在综合考虑患者的意愿、权衡不良反应与获益的情况下可采取选择性推荐。

在排除了残留甲状腺组织的影响时，不能解释的血清 Tg 水平增高、或 TgAb 持续升高是危险因素之一，应警惕可能存在目前影像学无法探测或显示的微小癌灶或隐匿癌灶。^{131}I 辅助治疗有助于降低这类患者的复发及肿瘤相关死亡风险。

2. 禁忌证 同清甲治疗。

3. ^{131}I 辅助治疗剂量 常规给予 ^{131}I 3.70～5.55GBq（100～150mCi）。对于青少年和高龄患者可酌情减少 ^{131}I 剂量。

辅助治疗的对象是隐匿的 DTC 组织。DTC 细胞的摄碘能力一般低于正常甲状腺组织，需给予更高剂量的 ^{131}I 才能达到相同的吸收剂量，因此辅助治疗的剂量通常高于 3.70GBq（100mCi）的清甲治疗剂量，具体剂量取决于存在的危险因素（年龄、侵袭性病理类型、淋巴转移的数目和大小、血管侵犯、腺外软组织侵犯、结外侵犯等）。

（四）^{131}I清灶治疗

1. 适应证 清灶治疗是治疗手术后已知存在的不宜手术切除的局部或远处 DTC 转移灶：①经治疗前评估存在摄碘功能的局部和远处转移性病灶或复发性病灶；②上次 ^{131}I 治疗后显像（RxWBS）提示存在摄碘病灶。

对于单发远处转移性病灶、单发局部复发或持续性病灶及转移性病灶，应根据情况考虑能否进行再次手术或局部治疗等。如病灶较大、影响患者生活质量、可能危及生命或进展较快，经外科评估后为可切除病灶，应首选再次手术治疗，术后可辅以 ^{131}I 治疗；如为非可切除病灶，应考虑局部治疗，包括局部外照射治疗（EBRT）、^{125}I 粒子植入治疗等。局部治疗后评估疗效，如转变为可切除性病灶，可考虑再次行手术治疗，术后可辅以 ^{131}I 治疗。

2. 禁忌证 同清甲治疗。

3. ^{131}I 清灶治疗剂量 制定 ^{131}I 剂量的方法大致有 3 种，即经验性固定剂量法、器官最大耐受剂量法以及基于病灶吸收剂量的计算剂量法。经验性固定剂量法是目前临床应用最广泛且最简便的方法，但经验性固定剂量法没有考虑个体间或个体内对碘摄取的差异，而 ^{131}I 清灶治疗的效果最终取决于病灶获得的吸收剂量及其对电离辐射的敏感性。因此，为获得肿瘤致死性效应和提高 ^{131}I 的疗效，在综合考虑病灶碘摄取情况、治疗不良反应等因素的基础上，可适当增加 ^{131}I 口服剂量。肿瘤亚致死剂量可能导致更多放射性碘抵抗的肿瘤细胞克隆存活，并降低后续 ^{131}I 治疗效果。提倡基于病灶吸收剂量的个体化治疗的临床研究，实现精准治疗，避免治疗剂量不足或过度治疗。具体治疗剂量见下面各分类。

（1）淋巴结转移病灶的 ^{131}I 治疗：颈部淋巴结是 DTC 最常见的转移部位，既可以发生肿瘤同侧淋巴结转移，也可发生双侧淋巴结转移。锁骨上区、纵隔区也是淋巴转移的好发部位。经过治疗后多数患者病情得到缓解，转移的淋巴结病灶部分或全部消失。常用的 ^{131}I 治疗剂量为 3.7～5.55GBq（100～150mCi）。

较大的淋巴结转移病灶，或 DxWBS 提示摄碘率低的淋巴结转移病灶宜采用手术切除。

（2）肺转移的 ^{131}I 治疗：DTC 肺转移时只要病灶能摄取 ^{131}I，就是 ^{131}I 治疗的指征，常用的 ^{131}I 治疗剂量为 5.55～7.4GBq（150～200mCi），对 70 岁以上的高龄患者，治疗剂量一般不宜超过 5.55GBq（150mCi），如因病情需要增加剂量，需进行综合评估，慎重处理。

肺转移有多种表现：①单发结节；②多发小结节（直径≤1cm）；③多发大结节；④双肺弥漫性转移等。单发结节，尤其是较大的单发结节转移灶可考虑手术切除。多发小结节肺转移的 ^{131}I 治疗效果较好，大多数患者经过多次治疗后转移病灶消失，达到临床治愈的效果。多发大结节转移病灶治疗效果不如多发小结节，但大多数患者治疗后结节体积缩小，部分消失，临床病情得到明显缓解。双肺弥漫性转移者，经过多次治疗后，病情常可得到明显缓解，部分患者可以达到临床治愈，但由于肺组织受到弥漫性照射，可能导致肺纤维化，在多次治疗后应注意减少 ^{131}I 治疗剂量、适当增加 ^{131}I 治疗间期。

（3）骨转移的 ^{131}I 治疗：^{131}I 对 DTC 骨转移病灶治疗的疗效不如肺转移病灶，但大部分患者经过治疗后可实现病情稳定，症状缓解，部分患者的转移病灶数量可减少或消失。常用的 ^{131}I 治疗剂量为 5.55～7.4GBq（150～200mCi）。

对孤立的有症状且可切除的转移灶应考虑外科手术治疗。不能手术切除的疼痛病灶或发生多发骨转移时可以单独行 ^{131}I 治疗或 ^{131}I 外照射、双磷酸盐药物等联合治疗，联合治疗可提高患者总生存期。此外对于骨痛患者还可以给予 ^{89}Sr 等放射性药物治疗。无症状、不摄碘、对邻近关键组织结构无威胁的稳定期骨转移灶，目前无充分证据支持进行 ^{131}I 治疗。

（4）脑转移的 ^{131}I 治疗：DTC 脑转移者预后很差。手术切除和外照射是主要治疗手段。无论转移灶是否摄取 ^{131}I，都应当首先考虑外科手术，不适合手术切除的转移灶应考虑立体定向放疗。如转移病变能浓聚 ^{131}I，在手术切除或外照射治疗后可考虑用 ^{131}I 治疗，但在 ^{131}I 治疗时应同时使用糖皮质激素，以减轻或预防治疗前可能在 TSH 刺激下的肿瘤增大及治疗后放射性炎症反应导致的脑水肿发生。

（5）^{131}I-WBS 阴性和 Tg 升高的 DTC 患者的经验性 ^{131}I 治疗：DxWBS 阴性，其他检查方法（CT、超声检查等）亦未发现 DTC 病灶，如停用 L-T_4 后患者 Tg ≥10μg/L 时高度提示体内有弥散的微小 DTC 病灶，可经验性给予 5.55～7.4GBq（150～200mCi）

^{131}I 治疗。如在 ^{131}I 治疗后的 RxWBS 发现了有摄碘功能的病灶，或治疗后 Tg 水平下降，说明 ^{131}I 治疗有效，可进一步实施经验性 ^{131}I 治疗，直至病灶缓解或无反应，此后以 TSH 抑制治疗为主。如 ^{131}I 治疗后的 RxWBS 仍为阴性，而其他影像学检查发现了转移灶，且血 Tg 水平未见下降，提示转移灶癌细胞已转化为失分化或低分化状态，应采用其他治疗措施。经验性治疗前可行 ^{18}F-FDG PET 显像，阳性提示病灶摄取 ^{131}I 能力差，患者预后不佳；阴性患者可行经验性 ^{131}I 治疗。

（五）^{131}I治疗后不良反应及处理

口服 ^{131}I 治疗后，早期可出现甲状腺部位肿痛、唾液腺肿痛、胃肠道反应等，如上腹部不适、恶心、呕吐，应作对症处理。后期较常见的副作用有慢性唾液腺损伤、龋齿、鼻泪管阻塞等。弥漫性肺转移患者多次 ^{131}I 治疗后可能导致放射性肺炎或肺纤维化，这类患者每次治疗应控制在治疗 48h 后体内 ^{131}I 滞留量低于 2.96GBq，并监测患者肺功能。^{131}I 治疗罕见引起骨髓抑制、肾功能异常，可通过治疗前后监测血常规和肾功能及时发现。没有足够证据表明 ^{131}I 治疗影响生殖系统功能，未导致患者不育、流产、胎儿先天性畸形等风险增高。患者继发第二肿瘤的发生率及癌症总体死亡率均未见增高。

六、^{131}I 治疗后的随访及疗效动态评价

1. 随访 ^{131}I 治疗后 1～3 个月应常规随诊，调整甲状腺激素剂量，以控制 TSH 至合理的抑制水平；及时了解 ^{131}I 治疗后 Tg 及 TgAb 的变化以及有无治疗后不良反应，并作相应处理。在 ^{131}I 治疗 6 个月后可考虑针对前次 ^{131}I 治疗进行疗效评估，为是否进行再次 ^{131}I 治疗或其他治疗提供依据。

2. 疗效评价体系 DTC 患者手术后和 ^{131}I 治疗后应采用 DTC 疗效反应评价体系，进行动态疗效评估及随访，明确患者是否持续存在肿瘤病灶或存在复发风险。评估体系包括血清学及影像学两方面结果。

血清学评估指标：包括 TSH、Tg、TgAb，分析其动态变化及趋势。

影像学评估指标：评估有无结构性病灶及其变化趋势，主要包括颈部超声和 DxWBS，必要时进行 CT、MRI、全身骨显像、PET/CT 等。

3. 疗效动态评价 DTC 术后 ^{131}I 治疗前及 ^{131}I 治疗后应对患者的治疗反应进行评价，以动态、实时了解患者复发风险，并进行预后生存评价，从而指导患者的后续随访及治疗方案，实现个体化精准医疗，避免过度治疗及治疗不足的问题。

疗效评价体系包括上述两类指标，即血清学评价和影像学评价。根据不同评价结果分为疗效满意（excellent response，ER）、疗效不确切（indeterminate response，IDR）、生化疗效不佳（biochemical incomplete response，BIR）及结构性疗效不佳（structurally incomplete response，SIR）四类。仅有血清学结果异常而影像学检查未见明确病灶称为生化疗效不佳；无论血清学结果如何，若局部病灶持续存在或有新发病灶，或有远处转移性病灶称为结构性疗效不佳；血清学结果或影像学结果均不能明确是否存在病灶称为疗效不确切。具体描述如下（表 20-4）。

表 20-4 DTC 患者全或近全甲状腺切除术和 ^{131}I 治疗后的疗效分层

疗效分层	定义	
	血清学检查	影像学检查
疗效满意（ER）	抑制性 Tg ＜0.2μg/L，或刺激性 Tg ＜1μg/L（TgAb 均阴性）	阴性
疗效不确切（IDR）	0.2μg/L ≤抑制性 Tg ＜1μg/L；或 1μg/L ≤刺激性 Tg ＜10μg/L，或 TgAb 稳定或下降	无影像学证实的结构性或功能性病灶存在；DxWBS 示甲状腺床微弱显影
生化疗效不佳（BIR）	抑制性 Tg ≥1μg/L；或刺激性 Tg ≥10μg/L；或 TgAb 逐渐上升	阴性
结构性疗效不佳（SIR）	Tg 和 TgAb 可呈任何水平	存在结构性或功能性病灶

4. DTC 患者 ^{131}I 治疗后疗效分层后的管理及再次 ^{131}I 治疗 疗效满意的患者预后良好，无须进一步 ^{131}I 治疗。患者的复发率为 1%～4%，疾病特异性死亡率＜1%，在早期随访阶段可降低随诊频率和 TSH 抑制水平。疗效不确切的患者有 15%～20%，患者在随访期间可出现结构性病灶，疾病特异性死亡率＜1%；应持续动态主动监测影像学与血清学指标，随访期间如出现结构性或功能性可疑病灶，应进一步行其他影像学检查或活检。生化疗效不佳的患者有 30% 以上可以自发缓解，20% 的患者经治疗后缓解，20% 的患者会出现结构性病灶，疾病特异性死亡率＜1%；如随访期间 Tg 水平稳定或下降，应在 TSH 抑制状态下长期随访监测，若 Tg 或 TgAb 呈上升趋势，应进一步检查和治疗。结构性疗效不佳的患者经后期治疗，有 50%～85% 仍为病灶持续存在，局部转移患者的疾病特异性死亡率高达 11%，远处转移患者高达 50%；根据病灶的大小、位置、生长速度、摄碘能力、^{18}F-FDG 代谢、病理特征等决策下一步治疗或随诊方案。

如 ^{131}I 治疗有效（血清 Tg、TgAb 持续下降，影像学检查显示转移灶缩小、减少），可再次 ^{131}I 治

疗。再次治疗间隔为6～12个月。若清灶治疗后血清Tg仍持续升高或无明显下降，或影像学检查显示转移灶增大、增多，或^{18}F-FDG PET发现新增的高代谢病灶，应重新评估患者病情后决定是否停止^{131}I治疗。

再次^{131}I治疗的次数和累积接收的^{131}I总活度没有明确的限制，根据上次治疗的效果和副作用、本次治疗希望达到的目的以及患者身体状况而定。但随^{131}I治疗次数增多和^{131}I的累积活度越高，发生毒副作用和并发症的风险性也越高，所以应慎重评估再次^{131}I治疗的风险与获益。

5. 临床无肿瘤残存的标准 DTC患者在^{131}I治疗后，如同时满足以下条件，可判断为临床无肿瘤残存：①无肿瘤存在的临床证据；②无肿瘤存在的影像学证据，即初次术后RxWBS没有发现甲状腺床外的异常^{131}I摄取或既往发现甲状腺床外有^{131}I摄取而近期的DxWBS和颈部超声均未发现肿瘤的存在；③在TgAb为阴性的情况下，TSH抑制状态Tg＜0.2ng/ml或刺激状态Tg＜1ng/ml。

6. ^{18}F-FDG PET显像在DTC随访、疗效评价中的应用价值

（1）^{18}F-FDG PET/CT显像的指征：①血清Tg水平增高（＞10ng/ml）而^{131}I-WBS阴性时，协助寻找和定位病灶；②评估和监测病灶不摄碘患者的病情；③针对侵袭性或转移性DTC者，评估和监测病情；④协助诊断碘难治性甲状腺癌，并指导靶向药物治疗。

（2）^{18}F-FDG PET/CT显像在评价预后中的价值：^{18}F-FDG PET/CT显像阳性的患者预后较差，可根据显像结果优化治疗方案，做到个体化治疗，有助于改善预后。

^{18}F-FDG PET/CT在RxWBS阴性而Tg阳性患者的管理中具有重要作用，其检查的阳性率与Tg水平呈正相关，随着Tg值升高，诊断的灵敏度相应增加；在刺激性Tg＞20ng/ml时，其阳性率明显提高。TSH水平对^{18}F-FDG PET/CT检查结果是否产生影响尚无定论。在RxWBS阴性而Tg阳性、但^{18}F-FDG PET/CT阴性时，^{18}F（^{11}C）-胆碱PET/CT可获得阳性结果，可作为^{18}F-FDG PET/CT结果阴性时的补充检查手段。^{18}F-FDG PET/MRI在RxWBS阴性、Tg阳性患者中的阳性率和准确性优于^{18}F-FDG PET/CT。

七、增强DTC病灶摄取^{131}I功能的措施

DTC病灶摄取^{131}I的量和^{131}I在病灶内的有效半衰期，是直接影响^{131}I清灶治疗疗效和患者预后的关键因素。采用某些方法可提高DTC转移灶摄取^{131}I的能力，从而提高疗效。

1. 提高血TSH水平 TSH调控甲状腺滤泡细胞碘代谢的多个关键环节。TSH升高可促使DTC细胞摄取^{131}I增加，当TSH水平＞30mU/L以上时DTC细胞摄碘能力显著提高，因此把TSH水平＞30mU/L作为^{131}I治疗的前提条件。部分患者因残留甲状腺组织较多或广泛转移导致体内肿瘤负荷过大时，停用甲状腺激素后TSH升高不明显，或部分患者不能耐受甲减的反应，对这样的患者可用重组人TSH（rhTSH），肌内注射0.9mg/d，连续2天，第3天行^{131}I治疗。

2. 降低体内碘池 限制碘的摄入和促进碘的排出，可使DTC病灶摄取^{131}I增加。有效的低碘饮食2周以上，可明显降低体内碘池含量，提高摄取^{131}I能力和延长^{131}I在病灶内的有效半衰期。服用利尿剂氢氯噻嗪25mg tid，7天就可使DTC病灶摄取^{131}I增加，此法尤其适用于低碘饮食控制不理想者，但需注意监测患者血电解质水平变化。低碘饮食与促排碘相结合具有协同效应，可测量尿碘监测体内碘池含量情况。

3. 延长^{131}I在DTC病灶内的滞留时间 锂制剂通过延缓甲状腺激素释放入血使^{131}I在DTC病灶内的有效半衰期延长，增加^{131}I吸收剂量，从而可提高疗效。这些作用与锂离子阻断TSH对甲状腺腺苷酸环化酶的作用有关。碳酸锂剂量可采用250mg tid或qid，或按体重10mg/kg。碳酸锂有一定毒副作用，使用时应注意。

4. 维甲酸诱导再分化 发生远处转移的DTC患者中约有1/3会发生失分化，病灶摄取碘的能力降低或丧失，而不能有效应用^{131}I治疗。维甲酸（retinoic acid，RA）是维生素A的代谢物，可抑制细胞增生和诱导细胞分化。用RA治疗失分化DTC为6%～50%的dDTC转移病灶恢复摄碘的功能，^{131}I治疗后病灶缩小12%～38%。常用剂量1～1.5mg/（kg·d），一个疗程为1.5～3个月。RA治疗，常见的副作用有皮肤和黏膜干燥、皮肤脱屑、肝功能受损、白细胞和血脂升高、头痛等。降低RA的剂量或暂停RA治疗，上述反应可能缓解，或可用糖皮质激素治疗。

5. PPAR-γ受体激动剂诱导再分化 研究显示PPAR-γ受体激动剂（如罗格列酮、吡格列酮）可以抑制表达PPAR-γ受体的甲状腺癌细胞从G1期向S期的转化，并且p27表达增加，因此可通过上调p27表达而抑制细胞周期进展。PPAR-γ配体还可上调p21的表达，而诱导细胞的凋亡。p21表达的增加在放射治疗中有重要作用，因此可以推测PPAR-γ配体也可能增加甲状腺癌细胞对放射性碘和外放射治疗的敏感性。PPAR-γ受体激动剂不仅可以通过抑制甲状腺癌细胞周期进展、促进甲状腺癌细胞凋亡

而发挥治疗甲状腺癌的作用，还可诱导其分化，促进甲状腺癌细胞摄碘而增加甲状腺癌细胞对 ^{131}I 治疗的敏感性。一般推荐剂量罗格列酮 4mg qd×1 周、或 8mg qd×7 周，2 个月为一个疗程。

6. 司美替尼（selumetinib） 可使一些晚期甲状腺癌患者克服 ^{131}I 耐药性。细胞吸收 ^{131}I 的能力是由促分裂原活化蛋白激酶（MAPK）通道来控制的，司美替尼（一种 MAPK 抑制剂）在这个通道上通过抑制遗传突变信号来逆转 ^{131}I 耐药性，特别是在含有 RAS 基因突变（MAPK 通道的一个组成部分）的甲状腺癌患者中。目前的研究显示司美替尼可有效改善 ^{131}I 难治性甲状腺癌细胞的摄碘能力。

7. *BRAF*^{V600E} 突变抑制剂诱导再分化 达拉菲尼（dabrafenib）、维莫非尼（vemurafenib）是 *BRAF*^{V600E} 突变基因的抑制剂，既可抑制肿瘤增殖转移，也可不同程度促进 *BRAF*^{V600E} 突变型 RR-DTC 患者病灶的摄碘功能恢复。展示了这类靶向药物治疗诱导分化与 ^{131}I 联合治疗模式在 RR-DTC 的应用前景。

第三节 分化型甲状腺癌术后的 TSH 抑制治疗

一、TSH 抑制治疗的原理

垂体分泌的 TSH 对甲状腺细胞的生长有正向促进作用。DTC 细胞并未完全丧失正常甲状腺细胞的分化特征，仍可表达 TSH 受体，因此 TSH 也能刺激 DTC 细胞的生长，成为肿瘤进展、复发和转移的病理生理基础。鉴于 DTC 的这种“激素（TSH）依赖性”特点，术后 TSH 抑制治疗应运而生。

TSH 抑制治疗是指手术后或 ^{131}I 治疗后应用甲状腺激素将 TSH 抑制在正常低限或低限以下甚至检测不到的程度。一方面补充手术后的甲状腺激素缺乏，另一方面抑制 DTC 细胞生长。

二、TSH 抑制治疗的目标

TSH 抑制治疗是 DTC 术后管理的重要环节之一。TSH 抑制水平与 DTC 的复发、转移和疾病特异性死亡的关系密切，是独立预测因素，特别对高危 DTC 者，这种关联性更加明确。TSH ＞2mU/L 时甲状腺癌相关死亡和复发增加。高危 DTC 患者术后 TSH 抑制至＜0.1mU/L 时，肿瘤复发转移显著降低。非高危 DTC 患者术后 TSH 抑制于 0.1～0.5mU/L 即可使总体预后显著改善，而将 TSH 进一步抑制到＜0.1mU/L 时，并无额外收益。低危 DTC 患者的 TSH 抑制治疗获益可能有限。而某些低分化 DTC 的生长、增殖并非依赖于 TSH，对此类患者，即使将 TSH 抑制到很低水平，仍难以减缓病情进展。

2015 版美国甲状腺学会（ATA）指南和 2021 版中华医学会核医学分会 ^{131}I 治疗 DTC 指南，均推荐在设定 DTC ^{131}I 治疗前、后的 TSH 抑制治疗目标时，均应结合患者的初始复发风险、TSH 抑制治疗不良反应风险和治疗疗效分层进行个体化控制。在 DTC 患者初治期和随访期中，设立相应的 TSH 抑制治疗目标。

当 TSH 长时间被抑制到低于正常下限（即亚临床甲状腺毒症），特别是＜0.1mU/L 时，可能带来 TSH 抑制治疗的不良反应，主要表现为对心血管系统和骨骼系统的影响。会加重心脏负荷，引发或加重心肌缺血（老年人尤甚）和心律失常（特别是心房颤动），引起静息心动过速、平均动脉压增大、舒张和（或）收缩功能失调等，甚至导致患者心血管病相关事件住院和死亡风险增高。影响患者体内钙代谢，提高绝经后女性骨质疏松症的发生率，增加骨折风险。因此，在进行 TSH 抑制治疗时，应注意上述并发症的预防与治疗，应适时采用 β 受体阻滞剂等措施治疗或预防心血管系统不良反应，采用包括活性维生素 D 在内的抗骨质疏松正规治疗，改善患者的生活质量。

第四节 难治性甲状腺癌的治疗

约 5%～23% 的 DTC 患者会发生远处转移，其中约 1/3 在其自然病程或治疗过程中由于肿瘤细胞形态和功能发生失分化，导致病灶对 ^{131}I 摄取功能减低或丧失，并最终发展为 ^{131}I 难治性 DTC（radioiodine refractory DTC，RR-DTC）。RR-DTC 的自然病程各异，可从几个月到几年不等。平均生存期仅为 3～5 年，10 年生存率约为 10%。

对 RR-DTC 的界定仍有争议，目前多参照以下标准。在无外源性碘负荷干扰的情况下，TSH 刺激状态下出现下列情形之一可考虑界定为 RR-DTC（但均非绝对标准），提示患者从后续 ^{131}I 治疗中获益的可能性小：①转移灶在首次 ^{131}I 治疗后全身显像（RxWBS）中表现为不摄取 ^{131}I；②原本摄取 ^{131}I 的功能性转移灶逐渐丧失摄取功能转变为不摄取 ^{131}I；③部分转移灶摄取 ^{131}I、部分转移灶不摄取 ^{131}I，且病灶可被 ^{18}F-FDG PET/CT、CT 或 MRI 等其他影像学手段显示；④转移灶在多次 ^{131}I 治疗后虽然保持摄碘能力，但仍在 1 年内（或可接受的时间内）出现病情进展，包括病灶增长、出现新发病灶、Tg 持续上升等。

RR-DTC 应由 MDT 协作管理，在权衡患者获益与风险后选择合适的治疗措施，如手术、TSH 抑制治疗、靶向药物治疗、粒子植入治疗、放疗、化疗等。下面对靶向药物治疗和粒子植入治疗进行简介。

一、靶向药物治疗

甲状腺细胞膜上的酪氨酸激酶受体（tyrosine kinase receptors，TKRs）的基因突变和异常表达，以及其下游的激酶路径的异常激活，是甲状腺癌发生进展的重要机制。这些基因突变能够引起细胞内激酶通路的持续激活，从而影响细胞的生长、增殖等，最终导致肿瘤的发生和发展。如 PTC 中的 *RET/PTC* 基因重排和 *BRAF* 基因突变、FTC 中的 *RAS*、*PTEN* 和 *PPAR/PAX8* 基因突变、ATC 中的 *RAS* 和 *BRAF* 基因突变、以及 MTC 中的 *RET* 基因突变等。阻断这些位点就可能直接抑制肿瘤生长和（或）通过阻断肿瘤新生血管生成而间接抑制肿瘤生长。目前临床上应用的激酶抑制剂（kinase inhibitors，KIs）就是针对这些靶点以及下游通路中的多种激酶，如 RAS、RAF 和 MEK 等，来发挥治疗作用的一类药物。

索拉非尼（sorafenib）是最早被批准用于临床治疗进展期 RR-DTC 的靶向药物，是针对血管内皮生长因子受体（VEGFR）、血小板衍生生长因子受体（PDGFR）和快速加速纤维肉瘤激酶（RAF）的多靶点激酶抑制剂。文献报道，每日 2 次，每次口服 400mg 索拉非尼较安慰剂组显著延长 RR-DTC 患者的中位无进展生存（PFS）。此后，又有多个靶向药物被批准用于 RR-DTC。

仑伐替尼（lenvatinib）、凡德替尼（vandetanib）和卡博替尼（cabozantinib）等多种激酶抑制剂（TKIs）均已用于晚期甲状腺癌的治疗。靶向 VEGFR2 的阿帕替尼（apatinib）、新型酪氨酸激酶抑制剂安罗替尼（anlotinib）、针对 RET 融合的 DTC 和 RET 突变的 MTC 的普拉替尼（pralsetinib）均显示出较好的有效性和安全性。

尽管上述试验结果令人鼓舞，但 TKIs 对患者总生存期延长的影响仍然未知。应用靶向药物治疗时，应综合考虑以下因素决策靶向药物治疗的必要性：①患者病情进展、预期寿命和生存获益；②靶向药物治疗的疗效和药物相关不良反应；③基于基因分子检测结果的敏感靶向药物；④患者治疗意愿、身体耐受性、药物可及性和社会支持等。

靶向药疗效评估。应用 RECIST 1.1 标准定期在服药后评估疗效。患者血清 Tg 变化较为灵敏，但与病灶的影像学变化尚无明确相关证据，可用于辅助评估药物疗效。通过病灶形态学与血清 Tg 水平改变判断病灶疗效存在滞后与误判的可能。反应肿瘤糖代谢的 ^{18}F-FDG PET/CT 和反应肿瘤新生血管生成的 ^{68}Ga-PRGD$_2$ PET/CT 有望早期预测药物疗效，并可在治疗后短期观察到代谢变化，且与 CT 评估的病灶变化及预后显著相关，为靶向药物治疗的后续治疗决策、提升患者治疗信心提供实时在体的代谢证据。

二、粒子植入治疗

^{125}I 粒子植入在难治性甲状腺癌的骨转移灶、淋巴结转移灶、肺转移灶及局部复发病灶的治疗中逐渐开展，为不能再次手术、放射性碘难治及不适合靶向治疗的持续存在、复发及转移病灶提供了一种有效的局部治疗手段。

研究结果初步显示了其对病灶的局部控制作用，可明显改善患者生存质量。具有疗效肯定、微创、并发症少、耐受性好的优势。但肿瘤的剂量分布不均匀是目前粒子植入的难题。

第五节　分化型甲状腺癌 ^{131}I 治疗的辐射防护原则

根据相关法规，^{131}I 单次治疗剂量超过 400MBq，应为患者建立辐射隔离区。辐射隔离的时间至少不低于 48h。为保证患者以及医疗工作人员的辐射安全，^{131}I 治疗场所设计要符合相关法规的要求。为了保障放射性工作人员和公众人群的安全，对治疗病房的设置和管理、患者和家属的放射防护、^{131}I 治疗患者出院时间的确定等做了相关的规定和限制。

1. 做好甲状腺癌 ^{131}I 治疗病房的选址、设计和建造，有相应的仪器设备及防护设施　核素治疗病房应设有患者及医护人员出入双通道，配备电子门禁系统以防止患者随意出入；高清电视监控系统以便在隔离期间医护人员对患者进行实时监控和病情观察。住院隔离区的设计和监控基本要求为：隔离区患者间宜有适当的距离防护。为方便应急处理，应设计紧急隔离病室，方便在屏蔽防护下对患者的紧急情况进行处理。病房区应有专用的下水管和一定容量的衰变池，放射性污物处理装置需符合相关法规要求。

2. ^{131}I 治疗患者辐射剂量约束及出院时间的确定
对于接受 ^{131}I 治疗的患者何时允许解除隔离，国际原子能机构（IAEA）、国家生态环境部以及国家卫生健康委员会都制定了相应的法律法规，并提出了界限标准及应采取的措施。我国《核医学放射防护要求》（GBZ 120—2020）、《核医学辐射防护与安全要求》（HJ 1188—2021）规定，接受 ^{131}I 治疗的患者，当其体内的放射性活度降至 400MBq 即可出院。

3. 住院期间，还应重视患者的心理健康教育，对在院以及出院后饮食、运动等事项进行专业指导，重视患者的日常健康综合管理，全方位多层面改善患者的生存质量。

思 考 题

1. 分化型甲状腺癌术后 ^{131}I 治疗的基本原理。

2. ^{131}I 治疗甲状腺癌的方法有几种？简述各自的适应证。

3. 简述 ^{131}I 治疗 DTC 的临床意义。如何评价 ^{131}I 治疗 DTC 颈部淋巴结转移、远处转移的价值。

4. ^{131}I 治疗分化型甲状腺癌的评估包括哪几个方面的内容？

5. ^{131}I 治疗分化型甲状腺癌后的疗效评价结果有哪几类？

6. 简述分化型甲状腺癌 ^{131}I 治疗后临床无肿瘤残留的标准。

（高再荣）

第二十一章　放射性核素肿瘤靶向治疗

第一节　转移性骨肿瘤治疗

一、转移性骨肿瘤概述

在正常生理状态时骨的完整性与重塑性是通过成骨细胞和破骨细胞间的相互调控来完成。骨转移发生时，肿瘤细胞与骨细胞间的相互作用抑制细胞核因子κB受体活化因子配基（RANKL）细胞信号通路及成骨细胞可溶性骨保护素（OPG）的表达，从而促进了破骨细胞的骨吸收作用。同时，骨基质组织中所富含的胰岛素样生长因子-1（IGF-1）、转化生长因子β（TGF-β）、骨形态发生蛋白（BMP）和成纤维细胞生长因子（FGF）等被释放进入骨髓微环境中，促进了骨转移的发生、发展。转移部位炎性反应聚集的T细胞和巨噬细胞亦表达肿瘤坏死因子-α（TNF-α）、白细胞介素-1（IL-l）等炎性介质，又促进了成骨细胞RANKL的表达，进而活化破骨细胞，加速骨转移的进程；肿瘤细胞同时分泌的前列腺素、乳酸等致痛因子使患者出现顽固性骨痛症状。

骨是恶性肿瘤患者常见转移部位之一，其发生率仅低于肺转移及肝转移，尤其是肺癌、乳腺癌和前列腺癌患者骨转移的发生率可高达50%以上，其中脊柱、骨盆、股骨及肱骨近端为恶性肿瘤高发骨转移部位，且多为成骨和溶骨混合性骨转移。发生骨转移的大部分患者会出现不同程度的骨痛，同时导致如病理性骨折、脊髓压迫和高钙血症等并发症，这些并发症严重影响患者的生存质量，尤其是顽固性的骨痛，极大地影响了患者的生活质量和预后，是临床常见且棘手的问题。

目前转移性骨肿瘤常用的治疗方法包括药物疗法（镇痛药、激素、细胞毒性化学疗法和双磷酸盐等）、外部放射疗法、外科手术和使用靶向骨的放射性药物治疗等，每种治疗方式都有特定的临床适应证、优点和缺点，其中放射性核素治疗是多年来在临床使用疗效较好的一种治疗方法，是肿瘤骨转移患者姑息性治疗的有效手段之一，尤其对乳腺癌、前列腺癌、肺癌等肿瘤骨转移所致骨痛的治疗有效率可达到70%～90%。

二、放射性核素治疗转移性骨肿瘤的作用机制

放射性核素治疗在转移性骨肿瘤及骨痛的综合治疗中发挥了重要作用，该方式主要是将放射性核素集中引入患者的骨病变部位，利用放射性核素衰变过程中发射出的α、β射线对病变组织进行抑制、破坏，使肿瘤细胞代谢紊乱或凋亡。放射性核素治疗转移性骨肿瘤疼痛的确切机制还未完全阐明，其主要作用机制有：高剂量的辐射效应可使肿瘤变小，从而缓解由骨膜受累或骨间质压力增加而引起的癌性骨痛；低剂量辐射效应抑制引起疼痛的化学物质如前列腺素、缓激肽的分泌，从而使机体免疫力得以增强，同时还能抑制肿瘤细胞的增殖。与传统疗法相比，放射性核素治疗转移性骨肿瘤具有全身多靶点同时治疗、镇痛作用时间长、不良反应相对较小、方法简便经济等优点。

三、常用的放射性药物及治疗基本原理

（一）良好的骨靶向放射性药物要求

1. 高的肿瘤吸收剂量和低骨髓毒性。

2. 在转移性骨肿瘤病变中选择性摄取和保留时间长，转移灶与正常骨骼具有高的摄取比。

3. 从非骨骼部位快速清除并快速排泄到尿液或粪便中。

4. 可以通过如骨显像等成像方式来评估生物分布。

5. 生产工艺相对简单，药物放射化学稳定性好。

6. 高性价比。

7. 毒性低，副作用小。

8. 患者和核医学人员的辐射安全。

9. 临床证明具有减少止痛药和减轻骨痛和（或）生存获益的疗效。

（二）常用的放射性药物

1. 氯化锶-89（$^{89}SrCl_2$） ^{89}Sr属于单纯β射线放射性核素，γ射线放射率仅为0.01%，平均能量达580keV，半衰期为50.5天，在人体软组织内的最大射程是6.7mm，其生物化学特性与钙相似。^{89}Sr的主要应用形式为$^{89}SrCl_2$（^{89}Sr的二氯化物），通过静脉注射的方式能够定向聚集在骨转移病灶，用药10天后药物浓度可达到峰值。^{89}Sr在骨转移病灶的聚集量要比人体正常组织高出2～25倍，在正常骨组织内的生物半衰期仅为14天，在骨转移病灶内的生物半衰期大于50天，注射后90天，在转移灶内的滞留量仍可达20%～88%，治疗效应能够持续3～6个

月。^{89}Sr进入体内后10%通过肾脏排泄，其余经胆道排泄，静脉注射后48h尿中排泄量少于10%。

^{89}Sr是目前临床上治疗转移性骨肿瘤应用较多、效果较好的一种放射性药物，^{89}Sr治疗后可降低碱性磷酸酶和前列腺素（PEG）水平，有利于减轻骨质溶解，修复骨质，达到止痛和降低血钙的作用，可明显减轻肿瘤骨转移所致的骨痛，对部分患者还可对骨转移灶起到治疗作用，其发射的β射线能诱发肿瘤细胞凋亡，能一定程度减少骨转移病灶的数目或者消除骨转移灶。^{89}Sr的主要治疗作用是镇痛，^{89}Sr已被用于前列腺癌、乳腺癌、肺癌、肾癌、鼻咽癌等肿瘤骨转移疼痛的治疗，尤其前列腺癌和乳腺癌疗效显著。^{89}Sr引起的主要不良反应为骨髓抑制，临床表现为血小板与白细胞计数减少等。

2. 钐-153-乙二胺四甲叉膦酸（^{153}Sm-EDTMP） ^{153}Sm系镧系元素，物理半衰期为46.3h，β射线能量为0.805MeV（20%）、0.710MeV（50%）和0.640MeV（30%），在组织内的射程为3.4mm，同时还发射能量为103keV（29.8%）的γ射线，在应用^{153}Sm-EDTMP治疗的同时可进行骨显像，观察放射性药物在体内的分布。^{153}Sm与乙二胺四亚甲基磷酸（ethylenediamine tetramethylene phosphonic acid，EDTMP）螯合后可形成^{153}Sm-EDTMP复合物，能获得较高的趋骨性，经静脉注入机体后能迅速与含羟基磷灰石的骨组织紧密结合，在骨转移灶的放射性浓聚是正常骨组织的5倍，使得骨转移灶中肿瘤细胞能持续暴露于较高辐射剂量的β射线下，β射线抑制肿瘤细胞的生长，阻止病变发展，进而引起肿瘤细胞变性、死亡，达到止痛和减少病灶的治疗目的。

^{153}Sm-EDTMP在体内具有很高的亲骨性和亲骨转移肿瘤的特性，病灶与正常骨组织摄取量比值为4∶1～17∶1，通过肾脏排泄。注射后3h，骨组织吸收剂量达到最高，注射后5d骨中仍有较高的滞留量，而非骨组织的放射性在注射后6～8h几乎被完全清除。

^{153}Sm-EDTMP临床被用于乳腺癌、前列腺癌、肺癌等多种恶性肿瘤并伴有不同程度的骨转移骨痛的治疗。

3. 铼-188-羟乙二膦酸（^{188}Re-HEDP）和铼-186-羟乙二膦酸（^{186}Re-HEDP） ^{188}Re的物理半衰期为17h，发射能量为2.12MeV的β射线，同时发射能量为155keV的γ射线，^{188}Re-HEDP既可用于治疗，也可进行显像。^{188}Re可通过钨-铼发生器获得，也可以由反应堆生产。目前临床上^{188}Re较多以无载体形式从^{188}W-^{188}Re发生器淋洗获得，使用方便且价格低。铼的化学性质类似于周期表中的同族元素锝，可以用来标记多种化合物，能与HEDP形成稳定的螯合物。^{188}Re-HEDP与^{99m}Tc-MDP一样，浓聚于骨组织代谢活跃的部位，特别浓聚于肿瘤骨转移灶。^{188}Re-HEDP主要经泌尿系统排泄，在肝、甲状腺和肺中摄取可以忽略。

^{186}Re为一种新型治疗肿瘤骨转移疼痛的放射性核素，化学性质与^{188}Re相同。物理半衰期为3.8天，发射的β射线能量为1.07MeV（76.6%）和0.934MeV（23.4%），在组织中射程为4.7mm，发射的γ射线能量为137keV，适合显像。

^{188}Re是一种比较理想的骨转移瘤治疗的放射性药物。由于半衰期短，外辐射影响小，使用时可适当增大剂量，也有利于与其他治疗方法联合应用，如与化疗结合亦可增加疗效。^{186}Re-HEDP对大多数肿瘤骨转移患者获得较好的止痛效果。

4. 二氯化镭-223（$^{223}RaCl_2$） ^{223}Ra为一种发射纯α射线的放射性核素，物理半衰期为11.4d，衰变过程中发出4个能量平均的5.7MeV的α粒子（2个中子、2个质子），释放的能量是整个衰变周期总能量的95%。发射出的α射线组织穿透能力弱，与β粒子相比，α粒子的范围更短（＜100μm，小于10个细胞直径），其引起的造血系统不良反应相对较低。镭在元素周期表中与钙、锶同族，其在体内的代谢也相似。^{223}Ra在骨骼中与骨矿物质中羟磷灰石在骨代谢增强部位如骨转移灶形成复合物，静脉注射后其很快自血液清除，主要通过粪便排泄，极少量从肾脏排泄。给药后4h，血浆中的含量为2%，骨骼中的含量为44%～77%；给药后24h，血浆中的放射性含量仅有0.55%，肠道中的放射性含量达52%。

$^{223}RaCl_2$发射的α射线高线性能量转移可以造成肿瘤细胞中的双链DNA断裂，经部分细胞途径的介导能够诱导细胞凋亡，从而对骨转移瘤达到治疗作用，临床研究已证实发射α粒子^{223}Ra能达到抑制骨转移的临床效果。

5. 锝-99-亚甲基二磷酸盐（^{99}Tc-MDP） 双磷酸盐类药物能够有效地减少和延缓骨转移并发症，维持骨矿物质密度，缓解骨痛，对于各种肿瘤骨转移都有效，并有潜在的改善生存的作用。双磷酸盐主要通过抑制破骨细胞的活性阻止肿瘤细胞在骨上的着床和发展，对肿瘤的骨转移具有抑制作用，其对钙和骨矿物质具有很强的亲和性，能紧密地吸附在羟基磷灰石的表面，是一类强有力的骨吸收抑制剂。其生物学作用是抑制破骨细胞活性并诱导破骨细胞凋亡，抑制破骨细胞前体转化为成熟破骨细胞，直接诱导多种肿瘤细胞凋亡而抑制肿瘤。

^{99}Tc-MDP由^{99}Tc与MDP标记而成，也属双磷酸盐类药物。^{99}Tc是^{99m}Tc衰变后的产物，半衰期2.14×10^5年，可以看成是相对稳定的核素，其在转移性骨肿瘤病灶中的摄取与^{99m}Tc-MDP相似。^{99}Tc-MDP对转移性骨肿瘤引起的骨质破坏有抑制和修复

作用，而且对其所致的癌性疼痛及其他关节疼痛具有良好的镇痛作用。临床应用时既可独立应用 ^{99}Tc-MDP 也可联合前述的发射 α、β 射线的放射性核素治疗药物，具有安全性好、疗效肯定、耐受性良好等优点。

6. 镥-177（^{177}Lu）标记药物　^{177}Lu 物理半衰期为 6.65d，其释放的 β 射线组织穿透力适中，穿透厚度为 1～3mm；释放的 γ 低能射线可进行 SPECT 显像和半定量评估，对血液系统内照射不良反应小；^{177}Lu 半衰期及治疗时间窗适中，隔离和住院周期短，易于防护。^{177}Lu 上述物理性质使其逐渐成为近年来诊疗一体化治疗核素的首选，^{177}Lu 标记的相关治疗药物本节不作详细阐述，具体可参阅有关章节。

四、适应证与禁忌证

（一）适应证

目前认为 β 射线发射体（如 ^{89}Sr-二氯化锶）的主要治疗作用是减缓骨痛；^{223}Ra-二氯化物之类的 α 射线发射体具有高能量和短射程，从而对肿瘤细胞具有更大的抑制作用，并且对周围正常组织辐射损伤较小，因此 α 射线发射体的放射性药物治疗可以提高生存率并减轻骨痛。目前国内普遍接受的适应证为：

1. 恶性肿瘤骨转移并伴有骨痛患者。

2. 核素骨显像显示骨转移性肿瘤病灶有异常显像剂浓聚。

3. 恶性骨肿瘤未能手术切除或手术后有残留癌灶，且核素骨显像证实有较高的显像剂浓聚的患者。

4. 白细胞计数不低于 3.0×10^9/L，血小板不低于 60×10^9/L。

由于肾脏是放射性药物排泄的主要途径之一，为了减少患者所接受的辐射剂量，欧洲制定的指南中对肾小球滤过率（GFR）予以高度关注，其定义为 GFR ＜50ml/min 者建议使用放射性药物剂量减半治疗。

（二）禁忌证

目前国内外普遍接受的禁忌证：

1. 妊娠期及哺乳期妇女。

2. 严重肝肾功能损害者；血肌酐大于 180μmol/l 和 GFR 小于 30ml/min 者禁止使用。

3. 近 6 周内进行过细胞毒素治疗者。

4. 化疗和放疗后出现严重骨髓功能障碍者。

5. 脊柱破坏伴病理性骨折和（或）截瘫的患者以及晚期和（或）已经历多次放疗、化疗疗效差者应慎用本疗法。

五、治疗方法

（一）患者准备

1. 一般无须特殊准备。国内有学者认为要与化疗或放疗间隔 2～4 周。

2. 治疗前应完成骨显像、血常规、肝肾功能及凝血功能检查；有条件时测定患者对放射性药物的骨摄取率。

3. 治疗前谈话并签署知情同意书。

（二）推荐给药剂量及给药途径

1. $^{89}SrCl_2$　通常一次静脉注射给药 1.48～2.22MBq（40～60μCi）/kg 为宜，成人一般为每次 111～148MBq（3～4mCi）。临床工作实践表明，小于 1.11MBq/kg（30μCi/kg）的剂量对缓解疼痛的作用是不够的，但过大的剂量不但加重经济负担和毒副作用，而且疗效并不随剂量的增加而明显提高。

2. ^{153}Sm-EDTMP　确定剂量的方法

（1）根据体重确定剂量：以 22.2～37MBq（0.6～1.0mCi）/kg 计算，是临床上最为常用的方法。

（2）固定剂量法：每次给予患者 1110～2220MBq（30～60mCi）。如仅以止痛为目的，则一次静脉注射 ^{153}Sm-EDTMP 740～1110MBq（20～30mCi）即可。

（3）按照红骨髓吸收剂量计算剂量：以红骨髓吸收剂量在 100～150cGy 之间为基准，按照下列公式计算用量。

$$A\text{（MBq）}=\frac{D_{RM}(\text{mGy})\times W(\text{kg})}{82.5\times \text{Bu}} \qquad (21\text{-}1)$$

式中，A：注射时 ^{153}Sm-EDTMP 的活度；D_{RM}：红骨髓吸收剂量；W：体重；Bu：骨吸收率，可从尿排率算出，即 Bu=1-尿排率。

3. ^{188}Re-HEDP 和 ^{186}Re-HEDP　^{188}Re-HEDP 使用剂量为一次静脉注射 14.8～22.2MBq（0.4～0.6mCi）/kg；^{186}Re-HEDP 使用剂量为 925～1295MBq（25～35mCi）。

4. $^{223}RaCl_2$　为一次静脉注射 50kBq/kg，4 周为 1 个周期，共给药 6 次。

（三）重复治疗

出现下面情况之一时，可考虑重复治疗。

1. 上一次治疗效果好，骨痛未完全消失或复发者。

2. 第一次治疗无反应者。如行第 2 次 ^{89}Sr 治疗这部分患者有 50% 的可获得疗效。

重复治疗的时间间隔根据放射性药物的半衰期、病情的发展和患者的身体状况而定。一般情况下，$^{89}SrCl_2$ 间隔 3 个月或更长时间，^{153}Sm-EDTMP 间隔 4 周，^{188}Re-HEDP 间隔 1～4 周，$^{223}RaCl_2$ 推荐使用

6 周期。一般首次治疗有效者，多数重复治疗效果较好。

（四）联合用药

发生肿瘤骨转移的恶性肿瘤晚期患者常需要多学科综合治疗。骨靶向性放射性核素治疗只是针对骨转移，是临床工作中可选择的姑息性治疗方法之一。目前临床医师最为关注的是应用放射性核素治疗是否会导致骨髓抑制，是否会影响其他治疗方法的应用，进而影响到患者综合治疗方案的实施。对此，目前缺乏大规模临床试验研究数据，但研究文献已报道一些临床经验的积累，最新的观点可归纳如下：

1. 作为肿瘤骨转移患者使用最为广泛、用于骨质修复的一线药物唑来膦酸，与氯化锶联合、长期规律应用，对于缓解骨痛具有协同作用，达到最佳的止痛效果。

2. 氯化锶与靶向治疗药物、内分泌治疗联合应用，是安全、有效的治疗方法。

3. 氯化锶与化疗联合应用，会导致一过性、不同程度的骨髓抑制，通过密切观察，适时对症处理会明显降低骨髓抑制程度。

（五）不良反应

$^{89}SrCl_2$ 治疗后仅有轻微骨髓抑制作用，血液毒性反应较小。约 20%～50% 的患者在注射 ^{89}Sr 后 4 周左右出现白细胞和血小板减少，下降幅度平均为 20% 左右，12 周内即恢复到治疗前的水平。^{89}Sr 治疗后一般无恶心、呕吐、腹泻、便秘等消化道反应及蛋白尿、皮疹或其他过敏反应等不良反应。骨骼反跳痛或称闪烁现象是 ^{89}Sr 治疗中的反应之一。

^{153}Sm-EDTMP 对人体的毒性局限于造血系统，最为明显的影响是血小板和白细胞一过性下降，多数在用药后第 3～4 周达到最低值；第 5～8 周开始恢复到治疗前水平。随剂量的增加，血小板和白细胞计数下降明显。注射后发生急性毒副作用少见，个别患者可出现恶心、呕吐、蛋白尿或血尿、皮疹、发热寒颤等，一般较轻微，及时对症处理可缓解。

^{188}Re 无急性不良反应，一般不产生严重的骨髓抑制。缺点是其发射的 β 粒子能量高达 2.12MeV，会对骨髓产生一定的毒副作用，依据 ^{188}Re 的半衰期短，采用多次小剂量的所谓“滴定”的给药方式，可能会在一定程度上减轻对骨髓的抑制作用。^{186}Re-HEDP 自血液中清除较慢，肾脏残留多，骨髓抑制作用较强。

$^{223}RaCl_2$ 引起的预期风险包括下列不良事件：胃肠道反应（便秘、腹泻、恶心和呕吐），血液学毒性作用（中性粒细胞计数一过性降低、轻至中度骨髓抑制及轻度血小板减少症）。Ⅲ期试验的疗效和安全性数据支持选用 $^{223}RaCl_2$ 50kBq/kg 体重，共给药 6 次，给药间隔为 4 周的给药方案，观察到具有临床意义的疗效，副作用轻微，且 $^{223}RaCl_2$ 多次给药未提示对骨髓抑制有累积作用。$^{223}RaCl_2$ 是一种新型放射性药物，使用后的长期临床疗效观察及相关不良反应有待进一步观察。

六、临床应用

1. $^{89}SrCl_2$ 目前国内临床上应用最为广泛的放射性治疗药物是 $^{89}SrCl_2$。一般情况下，疗效多在给药后 3～20 天出现，最迟者达 2 个半月，一次药物注射后平均镇痛维持时间为 3～6 个月。国外文献报道了用 ^{89}Sr 治疗的 1097 例骨转移癌患者，^{89}Sr 的用量为 37.0～399.6MBq，其中前列腺癌和乳腺癌的疗效最好，有效率分别为 80% 和 89%；疼痛缓解维持时间 3～12 个月（平均 6 个月），止痛药用量减少 25% 以上，行为评分（karnofsky）改善 20% 以上；疼痛轻度改善者占 40.7%，明显改善者占 47.5%（其中 10% 患者疼痛消失），7.6% 无效。首次治疗有效者，重复治疗疼痛缓解或疼痛消失的维持时间有逐渐延长的趋势。^{89}Sr 可以使部分患者的骨转移灶缩小或消失，对前列腺癌患者疗效尤为显著（图 21-1）。$^{89}SrCl_2$ 结合唑来膦酸联合使用，不仅缓解疼痛的效果更好，而且还有助于局部骨质的修复（图 21-2）。

有报道将 ^{89}Sr 用于治疗不伴疼痛的骨转移患者，以预防和延缓骨痛的发生。一组研究发现，接受 ^{89}Sr 治疗的患者中 63.9% 未出现新的疼痛部位，而接受局部放疗的患者中仅 41.7% 未出现新的疼痛部位，结果表明，^{89}Sr 对无疼痛表现的病灶有治疗作用，但尚难以预防和延缓新的转移灶的发生。临床观察到 5%～10% 的患者可有反跳痛，即给予 ^{89}Sr 后 2～10 天会出现骨痛增剧，持续 2～4 天后逐步减轻、消失，这一现象称为“反跳现象”或“闪烁现象”，通常预示有较好的治疗效果。其发生机制尚不十分清楚，可能与放射性药物在病灶浓聚、辐射作用使病变部位充血、水肿、炎细胞浸润、炎性物质释放增加和局部的压力变化等因素有关。由于这种疼痛是一过性的，所以不必特殊处理，或仅对症处理即可。

2. ^{153}Sm-EDTMP 有研究报道 ^{153}Sm-EDTMP 治疗乳腺癌、前列腺癌和肺癌骨转移者有较好疗效，总止痛有效率可达 85%～90%。骨痛消失或减轻起始时间一般在给药后 2～18 天，大多在 3～5 天发挥作用。疼痛缓解可持续 4～40 周，平均 8 周。国内邓候富等用 ^{153}Sm-EDTMP 治疗了 300 例骨转移癌患者，给予的剂量范围为 18.5～37MBq/kg，结果表明，出现疼痛缓解的时间为（7.9±6.8）d，范围为 3h 和 1～5 周，维持时间为 2～26 周，止痛有效率达 90%。对其中资料齐全的 136 例患者进行了追踪观察，疼痛完全缓解者 49 例，部分缓解者 77 例。Karnofsky 评分平均增加 10.5 分，55 例患者的睡眠时间平均增加 2.1h，30 例患者的止痛用药量减少或取消。部分患者经放射性核素治疗后骨转移病灶减少，甚至消失。唐谨等按剂量 14.8～29.6MBq/kg 给药，疼痛的缓解率为 92.7%（38/41）；治疗前 6 例全身转移灶 104 个，用 ^{153}Sm-EDTMP 后消退 45 个病灶，59 个转移灶缩小变淡，1 例患者 14 个病灶缩小变淡。另有部分患者治疗后早期出现疼痛加剧反应（即“闪烁现象”），以后逐渐缓解。

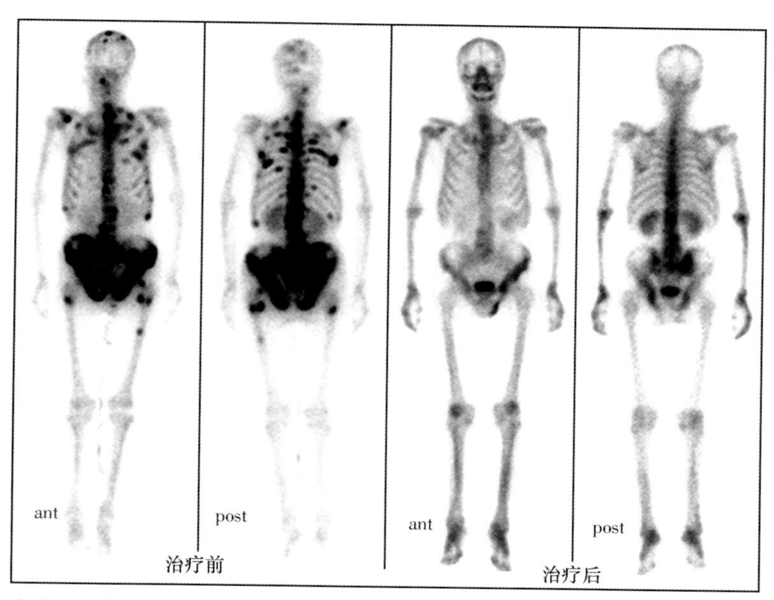

图 21-1　患者，男性，75 岁，前列腺癌骨转移 $^{89}SrCl_2$ 治疗前后骨平面显像的对比明显改善

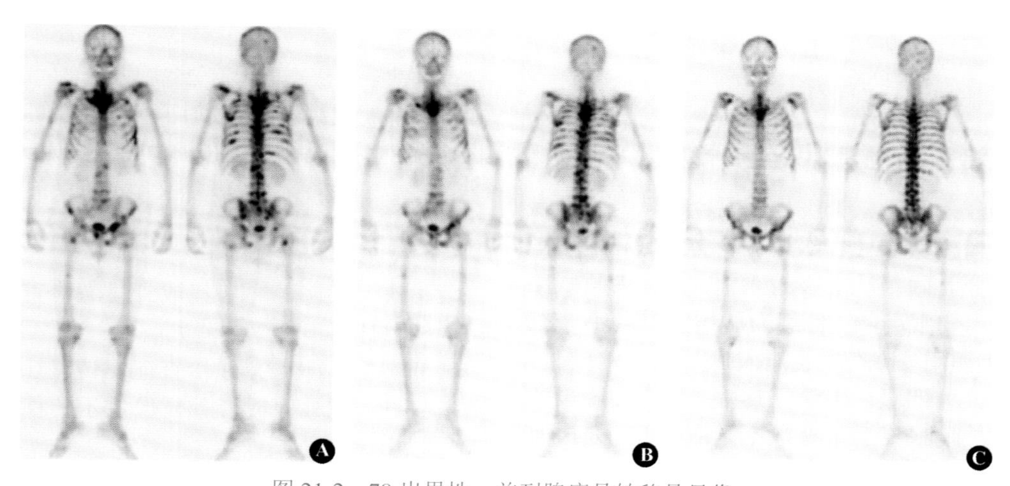

图 21-2　78 岁男性，前列腺癌骨转移骨显像

（A）$^{89}SrCl_2$（110MBq）每三个月注射 1 次，唑来膦酸每 4 周注射一次，剂量为 3mg/kg 体重。治疗后 3 个月（B）和 6 个月（C）的骨扫描显示骨转移情况明显改善

^{89}Sr 与 ^{153}Sm-EDTMP 比较。^{89}Sr 为纯 β 射线发射体，辐射剂量小，血液毒性反应小，半衰期长，维持药效时间长，仅需 3 个月后重复治疗，且患者无须采取防护措施，但价格较高。^{153}Sm-EDTMP 为 β 射线和 γ 射线发射体，在治疗的同时可进行骨显像，便于进行疗效监测；维持止痛时间短，约一个月后需重复治疗，连续 3～5 次为一个疗程，多次治疗后骨髓抑制明显高于 ^{89}Sr，其发射的 γ 射线需采取相应的防护措施。

3. ^{188}Re-HEDP　^{188}Re 能明显缓解骨痛，缓解疼痛时间多见于注射后 2 周左右，总疗效可达 80%。Liepe 等报道了 15 例前列腺癌骨转移患者接受一次 1.6～3.4GBq 剂量治疗的患者，80% 骨痛明显减轻，患者无不良反应，生化检查和血中白细胞、血小板未见明显改变。^{186}Re-HEDP 骨转移骨痛的止痛有效率可达 70%～90%。1990 年 Maxon 对一组骨转移癌患者给予 1100～1295MBq（30～35mCi）的 ^{186}Re-HEDP，使红骨髓的平均辐射吸收剂量为 0.75Gy，转移部位为10～140Gy。20例患者中，5例疼痛消失，11例疼痛减轻，总止痛有效率达80%。用药1周后疼痛出现改善，止痛作用维持时间7～8周。

4. $^{223}RaCl_2$ 2012年ASCO会议上公布的一项Ⅲ期临床试验表明：与安慰剂组相比，接受^{223}Ra治疗的伴有骨转移去势抵抗性患者总生存期明显延长。对于一些患者可综合采用其他放射性药物治疗（图21-3）。

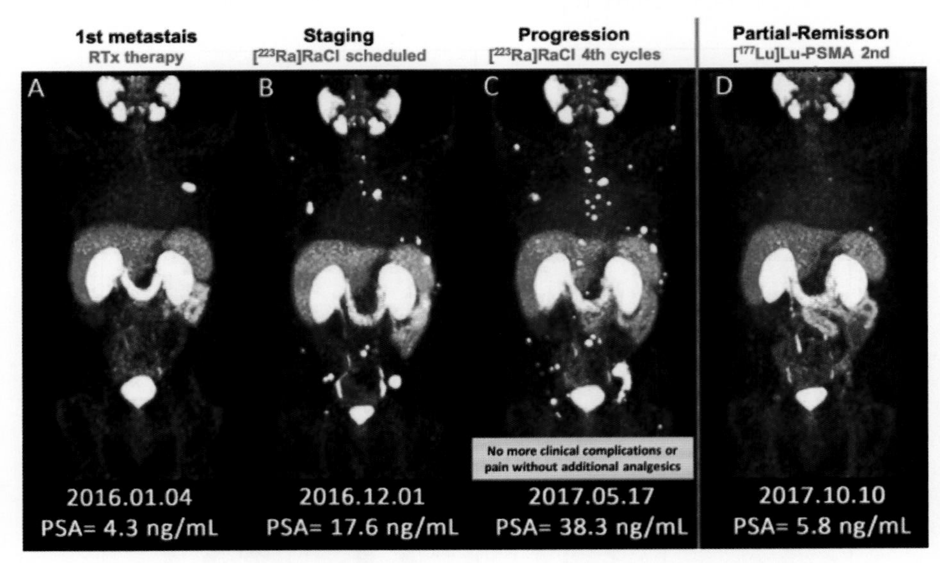

图21-3 前列腺癌骨转移患者的^{68}Ga-PSMA PET/CT显像的MIP图像

A. 患者左侧第六肋单发骨转移接受局部放疗；B. 一年后出现了多发骨转移伴明显疼痛，接受4个周期的$^{223}RaCl_2$治疗后疼痛明显减轻，不再需要镇痛药；C. 但患者PSA水平仍明显上升，疾病进展；D. 治疗改用^{177}Lu-PSMA之后，^{68}Ga-PSMA PET/CT显示2个周期的^{177}Lu-PSMA治疗后病灶明显减少缩小，PSA水平显著下降

七、疗效评价

（一）治疗前患者状况的分级

1. 食欲分为四级 Ⅰ级为正常；Ⅱ级为食量减少1/3；Ⅲ级为减少1/2；Ⅳ级为减少2/3或无食欲。

2. 睡眠分为四级 Ⅰ级为正常；Ⅱ级为睡眠略差，无须服用安眠药物；Ⅲ级为服用安眠药后方能入睡；Ⅳ级为服用安眠药物也难入睡。

3. 疼痛分为四级 Ⅰ级无疼痛；Ⅱ级为轻度疼痛，能忍受，睡眠不受干扰，不须服用止痛剂；Ⅲ级为中度疼痛，正常生活和睡眠受到干扰，要求服用止痛剂；Ⅳ级为重度疼痛，正常生活和睡眠受严重干扰，须用较大用量止痛剂治疗。

4. 生活质量和体力状况分为五级 Ⅰ级：活动能力正常，与其发病前活动能力无差异；Ⅱ级：能自由走动，能从事轻度体力劳动（包括一般家务或办公室工作），但不能从事较重的体力劳动；Ⅲ级：能走动，生活能自理，但已丧失工作能力，日间一半时间可以起床活动；Ⅳ级：生活仅能部分自理，日间一半时间卧床或坐轮椅；Ⅴ级：卧床难起，生活完全不能自理。

（二）疼痛缓解的疗效评价标准

骨痛反应的评价标准：Ⅰ级：所有部位的骨痛完全消失；Ⅱ级：至少有25%以上部位的骨痛消失，或者骨痛明显减轻，必要时服用少量的止痛剂；Ⅲ级：骨痛减轻不明显，或无任何改善及加重。

（三）影像学与检验指标的评价

1. X线片疗效评价标准

Ⅰ级（显效）：X射线或骨显像检查证实所有部位的转移灶出现钙化或消失。

Ⅱ级（有效）：X线检查证实转移灶的体积减小或其钙化＞50%，或者骨显像显示转移灶数目减少50%以上。

Ⅲ级（好转）：X线检查证实转移灶的体积减小或其钙化＞25%，或者骨显像检查证实转移灶数目减少＞25%。

Ⅳ级（无效）：X线检查证实转移灶体积减小或其钙化＜25%，或无变化，或者骨显像显示转移灶数目减少＜25%或无变化。

2. 核医学骨平面显像结合SPECT/CT的评价 目前尚无SPECT/CT具体评价标准，临床工作中常通过治疗前后同一病灶的动态变化来反映药物的治疗效果，或者是通过治疗前后药物的分布状态预测其疗效。

（1）同一病灶，如果在治疗前表现为溶骨性病变，治疗后表现为溶骨性的缺损明显缩小，并有不同程度的骨质填充，表现出成骨性的改变，往往提示骨质具有了明显的修复，提示病情改善。

（2）放射性药物注射后，通过药物本身所发射出的γ射线或者是通过韧致辐射后所产生的射线进行成像，观察放射性药物在病灶内治疗前后分布状况可以预测疗效。

3. 实验室检查指标 通过对比治疗前后肿瘤标志物的动态变化，可以反映出对于病变的控制程度。

（四）影响疗效的因素

国内外的经验均证实，转移性骨肿瘤经放射性核素治疗后仍有10%～20%的患者对这种姑息性治疗没有响应，原因目前尚不清楚。影响疗效的因素可能与以下因素有关：

1. 原发肿瘤的类型和骨转移灶的表现形式对疗效有直接影响。原发癌为乳腺癌和前列腺癌的疗效最好，肺癌和鼻咽癌次之；骨转移癌为散发性局灶型小病灶，病灶在中轴骨，疗效较好；如骨转移为巨块形，位于四肢或骨盆等部位疗效较差。

2. 病情的严重程度。已形成病理性骨折，或除骨转移以外，还有其他多脏器的转移患者止痛效果差。

3. 长期用止痛药物已成瘾的患者，单独应用放射性核素治疗的效果较差。

4. 部分晚期恶性肿瘤患者，常是骨转移与其他脏器及软组织转移并存，导致疼痛的原因复杂，一方面是治疗前就难于确定其疼痛为单纯的骨性疼痛或者为其他原因所致；另一方面是治疗过程中各种原因所致的病情进展，所导致的复杂病因性的疼痛，而非单一性的骨痛。

（冯彦林）

第二节 前列腺癌靶向治疗

前列腺癌是一种在老年男性中发生率很高的恶性实体肿瘤。其发生位置隐匿，早期缺乏特异性症状，多容易发生淋巴结或骨转移。中晚期的治疗多易产生耐药进展至转移性去势抵抗性前列腺癌（metastatic castration-resistant prostate cancer，mCRPC），且常伴随着严重的排尿梗阻、骨转移性疼痛等并发症。常规的诊治方法无法特异性识别前列腺癌病灶且患者的顺从性较差。因此，探索可作为前列腺癌特异性识别的靶点并研发相应的靶向抑制剂对于前列腺癌的临床治疗、实现前列腺癌的诊疗一体化具有重大意义。

一、原 理

前列腺特异性膜抗原（prostate specific membrane antigen，PSMA）是一种在前列腺上皮细胞表面过度表达的Ⅱ型谷氨酸羧肽酶。它由750个氨基酸残基构成，包括细胞质内N端尾巴、螺旋跨膜结构和细胞外C端结构域三个部分。其中，胞外C端结构域是以肽序列形式存在的二聚体，显示出与谷氨酸及谷氨酸相关结构高度结合的特点，是多数PSMA配体结合的区域。同时，胞外C端结构域具有双核锌指结构，两个锌离子可催化水分子促进PSMA配体和底物的结合，并通过内化作用进入前列腺癌细胞内。PSMA的内化机制是细胞质内N-末端尾巴与钙调蛋白-1和网格蛋白小窝的相互作用。此外，PSMA具有信号传导作用，可通过JNK/SAPK等信号传导通路调控前列腺癌细胞的凋亡。

PSMA最初在前列腺中发现，虽然PSMA在其他组织中也略有表达，但其在90%以上的前列腺癌病灶及相关的骨和淋巴结转移病灶都高度过表达。同时，在良性前列腺增生转变成恶性肿瘤的过程中，PSMA的过表达程度随着肿瘤恶性等级的上升而不断增加。PSMA配体一般具有很高的选择性，能够高效、靶向的与前列腺癌细胞表面的PSMA特异性结合。因此，用放射性核素标记PSMA配体，采用核医学仪器探测放射性核素发出的射线，可显示出PSMA配体在体内吸收、代谢、浓聚、排泄的过程及分布的影像，从而判断机体组织的功能状态及其病理变化，达到诊断或治疗的作用。此外，放射性配体治疗的效果不限于靶细胞，还可对肿瘤周边的细胞产生细胞毒性，对表达异种抗原/受体或供血不足的肿瘤组织细胞有重要的杀伤作用，一定程度上提升了治疗的效果及预后。因此，临床上认为PSMA可成为前列腺癌诊治的特异性靶点。

二、方 法

目前主要有两种方法靶向PSMA：①利用PSMA的大分子蛋白质结构找到特异结合的单克隆抗体作为靶向载体。7E11和J591是2个分别靶向PSMA分子胞内区和胞外区的单克隆抗体。^{111}In或^{177}Lu标记的抗PSMA单克隆抗体已被证实可准确靶向前列腺癌骨与软组织转移灶，但该类抗体血液循环半衰期长（3～4d）、组织渗透性差、靶/本底摄取比值低。②PSMA分子胞外段部分具有谷氨酸羧肽酶Ⅱ活性，可结合放射性标记的酶抑制剂（PSMA小分子抑制剂）或激动剂。PSMA-11新型小分子抑制剂与PSMA亲和力高，可被^{68}Ga标记，肿瘤/本底摄取比值高，但PSMA-11不能被^{177}Lu或^{90}Y标记用于放射性核素治疗，因而^{68}Ga-PSMA-11通常用于前列腺癌的显像。PSMA I&T、PSMA-617可被^{68}Ga、^{177}Lu或^{90}Y标记，目前PSMA-617主要用于前列腺癌的体内放射治疗。^{90}Y能发射β射线，射线能量高达 2.27MeV，组织穿透性达 12mm，半衰期 2.7 天。^{177}Lu 能发射 β 射线，其 β 射线能量为 0.5MeV，组织穿透力为 2mm，半衰期 6.7 天，而且 ^{177}Lu 还能发射 γ 射线，可用于治疗后的显像监测。

三、临床应用评价

治疗前列腺癌的放射性核素最初应用的是 ^{177}Lu-J591，反应率较理想，但因存在骨髓抑制副作用而受到限制。^{177}Lu-PSMA-617 用于治疗转移性前列腺癌显示出较理想的结果，平均肿瘤摄取量高，是重要器官（肾脏、唾液腺）摄取量的 6～12 倍。国内有研究显示 ^{177}Lu-PSMA-617 治疗 11 例 mCRPC 患者，给药前肌内注射盐酸异丙嗪片和静脉滴注 20mg 地塞米松以防止出现过敏反应，注射前 2h 静脉滴注琥珀酰明胶注射液，加强肾脏排泄，注射前 30min、4h、12h 口服过氯酸钾减少唾液腺的摄取。平均中位给药剂量为 5550MBq，给药后 1 天和 2 天行全身显像，第 2 天行 SPECT/CT 显像。治疗后显像示，原发灶及转移病灶对 ^{177}Lu-PSMA-617 摄取较好；泪腺和唾液腺、小肠和肾脏都有生理摄取，肝脏和脾脏的摄取水平相对较低；放射性药物主要通过肾脏排出，肺部或大脑未见摄取。^{177}Lu-PSMA-617 治疗后，未见明显不良反应，所有患者的血常规在治疗前后差异均无统计学意义，未发现相关肾脏毒性；^{177}Lu-PSMA-617 治疗后患者 PSA 水平显著低于治疗前，仅 2 例发生 PSA 增高，疾病进展；余 9 例 PSA 下降，其中 2 例下降＞30%，7 例下降＞50%；治疗后显像示 9 例转移病灶 SUV_{max} 明显降低，2 例转移淋巴结 SUV_{max} 明显降低。国外有研究显示单独使用 ^{177}Lu 标记的 PSMA-617 或 PSMA-I&T 后，PSA 下降 50% 的患者高达 60%，PSA 水平下降的患者高达 90%，表明 ^{177}Lu 标记的 PSMA-617 或 PSMA-I&T 治疗可能延长前列腺癌患者的生存期。此外，在最后一轮治疗后接受 ^{68}Ga-PSMA-11 PET/CT 检查，以判定患者的疾病进展情况，结果显示，^{177}Lu-PSMA-I&T 治疗效果良好。在接受 ^{177}Lu 标记的 PSA 小分子抑制剂治疗后，大多数患者能够耐受治疗，可出现温和、可逆转的不良反应（如口干、恶心和疲劳），无急性不良反应，但仍需要进一步研究以评估多轮放射性核素治疗后的疗效及毒性，从而决定早期 mCRPC 患者的治疗周期。

为提高放射性核素使用效率，延长 PSMA 靶向分子的体内代谢时间，对 PSMA 分子探针进行功能化修饰引起了大量的关注。一种延缓药物清除速度的化学修饰是添加聚乙二醇（polyethylene glycol，PEG），可以获得更高的肿瘤摄取；随着可逆性白蛋白结合剂伊文思蓝（Evans blue，EB）和 4-（p-碘苯基）丁酸衍生物被用于修饰药代动力学，以提高治疗效果，功能化 PSMA 探针在前列腺癌放射性靶向治疗的研究中也取得了系列进展。功能化 PSMA 探针经治疗性放射性核素标记后不仅改善了 PSMA 小分子抑制剂在肿瘤体内的代谢行为，而且有望通过减少患者的治疗次数和降低注射剂量提高肿瘤抑制效率，降低肾脏、肝脏或骨髓毒性，以安全高效地提高前列腺癌尤其是 mCRPC 患者的疗效。白蛋白结合剂伊文思蓝、4-（p-碘苯基）丁酸衍生物以及聚合物 PEG 等修饰 PSMA 配体的放射性标记及分子探针的开展，使 PSMA 抑制剂在前列腺癌中的药代动力学得到巨大的改善，如延长血液循环半衰期、增加前列腺肿瘤摄取、降低肾脏摄取等，为前列腺癌的放射性核素靶向治疗带来更多、更精准的信息，有效降低治疗核素使用剂量，减少器官毒性，使前列腺癌的临床治疗效果得到提升。初步的临床经验表明，^{177}Lu-EBPSMA-617 治疗通常耐受良好，肿瘤摄取高，有必要进一步开展大范围的临床研究。总之，科学的不断进步推动着医学诊疗手段的不断革新，靶向 PSMA 分子探针的开发也会继续朝着高敏感度、高特异性及低成本的目标迈进。放射性核素标记的功能化 PSMA 探针也将为非前列腺肿瘤患者带来新的治疗希望。

除 ^{177}Lu 标记的靶向 PSMA 分子探针治疗前列腺癌被研究得较多以外，α 射线核素 ^{225}Ac 和 ^{213}Bi 标记 PSMA-617 对前列腺癌的治疗也有研究，α 射线属于高传能线密度射线，具有更高效的 DNA 损伤和破坏作用以及较短组织穿透的特性。研究显示辐射剂量比较，在前列腺癌治疗中 ^{225}Ac-PSMA-617 优于 ^{213}Bi-PSMA-617。因此，目前临床研究中更多地选用 ^{225}Ac-PSMA-617 进行治疗。由于 PSMA-617 药物动力学的主要特点是肿瘤吸收快、滞留时间长、游离配体清除快，有利于半衰期长达数天的 α 发射体及其衰变链中的多个 α 发射体更好地发挥作用。基于 ^{177}Lu-PSMA-617 对于前列腺癌的治疗效果，有理由期待细胞毒性更强的 α 射线核素标记 PSMA-617 达到更好的治疗效果。

第三节　神经内分泌肿瘤靶向治疗

神经内分泌肿瘤（neuroendocrine tumors，NETs）是一组起源于肽能神经元和神经内分泌细胞的异质性肿瘤，在全部恶性肿瘤中所占比例约为 1%。该病最常发生于消化道，其次源于肺-支气管，还可存在于下丘脑、垂体、松果体、耳、鼻腔、喉、甲状腺、乳腺、纵隔、肾上腺、副神经节、腹膜后、子宫、卵巢、睾丸、前列腺、膀胱、皮肤、骨等全身各处。以往人们习惯根据其发生的部位将常见的 NETs 分为：胃肠胰 NETs、肺 NETs、交感-肾上腺系

NETs：包括嗜铬细胞瘤、副神经节瘤及神经母细胞瘤（neuroblastoma，NB）、甲状腺髓样癌（medullary thyroid carcinoma，MTC）、垂体腺瘤及多发性内分泌肿瘤（multiple endocrine neoplasm，MEN）等。欧洲神经内分泌肿瘤学会（European Neuroendocrine Tumor Society，ENETS）指南中按照核分裂象计数和Ki-67指数，将NETs组织学分型分为3级，如表21-1。患者预后因肿瘤的侵袭性而异，总体而言，肿瘤分化越差则患者预后越差。

表21-1　神经内分泌肿瘤分级标准

分级	核分裂象数（/10HPF）	Ki-67指数（%）
G1（低级别）	＜2	≤2
G2（中级别）	2～20	3～20
G3（高级别）	＞20	＞20

目前，针对NETs的治疗方法主要包括：手术治疗、化学治疗、生物治疗、放射性核素治疗及靶向治疗。其中，受体结合肽放射性核素治疗（peptide receptor radionuclide therapy，PRRT）是神经内分泌肿瘤治疗的重要方法之一。PRRT是依据配体与受体特异性结合的特性，以放射性核素标记配体，借助配体的靶向作用将放射性核素导向受体表达的肿瘤组织，利用放射性核素发射的射线进行内照射治疗。肿瘤受体的相应配体多为肽类，所以这一方法又称为受体靶向肽介导核素靶向治疗。目前临床研究最多、最常用的为生长抑素受体（somatostatin receptor，SSTR）介导核素靶向治疗，在结合放射性核素标记生长抑素类似物进行NETs靶向显像的基础上实现其诊疗一体化。

一、原　　理

超过80%的NETs及其转移灶表面有生长抑素受体表达，因受体与配体的效应关系，应用放射性核素标记的生长抑素类似物能与NETs及其转移灶表面的特异性生长抑素受体相结合，发挥射线的辐射生物效应，有效的杀伤肿瘤细胞。

生长抑素受体（SSTR）为G蛋白偶联的跨膜型受体，在神经内分泌肿瘤及其转移灶表面普遍高表达。SSTR分为5种亚型：SSTR1～5。不同的NETs表达STTR的密度和亚型不同。生长抑素和受体结合后激活一系列G蛋白依赖的细胞内信号通路，发挥抑制分泌和生长的作用。天然生长抑素与SSTR有很高的亲和力，但在体内易于降解，生物半衰期短（2～4min），且静脉注射后反弹性激素分泌过多限制其临床应用。对天然生长抑素分子结构进行改造的人工合成生长抑素类似物（somatostatin analogue，SSA），在保留其与受体结合的生物学特性的同时，可明显延长其半衰期（50～100min），且使用后无反弹性激素分泌过多。现阶段用于临床治疗的生长抑素类似物，对SSTR2有高度亲和力，对SSTR5的亲和力次之，对SSTR3亲和力较弱，对SSTR1和SSTR4基本没有亲和力。如奥曲肽（octreotide）与SSTR-2亲和力较高，适于治疗SSTR-2阳性的肿瘤，而兰瑞肽（lanreotide）与SSTR-5的亲和力更高，适于治疗SSTR-5的肿瘤。最新通过酪氨酸（Tyr）取代奥曲肽第三位苯丙氨酸（Phe）的改进型（Tyr3）奥曲肽（Phe1-Tyr3-octreotide，TOC），以及用苏氨酸取代奥曲肽C端的苏氨醇所形成的[Tyr3]醋酸奥曲肽（Tyr3-octreotate，TATE）亲水性增高，因此与SSTR-2的亲和力增高而表现出良好的肿瘤结合性能，其中TATE对SSTR-2的亲和力更强因此应用更广泛。最早的观点认为，SSA介导的核素靶向治疗适用于低级别NETs。目前的指南建议，只要PRRT前行生长抑素受体显像显示肿瘤和（或）转移灶为高摄取，G2及G3级别NETs同样适于行PRRT治疗。

二、方　　法

在PRRT中，用于标记生长抑素类似物的常用放射性核素主要是^{177}Lu、^{90}Y、^{111}In。第一代放射性核素标记的SSA是^{111}In-奥曲肽，其治疗效果不佳，可能与^{111}In发射的俄歇电子射程短，组织穿透性低有关。近年来主要集中应用能量更高、组织穿透力更强的^{90}Y和^{177}Lu标记SSA进行治疗。根据^{90}Y和^{177}Lu不同的物理特性，^{90}Y治疗体积较大的肿瘤效果较好，而^{177}Lu对体积较小肿瘤的治疗效果较佳。目前，临床最常用的神经内分泌肿瘤靶向治疗药物是^{177}Lu-DOTATATE（DOTA-d-Tyr（3）-octreotate，DOTATATE）、^{90}Y-DOTATATE和^{90}Y-DOTATOC（DOTA-d-Phe（1）-Tyr（3）-octreotide，DOTATOC）。给药方法为静脉注射或局部注射。剂量按照体表面积计算，累计剂量为7.4MBq/m^2，分次治疗3～5次，间隔时间为6～9周。

三、临床应用评价

目　前，^{177}Lu-DOTATATE、^{90}Y-DOTATATE和^{90}Y-DOTATOC治疗神经内分泌肿瘤获得完全缓解（CR）和部分缓解（PR）的病例数可达40%以上，可有效延长患者的生存时间。不良反应主要为肾脏毒性反应，临床可通过静脉注射带正电荷的氨基酸保护肾脏以及剂量个体化减轻对肾脏的毒性。

近几年，有一些新的研究利用^{211}At、^{225}Ac和^{213}Bi等发射α射线的核素标记SSA进行治疗。α射线具有高线性能量转换，其发射的能量为β射线的100～1000倍，更易引起细胞DNA双螺旋双链结构的断裂，导致难以修复的细胞凋亡，对肿瘤细胞的杀伤效应强。α射线穿透力弱，在组织中射程只有数个细胞，可减少对正常组织的损伤，适于小肿瘤的治疗。并且在一定程度上可弥补 ^{177}Lu 或 ^{90}Y 标记SSA治疗中可能出现的肾毒性反应大或治疗不完全的不足，尤其可针对于部分具有抗放射性特征、易复发的神经内分泌肿瘤。

总之，生长抑素受体介导核素靶向治疗适用范围广、疗效确切，是NETs治疗的良好手段之一。在实际应用中，由于肿瘤异质性的存在，联合应用不同多肽或不同放射性核素治疗的效果要优于单一治疗方法。此外，联合手术治疗、联合化疗药物化疗、使用SSTR拮抗剂进行放射性核素靶向治疗、多肽改造及新的多肽类似物的研发等都是进一步提高PRRT疗效、减少副作用的良好方法。

（张一秋　石洪成）

思考题

1. 简述放射性核素治疗转移性骨转移的适应证与禁忌证。

2. 何为“反跳现象”或“闪烁现象”？有何临床意义？

3. 简述治疗转移性骨肿瘤的常用放射性药物。

第二十二章　放射性核素介入治疗

通过介入方法将放射性药物引入并使其聚集在病变部位中，利用放射性核素产生的辐射生物效应达到治疗目的。根据介入途径的不同，可将各种各样的方法归纳为腔内介入治疗、组织间介入治疗和动脉介入治疗三类。

介入治疗显著提高了放射性核素的治疗效果，避免或减少了射线对全身及局部正常组织的照射，从而有效地减少了并发症和不良反应的发生，同时也拓宽了放射性核素治疗的应用范围。

第一节　放射性粒子植入治疗

一、原理及粒子种类

（一）原理

放射性粒子植入治疗（radioactive seeds implantation therapy）的全称是放射性粒子组织间插植术，属于近距离治疗（brachytherapy）的范畴。将一定活度的放射性核素标记在胶体、微球或金属丝上，再密封于用特殊材料制作的外壳中制成体积很小的针状或颗粒状放射源，这种放射源被称为放射性粒子（又称种子；seeds）。以手术或经皮穿刺等方式将一定数量的粒子植入肿瘤实体内或肿瘤浸润的组织中（含恶性肿瘤沿淋巴途径扩散的组织），利用粒子发射的β射线或/和γ射线的辐射作用，杀死肿瘤细胞或抑制肿瘤细胞生长，以消除、控制肿瘤的发展，达到治疗或缓解症状的目的。由于粒子置于病变组织内，故既可使病变组织受到集中的大剂量照射，同时又可使正常组织不受损伤或仅受微小损伤。因此，植入疗法具有疗效可靠、副作用少的优点。

放射性粒子植入治疗中放射性粒子被植入病变组织内，既可使治疗靶点局部剂量增高，周围正常组织受照剂量降低，又可使治疗靶点内部剂量分布均匀，无须考虑靶器官的运动、仪器设施的变化以及摆位时的误差，对于那些手术难以切除的以及术后和放疗后复发的肿瘤，放射性粒子植入治疗是有效的方法。但它只是局部治疗手段，单纯放射性粒子植入治疗不能解决所有肿瘤治疗问题，需要与手术治疗、外放疗、化疗、靶向治疗等相结合，最大限度发挥其优势。

（二）放射性粒子的种类

用于制作粒子的放射性核素主要根据半衰期、射线能量、核素丰度以及原子序数等条件进行选择。目前所用放射性粒子主要有以下几种：

1. ^{125}I 粒子　^{125}I 的物理半衰期为 59.4 天，通过轨道电子俘获的衰变方式，伴随有特征 X 射线和内转换电子，电子被 ^{125}I 密封籽源的壁所吸收。主要发射能峰为 27.4keV、31.4keV 和 35.5keV 的γ射线。^{125}I 吸附在阴离子交换树脂或靶丝、银柱上，密封于钛管；该粒子呈长 4.5～5mm、直径 0.8mm 的小圆柱体。^{125}I 粒子适用于对放射线低或中等敏感性的局限性肿瘤进行永久性间质种植治疗。

2. ^{103}Pd 粒子　^{103}Pd 的物理半衰期为 16.9 天，^{103}Pd 通过电子俘获的衰变方式，内转换过程中中外层电子填充内层空位而发射能量为 21～23keV 的特征 X 射线和内转换电子，射线能量为 0.357MeV、0.040MeV 及 0.497MeV。该粒子以长 4.5mm、直径 0.8mm 的钛管密封 ^{103}Pd 制成。适合于治疗生长迅速的肿瘤。

3. ^{131}Cs 粒子　^{131}Cs 的物理半衰期为 9.7 天，EC 衰变伴γ射线能量为 29～34keV。该粒子以长 4.5mm、直径 0.84mm 的钛管密封 ^{131}Cs 制成，临床常用放射性活度为 40.7～62.9MBq。相比 ^{103}Pd 及 ^{125}I，^{131}Cs 兼具高活性剂量及较短的半衰期。

二、适应证与禁忌证

（一）适应证

1. 局部晚期肿瘤已失去手术机会（前列腺癌除外）。

2. 肿瘤最大径≤7cm。

3. 手术后、放疗后肿瘤复发或转移，肿瘤转移灶数目≤5 个，单个转移灶直径≤5cm。

4. 患者一般身体状况卡氏评分在 70 分以上。

5. 拟经皮穿刺者有进针路径。

6. 肿瘤空腔脏器（食管、胆道、门静脉等）出现恶性梗阻。

7. 患者预计生存期≥3 个月。

8. 患者拒绝其他治疗。

1～3 项指标中至少符合 2 项，且 4～8 项指标中至少符合 3 项即为适应证选择正确。

（二）禁忌证

1. 有严重出血倾向，血小板≤50×10^9/L 和凝血功能严重紊乱者（凝血酶原时间＞18s，凝血酶原活动度＜40%）。抗凝治疗和（或）抗血小板凝聚药物应在粒子植入治疗前至少停用 1 周。

2. 肿瘤破溃。

3. 严重糖尿病者。

4. 没有合适的穿刺路径。

5. 预计划靶区剂量达不到处方剂量设计要求。

（三）相对禁忌证

1. 广泛转移，预计生存期≤3 个月。

2. 严重合并症，感染期、免疫功能低下、肾功能不全者。

三、放射性粒子植入方法

（一）植入术前准备

1. 制订治疗计划 进行超声、CT、或 PET-CT 等影像学检查，明确肿瘤位置、形态、与邻近器官及大血管的关系，测得反映肿瘤体积的三维径线，输入治疗计划系统（treatment planning system，TPS），得出植入粒子的总放射性活度、粒子数量、粒子排布及植入位置。

2. 粒子的测试与消毒 植入前应对 10% 的粒子（术中植入数小于 5 颗者，须全部检测）进行随机检测，每颗粒子的处方允许剂量活度的偏差应控制在 ±5% 之内。

用擦拭法或水测试法检查粒子有无放射性泄漏，确认无泄漏后进行严格消毒。^{125}I 粒子可用高压干蒸消毒（121℃，15Pa，历时 15～30min；操作中要防止粒子从装置的引出孔丢失）或用 2% 戊二醛浸泡 20min 备用。

（二）植入方法

1. 粒子的放置分为永久性植入和暂时性植入 永久性植入是按照 TPS 制订的计划，将粒子通过导管（针）植入预定位置，移去导管（针），粒子则永久留在组织内。暂时性植入是先将导管（针）插入组织内，粒子通过后装技术（after loading）放入，在组织存留一定时间实施照射后，将导管（针）和粒子取出。

2. 植入方式 建议模板引导下的粒子植入，特殊部位建议三维打印模板引导的粒子植入治疗，在保证粒子植入质量的前提下不排斥徒手操作。

3. 治疗剂量优化与术后验证

（1）治疗前计划：剂量学评估参数包括 90% 的靶体积受照射剂量（D_{90}）≥100% 处方剂量，100% 靶体积受照射剂量（D_{100}）≥90% 处方剂量，接受 100% 处方剂量的肿瘤体积百分比（V_{100}）≥95%，接受 90% 处方剂量的肿瘤体积百分比（V_{90}）=100%，接受 150% 处方剂量的肿瘤体积百分比（V_{150}）＜60%，接受 90% 处方剂量的肿瘤体积百分比（V_{90}）=100%，接受 200% 处方剂量的肿瘤体积百分比（V_{200}）＜40% 等。治疗剂量优化的目标是使靶区的剂量分布能满足临床要求。

（2）术后验证：通过 TPS 验证软件对植入后肿瘤靶区的粒子及剂量进行重建，明确治疗剂量有无不足，不足者须立即或择日补充治疗。对植入术后患者可择期行 SPECT ^{125}I 粒子全身显像，有条件者可行粒子所在部位的局部 SPECT-CT 断层融合显像（使用低能高分辨准直器，能峰 29keV，窗宽 50%，256×1024 矩阵，采集速度 20cm/min），以评价是否有粒子的偏移或远处游离或迁移。

四、临 床 应 用

（一）前列腺癌

前列腺癌的治疗方法包括：经尿道前列腺切除术、根治性前列腺切除、放射治疗等。前列腺癌放射性粒子植入治疗用于早期患者，治愈率与外照射治疗和根治手术基本相当，且并发症较少，因此在美国放射性粒子植入治疗已经成为早期前列腺癌的标准治疗手段之一。

目前国内在放射性粒子植入治疗前列腺癌的临床实践中，积累了大量的临床治疗经验，总体疗效优于单纯外照射治疗，接近于手术切除，尤其副作用明显减低。

1. 适应证

（1）单纯放射性粒子植入治疗的适应证应同时满足以下 3 个条件：

1）临床分期为 T1～T2a 期。

2）Gleason 评分为 2～6。

3）PSA ＜10ng/ml。

（2）符合以下任意一条为放射性粒子植入治疗联合外放疗的适应证：

1）临床分期为 T2b～T2c 期。

2）PSA ＞20ng/ml。

3）Gleason 评分为 8～10。

4）周围神经受侵犯。

5）多点活检病理结果为阳性。

6）双侧活检病理结果为阳性。

7）明确有前列腺包膜外侵犯。

（3）Gleason 评分为 7，或者 PSA 为 10～20ng/ml 则要根据具体情况决定是否联合外放疗。

（4）放射性粒子植入治疗（或联合外放疗）联合雄激素阻断治疗的适应证：

1）术前前列腺体积＞60ml，可以使用雄激素阻断治疗使前列腺缩小。

2）局部晚期及中高危前列腺癌可用放射性粒子治疗联合内分泌治疗。

2. 禁忌证

（1）绝对禁忌证：预计生存期少于 5 年；经尿道前列腺切除术后缺损较大或预后不佳；一般情况差，不能耐受手术；有远处转移。

（2）相对禁忌证：有下列情况可能会出现技术操作困难、剂量分布不满意、术后并发症发生率高等风险，技术操作不熟练者应避免选择此类患者：①腺体体积＞60ml；②既往有经尿道前列腺切除术史；③中叶突出，精囊受侵；④严重糖尿病；⑤多次盆腔放疗及手术史。

3. 治疗程序

（1）术前准备：目前的标准化治疗多采用在腰麻或全麻下进行手术，因此改善患者心肺功能尤为重要，必要时测定患者肺功能；合并糖尿病者，积极控制血糖，胰岛素为首选；术前 24 小时常规肠道准备；术前患者或家属签署放射性粒子植入治疗同意书。

（2）术前计划

1）前列腺癌粒子术前和术中都应当进行 TPS 设计以明确放疗剂量分布情况，经腔镜、超声、CT 或 MRI 可用于辅助治疗计划的设计。

2）放射性核素的选择，从远期发病率（long-term morbidity）和 PSA 控制率上比较，^{103}Pd 和 ^{125}I 粒子（放射性活度为 0.3～0.4mCi）无明显区别。

（3）术中程序：经直肠超声引导下行经会阴插植，并配备完备的前列腺近距离治疗软件，必要时 CT（或 MRI）可替代经直肠超声引导插植。如果经直肠超声影像质量较差，应当改用 X 线透视、CT 或 MRI 引导插植。粒子植入方法可选择针内预置粒子技术和自由布源法等。

前列腺癌近距离治疗处方剂量推荐：单用前列腺粒子植入治疗时，^{125}I 的处方剂量为 140～160Gy（至少 D_{90} 要达到处方剂量），^{103}Pd 为 110～125Gy；联合外照射时，建议给予前列腺及前列腺周围区域外照射为 20～46Gy。全盆放疗可用于盆腔淋巴结转移风险高的病例，全盆放疗照射剂量为 40～50Gy，^{125}I 的照射剂量推荐为 100～110Gy，^{103}Pd 为 80～90Gy。

（4）术后程序：插植后应当立即进行膀胱镜检查，在膀胱镜下清理凝血块和误置入膀胱、尿道内的粒子。术后可通过尿道上皮麻醉、解痉、止痛、会阴冰敷、软化大便等措施来减轻术后患者的症状。

粒子植入术后须行剂量学验证与治疗质量评估，可通过 CT 或 MRI 检查，应用等剂量曲线和剂量体积直方图（dose volume histograms，DVH）等来评估粒子在前列腺内的分布以及粒子与膀胱和直肠的关系。

治疗质量评估的最佳时间尚无确定，考虑到术后由于前列腺水肿和出血所致的前列腺体积增大，建议种植后 4 周左右行剂量评估最合适（图 22-1）。

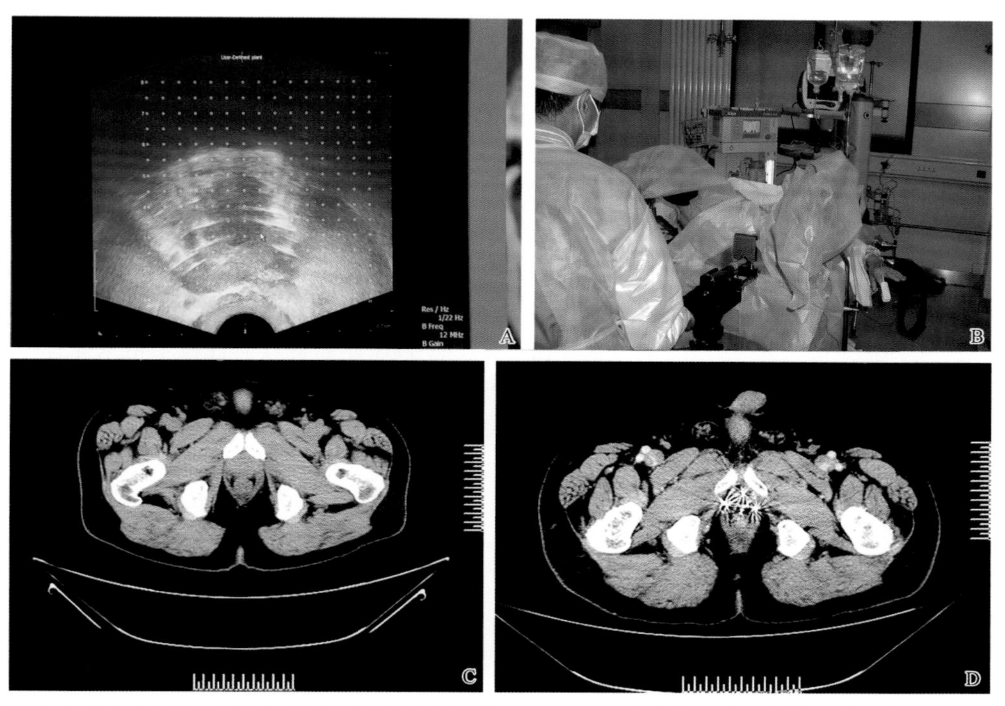

图 22-1　放射性粒子在 B 超模板引导下植入过程（图 A 和 B）；术前及术后 4 周的疗效评价（图 C 和 D）

4. 安全防护和物理质控规定

（1）插植前：经直肠超声影像系统、计算机计划系统、近距离放射源校准应当遵照相关技术标准及工作程序。

（2）插植中：治疗医师应当调整前列腺与模板坐标的相对位置，粒子植入后要确认植入的粒子数。

粒子植入治疗后通过放射性探测器检测患者及治疗室以防粒子遗失，检测患者的体表及周围1米区域；治疗室检测包括插植邻近区域、地板、手术的废弃液体和材料、纱布和所有器具。

（3）插植后：应当为患者提供书面的辐射防护指南，告知患者术后2个月减少与未成年人和孕妇的密切接触。

5. 并发症 包括短期并发症和长期并发症。

（1）短期并发症：尿频、尿急及尿痛等尿路刺激症状，直肠刺激症状以及直肠炎等，但其发生率低于外科手术。

（2）长期并发症：以慢性尿潴留、尿道狭窄、尿失禁为常见。

总之，前列腺癌近距离照射治疗是继前列腺癌根治术及外放疗外的又一种有望根治局限性前列腺癌的方法，疗效肯定、创伤小，尤其适合于不能耐受前列腺癌根治术的高龄前列腺癌患者。

（二）非小细胞肺癌

CT引导下经皮穿刺 ^{125}I 粒子植入治疗肺癌，借鉴了放射性粒子植入前列腺癌的成功经验和治疗原理，1999年日本Imamura等率先报道经皮穿刺高剂量率插植治疗肺癌的技术可行性，结果证明该技术安全、有效，且未出现严重并发症。自2002年以来在我国逐步开展，其短期疗效显著，是一种有效的治疗方法。

1. 适应证

（1）非手术适应证、禁忌证且肿瘤直径＜7cm的患者。

（2）外科手术切除肿瘤过程中出现肉眼无法完全切除的肿瘤残余组织。

（3）肿瘤侵犯周围重要组织及器官、肿瘤侵犯胸壁等组织无法切除者。

（4）不能耐受或拒绝放、化疗的患者。

（5）肺转移癌。如为单侧肺转移，病灶＜3个；如为双侧病灶，每侧肺转移病灶＜3个，应分侧、分次治疗。

（6）无全身广泛转移的患者。

对放、化疗不敏感或放、化疗后复发的小细胞肺癌可试用。

2. 禁忌证

（1）绝对禁忌证

1）一般情况差，KPS评分＜60、不能耐受手术者。

2）已确认全身广泛转移的患者，生存预期＜3个月者。

（2）相对禁忌证

侵犯大血管及主支气管的中央型肺癌，手术风险大，操作不熟练者慎用。

3. 治疗程序

（1）术前准备：测定患者心肺功能；术前常规化验凝血时间，停服抗凝药物至少1周；术前患者或家属签署放射性粒子植入治疗同意书。

（2）术前计划

1）根据患者术前的CT图像制定治疗计划，如邻近心脏、纵隔大血管者，应先行增强CT检查，明确肿瘤与血管位置。

2）放射性粒子的选择：^{125}I 粒子。

3）放射性粒子的活度：0.7mCi。

4）^{125}I 粒子的处方剂量：单纯粒子治疗靶区剂量 D_{90} 为110～160Gy；联合外照射治疗时，治疗靶区剂量 D_{90} 为90～110Gy。

（3）术中程序

1）体位与支架：根据肿瘤生长部位以及邻近解剖结构，以尽量减少对患者正常组织的损伤为穿刺路径的选择原则，采取模板种植并安放支撑支架。

2）对于肺功能较差的患者，术前给予镇咳药物，并给予面罩吸氧及心电监护。

3）CT定位：扫描后确定肿瘤部位并在体表标记范围，尽量选择病灶的中心层面作为穿刺植入的首选层面，确定进针位置、角度和深度。

4）对于适合行模板种植者，在常规消毒和局麻后，将固定支架调整至肿瘤体表标记区，旋转模板与肋骨走向平行且与CT扫描平面垂直，固定支架和植入模板旋钮，使用数字化导航仪测量，精确进针。对于病灶部位、体积及形态等因素导致使用模板种植困难者，可采用徒手穿刺。

5）粒子植入：根据CT定位，以肿瘤中心层面为首选穿刺进针点，试验性穿刺。待CT扫描满意后，按照TPS计划插植粒子植入针，根据术中情况一次性插植完成或分层插植，待插植结束后再次行CT扫描确定进针是否达到肿瘤内，利用粒子植入器按照TPS计划将放射性粒子植入瘤体内，务必使粒子分布均匀（图22-2）。

6）植入完成后，重复CT扫描，确定各层面植入的粒子分布情况及数目，如有遗漏应立即补种，以期与术前计划相符。同时植入后的扫描图像输入TPS进行术后质量验证，与术前计划相差±10%内者为佳。

（4）术后程序

1）患者术后在转运过程中，需有专门医护人员护送。

2）患者应先至监护病房常规监护8h，待一般生命体征平稳后再转至普通病房（建议普通病房应有必备的防护设施）。

3）患者术后24～48h拍摄胸片，排除有无迟发性气胸、血胸或粒子移位。

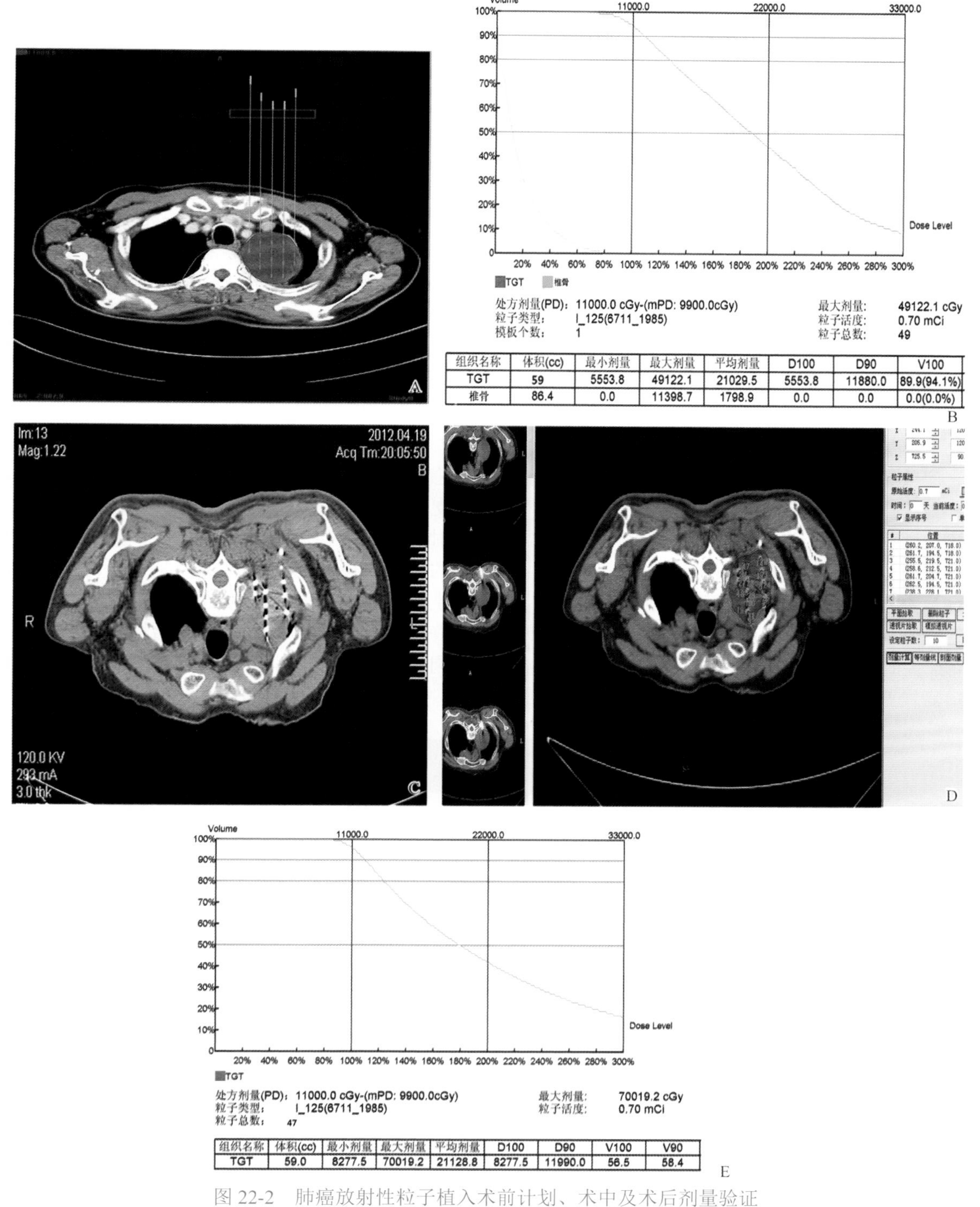

图 22-2　肺癌放射性粒子植入术前计划、术中及术后剂量验证

A. 粒子植入术前 TPS 计划；B. 粒子植入术前 TPS 计划 DVH 图；C. 植入术中粒子分布；D. 粒子植入术后剂量验证；E. 粒子术后剂量验证 DVH 图

4）常见的并发症如咯血、气胸、血气胸、肺部感染等，处理措施遵照临床常规诊疗进行。

（5）术后定期随访，一般术后 1 个月复查胸部 CT，治疗后半年内每 2 个月 1 次，治疗后半年至 2 年内每 3 个月 1 次，治疗后 2 年到 5 年每半年 1 次，5 年后每年 1 次。

（三）其他部位肿瘤

1. 头颈部肿瘤　头颈部肿瘤传统的治疗方式以手术为主，不能手术者行外照射治疗。但由于头颈部解剖结构复杂，同时血管和神经走行密集且对射线不耐受，导致外照射治疗受到限制。放射性粒子术中植入是对外科很好的补充和发展。而 CT 引导下3D打印模板辅助穿刺技术的使用使粒子植入变得更为精准，能较好地遵从术前TPS计划，有效缩短手术时间；对于头颈部位置固定且浅表的肿瘤使用3D打印模板辅助穿刺可较好地完成手术。国外多项研究报道术中肉眼或镜下残存进行粒子植入可明显降低局部复发率、延长生存期，同时又很好地保证美容效果。

2. 胰腺癌 胰腺癌治疗主要是以外科手术为主，结合放化疗等综合治疗手段。虽然手术术式经过不断地改进，但胰腺癌手术后中位生存期和5年生存率在过去20年中并无明显变化。胰腺癌起病隐蔽。81.6%患者就诊时已属于晚期，根治性手术难以彻底切除肿瘤；胰腺癌生物学行为活跃、恶性度高，局部治疗风险大、并发症多，且近年来患者群体年龄明显上升，加之胰腺癌对射线也不够敏感，所以外照射放疗效果亦不佳，因此胰腺癌的治疗成为临床难点。为了提高胰腺癌患者的生存和生活质量，放射性粒子肿瘤内植入近距离放射治疗胰腺癌的方法首先应用于无法手术切除的胰腺癌患者。因放射性粒子对于繁殖周期各时相的肿瘤细胞均有效，并能克服乏氧肿瘤细胞对射线的抗拒性，因此对胰腺癌具有局部控制和止痛的效果。

3. 复发直肠癌 手术联合外照射治疗复发直肠癌一直处于姑息治疗阶段。国外报道复发直肠癌手术联合术中^{125}I粒子治疗，其中25%接受外照射治疗，结果显示1年、2年、4年局部控制率分别为38%、17%和17%，中位生存期为11个月，且无严重并发症发生。

4. 脊柱原发肿瘤和转移癌 脊柱原发肿瘤和转移癌的治疗主要依靠外科手术及术后联合外照射治疗，由于脊髓的剂量限制，外照射剂量提升困难，导致疗效一般。患者术后在CT或MRI等影像学引导下将放射性粒子植入肿瘤靶区，同时避开脊髓等危险器官，很好地解决了因脊髓剂量限制而带来的外照射剂量无法提升的难题，临床数据表明肿瘤局部控制时间可达33个月，3年局部控制率高达33%，症状缓解明显。

5. 其他肿瘤治疗 国内学者在食管癌术后复发的患者，采用将放射性粒子根据计划挂靠在记忆金属支架上，将二者植入食管内，通过放射性粒子释放射线达到杀伤肿瘤细胞的目的，减少了支架再狭窄的发生，同时提高了局部控制率，明显改善患者的生存质量和延长生存期。同时在原发性肝癌合并门静脉癌栓、复发宫颈癌、难治性甲状腺癌、前列腺肉瘤等方面国内学者都进行了大量卓有成效的工作，取得了不错的临床疗效（图22-3）。

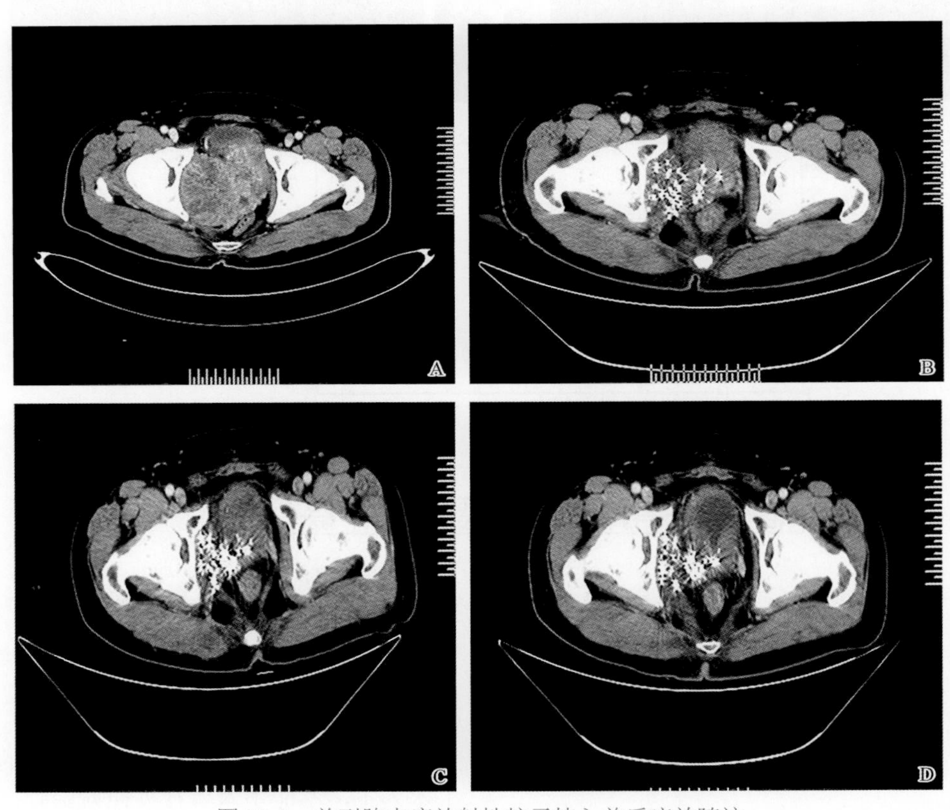

图22-3 前列腺肉瘤放射性粒子植入前后疗效随访

A.植入术前病灶；B、C、D分别为^{125}I粒子植入术后8个月、19个月、32个月

（四）3D打印模板辅助下CT引导放射性粒子植入治疗

1. 概述　中国学者在借鉴美国前列腺癌模板基础上，研发出人体各部位粒子植入治疗引导装置、肋骨打孔技术、3D 打印共面模板（3D-printing coplanar template，3D-PCT）和 3D 打印非共面模板（3D-printing non-coplanar template，3D-PNCT），使粒子植入治疗成为可计划、可控制、可评估的技术，粒子植入治疗精确度进一步提高。

3D-PCT 是通过影像引导将肿瘤信息通过数字化处理后传输到计算机治疗计划系统，医生和物理师定义靶区和危及器官、剂量，设计针道信息，3D 打印机打印数字化引导模板。模板包括 3D-PCT 和 3D-PNCT。3D 打印具备针道信息、激光定位坐标系统和标识系统。3D-PCT 适用于全部针道平行插植部位肿瘤治疗，3D-PNCT 适用于不同平面针道无法保持平行插植肿瘤治疗。通过 3D 打印技术可实现不同部位、运动器官和不规则形状肿瘤粒子植入剂量最佳适形度。

2. 适应证及禁忌证　同前。

3. 3D-PT 辅助 CT 引导放射性粒子植入治疗技术流程　3D-PT 辅助 CT 引导放射性粒子植入治疗是全新的内照射治疗模式，治疗过程中各个环节严格质量控制是决定手术成功的关键。CT 引导结合 3D-PT 辅助粒子植入治疗规范流程，包括术前适应证选择、CT 模拟定位和体位固定、术前计划设计、3D-PT 制作、安装固定架和（或）模板复位、插植粒子针和植入粒子，术后剂量学评估和随访 8 个环节组成。

五、疗效评价

（一）放射性粒子植入治疗后的随访与评价指标

1. 随访　一般在粒子植入治疗后半年内每 2 个月 1 次，治疗后半年至 2 年内每 3 个月 1 次，治疗后 2 年到 5 年每半年 1 次，5 年后每年 1 次。

2. 实体瘤疗效评价

（1）完全缓解：所有靶病灶消失，无新病灶出现，且肿瘤标志物正常，至少维持 4 周。

（2）部分缓解：靶病灶最大径之和减少≥30%，至少维持 4 周。

（3）肿瘤稳定：靶病灶最大径之和缩小未达到部分缓解，或增大未达到肿瘤进展。

（4）肿瘤进展：靶病灶最大径之和至少增加 20%，或者出现新病灶。

此外，远期疗效评估包括总生存期（overall survival，OS）、无疾病生存期（disease-free survival，DFS）、中位生存期、局部控制率以及生活质量评估。

（二）临床疗效评价

放射性粒子植入可用于多种原发性恶性肿瘤的治疗，如前列腺癌、乳腺癌、肺癌、甲状腺癌、肝癌、胰腺癌、胸壁肿瘤、复发宫颈癌及颅脑实质肿瘤等，尤其适用于无法用其他方法治疗、已广泛转移而又不能手术或暂不能手术者。

1. 前列腺癌　有文献报道，对 449 例分期为 T1～T2N0M0 的前列腺癌，^{125}I 粒子植入术后观察 35 个月，根据局部病变和生化指标 PSA 值判断疗效，结果显示局部肿瘤控制率可达 85%。应当注意前列腺癌粒子植入治疗后随访期间，出现 PSA 反弹或突然升高的现象或有复发征象者，可考虑选择其他治疗手段。

总之，前列腺癌放射性粒子植入术是继前列腺癌根治术及外放射治疗外的又一种有望根治局限性前列腺癌的方法，疗效肯定、创伤小，尤其适合于不能耐受前列腺癌根治术的高龄前列腺癌患者。

2. 肺癌　文献报道 33 例无法根治切除患者进行局部切除联合瘤床行放射性粒子植入治疗，结果显示 T1N0 和 T2N0 期患者 5 年生存率分别为 67% 和 39%，全组生存率为 47%，疾病特异生存率分别为 77% 和 53%，达到与根治切除同样的疗效。

3. 头颈部肿瘤　对于复发性头颈部肿瘤的治疗，由于再次手术机会较少，国内有学者利用超声和 CT 引导定位行放射性粒子植入治疗头颈部复发癌，结果中位局部控制时间可达 20 个月，5 年局部控制率达 40%，作为一种局部治疗，显示了很好的疗效。

4. 晚期胰腺癌　对于局部晚期胰腺癌的治疗，目前相关文献报道的放射性粒子植入治疗的中位生存期为 9～10 个月，已超出标准同步放化疗治疗手段，且对癌性疼痛的疗效和缓解更占优势。

（三）粒子植入治疗并发症

根据操作相关性分为穿刺相关并发症（如疼痛、出血、气胸、血胸、咯血、空气栓塞、心律失常、肠道穿孔、腹膜炎和粒子迁移等）和放疗相关并发症（如皮肤、黏膜、肺、胃肠、脊髓损伤等）。根据发生时间分为即刻并发症（粒子植入后≤24h）、围手术期并发症（粒子植入后 24h～30 天）和迟发并发症（粒子植入后＞30 天）。粒子植入治疗副作用较少，部分患者有一过性乏力、白细胞减少、胃肠不适等。经过对症处理，多可较快恢复。经过术前、术中和术后等流程的科学规划可尽量规避或减轻并发症。

总之，恶性肿瘤组织间放射性粒子植入治疗效果肯定，表现为症状改善，肿瘤缩小甚至基本消失，转移和复发病灶减少，生存率提高。

（韩星敏　常　伟）

第二节　癌性胸腹水腔内放射性核素介入治疗

癌性胸腹水是由于原发性或转移性胸、腹膜肿瘤侵袭胸腹膜，引起浆膜炎症反应，局部毛细血管内皮损伤后的通透性增加，淋巴管阻塞造成浆膜腔的积液。常规治疗方法包括胸腹腔穿刺抽液及腔内注射化疗药物，但疗效不理想。放射性核素腔内介入治疗利用辐射生物效应达到治疗目的。

一、原　　理

将发射β^-射线的放射性胶体通过穿刺注入到有癌性积液的胸、腹腔内，待其分布均匀后，大部分胶体颗粒黏附在体腔的浆膜、弥漫性米粒样种植癌和胸、腹水中的游离癌细胞表面。利用β^-射线的辐射作用杀死、杀伤癌细胞，导致浆膜纤维化及其小血管和淋巴管闭塞，从而抑制癌细胞生长、缩小病灶、减缓或暂停积液，达到姑息治疗的目的。该治疗靶向性好、副作用小、疗效确切。

二、适应证和禁忌证

1. 适应证

（1）确诊为癌性胸、腹水，胸、腹膜转移或积液中查出癌细胞，影像学上无实体瘤病灶存在。

（2）胸、腹水为渗出液，经反复穿刺抽液仍发生积液。

（3）经积极化疗、抗炎治疗无效。

（4）预计生存期大于3个月的患者。

2. 禁忌证

（1）小体积的包裹性积液。

（2）病情严重，有明显恶病质、贫血、白细胞或血小板减少。

（3）体壁有伤口与体腔相通或有支气管胸膜瘘。

（4）其他疾病如炎症、结核、心脏病、肝硬化等所致的胸、腹腔积液。

（5）儿童及妊娠妇女。

三、放射性药物

临床多采用放射性胶体作为治疗药物。

1. ^{32}P-胶体磷酸铬（^{32}P-colloidchromic phosphate） 性质稳定，颗粒大小为0.05～1.0μm，进入浆膜腔后不溶解、不发生化学反应。^{32}P的物理性能已在前面有关章节叙述。治疗剂量根据患者体重、浆膜腔渗出液的多少及病情确定。通常，癌性胸水治疗量为一侧胸腔185～370MBq（5～10mCi），癌性腹水治疗量为370～555MBq（10～15mCi）。

2. 放射性胶体金（^{198}Au）注射液 胶体金（^{198}Au）性质稳定，颗粒大小为0.03～0.035μm，半衰期为2.7天，发射β^-及γ两种射线，β^-射线组织内最大射程为3.8～8mm，注入胸腹腔后，很少被血液或体液吸收。癌性胸水常用治疗量为一侧胸腔1850～2590MBq（50～70mCi），癌性腹水常用治疗量为3700～5550MBq（100～150mCi）。

四、治疗方法

1. 患者准备

（1）血常规和肝肾功能。

（2）经X线摄片、CT或将少量^{99m}Tc-SC注入体腔进行显像，明确无腔内粘连，方可注入放射性胶体与生理盐水的混合溶液。

（3）大量积液者应多次抽液，尽量减少积液量，以免因注入胶体后短期内停止抽液造成患者难以耐受的胀痛和气急。

2. 腔内介入方法

（1）胸腔注入：穿刺部位常选在肩胛下角第7、8肋间。先抽取胸腔积液，再注入经生理盐水稀释并充分摇匀的放射性胶体。术后嘱患者每10min变换体位1次，持续至少2h，以利胶体均匀分布。

（2）腹腔注入：无脾脏肿大者，穿刺点常选在脐与左髂前上棘连线的中、外1/3交界处；有脾脏肿大者可在脐与耻骨联合连线之中点穿刺。穿刺前须排空尿液，避免误穿入膀胱。穿刺入腹腔后，先放腹水500ml以上，再注入用生理盐水稀释并摇匀之放射性胶体。术后嘱患者每10min起、卧交替，同时左、右变换卧姿1次，持续至少2～3h。

五、临床评价

本法为姑息疗法，显效缓慢，一般在治疗后3个月左右症状明显减轻。此前可先有咳嗽、胸痛、腹胀等症状的缓解。

1. 癌性胸腔积液 治疗成功的标志是积液停止或积液形成减少。仅有某些症状的减轻而无客观体征之改善应视为治疗失败。^{32}P-胶体磷酸铬控制癌性胸腔积液的有效率介于50%～78%之间。

2. 癌性腹腔积液 疗效可分优、良、中、差四级：

（1）首次治疗后3个月无积液为优。

（2）积液形成明显减慢，半年后须再次治疗为良。

（3）治疗后积液形成率较治疗前减少50%或接近50%为中。

（4）治疗后积液形成无变化或变化不大为差。

有资料表明^{32}P胶体磷酸铬治疗癌性腹腔积液疗效属优、良级者介于63%～86%之间。

第三节　^{90}Y-微球介入治疗

放射性核素介入治疗是利用穿刺、插管、植入等手段经血管、体腔、囊腔、组织间质或淋巴收集区，以适当的载体将放射性核素引入靶病变部位，对病变组织、细胞进行近距离照射治疗的一系列方法。^{90}Y 由于物理学性能良好、临床疗效显著，成为介入放射性治疗的重要核素。目前 ^{90}Y 主要用于治疗肝癌。

一、原　　理

1. 概念　^{90}Y 是纯 β^- 射线发射体，其 β^- 射线的平均能量为 0.93MeV，最大能量达 2.27MeV，物理半期为 64.2h，在软组织中平均穿透范围为 2.5mm，最大射程为 11mm。在 4～6 个半衰期内，其 90% 以上的能量可释放出来对肿瘤组织进行集中照射。由于钇具有较强的亲骨性，若直接注入肿瘤内，很容易在骨髓中积聚，以微球为载体制成的 ^{90}Y- 微球直径为 15～45μm，此大小的颗粒不能通过小动脉进入毛细血管网，栓塞在肿瘤组织的前毛细血管或小动脉内，造成血流中断，肿瘤因失去营养性血供而缩小、坏死或吸收；滞留在肿瘤组织内的微球不断发射 β^- 射线，形成对肿瘤组织的持续照射，通过直接或间接效应杀伤，杀死肿瘤细胞，起到了栓塞和内放射治疗双重作用，并且副作用小。

2. ^{90}Y-微球　由放射性核素 ^{90}Y 和微球载体两部分组成。目前临床使用的微球根据载体不同主要有 ^{90}Y- 玻璃微球、^{90}Y- 树脂微球和 ^{90}Y- 碳微球三种类型，三者在大小、单个微球放射性活度方面有所差别。玻璃微球直径为 20～30μm，^{90}Y 核素直接融合在玻璃基质中，每个微球放射性活度约为 2500Bq。树脂微球直径为 20～60μm，^{90}Y 核素附着在树脂微球表面，质量较玻璃微球轻，每个微球放射性活度约为 50Bq。碳微球直径为 20～45μm，^{90}Y 核素负载于碳微球的孔道内，有利于在溶液中混悬，每个微球负载的放射性活度约为 1100Bq，具有高比活度。

二、适应证和禁忌证

1. 适应证　须满足以下条件。

（1）确诊为不可手术切除的原发性或转移性肝癌，以肝脏肿瘤为主。

（2）年龄≥18 岁。

（3）体力状况评分 ECOG ≤2 分。

（4）预计生存期超过 3 个月。

（5）满足治疗的血液学指标：血红蛋白≥90g/L、中性粒细胞计数＞1500/mm^2、血小板计数≥80×10^9/L、血清丙氨酸转移酶（ALT）和天冬氨酸转氨酶（AST）＜5 倍正常值上限（ULN）、总胆红素＜3×ULN、血肌酐＜1.5×ULN、凝血酶原时间（PT）或国际标准化比值（INR）及活化部分凝血活酶时间（APTT）＜1.5×ULN。

（6）适合动脉选择性插管和血管造影。

对于结直肠癌肝转移，^{90}Y- 微球放射性治疗作为一线治疗时应与全身化疗或肝动脉灌注化疗联合应用，一线化疗失败者可单独行 ^{90}Y- 微球放射性治疗。

2. 禁忌证

（1）肝功能严重障碍，Child-Pugh C 级。

（2）无法纠正的凝血功能障碍。

（3）肾功能障碍，肌酐＞176.8μmol/L 或肌酐清除率＜30ml/min。

（4）合并活动性肝炎或严重感染。

（5）肿瘤弥漫性转移或远处广泛转移，预期生存期＜3 个月。

（6）ECOG 评分＞2 分、恶液质或多脏器功能衰竭。

（7）肝动脉血管解剖结构异常，或存在严重的不可纠正的肝动脉-门静脉瘘、肝动脉-肝静脉分流。

（8）门静脉主干癌栓、栓塞，侧支血管形成少，且不能行门静脉支架复通门静脉主干恢复向肝血流。

（9）不可纠正的肝动脉-胃肠道动脉分流。

（10）严重碘对比剂过敏。

（11）肺分流指数（lung shunt fraction，LSF）超过安全阈值，或单次肺部辐射剂量超过 30Gy，或累计肺部辐射剂量超过 50Gy。

（12）其他：孕妇或哺乳期妇女等。

三、治疗方法

1. 术前评估

（1）实验室检查及相关影像学检查：实验室检查包括血清肿瘤标志物、肝肾功能、血常规等。

治疗前推荐常规行肝脏三期增强 CT 或 MRI 检查测量肝脏体积和肿瘤体积以及门静脉通畅情况。^{18}F-FDG PET 可用于评估肝外转移灶，对肝癌进行分期。由于 ^{90}Y- 微球治疗通常为姑息性治疗，因此肝外小转移灶并非该项治疗的禁忌证。

（2）^{99m}Tc- 大颗粒聚合人血清白蛋白（^{99m}Tc-MAA）肝动脉显像：动静脉瘘和分流在肝癌中较为常见，如果分流指数较高，栓塞的 ^{90}Y- 微球经过分流后会经过右心栓塞至肺毛细血管，易引起心肌损伤和放射性肺炎，且会降低 ^{90}Y- 微球对肝癌的治疗效果。此外，如正常肝脏组织摄取过多的 ^{90}Y 也会对正常肝脏组织造成过多损伤。因此，治疗前对肝-肺分流情况及正常肝脏组织摄取情况进行了解对剂量计算和治疗安全至关重要。^{99m}Tc-MAA 直径与 ^{90}Y- 微球相当，两者均可以栓塞在肿瘤供血动脉小分支内，也可以栓塞于肺毛细血管网，但 ^{99m}Tc-MAA 半衰期较短，且 ^{99m}Tc 发射的射线能量较低，因此可以利用 ^{99m}Tc-MAA 进行诊断性血管造影，通常在治疗前 1～2 周内进行。通过导管经肝动脉或特定血管注射 ^{99m}Tc-MAA 后，行平面显像或 SPECT（/CT）显像，一方面可以定量计算肝-肺分流指数（LSF），另一方面可

以模拟 ^{90}Y-微球在肝内的分布，并计算肿瘤与正常肝脏组织的摄取比值（*T/N*）。LSF 和 *T/N* 可通过以下公式计算：

$$LSF=[Lu/（Lu+Li）]\times100\%$$

$$T/N=（Tu/V_{tu}）/（Nor/V_{nor}） \qquad (22\text{-}1)$$

式中，Lu：肺 ROI 计数值；Li：肝区 ROI 计数值（包括正常肝脏及肿瘤）；Tu：肿瘤 ROI 计数值；Nor：正常肝脏参考区域计数值；V_{tu}：肿瘤功能体积；V_{nor}：正常肝脏参考区域体积。

正常肝脏参考区域应在正常肝脏组织中选择，所选区域应能代表所有正常肝脏组织的摄取情况，条件允许的情况下可进行体素分析，将所有正常肝脏组织作为参考区域进行计算。

当 LSF 大于 20% 时则禁用 ^{90}Y-微球治疗，LSF 为 10%～20% 时需降低治疗剂量。当肝-肺分流较大或正常肝组织摄取 ^{99m}Tc-MAA 过多时，还可对非靶血管行预防性栓塞，使 LSF 及正常肝脏组织摄取降至合理水平。

当 *T/N* 过小时可能需要调整治疗方案，如调整治疗剂量、栓塞部位等，以避免正常肝脏组织受到过多的照射。

2. 剂量计算 通常采用医学内照射剂量（medical internal radiation dose，MIRD）计算法进行计算：

（1）非分割 MIRD 法：通常认为 120Gy 是肿瘤组织的致死辐射剂量，^{90}Y-微球剂量可通过以下公式计算：

$$A=120\times M/[（1-LSF）\times50]$$

式中，*A* 是所需 ^{90}Y-微球活度（GBq）；*M* 是靶肝质量（kg）；LSF 是肝-肺分流指数。

非分割 MIRD 法容易应用，但未能考虑到肿瘤的摄取程度，不能分别精确计算肿瘤和正常肝脏组织的吸收剂量。

（2）分割 MIRD 法：利用 CT、MRI 及 ^{99m}Tc-MAA SPECT/CT 等影像学检查，将肿瘤、肝脏及肺对放射性摄取进行区分，估算各部位的吸收剂量，更具有科学性和准确性。分割 MIRD 法须使用以下公式：

1）肺分流指数 LSF。如前文所示。

2）肿瘤 / 肝脏摄取比值 *T/N*。如前文所示。

3）肝脏分数 $LF=（1-LSF）\times M_{liver}/[M_{tumor}\times（T/N）+M_{liver}]$。

4）肿瘤分数 $TF=（1-LSF）\times M_{tumor}/[M_{tumor}\times（T/N）+M_{liver}]$。

5）处方剂量 $A=D_{tumor}\times M_{tumor}/[50\times TF]$。

6）肝脏照射剂量 $D_{liver}=A\times50\times LF/M_{liver}$。

7）肺照射剂量 $D_{lung}=A\times50[Gy（kg·GBq）]\times LSF/M_{lung}$（kg）。

［注］ M_{liver} 是正常肝脏质量（kg）；M_{tumor} 是肿瘤质量（kg）；M_{lung} 是肺质量（kg）；D_{tumor} 是肿瘤照射剂量（Gy）；D_{liver} 是正常肝脏照射剂量（Gy）；D_{lung} 是肺照射剂量（Gy）。

要求：肺单次吸收剂量≤30Gy 或多次治疗累计吸收剂量≤50Gy；肿瘤照射剂量＞120Gy（树脂微球）或 205～250Gy（玻璃微球）或 80～150Gy（碳微球）；正常肝脏照射剂量范围 70～120Gy。

分割 MIRD 法非常直观，能够平衡尽可能小的处方剂量、最大的杀瘤效应和正常肝脏及肺脏最大可耐受剂量，但实际应用通常较为困难。尽管如此，由于其科学性和准确性，仍推荐该方法作为剂量计算的首选方法。

3. 治疗过程 除给药装置和 ^{90}Y-微球注入外，其他过程与传统的肝动脉化疗栓塞过程相同。

（1）术前准备：禁食水 4h，备皮。

（2）心电监护和消毒、麻醉。

（3）动脉造影：^{90}Y-微球注入前应再次行动脉造影以再次确保无大的血管分流，预防性栓塞的血管保持闭塞，并保证导管位置与诊断性造影时确定的导管位置相同。

（4）放射性微球给药装置准备：根据不同类型的微球而不同。

（5）^{90}Y-微球注入：微球注入须注意速度和压力，避免反流及异位栓塞。玻璃微球放射性活度较高，所需的微球数量通常不会引起动脉栓塞；但由于单个树脂微球放射性活度较低，利用树脂微球进行治疗时，所需的微球数量易引起肝动脉栓塞效应，因此须格外注意，当肝动脉血流减慢时应停止注射。

（6）术中及术后防护：治疗区域均应按照辐射污染区管理。由于 ^{90}Y 辐射范围小，半衰期短，因此患者在治疗结束后无须特殊防护措施，但应在 1 周内佩戴腕带等，记录给予的同位素、注射日期及答疑电话等。

四、治疗后随访及管理

1. 术后检查 术后根据治疗单位实际情况可行 ^{90}Y-微球 SPECT/CT 轫致辐射显像或 PET/CT 显像。PET/CT 显像较 SPECT/CT 显像具有更高的分辨率，对肿瘤的勾画更准确，可准确进行定量计算。

（1）^{90}Y-微球 SPECT/CT 轫致辐射显像：在 ^{90}Y-微球注入肝动脉后 1～2h 内进行，勾画肿瘤 ROI，并在正常肝脏合适区域勾画肿瘤同等大小 ROI，计算肿瘤体积及肿瘤 / 肝脏计数比值（*T/N*）。

（2）^{90}Y-微球 PET/CT 显像：在 ^{90}Y-微球注入肝动脉后 6h 进行，图像分析方法同 SPECT/CT 显像。

2. 术后随访 术后应常规行实验室检查及影像学检查评估 ^{90}Y-微球治疗疗效及安全性。实验室检查主要包括肝功能、血常规、肿瘤标志物等，影像学检查包括CT、MR和（或）PET/CT等，推荐每3个月行一次影像学检查。

五、不良反应

^{90}Y-微球对其他器官及正常肝细胞的不良反应较小。临床研究表明不良反应主要为内照射放疗栓塞后综合征，表现主要包括疲劳、恶心、食欲缺乏、低热和腹痛，多在1～2周后恢复正常，有部分学者建议治疗前1周至治疗后1个月内可使用质子泵抑制剂，或介入治疗后给予糖皮质激素口服5d，有助于预防或降低化疗栓塞后综合征的发生率。

六、临床评价

在现有肝癌诊疗体系中，局部介入治疗是中晚期肝癌的重要治疗方式，相对于传统介入栓塞术，^{90}Y-微球介入治疗的患者耐受性更好，不良反应低，其所具有的较高临床实用价值也得到越来越多的认可，可替代常规TACE用于中晚期肝癌的常规治疗和降期治疗；对于预估切除后余肝体积不足的早期肝癌患者，患侧^{90}Y-微球介入治疗还能诱导健侧肝叶增生，以进行序贯肝叶切除治疗；此外，^{90}Y-微球介入治疗还能用于等待时间较长的肝移植患者移植前桥接治疗。对于化疗难治性、以肝脏转移为主的肝脏转移性结直肠癌，^{90}Y-微球介入治疗可显著延长肿瘤进展时间，改善生存期。有研究表明，对于肝脏转移性神经内分泌肿瘤，^{90}Y-微球介入治疗也可作为挽救性治疗手段，控制和延缓肿瘤进展。^{90}Y-微球介入治疗还能与多种疗法如化疗、靶向疗法、免疫疗法等联合应用，用于肝脏肿瘤的治疗。有研究表明，在一线或二线化疗中加入^{90}Y-微球治疗，可提高结直肠癌肝转移患者的肿瘤应答率和生存期，延长肿瘤控制时间；^{90}Y-微球介入治疗与靶向药索拉菲尼联合应用也能提高部分患者的中位生存期。

（朱小华）

思考题

1. 放射性粒子植入治疗的原理是什么？
2. 简述放射性粒子植入治疗的适应证与禁忌证。
3. 如何评价^{90}Y-微球介入治疗肝癌的临床价值？

第二十三章　其他核素治疗

第一节　放射性核素敷贴治疗

一、原　　理

放射性核素敷贴治疗是利用半衰期足够长且能产生足够能量的纯β射线核素作为外照射源紧贴于病变部位，通过β射线的电离辐射生物效应，诱导病变局部组织细胞出现凋亡、生长抑制、代谢紊乱，达到治疗疾病的目的。某些血管瘤对β射线较敏感，照射后病变部位产生电离辐射生物效应，血管内皮细胞肿胀，微血管萎缩、闭塞，以致病变消失。某些炎症经β射线照射后局部血管通透性改变，白细胞增加和吞噬作用增强而获得治疗效果。某些增生性病变经β射线照射后，细胞分裂速度减慢而得到控制。放射性核素β射线敷贴器（applicator）就是根据这些基本理论设计的，其具有容易屏蔽；操作安全、方便；价格低廉等优点，在世界各地得到了广泛应用。

二、常用放射性核素敷贴器及制备

临床常用的敷贴器有 ^{32}P 和 ^{90}Sr-^{90}Y 两种。

（一）^{32}P敷贴器

1. 理化性质　化学形式是 $Na_2H^{32}PO_4$，^{32}P 半衰期为14.3d，纯β射线发射体、β射线最大能量1.71MeV，在组织内最大射程可达8mm，在组织内3～4mm深处，大部分能量已被吸收，只有小部分具有最大能量的β射线才能达到8mm，适合于浅表病灶的治疗。

2. 制备方法　采用厚薄及密度均匀的高级滤纸，剪成与病灶大小一致的形状，取所需放射性强度的 $Na_2H^{32}PO_4$ 溶液稀释后均匀涂在滤纸上，烤干或晾干，封装于塑料薄膜袋中备用。将病灶部位清洁处理，制备好的敷贴器紧贴病灶并固定。

^{32}P 敷贴器的剂量率计算公式为：

$$D=P\times0.93=1770\times A/S\times0.93$$

式中，D 是剂量率（rad/h），P 是照射率（R/h），A 是 ^{32}P 敷贴器的实际活度（mCi），S 是敷贴器的有效面积，1770是 ^{32}P 电离常数，0.93是R与rad间的换算系数。

（二）^{90}Sr-^{90}Y敷贴器

1. 理化性质　^{90}Sr 是高毒类放射性核素，一般实验室不允许自行制备，我国有商品供应，将 ^{90}Sr 密封于塑料或银片内，外面采用金属薄膜保护。^{90}Sr 的半衰期为28.5年，最大能量为0.546MeV的β射线，衰变为 ^{90}Y。^{90}Y 的半衰期为64.2h，放射出最大能量为2.273MeV β射线，衰变为 ^{90}Zr，后者为稳定核素。使用 ^{90}Sr-^{90}Y 敷贴器，实际上是利用 ^{90}Y 的β射线作用，其在组织内的最大射程为11mm。

2. 使用方法　^{90}Sr-^{90}Y 表面剂量率由商家出厂时给出，治疗时须进行衰减校正，根据拟给予的吸收剂量，除以使用时的剂量率得出照射时间。病灶周围正常皮肤采用橡皮或塑料等防护材料覆盖，避免对正常组织辐射损伤。病灶表面覆盖玻璃纸，敷贴器固定其上，记录时间，达到预定剂量及时取下，不可随意增加或减少照射时间。

三、适应证与禁忌证

（一）适应证

1. 皮肤血管瘤、瘢痕疙瘩。
2. 较局限的慢性湿疹、银屑病、神经性皮炎。
3. 尖锐湿疣、口腔黏膜白斑和妇女外阴白斑。
4. 角膜和结膜非特异性炎症、溃疡、角膜移植后新生血管等眼部疾病。
5. 寻常痤疮。

（二）禁忌证

1. 日光性皮炎、复合性湿疹等过敏性皮肤病。
2. 泛发性神经性皮炎、泛发性湿疹和泛发性牛皮癣。

四、治疗方法

外照射敷贴治疗的方案有分次小剂量法和一次大剂量法两种。根据病情估算吸收剂量，个体化剂量在敷贴治疗中尤为重要。一般采用分次小剂量法，达到预定剂量或出现干燥性皮炎及眼部不适时则疗程结束。如一个疗程未愈，3～6个月后再行第二疗程治疗。若采用一次大剂量法，总剂量一次敷贴后，观察2～3个月，视病情再行第二疗程治疗。一次大剂量法方法简便，患者易于接受，但采用本法时，要准时取下敷贴器，否则，可能发生过量照射损伤皮肤。

五、临床应用

放射性核素敷贴治疗常用于皮肤血管瘤、瘢痕疙瘩、神经性皮炎、尖锐湿疣、寻常痤疮、慢性湿疹、银屑病、黏膜白斑、角膜移植后的新生血管等疾病的治疗，临床效果较好。

（一）皮肤血管瘤

皮肤血管瘤（hemangioma）属先天性疾病，大多数病例在出生时发现，也有在婴儿或儿童期发现。该病是一类血管组织的良性肿瘤，由新形成过度生长的血管组成。常见有鲜红斑痣、毛细血管瘤（单纯性血管瘤）、海绵状血管瘤。

鲜红斑痣（naevus flammeus）一般于出生后发现，多位于面颈部，为一片至数片大小不等、形态不一的鲜红色或紫红色斑，表面光滑，边缘清晰，压之褪色。毛细血管瘤（capillary hemangioma）好发于出生后1～3个月的婴儿，主要由充血的幼稚血管组成。病变多位于面、背、头皮和颈部，高出皮面，呈半球状，色泽鲜红，质地柔软，边界清晰，易压缩，对射线敏感。海绵状血管瘤（cavernous hemangioma）由疏松的基质和较成熟的内皮细胞构成的毛细血管共同组成，在出生时或出生后数周内发病。病变常位于头颈部，呈圆形或扁平状，色泽呈深紫色，触之呈海绵状，柔软而富有弹性或挤压后可以缩小，对射线不敏感。

鲜红斑痣和毛细血管瘤经β射线照射后，血管壁可退缩，最终使微血管闭塞而治愈。海绵状血管瘤对β射线不敏感，疗效不佳，不适合做敷贴治疗。

进行放射性核素敷贴治疗时，须使用3mm厚的橡皮泥或铅橡皮将周围正常皮肤加以屏蔽保护。颜面部血管瘤宜制作专用^{32}P敷贴薄膜，严格按照既定时间（或剂量）进行照射。^{90}Sr-^{90}Y敷贴器通常根据使用时的剂量率得出照射时间，敷贴时间短（常数分钟），更要注意掌握好照射时间，以免因照射过量而造成并发症。

皮肤血管瘤的治疗剂量分割方法各家不一。通常每次2～3Gy，每周1～2次，总剂量为15～25Gy。治疗对象为婴儿或儿童则使用较小剂量，如治疗对象为成人则使用较大剂量。疗程结束但仍未达到治愈目的的患者，应观察2～3个月，如仍未治愈，再进行下一疗程治疗。

皮肤血管瘤的疗效与年龄、病变类型有关。通常年龄小、皮内的血管瘤疗效较好，因为血管瘤组织的血管内皮细胞对射线的敏感性随年龄增长而降低。早期治疗不仅疗效好，且仅需一个疗程即可治愈，色素沉着等现象消失亦早。故对儿童皮肤血管瘤应积极治疗，一岁以下儿童皮肤血管瘤治愈率达70%～80%。

大部分患者于照射后2～3天出现血管瘤部位颜色加深（充血）、局部发热、刺痛或蚁行感，几天后可减轻。疗程结束后数月可出现薄片状脱屑（持续1～3个月），血管瘤颜色变淡，即剥脱性皮炎。若治疗后出现充血、水肿、灼痛、渗出和水泡，则提示产生放射性皮炎，应及时处理，使其不发生继发感染或皮损范围扩大，治疗后可能保持较长时期的色素沉着，不必特殊处理，随时间推移会减轻或消失。疗效最佳者3～6个月后血管瘤消失，且不留痕迹。

（二）瘢痕疙瘩

瘢痕疙瘩（keloid）是继发于皮肤外伤或自发形成和过度生长的病理性瘢痕组织，是皮肤局部受损后，在修复过程中，结缔组织对创伤的过度反应，其特点包括病变超过原始皮肤损伤范围、持续性生长，外观表现为高出皮肤表面，质硬且充血的结节状、条索状或片状肿块样组织。常见临床症状包括因瘢痕内部巨噬细胞释放组胺等炎性物质造成瘢痕内部血管扩张，而产生瘙痒，同时因瘢痕张力增大而引起疼痛。

瘢痕疙瘩虽然属于良性皮肤纤维化疾病，但是具有治疗抵抗和治疗后高复发的肿瘤类疾病的特征。因此，其治疗方案的选择需要根据患者年龄，瘢痕疙瘩的性质、大小、解剖部位和分布情况，以及是否存在感染灶和是否影响功能等因素进行综合考虑。常规的治疗方法有手术切除、抗肿瘤化学药物联合激素局部注射、冷冻治疗、激光治疗、磨削等，但疗效各异，复发率高。β射线的特点是电离能力强，射程短，其在皮肤组织中的最大射程仅为8mm，穿透1mm组织剩余能量约为28%，穿透2mm组织剩余能量约为11.4%，穿透5mm组织能量仅剩0.9%。核医学放射性核素敷贴治疗则是利用β射线的该物理特性对瘢痕增生组织集中照射，同时却不伤及真皮层，达到诱导瘢痕组织成纤维细胞凋亡，细胞膜变性，胶原蛋白合成减少，基质合成减少，控制或治愈瘢痕增生的目的。另一方面，因其射程短，因此对于较平坦瘢痕，疗效较好，但对于较厚瘢痕，疗效有限。基于各种方法的特点，临床往往采用多种方法联合，弥补单一治疗的局限性，如手术或局部注射配合核素敷贴治疗增厚瘢痕可取得较好的效果。有资料表明，总剂量15～20Gy平均分割成4次，每周2次的治疗方案，可取得高达86%的有效率。

（三）神经性皮炎

神经性皮炎（neurodematitis）是临床常见皮肤病，多见于青年人，是一种慢性瘙痒性皮肤病，一般认为与精神神经因素有关，可表现为间歇性剧痒，夜间尤甚，经搔抓后皮肤可有扁平丘疹，呈淡褐色，表面光滑或有少量鳞屑，皮损增厚可形成苔藓样变。如发生于颈部、肘部等处以局限性为主，病程长、易复发。

临床上常用抗组胺药口服、局部封闭和激素外用等方法进行治疗，但效果有限，易复发。采用放射性核素敷贴器治疗神经性皮炎可取得较好效果。此疗法是利用β射线对病变部位进行照射，作用于病变细胞使其通透性改变并纤维化，最后被正常组织代替而痊愈。病变局部照射后，应避免摩擦患部以免造成溃破。此方法疗效好、无痛苦、简便、副作用小，是治疗神经性皮炎较理想的治疗方法。

神经性皮炎的最佳治疗时机是发病初期。敷贴治疗时应严格控制β射线总剂量，边治疗边观察，适时调整剂量，以取得最佳效果。常采用多次小剂量法，每次1.0～3.0Gy，每隔3～6天照射一次，3～6次为一疗程，总剂量6～15Gy。治疗后1～3周可出现轻度水肿、充血、干燥性皮炎等反应，1～2个月后遗留不同程度的色素沉着而愈后较好。如果出现明显水肿、皮损表面渗液、瘙痒加剧等放射性皮炎表现，则应立即终止照射治疗，给予3%硼酸溶液湿敷。

（四）痤疮

痤疮（acne vulgaris）俗称“青春痘”，是一种青春期常见的毛囊皮脂腺的慢性炎症性疾病，表现为粉刺、丘疹、脓疱、结节、囊肿和瘢痕，好发于颜面部、胸背部等富含皮脂腺的部位，病程缓慢、易复发、且影响容貌。

临床上治疗痤疮的方法较多，如外用药、内服药、软X线照射、激光等，均有一定疗效，但很难完全消除皮损。

放射性核素敷贴器释放的β射线能有效照射皮肤的皮脂腺部位，对痤疮发生的三个环节，如皮脂腺过度分泌、腺体上皮剥落过度、腺腔内大量皮脂及脱落上皮混合物所致丙酸杆菌大量繁殖引起的炎症均有作用。一个疗程总剂量为10～24Gy，分5～12次照射，每日或隔日1次。治疗一个疗程的总治愈率高达83.9%。

本疗法的最佳治疗时机是痤疮初发，皮损小且表浅，但痤疮比较顽固，少数患者在照射区域以外可发生新的病灶。敷贴治疗时应严格掌握β射线的总剂量，避免局部色素沉着。

（五）银屑病、慢性湿疹

银屑病俗称牛皮癣，是指皮肤上出现大小不等的丘疹、红斑，表面覆盖着银白色鳞屑的慢性皮肤病。其边界清楚，好发于头皮、四肢伸侧及背部，男性多于女性。银屑病发病原因比较复杂，病因尚未明确。因为银屑病根治困难，容易复发，迁延不愈，被世界卫生组织定为十大顽疾之一。治疗银屑病、慢性湿疹时，常采用一次大剂量法，一次可给6～10Gy，2周后观察皮肤反应及治疗效果，如无效或效果较差，可再给4～6Gy。也可用多次小剂量法进行治疗，每次1～3Gy，每隔2～3天照射一次，总剂量控制在6～15Gy之间。如出现明显水肿、瘙痒加剧、全身反应等，则应立即停止。

慢性湿疹病变在疗程结束后1～2个月内，浸润逐渐吸收，并出现不同程度的明显且持久的色素沉着。一般认为达到治愈必须造成干燥性皮炎。敷贴治疗后疗效出现较为缓慢，如治疗无效或未痊愈，可于治疗后3～6个月再进行第二疗程治疗。

（六）黏膜白斑

β射线敷贴治疗黏膜白斑时，每次剂量3～4Gy，总剂量控制在30～40Gy。

六、注意事项

1. 必须对病变周围的正常组织加以严格的屏蔽和保护。

2. 患处有破损或感染时，暂不能敷贴治疗。

3. 治疗期间患处禁用热水烫洗、搔抓，以免造成感染或症状加重。

4. 在头皮、眉毛处敷贴治疗，可能会引起顽固性脱发、脱毛，应告知患者并取得同意后，方可治疗。

5. 治疗过程中出现放射性皮炎，发生水泡样改变，应立即停止治疗，并嘱患者保持局部卫生，给予抗感染治疗。

6. 敷贴器使用过程中，要定期检查表面放射性强度。

7. 治疗眼部疾病时，必须用1%可卡因进行角膜麻醉，用开眼器将病变部位充分暴露，然后放置眼敷贴器并保持眼球位置不变，以便精准治疗。

第二节 ^{99}Tc-MDP治疗类风湿性关节炎

类风湿性关节炎（rheumatoid arthritis，RA）是一种慢性、非特异性、反复发作的对称性多关节炎的自身免疫性疾病。RA发病机制尚不清楚，以滑膜病变导致骨与关节软骨侵蚀为特征。其主要症状为关节肿胀和疼痛，多为对称性多关节痛。起病初期好发于近指间关节，掌指关节和跖趾关节，最后发展致关节变形、功能障碍、严重者出现骨性强直而致残，其骨性损伤被认为是不可逆的病理改变。目前还没有找到一种能有效控制RA病情发展的理想治疗对策，尽管非甾体抗炎药（NSAIDs）、糖皮质激素和抗风湿药（DMARDs）对早期RA治疗的作用较确切，但在长期系统性治疗中并不理想，患者出现关节畸形后，无法逆转，同时可能由于胃肠道及其他系统的不良反应而被迫停药。

^{99}Tc-MDP具有消炎、镇痛、免疫调节及抑制破骨细胞的作用，特别是具有较好的趋骨靶向性，为其他药物所无法比拟，大量资料表明，其对病变具有逆转作用，是抗类风湿性关节炎有效且重要的方法之一。

一、原　　理

^{99}Tc-MDP是由^{99}Tc和亚锡亚甲基二磷酸盐（MDP）螯合而成，俗称“云克”。^{99}Tc的化学性质极其活泼，其化学价态可从0价到+7价，极易获得或失去电子，在不断获得或失去电子的价态变化中，可以在体内不断清除自由基，保持超氧化物歧化酶（SOD）活力，抑制病理复合物的产生，防止自由基对组织的破坏。同时，^{99}Tc还能抑制白细胞游走，起到抗炎作用。

MDP能与骨胶原蛋白通过化学吸附结合，具有较好的亲骨性，能被骨的炎性病变所浓集，增强骨的钙磷代谢，协助骨的修复；其次，MDP还具有抑制前列腺素产生，抑制组胺释放的抗炎镇痛作用；同时，MDP与金属离子发生螯合反应，抑制结缔组织中金属蛋白酶的活性，阻止胶原酶对关节软组织的分解、破坏作用。

^{99}Tc和MDP螯合后使这两种有效作用产生协同效应。MDP良好的趋骨性，较长的骨聚集时间，使^{99}Tc在体内的半衰期大大延长，成为长效的自由基清除剂。^{99}Tc-MDP不仅具有抗炎镇痛作用，还具有免疫调节及较MDP更强的抑制破骨细胞活性的作用，防止羟基磷灰石结晶溶解，阻止破骨过程。同时，^{99}Tc-MDP被骨关节吸收后，因磷-碳键（P—C—P）结构稳定，能抑制磷酸钙结晶的形成，防止磷灰石结晶聚集成大块颗粒，从而阻止钙盐局部堆积。因此，^{99}Tc-MDP既具有抑制破骨作用，又具有抑制钙盐堆积的双重调节作用，对RA出现的关节变形、功能障碍、骨性强直有一定的阻止和调节作用。

二、适应证与禁忌证

1. 适应证　①类风湿性关节炎和强直性脊柱炎等自身免疫性疾病；②骨转移癌；③骨质疏松症；④无菌性股骨头坏死；⑤肩周炎、痛风等其他骨关节疾病。

2. 禁忌证　严重过敏性体质、血压过低、严重肝、肾功能不良患者禁用。

三、治疗方法

1. 治疗前准备

（1）检测类风湿因子（RF），C反应蛋白，关节X线片或ECT骨显像等以明确诊断。

（2）检测肝、肾功能和血压。

2. 方法与疗程　^{99}Tc-MDP静脉注射液由A剂和B剂组成，A剂为高锝酸钠注射液，每瓶5ml，含^{99}Tc 0.05μg；B剂为注射用亚锡亚甲基二磷酸盐冻干粉末，含亚甲基二磷酸5mg，氯化亚锡0.5mg。使用前，在无菌操作环境下，将A剂溶液注入B剂瓶中，充分振摇，B剂溶解，静置5min螯合后，静脉注射。每日一次，20次为一疗程，然后根据疗效情况适当增加剂量和延长疗程。

四、临床应用

^{99}Tc-MDP治疗类风湿性关节炎，不仅具有抗炎药的消炎镇痛作用，还具有激素和慢作用抗风湿药的免疫调节作用，且没有常规抗风湿药物的严重毒副作用。有研究资料表明，与常规抗风湿药比较，^{99}Tc-MDP可明显改善关节症状，如改善晨僵、减轻关节肿胀程度、减少肿胀关节数及压痛关节数等，总体有效率可达80%～90%，疗效与疗程明显相关。但也有部分患者使用后疗效不佳，可能与个别患者对^{99}Tc-MDP吸收差、敏感性差、合并多种疾病等有关。

^{99}Tc-MDP除对类风湿性关节炎治疗效果较好外，对强直性脊柱炎、骨转移癌、骨质疏松症、Graves眼病、无菌性股骨头坏死、肩周炎、痛风、银屑病性关节炎、佩吉特病、系统性红斑狼疮等疾病均有不同程度的治疗效果。

五、注射事项

1. 偶见皮疹，注射局部红肿、静脉炎、纳差、乏力、月经增多、罕见全身水肿，严重时须停药。

2. 治疗过程中定期复查肾功能。

3. 个别患者在使用^{99}Tc-MDP后，骨关节疼痛有暂时加重的现象，为血钙浓度降低过快所致，若配合使用钙剂，可减轻疼痛症状。

4. 心功能不全者慎用。

第三节　^{32}P治疗真性红细胞增多症和原发性血小板增多症

1936年，J.H.Lawrence首次应用^{32}P治疗慢性淋巴细胞白血病，开创了临床应用^{32}P治疗血液病的先河。国内从1959年开始应用^{32}P治疗血液病，如真性红细胞增多症、原发性血小板增多症、慢性淋巴细胞白血病等血液增生性疾病，获得了较好的效果。

真性红细胞增多症（polycythaemia vera，PV）是一种造血干细胞的克隆性慢性骨髓增殖性疾病。本病起病隐匿，进展缓慢，以红细胞增多为主，伴有白细胞和血小板增多。头痛、头晕、乏力、颜面及皮肤呈暗红色、肝脾肿大和结膜充血等为常见的症状和体征，出血、血栓形成和脑出血是最常见的并发症。PV的治疗目标是避免初发或复发的血栓形成、控制疾病相关症状、预防真性红细胞增多症后骨髓纤维化（post-PV MF）和（或）急性白血病转化。一线治疗方法包括口服抗凝药物预防血栓形成、静脉放血降低红细胞比容（HCT）、羟基脲或α干扰素（IFN-α）降细胞治疗。但是25%的患者对羟基脲耐药或不耐受，20%～30%的患者对干扰素不耐受，这些患者可采用二线治疗，放射性核素 ^{32}P 治疗则为二线推荐方案之一。

血小板增多症可分为原发性血小板增多症（primary thrombocythemia）与继发性血小板增多症（secondary thrombocythemia）。原发性血小板增多症是一种少见的、原因不明的慢性骨髓增生性疾病。其特点是血小板持久性增多，常伴有反复自发性皮肤黏膜出血、血管内血栓形成和脾脏肿大，但红细胞计数正常。骨髓象显示巨核细胞明显增生。1955年Woodrow首先报道用 ^{32}P 治疗本病。

一、原　　理

^{32}P 为核反应堆生产的放射性核素，在衰变过程中发射纯β射线，其最大能量为1.71MeV，平均能量为0.695MeV，在组织内最大射程为8mm，平均射程为4mm。^{32}P 的物理半衰期为14.3天，在正常人体内的有效半衰期为9～11天。磷（P）是细胞代谢必不可少的元素，生长越快的组织需磷越多，^{32}P 与自然界稳定的磷具有相同的生物化学特性，进入体内后主要沉积在生长迅速的组织内，如造血组织、淋巴结、脾脏等，特别是骨髓和骨，参与DNA与RNA的合成。进入组织的 ^{32}P 量取决于骨髓的结合率、尿排量及细胞代谢对核苷酸的需求量。^{32}P 在细胞内的聚集程度与细胞分裂的速度成正比，血液系统异常增生的细胞分裂增殖迅速，^{32}P 进入到这类增生的细胞核内参与细胞DNA合成的量也随之增多。^{32}P 产生的β射线所致的辐射生物效应使过度增生组织细胞中的DNA和RNA发生破坏，加之 ^{32}P 衰变后形成的 ^{32}S 也可以导致核酸结构的改变，从而抑制了血细胞的异常增生，达到治疗目的。同样的原理，临床上也可应用 ^{32}P 治疗原发性血小板增多症。

二、适应证与禁忌证

1. 适应证

（1）临床已确诊的真性红细胞增多症。

（2）具有真性红细胞增多症明显的临床症状和体征，一线治疗方案疗效不佳或不耐受。

（3）原发性血小板增多症患者有出血及血栓病史，血小板计数大于 10×10^{11}/L，白细胞计数小于 5×10^{10}/L，红细胞计数基本正常，符合原发性血小板增多症诊断标准。

2. 禁忌证

（1）白细胞计数小于 4×10^{9}/L，血小板计数小于 1×10^{11}/L。

（2）脑出血急性期。

（3）合并严重肝、肾、肺功能不全或有其他急性感染者。

（4）活动性肺结核患者。

（5）妊娠或哺乳期妇女。

（6）继发性血小板增多症患者。

三、治疗方法

（一）治疗前准备

治疗前，患者低磷饮食1个月，以促进 ^{32}P 的吸收。为防止脑血管意外（血栓形成或出血）的发生，对病情严重的患者可先采用放血疗法，每次放血200～400ml，需1～2次。脾脏过大者应先行X射线照射脾脏，使脾脏缩小后方可行 ^{32}P 治疗。

（二）治疗药物剂量及给药方式

根据患者体重、红细胞、白细胞、血小板、红细胞压积升高幅度和脾脏大小等因素确定治疗剂量。口服法：可采用一次口服 ^{32}P 111～222MBq（3～6mCi）的一次口服法，也可采用分次口服法，即每次给予 ^{32}P 74～148MBq（2～4mCi），间隔7～10天再给予 ^{32}P 148～296MBq（4～8mCi）。此外，还可采用静脉注射法，其药物剂量应为口服的3/4，或按2.775～3.7 MBq（75～100μCi）/kg体重给予首次量，总量不大于148～222MBq（4～6mCi）的分次给药法。

（三）关于重复治疗

通常治疗后6个月血细胞可恢复正常，如一次治疗效果不佳，可以重复治疗，但两次治疗的间隔时间最好为半年以上，至少不能少于4个月，一年内 ^{32}P 总量不超过555MBq（15mCi）。因为红细胞寿命一般在120天左右，过早介入治疗容易引起骨髓抑制。重复治疗的指征是红细胞、血红蛋白、红细胞压积仍高于正常范围，并有继续上升趋势。需重复治疗者，如其症状无缓解，可适当增加剂量；症状部分缓解者应适当减少剂量；对症状缓解后又复发者剂量使用宜小。如多次 ^{32}P 治疗无效，则改用其他方法治疗。

（四）^{32}P 治疗原发性血小板增多症的方法

与治疗真性红细胞增多症方法相似，可以采用

口服或静脉注射 ^{32}P 的方法。首次 ^{32}P 治疗用量为111～148MBq（3～4mCi），或根据每平方米体表面积111MBq（3mCi）计算治疗剂量，并根据患者的一般情况酌情增减剂量。首次治疗注射剂量不超过185MBq（5mCi），治疗后观察2～4周，如无明显好转，可再次给予74～111MBq（2～3mCi）。^{32}P 治疗后应每隔两周查血小板计数，以观察疗效和防止血小板下降过快。当血小板控制到治疗前的50%时，要多观察一段时间，并慎用 ^{32}P 再次治疗。若需重复治疗，^{32}P 用量应较前一次增加25%，但须控制总量不能超过259MBq（7mCi）。治疗中应注意出血和血栓形成，如遇急性出血应立即输血。如治疗后6个月疗效较差，应改用其他治疗方法。

四、临床评价

由于 ^{32}P 的辐射生物效应能控制过度增生的红细胞，并对白细胞和血小板的增生有抑制作用，临床应用也证明能有效降低血栓形成和出血的发生率以及缓解肝脾肿大。虽然随着新药物、新技术的发展，PV的治疗方法也在不断地更新，但是 ^{32}P 治疗仍然具有无法替代的临床价值。通常在给药两周后，患者头痛、头晕和乏力等症状开始减轻，1～3个月后，脾脏缩小、红细胞和血红蛋白下降。主观症状改善往往先于客观检查指标，常常在治疗后2～3个月出现病情好转和血液检查指标接近正常。国内外文献报道治疗后的缓解率基本一致：完全缓解率82.9%；部分缓解率13%；无缓解率2.8%。据资料统计：一个疗程的缓解期可以从数月到10年左右，平均为1～2年。缓解期为6～12个月者约占65%、1～9年者约占25%、10年以上者约占10%。

原发性血小板增多症患者通常在 ^{32}P 治疗后4周左右血小板计数开始下降，出血症状减轻，乏力缓解，6周后下降到正常水平。一般经过一次治疗即可控制出血达到暂时性完全缓解。^{32}P 治疗后的缓解期平均1年左右，一般在1～18个月之间，有的患者缓解期可达数年之久。

五、预后与随访

由于真性红细胞增多症是一种慢性进行性疾病，因而不管采用哪种治疗方法，最终将因血管或血液方面的并发症而死亡。死亡原因包括血栓形成、出血、感染、肝肾功能不全、急性白血病等。^{32}P 治疗能降低并发症发生率和死亡率，从而达到延长患者生存期的目的。如果在 ^{32}P 治疗后加用抗凝剂、血管扩张剂或对症支持治疗，对减少血栓形成、减轻症状将起到更加积极的作用。

根据 ^{32}P 治疗后长期随访的结果分析，真性红细胞增多症经 ^{32}P 治疗后白血病发病率较非 ^{32}P 治疗组明显增高。目前对于白血病的产生到底是真性红细胞增多症本身的转化，还是与 ^{32}P 治疗有关，尚无定论。提出 ^{32}P 治疗导致白血病的学者认为过量的 ^{32}P 射线照射能抑制骨髓造血细胞，因而白血病的发病率明显提高。有人报告一组（1222例）用 ^{32}P 和X射线治疗的真性红细胞增多症患者，其白血病发病率为10%，未用 ^{32}P 和X射线治疗的发病率仅为1%。另一组未采用放射治疗的患者无一例发展为白血病。持不同意见的学者则认为真性红细胞增多症经 ^{32}P 治疗后白血病发病率升高与 ^{32}P 治疗无关。真性红细胞增多症、骨髓纤维化和白血病同属骨髓增生性疾病，是疾病演变过程中的不同阶段，临床上常见三种疾病同时存在或相继出现。^{32}P 治疗后，患者并发症出现概率减少，寿命延长导致真性红细胞增多症转化为白血病和骨髓纤维化的机会增加是白血病发病率增高的重要因素。

与 ^{32}P 治疗真性红细胞增多症后出现白血病发病率增高一样，关于 ^{32}P 治疗原发性血小板增多症后所致白血病的问题，目前仍存在争议，尚无定论。

思考题

1. 简述放射性核素敷贴治疗的原理。
2. 简述常用放射性核素敷贴器类型及治疗适应证。
3. 简述 ^{99}Tc-MDP治疗类风湿性关节炎的原理。
4. 简述 ^{32}P 治疗真性红细胞增多症的原理。

（陆涤宇）

第二十四章　核素治疗病房的管理

第一节　选址及分区

放射性核素治疗病房最好与核医学科其他工作场所如体外分析、功能测定、核素显像等建设在一起。按照放射防护基本原则要求，核素内照射治疗病房应建设在医院下风口位置的建筑物的一层，尽量避免与妇产科、儿科、食堂毗邻，避开居民区等人口密集区域。

按照一衰变、双分区、三（双）通道、四防护的总体要求设计。简单地说，就是要建有一定容量的放射性废水衰变池；治疗病房分为控制区和监督区两个区域；有条件的单位设有工作人员通道、患者的进、出通道共三个通道，不具备条件的单位可以设计为工作人员通道、患者通道共两个通道，患者进出共用一个通道；废气、废水、固体废物及工作场所的放射防护。

一、废水衰变池

1. 放射性废水处理衰变池应尽量靠近核素内照射治疗病房。如果核素内照射治疗病房与核医学科其他功能用房在一起，建议根据放射性核素半衰期的长短设置两组放射废水衰变池，一组存放 ^{131}I 这类较长半衰期的放射性核素；另一组存放 ^{99m}Tc、^{18}F 这类短半衰期的放射性核素（图 24-1）。

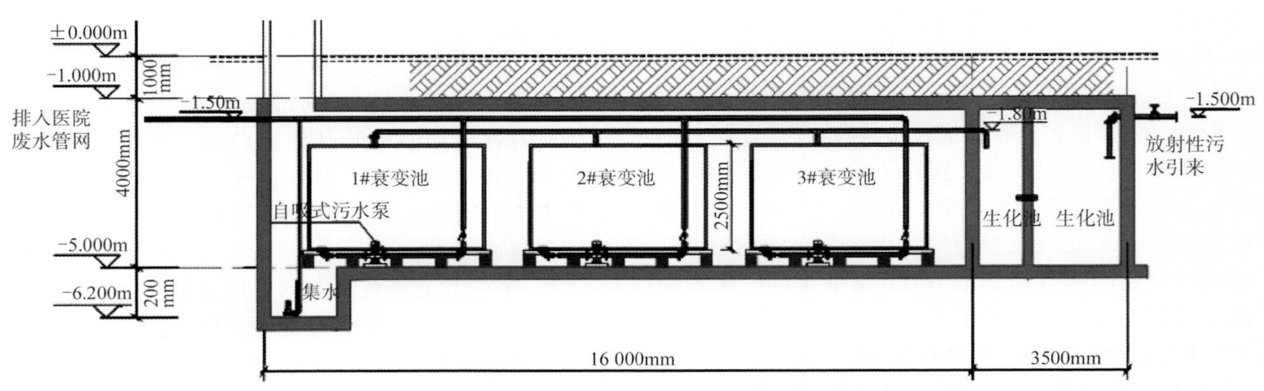

图 24-1　放射性废水处理衰变池

2. 核素内照射治疗病房应设置生活污水和放射性废水双管道，除治疗病房卫生间的放射性废水经防护的排水管排入废水衰变池外，其他污水包括病房淋浴产生的污水均排入医院污水管网。

3. 根据治疗病床数量设计衰变池的容积，确保产生的放射性废水至少能够存放 10 个半衰期后达到国家排放标准。

4. 有条件的单位建议配置放射性废水全自动监测设备，以便实时动态监测放射性废水衰变及排放情况（图 24-2）。

二、工作场所分区布局

1. 核素内照射治疗病房　包括工作区域及治疗病房两大部分，为尽量缩短患者在封闭病房的隔离时间及核医学科其他治疗的需求，如核素内照射治疗前相应基础疾病的处理；骨质疏松症、甲状腺内科疾病的治疗；^{131}I 用量小于 400MBq 甲亢及甲癌患者低剂量 ^{131}I 的随访；^{125}I 粒子等的治疗；^{89}Sr 治疗骨转移癌等，各单位可结合医院具体情况，设置普通病房、半封闭隔离病房及全封闭隔离病房。考虑到医院及学科的发展，结合核素内照射治疗病房从规划、设计、预评到建造、环评、验收过程的烦琐性及复杂性，核素内照射治疗病房至少按照未来 5～10 年的发展规划来设计。

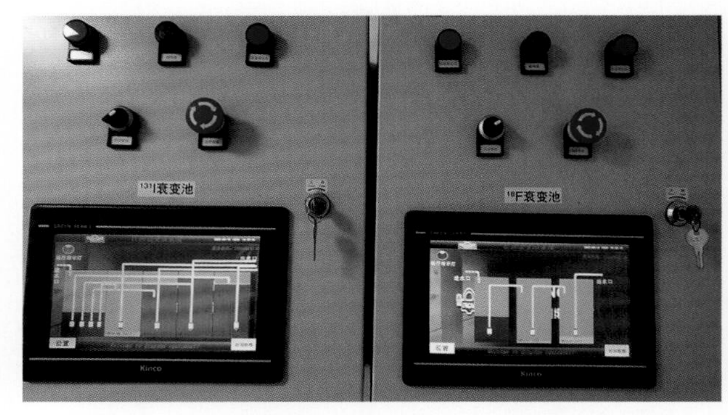

图 24-2　动态监测放射性废水衰变及排放情况

2. 核素内照射治疗病房 应根据医院的规模及需求设置功能用房，如候诊大厅、更衣室、预约登记室、诊察室、治疗室、抢救室、值班室、医技护办公室、主任办公室、会议室、GCP配套场所、工作人员卫生间、资料室、库房、视频会客室、核素内照射治疗前普通病房、半封闭隔离病房如低剂量^{131}I治疗及随访病房、^{125}I粒子治疗病房、卫生通过间、淋浴室、分装给药室、给药后留观室、储源室、废物储存室、监督区及控制区清洁室、全封闭隔离病房、污物处置室等，并按控制区及监督区进行管理，一般要求卫生通过间连接监督区及控制区，分装给药室紧邻治疗病房。

3. 全封闭隔离病房 原则上设置为单人间，如不能实现，每间病房最多不应超过2人，床间距大于1.5m，且床间增加，长×高不低于190cm×160cm、≥10mmPb的铅屏风。配置独立洗漱间、卫生间及淋浴设施，地面及墙面防滑防渗漏，并安装一键报警按钮；病房配套空调、电视、WiFi、视频监控、对讲机、中心给氧、上送下排的新风及废气排放管道；可安装符合防护要求的采光窗、配置智能机器人等设备设施；病房出口处安装全身辐射剂量检测仪。半封闭隔离病房作为临时隔离区，防护应符合要求，门上张贴或悬挂辐射防护标识，配置独立卫生间及淋浴设施。

三、通道设计

核素内照射治疗病房应独立设置工作人员及患者通道，患者通道要考虑依赖轮椅、转运病床这类特殊患者的需求。控制区的入口和出口应设置门锁权限控制等安全措施，并符合放射防护要求，无关人员未经允许不能进入控制区。给药后患者出口不宜设置在门诊大厅、收费处等人群稠密区域。

四、放射防护设计

核素内照射治疗病房应按照非密封源工作场所分级规定进行分级，并采取相应防护措施，不同类别核医学工作场所用房室内表面及装备结构的基本放射防护要求（表24-1）。所设计的屏蔽防护须满足以下要求：在核医学控制区外人员可达处，距屏蔽体外表面0.3m处的周围剂量当量率控制目标值应不大于2.5μSv/h；控制区内屏蔽体外表面0.3m处的周围剂量当量率控制目标值应不大于25μSv/h，最好不大于2.5μSv/h；核医学工作场所的分装柜或生物安全柜柜体外表面5cm处的周围剂量当量率控制目标值应不大于25μSv/h。

表24-1　不同核医学工作场所用房室内表面及装备结构的基本放射防护要求

种类	分类		
	Ⅰ	Ⅱ	Ⅲ
结构屏蔽	需要	需要	不需要
地面	与墙壁接缝无缝隙	与墙壁接缝无缝隙	易清洗
表面	易清洗	易清洗	易清洗
分装柜	需要	需要	不必须
通风	特殊的强制通风	良好通风	一般自然通风
管道	特殊的管道[a]	普通管道	普通管道
盥洗与去污	洗手盆[b]和去污设备	洗手盆[b]和去污设备	洗手盆[b]

注：a 下水道宜短，大水流管道应有标记以便维修检测；
b 洗手盆应为感应式或脚踏式等手部非接触开关控制

1. 放射性废气 控制区及监督区应设置两套各自独立的气体排放管道，其中控制区的放射性废气排放管道的走向应从低活性区域流向高活性，并安装防倒流装置。管道较长者应配置大功率风机，确保风速应不小于0.5m/s。排气口应高于本建筑物屋顶，安装专用过滤装置并定期更换，排出空气浓度应达到环境主管部门的要求。新风管道及废气排放管道按照上送下排的要求进行设计。

2. 放射性废液 全封闭及半封闭隔离病房患者卫生间产生的放射性废水按要求排入废水衰变池，废水排放管道按要求进行屏蔽防护。控制区水龙头控制开关应采用感应式或脚踏式。

3. 放射性固体废物 全封闭及半封闭隔离病房产生的放射性固体废物如注射器（针头装入利器盒）、棉签、安瓿瓶、手套、给药杯等按核素种类分类放入红色放射性废物塑料垃圾袋，当存放量超过2/3容积、质量不超过20kg时封闭垃圾袋转入标明核素名称的放射性废物储存箱暂存，待废物储存箱存满时，将其封闭，封条上注明最后存放日期，经过10个半衰期后开封检测，当垃圾袋表面剂量率不超过0.1mSv/h、β＜0.4Bq/cm^{2}时按普通医疗垃圾焚烧处理。

4. 工作场所的放射防护 新建核医学科治疗病房墙体采用2.35g/cm^{3}混凝土、改建场所根据情况采用不同的材料进行防护，墙体、房顶、地面、门、窗、分装给药柜、注射窗、放射性废气、废水排放管道、固体废物储存箱、^{125}I粒子分装箱、废水衰变池等均应符合防护要求。根据工作需求配置不同型号活度计用于^{131}I、^{125}I、^{89}Sr、^{32}P剂量测量；配置^{131}I全自动分装仪；不同防护级别的铅防护衣、帽、围脖、手套、眼镜等用于^{125}I粒子植入治疗及护理；有机玻璃面罩及操作箱用于^{32}P敷贴治疗等。另外还须配置个人剂量报警仪、环境辐射监测仪、表面污染检测仪等检测设备用于工作场所及工作人员辐射剂量监测。

第二节　核素治疗病房管理的特点

根据科室规模成立医、技、护治疗小组或独立的病区及护理单元，在认真执行各项医疗核心制度的同时结合核素内照射治疗的特点，从制度、质量、放射防护、放射性药品的储存及使用、放射性废物的处理、突发事件的预防及处理等方面利用智能化信息系统进行科学管理。

一、建立规章制度

建立并完善《核素内照射治疗质量保证大纲》《内照射治疗住院流程》《核素内照射治疗病房应急预案》《核素内照射住院病人安全管理制度》《辐射防护告知、培训制度》《核素内照射治疗患者抢救流程》《放射性药品采购、登记、储存、使用、保管制度》《放射性废物安全管理制度》等各项制度并遵照执行。

二、做好入院宣教

履行告知义务，患者入院时签署核素治疗、辐射防护知情同意书。可通过智能机器人、微信二维码、电视视频、广播、人工等多种方式做好宣教工作，将病房管理制度、设备设施的使用、放射性核素的治疗原理、可能出现的并发症的预防和处理、射线的防护知识、饮食指导、检查及治疗注意事项、医疗垃圾的存放和处理、大小便入坑入池并及时冲洗等内容制成宣教视频，对每一位住院患者采取集中观看宣教视频和一对一讲解相结合的方式，反复播放，打消患者疑虑。

三、严格质量管理

科室成立质量控制管理小组，按照PDCA模式针对医师、技术、护理工作制定各自的质量控制目标，定期或不定期地开展质量控制检查，对检查过程中发现的问题进行通报并进行整改。

四、加强防护管理

1. 建造有防护功能的预约窗　放射防护管理人群包括工作人员、公众（陪护）和患者，为避免出院患者前往预约登记窗口长时间咨询，导致工作人员额外接受辐射剂量，除治疗前宣教外，建议将开放的预约登记服务台建成有防护功能预约登记室，工作人员在预约窗口接受预约及咨询，最大程度减少工作人员接受不必要的辐射。

2. 严格半封闭及全封闭患者的管理　半封闭患者的病房门上张贴或悬挂辐射防护标识，作为临时隔离区，不可随便进出；如因治疗、护理或探视需求，工作人员及家属尽量与患者保持1m左右距离，避免长时间逗留，儿童及孕妇尽量避免探视患者；^{125}I粒子治疗患者应在植入部位覆盖0.5mmPb的防护用品。全封闭治疗病房的患者无特殊情况在体内放射性药物未到出院标准时严禁离开隔离区；工作人员除抢救等突发情况外，尽量避免进入隔离区；家属及陪护禁止进入隔离区。

3. 履行患者出院后管理建议的告知义务　进行过核素内照射治疗的患者出院时工作人员应对其出院后的放射防护包括接触同事和亲属及到公共场所的合理限制和有关防护措施（限制接触时间及距离等）进行书面建议。

4. 重视心理护理　进行核素内照射治疗的患者，由于对放射性核素治疗的不理解，大多存在恐核思想，护理人员应加强护患交流沟通，及时掌握患者的心理动态，讲解核素治疗相关知识，分享经治患者治疗经验，住院期间播放轻松愉快的音乐，减少患者的恐惧感及心理负担。另外，在对隔离病房装修设计时，尽量美化病房，营造温馨浪漫的住院环境。

5. 利用智能管理　随着人工智能技术的发展，可采用多功能智能机器人对核素内照射治疗病房进行管理，如预约宣教机器人与医院LIS、HIS联网，智能预约、住院并进行宣教，回答患者住院期间遇到的各方面问题；病房机器人进行血压、体温测量、患者及周围环境辐射剂量监测；物流机器人可完成送药、送餐、送物服务；消毒机器人完成隔离病房的消毒工作等。另外视频网络查房、全自动淋浴监控管理、智能化的门控在进行精细化管理的同时，大大方便了工作人员及住院患者。

（谭丽玲）

第三节　智慧化管理在核素病房中的应用

核素病房是一种特殊类型的封闭病房，其射线防护、无陪护的特殊性非常需要智慧化医疗的应用与管理。通过构建以床旁智能交互系统为核心、依托成熟的物联网技术的智慧病房医疗服务系统，在为患者提供各类医疗、生活服务的同时，能够加强患者与医护人员的互动交流，增强患者对自身治疗过程的参与感，从而使得患者能够更好地配合各项医疗安排，构建良好的医患关系。

一、主要构成

1. 智慧病区大屏交互系统　作为一个病区信息交互平台，智慧病区大屏交互系统定义病区工作方式（图24-3）。通过及时、可靠、全面的临床信息采集和应用，使医护人员能够精确地了解病区动态、关注重点患者、执行护理任务、打造服务闭环、营造温馨环境，从而在正确的时间由相应的人员为对应的患者提供正确的服务，实现病区管理的精细化。

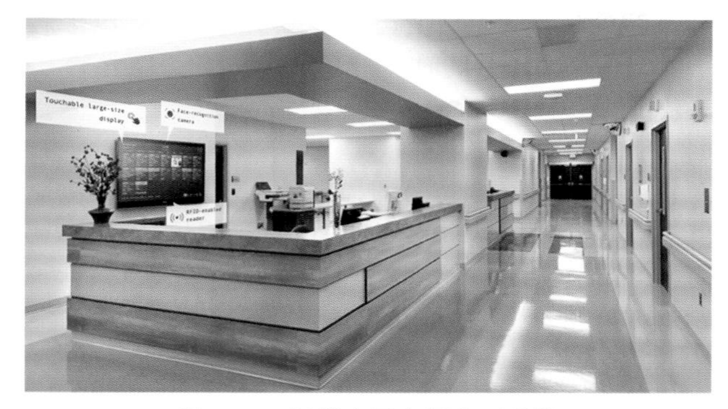

图 24-3　智慧病区大屏交互系统

2. 床旁智能交互系统　床旁智能交互可视化终端设备通过有线网络进行可靠连接（图 24-4）。主要分为患者交互信息系统、开放式软件平台。

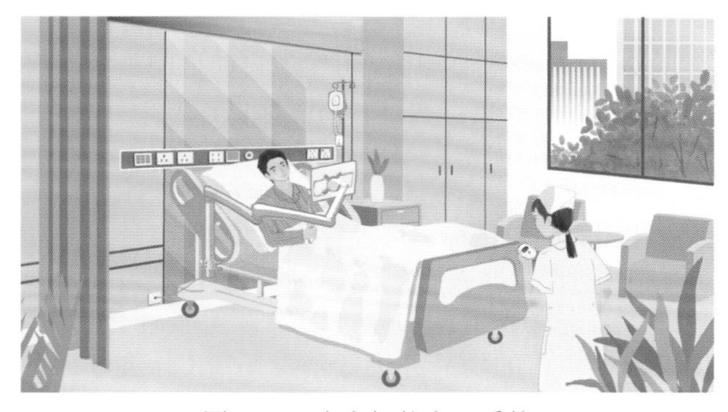

图 24-4　床旁智能交互系统

患者交互信息系统主要包括电子床头卡、患者信息集中查询、患者全病程管理、精准健康宣教、电子告知书、院内科室导航、视频语音对讲、本地影音点播等模块。开放式软件平台为新的软件系统的接入提供开放性平台接口。通过一定的适配调整，可以在原设备上接入更多的软件系统以扩展系统业务功能。这些扩展应用包括但不限于床旁护理、床旁查房、床旁营养点餐、床旁支付、人脸识别定位。

3. 物联网硬件平台　通过内置丰富的物联网通信模块，凭借 RFID、NFC 等无线射频识别通信技术，使得床旁智能交互系统可以连接（感应）更多硬件以实现原设备所集成的物联网系统中相关信息的交互（图 24-5）。可扩展功能包括但不限于输液监测、可穿戴设备。可扩展的智能硬件包括但不限于智能体重秤、心电监护仪、智能体温、血压仪、机器人等等。且床旁智能交互系统可以通过蓝牙 /RFID 等数据交互方式采集智能硬件数据，并传输至后台系统进行统计及分析，如果遇到异常可及时提醒患者及医护人员。

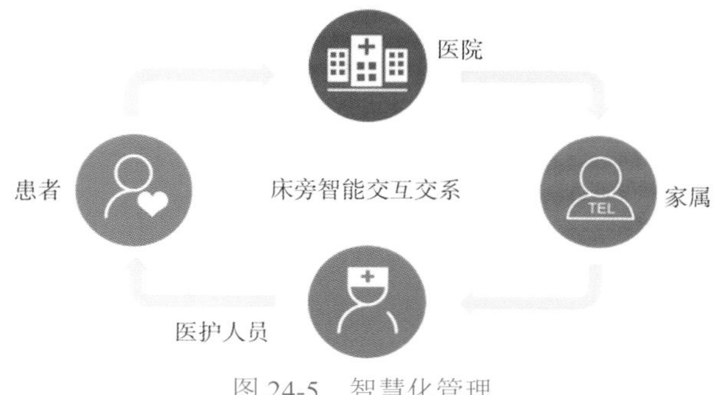

图 24-5　智慧化管理

二、临床应用

1. 患者交互信息系统

（1）床旁患者医疗信息呈现与查询：患者交互信息系统直连医院 HIS 等多个系统，实时同步病区内患者的身份信息、责任医护人员信息、患者护理与警示信息等各类医疗信息，实现护理评估结果、费用清单、体征数据、检查检验报告、预约排号等便捷信息查询模块。落实医疗信息的充分共享，增强患者对各类医疗信息的了解。

（2）患者全病程管理：通过医嘱智能提取技术，将各类新开医嘱及医嘱变更内容进行有效提取并分类，以时间表和待办事项清单的形式呈现给患者，并结合智能消息提醒，在合适的时机多次重复提醒患者，帮助患者在住院过程中，对于自身的诊疗安排充分知悉，患者能更好地配合医护人员展开工作。

（3）精准健康宣教：健康宣教是核素治疗前后的重要环节，也是医护日常工作的一项重点，是医护患三方关系良好构建的关键因素之一。床旁智能交互系统将内建的健康宣教资源进行整合，形式包括图片、文字、音频、视频和动画，内容如核素治疗注意事项、饮食营养管理、个人的放射防护知识和出院指导等。甲亢、甲状腺癌等不同病种的患者能够观看为其量身定制的核医学知识查询、宣教内容体系。

（4）医护巡视记录：床旁智能交互终端内置 NFC 模块，实现医护人员的刷卡或者刷脸识别。系统会自动记录刷卡时间，同时支持数据统计与导出。在护理工作方面，能够帮助护士记录巡检次数和时长，确保工作落实到位。也可以对医生治疗前宣教工作、视频查房等进行打卡记录，有效提高医疗质量水平。系统还能集成床旁小工具，能够实现输液计时等各类倒计时提醒、留针数提醒等数据备忘功能。

（5）满意度调查：床旁智能交互终端作为信息交互载体，可以向患者发起多维度的服务满意度调查问卷，能够解决传统的满意度评价反馈率低的问题。后台将对收集到的患者反馈的所有数据进行统一的整理分析，为管理者提供多维度的参考信息，辅助优化住院医疗服务。

（6）文娱资讯呈现窗口：可以进一步丰富隔离患者住院期间的生活，缓解患者的焦虑情绪，向患者提供更加丰富的休闲资讯，让患者能够根据自己的喜好自由选择，以期获得更多人文主义关怀。同时，医护可以在后台监控资讯内容，对患者观看的内容实现有效监管。

（7）床旁处置：床旁智能交互系统可对接医院已有的病历文书系统，可以将移动工作站的功能移植于床旁智能交互终端。医护通过身份识别的方式来进入交互终端，使得在病床边便可实时查询患者信息、采集体征、执行医嘱。

（8）医护可视对讲查房：患者服药后隔离查房、观察患者生命体征和病情进展以及询问用药后的不良反应是医护人员每天很重要的一项工作，医护人员能够在管理端和床旁端上切换患者，从而查看所有患者的基本信息，调取相关的医嘱信息、电子病历、护理信息等内容。

2. 医疗服务整合平台

（1）输液动态监测：将输液动态监测系统接入床旁智能交互系统，输液监护器通过与床旁智能交互终端的物联网模块联动，实时传输 RFID 信号，能够实现护士站对输液状态的实时监测，及时掌握患者的输液状态。

（2）院内生活服务：①床旁点餐：床旁智能交互终端作为平台载体，能够对接院内营养点餐系统，使患者能够随时、自主地在床旁进行当日或多日点餐。②床旁提供便利的生活服务：将院内所提供的生活用品购买、医用耗材购买、轮椅租赁、辅助器材购买等各类服务延伸至床旁，让患者伸手便能一键获取。③患者告知书签名：通过床旁智能交互系统，患者在床旁即可获取患者告知书，并可以通过平板实现手写签名。且签名文件可实现存档、打印。

3. 物联网硬件平台

（1）可移动机器人：接受医师的查房任务，自主导航识别出患者，通过远程视频问诊的方式辅助医师完成问诊及查房工作（图 24-6）。同样可接受护士的巡回任务，自主导航识别出患者，通过语音指引等方式检查患者的各项生命体征，如体温、血压和放射性剂量等，并按照医师的处方发放药品，叮嘱患者药品服用方式等，发现患者病情变化及时汇报。有效节约了医护工作者频繁进出病房的时间，减少了医护工作者的受照射剂量。人工智能机器人搭载了血压计、额温枪、γ 计数仪、摄像头、储物箱和显示器，通过医护控制端对机器人进行任务控制，任务数据由机器人软件记录并传输至医护控制端。有的还能利用语音识别技术识别医护人员口述的病历信息，在原有的电子病历系统中生成文字版电子病历，缩短病历录入的时间。

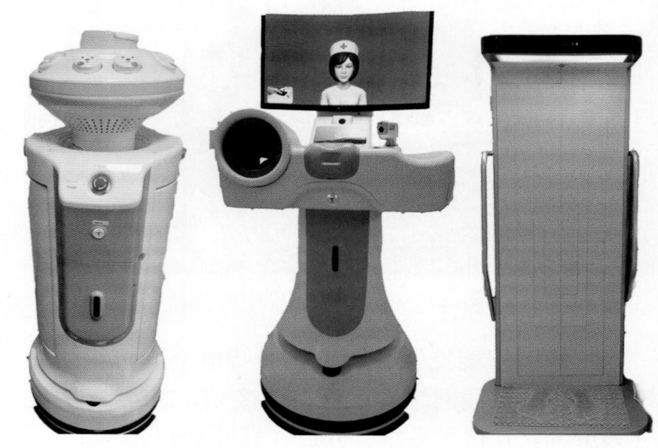

图 24-6 消毒机器人、可移动机器人、全身辐射监测仪

（2）全身辐射监测仪：可实现自动检测患者、病房的辐射剂量变化，为患者出院提供辐射指导意见。辐射剂量患者监测包括个体服用剂量、个体吸收剂量、个体辐射衰减特征、核素辐射分布、计算药物体内代谢时间等指标，可进行网络共享。

（3）消毒机器人：以无人导航和机器学习技术为基础，结合激光雷达和超声波等多传感融合技术，可识别环境内的物品并进行消毒场所（分装室、高活室、治疗室和抢救室等）的选择、复杂环境的路径规划、自主导航、避障、消毒时间的智能设定和自助充电，可对消毒面积进行自动感应和测算，包括场景面积和消毒点的计算，根据消毒目标区域的不同进行消毒配置调整，集合超干雾化过氧化氢、紫外线消毒和等离子空气过滤等多种消毒方式。

思 考 题

1. 简述核素病区智慧化管理如何减少职业人员辐射暴露。
2. 简述核素病区智慧化管理有哪些临床应用。
3. 核素内照射治疗病房选址须注意什么？
4. 核素内照射治疗病房总体设计要求有哪些？
5. 建造放射性废水处理衰变池要注意什么？
6. 核素治疗工作场所分哪两区？

（张 庆）

第二十五章　核医学的放射卫生防护

核医学诊断和治疗工作中需要应用放射性核素及其标记物，放射操作人员及患者不可避免地接触到少量核射线。常规核医学诊疗中，患者接受到的辐射剂量非常有限，总体上利大于弊。只要严格遵守核医学放射卫生防护要求，采取必要的防护措施，不会对其健康造成危害。掌握辐射生物效应和辐射安全防护措施的基本知识，既可以保护放射性工作人员和公众的健康安全，也有利于核医学技术的推广应用。

第一节　作用于人体的电离辐射源

一、辐射源类型

凡能引起物质电离的辐射源称为电离辐射源。作用于人体的电离辐射源可分为天然辐射源和人工辐射源两大类。

1. 天然辐射源　自然环境中天然存在的各种辐射源称为天然辐射源。天然存在的多种射线和放射性物质包括宇宙射线（cosmic radiation）、宇宙射线感生放射性核素（cosmogenic radionuclides）和地球辐射（earth radiation）均属于天然辐射源。天然辐射源对人体的照射又称为天然本底照射（nature background radiation），通常简称“本底”（background）。天然本地辐射是人体不可避免受到的辐射，正常情况下对人体无害。

2. 人工辐射源　人类除受到天然辐射的照射外，还经常受到各种人工辐射源的照射。人类在生产实践和科学实验中制造或伴生的电离辐射源，包括核爆炸、核能生产中产生的人工辐射源或加工过的天然辐射源、医疗照射、消费品中应用的辐射源等。

医疗照射：各种电离辐射和放射性核素在医疗诊断和治疗中得到了广泛的应用，对患者产生一定辐射。主要包括放射治疗、核医学和医用X射线诊断。

其他人工辐射：有些生活用品中掺入了 ^{226}Ra、^{147}Pm 和 ^{3}H 等放射性核素或能发射X射线，如辐射发光产品、夜光表、静电消除器、烟雾探测器、含铀、钍制品、各种核素监测仪、功能测量仪等。从事这些产品的生产、销售和使用的人群均会受到一定辐射。

二、照射类型

1. 职业照射　从事放射性工作的人员在工作过程中受到的与职业因素有关的照射。

2. 医疗照射　指在医学检查和治疗过程中被检者或患者受到电离辐射的内外照射。

3. 公众照射　公众所受的辐射源照射。不包括职业照射、医疗照射和天然本底照射。

我国公众受到的各种电离辐射以天然辐射为主，占总受照射剂量的91.9%，医疗照射占4.9%，其他辐射占3.2%。目前医疗照射是人类受照射最大的人工辐射源。施行诊断或治疗的医生应加强对被检者或患者的放射防护。医疗照射以实践正当化和防护最优化为基本原则，既达到诊断或治疗的目的，又使照射剂量限制在可以合理达到的最低水平，避免一切不必要的照射。

近年医疗照射总的变化趋势是：一方面受检人数逐年增加；另一方面由于技术装备地不断改进，做同样项目的检查受到的照射逐年降低。

第二节　辐射生物效应

一、电离辐射生物效应

电离辐射生物效应（ionizing radiation biological effect）是指射线作用于生物机体，机体吸收辐射能量引起电离或激发，引发体内的各种变化及其转归，使人体中生物大分子（如蛋白质分子、DNA分子和酶）的结构破坏，进一步影响组织或器官的正常功能，严重时导致机体死亡。它是一个非常复杂的过程，要经历许多性质不同而又相互联系的物理、化学和生物学方面的变化。涉及组成机体的物质分子的变化、细胞功能和代谢的变化，以及机体各个组成部分之间相互关联的变化等。对从机体吸收辐射能到产生生物效应的过程及其机制归纳于图25-1。

二、电离辐射的作用机制

（一）电离辐射的原发作用

电离辐射的原发作用是指在射线作用下，机体内最早发生的变化。首先是分子水平的改变，特别是生物大分子的损伤。在其损伤发生的过程中，既有辐射对这些大分子的直接作用，又有辐射作用细胞内水分子后生成的产物引起的间接作用。

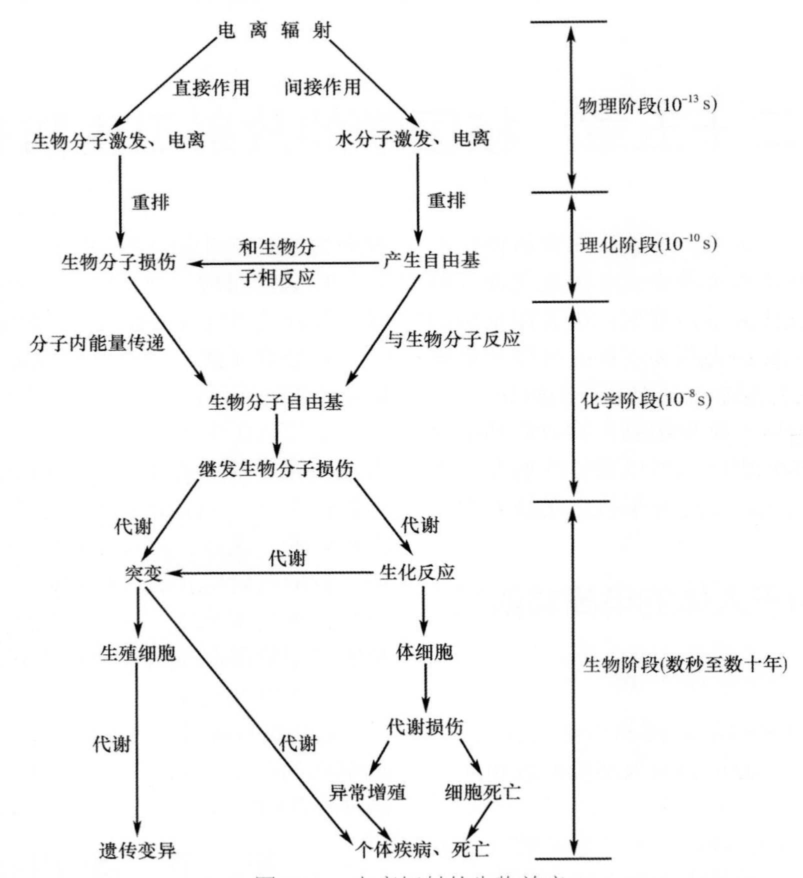

图 25-1 电离辐射的生物效应

1. 直接作用（direct effect） 指放射线直接作用于具有生物活性的大分子，如核酸、蛋白质（包括酶类）等，使其发生电离、激发或化学键的断裂而造成分子结构和性质的改变，从而引起功能和代谢的障碍。

2. 间接作用（indirect effect） 是指放射线作用于体液中的水分子，引起水分子的电离和激发，形成化学性质非常活泼的一系列产物——自由基，如 H·、OH·、H_2O_2、HO_2·、e_{aq}^- 等。自由基是有一个或多个不配对电子而能独立存在的原子或分子，具有极高的不稳定性和化学反应性，存在的时间极其短暂，作用于生物大分子引起损伤。由于机体的多数细胞含水量很高，一般达 70% 以上，间接作用在辐射生物效应的发生上占有十分重要的地位。

原发作用的机制多年来各国学者提出了许多不同的学说，主要有硫氢基学说、膜学说、靶学说、连锁反应学说、结构代谢学说等。

（二）电离辐射的继发作用

关于电离辐射中原发和继发作用的划分至今无确切的界线。有的将原发作用视为辐射能被吸收后，到机体出现明显症状之前所经历的一系列变化，而从此以后的变化则归入继发作用。继发作用的机制比较复杂，如神经体液失调、细胞膜和血管壁的通透性改变、毒血症等。

机体的细胞、组织和器官一方面受到辐射能的损伤，并通过神经体液的作用引起继发损伤；另一方面生物分子和细胞也有修复、再生和代偿能力。人体内损伤和修复几乎同时存在，损伤和修复的最后结果决定机体的预后。损伤因素解除后机体可以在短期内恢复正常，也可能由于生物大分子 DNA 改变，引起染色体畸变、基因突变、移位或丢失等，从而出现一些远期效应，如致癌效应或遗传效应。

三、辐射生物效应分类

机体受到电离辐射作用时，根据照射剂量、照射方式以及效应表现的情况将电离辐射生物效应分类表述。

（一）按照射方式分类

1. 外照射与内照射（external and internal irradiation） 辐射源由体外照射人体称外照射。γ 线、中子、X 线等穿透力强的射线一般用于外照射，外照射的生物效应较强。放射性物质通过各种途径进入机体，在体内发射出射线产生生物效应者称内照射。射程短、电离强的 α、β 射线一般是内照射。

2. 局部照射和全身照射（local and total body irradiation） 当外照射的射线照射身体某一部位，引起局部细胞的反应者称局部照射。局部照射时身体各部位的辐射敏感性依次为腹部＞胸部＞头部＞四肢。当全身均匀地或非均匀地受到照射而产生全身效应时称全身照射。

（二）按照射剂量率分类

1. 急性效应（acute radiation effect） 高剂量率照射，短时间内达到较大剂量，效应迅速表现。

2. 慢性效应（chronic radiation effect） 低剂量率长期照射，随着照射剂量增加，效应逐渐积累，经历较长时间表现出来。

（三）按效应出现时间分类

1. 近期效应（short-term effect） 照射后数小时至几周内出现的效应。

2. 远期效应（long-term effect） 照射后数月至数年才出现的效应。

（四）按效应表现的个体分类

1. 躯体效应（somatic effect） 受照射个体本身所发生的各种效应。

2. 遗传效应（genetic effect） 受照射个体生殖细胞突变，而在子代表现出的效应。

（五）按效应的发生和照射剂量的关系分类

1. 确定性效应（determinate effect） 旧称非随机性效应（no stochastic effect）。指效应的严重程度（不是发生率）与照射剂量的大小有关，效应的严重程度取决于细胞群中受损细胞的数量或百分率。此种效应存在阈剂量。如照射后的白细胞减少、白内障、皮肤红斑、脱毛等均属于确定性效应。

2. 随机性效应（stochastic effect） 指效应的发生率（不是严重程度）与照射剂量的大小有关，这种效应在个别细胞损伤（主要是突变）时即可出现，不存在阈剂量。如遗传效应和辐射诱发癌变等属于随机性效应（图 25-2）。

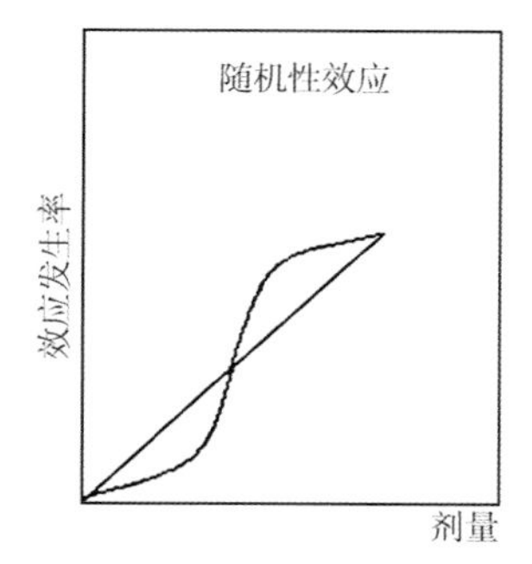

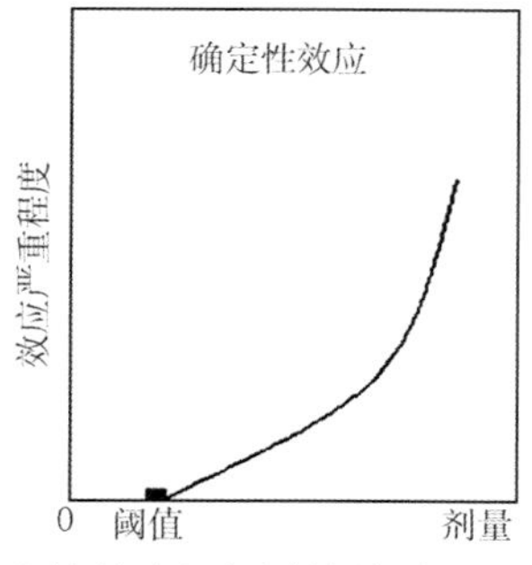

图 25-2　随机性效应和确定性效应与剂量的关系

四、低剂量辐射的兴奋效应

20 世纪 80 年代中期有研究报道电离辐射除了有可能对生物体造成损伤外，一定的低剂量辐射对生物生命活动可产生辐射兴奋效应（hormesis）。辐射兴奋效应可以增强机体的免疫反应，刺激分子水平的修复，特别是 DNA 损伤的修复，诱导自由基和活性氧清除及某些蛋白分子的表达，增强细胞的适应功能。低剂量辐射还可以刺激动物的生长发育、延长寿命、提高生育能力、增强其免疫功能、降低肿瘤发生率等。这种现象称为适应性反应（adaptive response）。辐射生物效应是一个复杂的问题，低剂量辐射的兴奋效应及其作用机制还有待于进一步探索和验证。

五、影响辐射生物效应的因素

1. 辐射因素　不同种类的射线产生的辐射生物效应程度不同。传能线密度（linear energy transfer，LET）是衡量射线引起生物效应程度的物理量，表示带电粒子在某一长度径迹上消耗的能量与该径迹长度之比。高 LET 射线穿过组织时释放的能量多，电离密度大，对生物组织和分子的损伤较大。反之，低 LET 射线对组织损伤较小。核医学临床使用的 X、γ、β 射线是低 LET 射线，α 射线和中子等是高 LET 射线。

2. 剂量和剂量率　照射剂量大小是决定辐射生物效应的重要因素，一定剂量范围内，剂量越大，效应越强。也有些生物效应剂量增大到一定程度后，效应不再增强。同等剂量照射时，剂量率高者效应强。

3. 照射方式　同等辐射剂量下，一次照射比分次照射效应强；内照射比外照射生物效应强，全身照射比局部照射效应强。

4. 机体因素　相同的照射条件下，不同机体、不同的器官、组织和细胞由于辐射敏感度不同，产生的辐射生物效应差异很大。一般来讲，高等动物比低等动物敏感度高，分裂增殖活跃的细胞、分化程度较低的细胞敏感度高（表 25-1）。

表 25-1　不同组织、细胞辐射敏感度一览表

	高度	中度	低度
组织	淋巴组织	性腺	骨
	胸腺	胃肠上皮	肌肉
	骨髓	皮肤、眼	结缔组织
细胞	淋巴细胞	生殖细胞	软骨细胞
	胸腺细胞	小肠隐窝上皮细胞	成骨细胞
	原始红细胞	成纤维细胞	肌细胞
	原始粒细胞	皮脂腺、汗腺细胞	结缔组织细胞
	幼稚粒细胞	角膜晶体细胞	
	巨核细胞		

第三节　放射防护的目的及基本原则

一、放射防护的要求

（一）放射防护目的

核医学是利用放射性核素衰变产生的核射线来诊断和治疗疾病，须直接应用放射性核素及其标记物进行开放性操作，工作中存在着射线危害的风险，工作人员自身或患者的过量照射，都可能损害机体，造成不良后果。因此，在工作中必须重视放射防护（radiation protection），在充分利用核技术的同时，有效地控制其潜在的辐射危害。

放射卫生防护的目的是：

1. 防止放射生物效应中一切有害的确定性效应（determinate effects）的发生　确定性效应的严重程度与辐射剂量大小成正比，只要辐射量达到一定水平（阈值），就肯定有损伤，为达到这一防护目的，应该避免一切不必要的照射。

2. 降低放射生物效应中随机性效应（stochastic effects）的发生率，使其达到被认为可以接受的水平　随机效应发生的概率与剂量有关，低的辐射剂量也有造成隐匿性损害的可能。放射防护中不能只满足于达到剂量限值，对于即使具有正当理由、不得不进行的辐射活动，也必须合理限制在最低水平。

为了实现放射防护的最终目的，国际放射防护委员会（International Commission of Radiation Protection，ICRP）会定期出版年报或建议书，推广放射防护领域的研究进展，确定防护措施，制订放射防护标准建议供各国采用。我国上级主管部门也专门制定了放射防护有关法律、法规与条例以及放射防护标准，使放射防护有法可依，同时也可作为防护监督的依据。保障放射工作人员和公众及其后代的健康与安全，并提高放射防护措施的效益，促进我国放射工作的发展。

（二）放射防护基本原则

一切使用放射源或产生辐射的实践活动以及放射性工作设施的选址、设计、监督、管理等，都必须遵守放射防护下列三条基本原则：

1. 放射实践正当化　为了避免不必要的照射，在实施带有电离辐射的任何工作实践之前，都必须进行正当化的论证，通过效益-代价分析，确认这种实践具有正当的理由，个人和社会从中所获得的利益远大于该实践可能对人体健康或环境产生的危害，否则不应当采取这种实践。

2. 放射防护最优化　避免一切不必要的照射，以最优化原则、用最小的代价获得最大的净利益，从而使一切必要的照射保持在可以合理达到的最低水平。

3. 个人剂量限值化　即个人所受照射的剂量当量不应超过规定的限值。我国《电离辐射防护与辐射源安全基本标准》（GB 18871—2002）确立了个人剂量限值，来对个人所接受的辐射剂量加以限制，保障了放射性工作人员和公众的辐射安全。

二、放射卫生防护剂量限值

1. 放射工作人员的剂量限值　剂量限值是经过一次照射或在长期积累照射后，对机体损害最小和遗传效应概率最低的剂量。年当量剂量限值是在一年工作期间内所受外照射的当量剂量和摄入放射性核素到体内所产生的待积当量剂量两者之总和。不包括天然本地辐射和医疗照射。在制订剂量限值时，要同时考虑有害的确定性效应和随机性效应。

（1）为了防止有害的确定性效应，应对任何工作人员的职业照射水平进行控制，使之不超过下述限值（表 25-2）。

（2）为了限制随机性效应，全身均匀性照射的年当量剂量不应超过 50mSv，非均匀性照射则按有效当量剂量计算，年有效当量剂量（He）应当满足下列等式：

$$\mathrm{He}=\sum_{T} W_T H_T \leqslant 50\mathrm{mSv} \qquad (25\text{-}1)$$

式中，H_T 为组织或器官（T）的年当量剂量值（mSv）；W_T 为组织或器官（T）相对危险度的权重因子，即组织的随机危险度与全身均匀照射的总危险度之比值。

（3）放射性工作人员连续 3 个月内一次或多次接受总当量剂量照射不得超过年当量限值的一半。

（4）为了便于管理，将放射工作条件分成三种：

甲种工作条件：一年照射的有效剂量当量有可能超过 15mSv（1.5rem）。对于这种工作条件下的工作人员，要有个人剂量监测，对场所要有经常性的监测，建立工作人员个人受照射剂量和场所监测档案。

乙种工作条件：一年照射的有效剂量当量很少可能超过 15mSv（1.5rem）。但有可能超过 5mSv（0.5rem）。对于这种工作条件的场所，要定期进行监测。要进行个人剂量监测并建立个人受照剂量档案。

丙种工作条件：一年照射的有效剂量当量很少可能超过 5mSv（0.5rem）。对于这种工作条件的场所，可根据需要进行监测，并作记录。

（5）从事放射工作的孕妇、哺乳妇（仅指内照射而言）和 16～18 岁的青年，不应在甲种工作条件下工作，也不得接受事先计划的应急照射。从事放射工作的育龄妇女所接受的照射，应严格按均匀的月剂量率加以控制。未满16岁者，不得参与放射工作。

(6)凡从事放射工作的单位均应设立专职防护机构或专职人员负责放射防护工作，按有关规定上报防护监测数据或资料，并接受该地区放射卫生防护部门的监督和指导。

(7)对从事放射工作的人员应加强安全和放射防护知识的教育，并定期进行考核，使他们自觉遵守有关放射防护的各种标准和规定，有效地进行防护并防止事故的发生。新参加工作的人员要经过放射防护部门的考核，领取合格证后才可以从事放射工作。

2. 公众个人剂量限值 公众个人年剂量当量是指任何一年内的外照射剂量当量与这一年内摄入放射性核素所产生的待积剂量当量二者的总和，但不包括天然本底照射和医疗照射。对公众个人照射的年当量剂量限值，一般是采用放射工作人员职业照射年当量剂量限值的十分之一来控制的，不超过下述限值(表25-2)。

公众个人年剂量限值仅适用于成年人，在计算儿童由于摄入放射性核素而受到的有效当量剂量时，应考虑儿童在器官大小和代谢方面的差异，选择合适的模式，相应地减少有关的放射性核素的摄入量。

表25-2 放射性工作人员和公众的剂量限值(GB 18871—2002)

剂量类别		放射工作人员	公众
年有效剂量		连续5年平均年有效剂量20mSv，任何一年不超过50mSv	年有效剂量不超过1mSv，如果5个连续年的年平均剂量不超过1mSv，则某一单一年份的有效剂量可提高到5mSv
年当量剂量	晶状体	150mSv	15mSv
	四肢	500mSv	—
	皮肤	500mSv	50mSv

注：对于年龄为16～18岁接受涉及辐射照射就业培训的徒工和年龄为16～18岁在学习过程中需要使用放射源的学生，应控制其职业照射使之不超过下述限值：①年有效剂量：6mSv；②晶状体的年当量剂量：50mSv；③四肢(手和足)或皮肤的年当量剂量：150mSv

(梁 君)

第四节 放射防护的措施与方法

辐射防护的目的是防止确定性效应的发生，并减少随机性效应的发生概率。核医学的职业特点是使用各类开放性放射源，不仅会受到外照射，还可能因放射性核素污染而受到内照射，但只要采取适当的防护措施和方法，即可将辐射损害控制到可以合理做到的最低水平。

一、外照射防护

外照射的特点是受照剂量与放射性核素的活度及照射时间成正比，与照射距离的平方成反比。因此，外照射主要采取以下三种方法进行防护，称为外照射防护三要素。

1. 时间防护 在相同的辐照场下，照射时间越长，接收的剂量越大。因此，在保证顺利完成工作任务的前提下，应尽可能缩短操作或接触放射源的时间，减少在辐射场不必要的停留，以达到减少受照射剂量的目的。具体措施：严格岗前培训和岗位职务学习，熟练掌握操作技能；操作熟练，动作迅速，必要时做空白实验；严格限制无关人员在放射源附近不必要的停留；对难以在短时间内由单人独立完成的技术工作，可采取按工作顺序分工、接力的方式进行。

2. 距离防护 对于点状源，受照剂量与距离的平方成反比，距离增加一倍，剂量率降低至原来的四分之一。因此，在保证完成工作任务的前提下，应尽可能加大工作人员和放射源之间的距离，以减少受照剂量。具体措施：应用远距离操作工具，如镊子、钳子、机械手等，以加大放射源和工作人员之间的距离；使用了放射性药物的患者，也被视为放射源，在可行的前提下，工作人员应与患者保持尽可能远的距离。

3. 屏蔽防护 是十分有效的防护方法，不同的射线与物质的相互作用机制不同，选取的屏蔽材料和厚度也不尽相同。α射线质量较大，在空气中的射程短，穿透力弱，一张普通的纸就能完全阻挡，因此α粒子不存在屏蔽问题。β射线的穿透能力比α射线强，与物质相互作用时还可能产生韧致辐射，常用的低能β射线选择低原子序数物质(low atomic number material)，如有机玻璃、塑料等，厚度1cm左右就可阻挡β射线的穿透，高密度物质作屏蔽反而容易产生较强的韧致辐射。γ射线具有较强的穿透能力，通过屏蔽材料时辐射剂量呈指数衰减。屏蔽γ射线多采用高原子序数物质(high atonmic number material)，如铅、钨、混凝土、钢铁，屏蔽材料的厚度根据放射源活度测算来确定。具体措施：使用不同放射性药物做治疗时，要选用合适的屏蔽材料；在标记和分装放射性药物时要对工作台、放射性药物进行屏蔽；对患者给药或摆位时使用防护屏或注射器屏蔽套，操作人员使用铅眼镜、穿铅防护衣等防护用品。

二、内照射防护

开放性放射源可通过消化道、呼吸道、皮肤、伤口等途径进入体内造成内照射。因此内照射防护的关键在于防止放射性核素进入体内。防护的总体原则是围封、隔离放射性物质防止扩散、除污保洁防止污染、注意个人防护。

1. 预防性措施

（1）核医学工作规范化：严格按照国家各项法律、法规和条例从事放射性工作，遵守操作规程和各种诊疗常规及各项放射性工作制度，执行放射防护标准。放射性工作严格控制在限定的区域内进行，避免放射性物质向周围污染扩散；操作挥发性放射性核素应在通风橱内进行，工作场所保持通风，风向从低活性区向高活性区流动；严格放射性工作场所的三区配置，减少在活性区不必要的停留。

（2）放射性污染控制水平：对开放型工作场所需建立良好的工作环境（通风柜、手套箱等），严格控制和减少放射性污染。对工作环境、周围空气、水源、食品、衣物及仪器设备等表面的污染情况应定期检测。（表 25-3）为国家职业卫生标准（GBZ 120—2020）核医学放射防护标准规定的核医学科工作场所放射性表面污染控制水平。

表 25-3　核医学工作场所的放射性表面污染控制水平（Bq/cm^2）

表面类型		放射性物质		β 放射性物质
		极毒性	其他	
工作台、设备、墙壁、地面	控制区 *	4	4×10	4×10
	监督区	4×10^{-1}	4	4
工作服、手套、工作鞋	控制区 监督区	4×10^{-1}	4×10^{-1}	4
手、皮肤、内衣、工作袜		4×10^{-2}	4×10^{-2}	4×10^{-1}

* 该区内的高污染子区除外

2. 安全操作

（1）安全操作要求：熟练掌握操作技术，严格遵守实验室规章制度；熟悉各种放射性核素或制剂的技术参数和相关资料以便安全使用，严格把握放射性药物适应证与禁忌证；使用过的放射性用品按防护规定进行处理。

（2）个人防护：重视使用相应的个人防护用具，如口罩和手套。对于工作人员防止放射性核素进入体内的最有效和最常用的个人防护用品是口罩，大多数的核医学工作场所，只要不产生气体和粉尘，采用纱布口罩即可。操作放射性物品时要戴铅橡皮手套，手套注意不要有裂隙。其他还有工作服、工作鞋、工作帽、袖套等个人防护用品，可根据工作场所的操作情况选用。

工作完毕后及时清理各种用具，清除污物，检测工作台面和环境有无放射性污染，用药用炭肥皂洗手。工作中应佩戴个人剂量仪、定期体检、建立健康档案。

3. 放射性污染去污及废物处理

（1）放射性污染清除方法

1）一般原则：①尽快去污；②配制合适的去污剂；③合理选择去污方法；④去污过程中防止交叉和扩大污染；⑤去污过程所产生的废液和废物要做放射性废物处理；⑥去污时同样要做好放射防护。

2）具体方法：①一般性去污：日常工作使用的容器或工具用肥皂或合成洗涤剂反复进行冲刷，即可达到规定要求，对于光洁度较高的玻璃器皿，反复用流动水冲洗即可。仪器与设备若用常规清洁方法去污达不到标准要求时，可用特殊方法去污。防护服、个人衣物、床上用品有污染时应放入储存器，待衰变达到可接受水平以下时予以清洗，测量合格后作为干净衣物对待。②事故性去污：若有放射性溶液溅洒到工作台面或地面，应立即用吸水材料将其吸干，再用湿布或湿棉球等反复由外向内擦洗，直到表面污染程度降至规定的控制水平以下，必要时做出污染区域标记，切忌冲洗或拖洗以免使污染区域范围扩大；工作台面长半衰期放射性核素（$T_{1/2}>30$ 天）污染时，应剥离表面或长期覆盖。③体表去污：皮肤污染立即用水冲洗，可用软毛刷轻柔刷洗，防止损伤皮肤；头发污染可用洗发液、3% 柠檬酸溶液或 EDTA 溶液冲洗头发；眼睛污染时可用洗涤水反复冲洗；伤口污染时应根据情况先予以止血，再用 0.9% 氯化钠或 3% 双氧水冲洗伤口。

（2）放射性废弃物处理：放射性废物处理原则应根据放射性废物的形态、核素种类、半衰期、活度水平和理化性质等分类收集和处理。按照放射性废物最小化的原则，应尽量控制和减少放射性废物的产生量。短寿命放射性废物尽量利用储存衰变的方法进行处理，不能解控的放射性废物，应送交有资质的放射性废物收储或处置机构进行处理。

1）固体废弃物可采用放置衰变法进行处理，即在专用设备中存放至大约 10 个半衰期或剂量检查达到允许水平后，作为非放射性一般废弃物处理。

2）低浓度放射性气体或气溶胶应经排风净化系统处理，通过实验室内的通风橱排气管排入大气，利用大气使其稀释或扩散。

3）放射性废液应储存在衰变池或专用容器内。核素半衰期小于 24 小时的放射性废液暂存时间超过 30 天后直接解控排放；半衰期大于 24 小时的放射性废液暂存时间超过 10 倍最长半衰期，放射性活度浓度达到规定要求以下时即可解控排放。

第五节　辐射剂量及其单位

辐射剂量主要是用来描述辐射场的性质、射线与物质相互作用时能量的转移关系，以及反映与辐射生物效应相关的量。

一、照射量及其单位

照射量（exposure dose，X）是度量 X 射线、γ 射线对空气电离能力大小的物理量，可间接反映 X 射线或 γ 射线的光子在质量为 dm 的空气中释放出来的全部电子完全被空气所阻止时，在空气中产生任一种符号的离子总电荷的绝对值 dQ 与空气质量 dm 之比，即：

$$X=\mathrm{d}Q/\mathrm{d}m \quad (25\text{-}2)$$

照射量的单位是库仑 / 千克（C/kg）。照射量除了与放射源的活度大小有关，还与被照射物体与放射源的相对位置有关，离放射源越远，照射量越小。

单位时间内的照射量称为照射量率，单位为库仑 /（千克・秒）[C/（kg・s）]。

二、吸收剂量及其单位

吸收剂量（absorbed dose，D）是当电离辐射与物质相互作用时，用来表示单位质量的受照射物质吸收电离辐射能量大小的物理量。即单位质量的被照射物质 dm 受到照射后吸收射线的平均能量 dE。

$$D=\mathrm{d}E/\mathrm{d}m \quad (25\text{-}3)$$

吸收剂量的单位是戈瑞（Gy），1Gy 等于 1 千克（kg）的受照射物质吸收 1 焦耳（J）的辐射能量，即：

$$1\mathrm{Gy}=1\mathrm{J/kg} \quad (25\text{-}4)$$

单位时间内的吸收剂量称为吸收剂量率，单位为戈瑞 / 秒（Gy/s）。

三、当量剂量及其单位

当量剂量（equivalent dose，H_{HR}）是经辐射权重因素（weighting factor，W_R）加权的吸收剂量，是衡量射线生物效应和危险度的辐射剂量。辐射产生的生物效应不仅与吸收剂量有关，还取决于辐射的种类和照射条件。吸收剂量相同，射线种类及照射条件不同，所产生的生物效应严重程度和发生率也不同，表 25-4 为不同种类射线的辐射权重因素。其定义为：组织器官的当量剂量 H_{TR} 是吸收剂量 D_{TR} 与辐射权重因素的乘积，即：

$$H_{TR}=D_{TR}\cdot W_R \quad (25\text{-}5)$$

当量剂量的单位为希沃特（Sv），单位时间内的当量剂量称为当量剂量率，单位为希沃特 / 秒（Sv/s）。

表 25-4　不同种类射线的辐射权重因素

射线种类	Q（辐射权重因素）
X、γ 射线及 β 粒子	1
中子	5～20
质子	5
α 粒子	20

四、待积当量剂量和待积有效剂量及其单位

待积当量剂量（committed equivalent dose，H_T）和待积有效剂量（committed effective dose，H_E）是定量计算放射性核素进入体内造成的内照射剂量的物理量。

待积当量剂量（committed equivalent dose，H_T），是人体单次摄入放射性物质后，某一特定器官或组织在 t 年内受到的累积的当量剂量。表示为：

$$H_{\mathrm{T(t)}}=\int_{t_0}^{t_0+t_x} H_{\mathrm{T(t)}}\mathrm{d}t \quad (25\text{-}6)$$

式中，H_T 表示某一器官或组织所受的内照射待积当量剂量；t 表示摄入放射性物质后经过的时间，一般来说，成人的积分时间为 50 年，儿童的积分时间为 70 年；t_0 表示摄入放射性核素的时刻；dt 表示放射性核素对器官和组织（T）照射的时间期限（以年为单位）；$H_{\mathrm{T(t)}}$ 是对应于器官和组织（T）在 t 时刻的当量剂量率。

将单次摄入放射性核素后器官和组织的待积当量剂量 $H_{\mathrm{T(t)}}$ 经组织权重因素 W_T 加权处理后的总和为待积有效剂量（committed effective dose，H_E）。表示为：

$$H_{\mathrm{E(t)}}=\int_{t_0}^{t_0+t_x} H_{\mathrm{E(t)}}\mathrm{d}t \quad (25\text{-}7)$$

待积有效剂量和待积当量剂量的国际单位制单位为希沃特（Sv），常用单位还有毫希沃特（mSv）和微希沃特（μSv）。

思　考　题

1. 外照射的防护措施有哪些？
2. 当量剂量的含义是什么？

（谭庆玲）

参考文献

安锐，黄钢．2015. 核医学（八年制）. 3 版．北京：人民卫生出版社．

卜婷，张川，臧士明．2019. ^{177}Lu-PSMA-617 治疗转移性前列腺癌的安全性和疗效．中华核医学与分子影像杂志，(2): 81-85.

陈利星，邹思娟，朱小华．2018. 放射性核素标记前列腺特异性膜抗原小分子抑制剂靶向前列腺癌的显像与治疗．中华核医学与分子影像杂志，38(1): 53-58.

陈杞，韩玲，游冬青．2007. 核生物医学基础与应用技术．上海：第二军医大学出版社．

陈宇导，张峰，吴春兴，等．2014. 核医学科核素治疗病房的辐射防护与管理．中华护理杂志，49(5): 574-576.

费阳，王薇，王治国．2015. ISO15189: 2012 与临床实验室信息系统，国际检验医学杂志，36(3): 426-428.

高再荣．2018. 分化型甲状腺癌术后 ^{131}I 治疗临床路径专家共识 (2017 版) 解读．中华核医学与分子影像杂志，38(6): 420-421.

葛均波，徐永健，王辰．2018. 内科学．9 版．北京：人民卫生出版社．

耿建华，陈英茂，郑容，等．2018. 核医学科 ^{131}I 治疗病房建设的选址与布局设计．中国医学装备，15(4): 18-22.

何作祥．2005. 心脏放射性核素显像：从诊断、危险度分层到治疗决策．中华核医学杂志，25: 5-6.

黄钢，李亚明．2020. 核医学临床疑难病例解析．北京：人民卫生出版社．

霍连苹，武伟，曹巍，等．2017. 强化质量控制与持续方法改进在达芬奇机器人手术器械清洗消毒中的应用研究．中华医院感染学杂志，27(24): 5719-5722.

李方，兰晓莉．2021. 研究生规划教材．核医学．北京：人民卫生出版社．

李思进，靳春荣，夏兆云．2012. 核心脏病学临床应用．北京：军事医学科学出版社．

李穗生，邓群力，陈旭．2008. 放射性核素显像在巨大肝血管瘤诊断与鉴别诊断中的意义．现代肿瘤医学，(5): 779-780.

李伟荣，李陕区，马丽．2008. 核素肝脾胶体显像测定脾功能的临床价值．第四军医大学学报，29(6): 575-576.

李亚明．2014. 核医学教程．3 版．北京：科学出版社．

刘海燕，李万婷，秦丽军，等．2018. ^{99m}Tc-3PRGD_2SPECT/CT 显像半定量参数与乳腺癌临床病理特征的关系．中华核医学与分子影像杂志，38(12): 786-789.

刘俊伶，陈廷静，张乐天，等．2018. 便携式智能输液设备关键技术的研究．中国医学装备，15(7): 45-49.

刘锐锋，张秋宁，田金徽，等．2021. 重离子治疗在肿瘤治疗中的临床应用及前景展望．中国肿瘤，30(8): 619-626.

刘秀杰，周前，屈婉莹．2010. 中华影像医学核医学卷．2 版．北京：人民卫生出版社．

卢光明，徐海波．2019. 分子影像学．北京：人民卫生出版社．

马春旭，袁卫红，赵艳花，等．2016. ^{99m}Tc-MIBI 显像联合超声鉴别诊断甲状腺结节良恶性的临床研究．中华核医学与分子影像杂志，36(4): 326-329.

潘中允．2014. 实用核医学．北京：人民卫生出版社．

齐永帅．2014. 放射性核素肝胆显像在新生儿阻塞性黄疸诊断中的应用进展．医学综述，20(11): 2047-2049.

石洪成．2019. PET/CT 影像循证解析与操作规范．上海：上海科学技术出版社．

石俊岭，张岭岭，王海洋，等．2020. SPECT/CT 肺灌注显像与肺通气 / 灌注平面显像在肺栓塞诊断中的应用比较．中国 CT 和 MRI 杂志，18(6): 79-81.

史文杰，汪小龙，王月英．2019. 浅谈放射性核素治疗病房建设与管理．国际放射医学核医学杂志，43(5): 411-415.

孙国强，赵从朴，朱雯，等．2016. 智能语音识别技术在医院应用中的探索与实践．中国数字医学，11(9): 35-37.

唐平，吴文娟，姜春娟，等．2015. SPECT 肺灌注显像与同机 CT 肺动脉造影对肺栓塞的诊断价值．中华核医学与分子影像杂志，35(2): 145-146.

田蓉，匡安仁，卫仕，等．2000. 分化型甲状腺癌患者 ^{131}I 治疗后全身显像的临床价值．中华核医学杂志，20(4): 162-164.

王欢，何涛，李叔俊．2021. (18)F-FDG-PET-CT 在分化型甲状腺癌诊断、分期判定及预后判定中的价值探讨．中国 CT 和 MRI 杂志，19(6): 52-54.

王鹏程，李迅茹．2014. 放射物理与防护．3 版．北京：人民卫生出版社．

王荣福．2018. 核医学．4 版．北京：北京大学医学出版社．

王荣福，安锐．2018. 核医学．9 版．北京：人民卫生出版社．

王荣福，李少林．2014. 核医学临床与教学．3 版．北京：科学出版社．

王世真．2004. 分子核医学．2 版．北京：中国协和医科大学出版社．

王庭槐．2018. 生理学．9 版．北京：人民卫生出版社．

王晓林，高天欣，韩潇，等．2019. 重离子放射治疗技术及临床应用．北京生物医学工程，38(3): 312-318.

王雪梅．2016. 核医学．北京：中国医药科技出版社．

韦智晓，李俊红，覃伟武，等．2008. 云克配合 ^{131}I 治疗 Graves 病合并 Graves 眼病的近期疗效．中国医学影像技术, 24(10): 1644-1646.
韦智晓, 覃伟武, 李俊红, 等. 2008. ^{131}碘治疗甲亢性心脏病763例临床分析. 广西医科大学学报, 25(3): 457-458.
韦智晓, 覃伟武, 谭晓丹. 2000. 658例甲亢性心脏病临床分析. 临床荟萃, 15(20): 926-927.
徐苓. 2011. 骨质疏松症. 上海: 上海科学技术出版社.
杨卫东, 汪静. 2021. α射线肿瘤核素靶向治疗新进展. 中华核医学与分子影像杂志, 41(9): 558-561.
张永学. 2014. 核医学. 北京. 人民卫生出版社.
张永学. 2015. 核医学. 3版. 北京: 人民卫生出版社.
张永学, 高再荣. 2016. 核医学. 3版, 北京: 科学出版社.
张永学, 黄钢. 2010. 核医学(八年制). 2版. 北京: 人民卫生出版社.
张永学, 兰晓莉. 2019. 分子核医学与多模态影像. 北京: 人民卫生出版社.
张玉芳, 李栋臣, 周振虎, 等. 2003. (67)Ga肺显像诊断肺癌及淋巴结转移. 中华核医学杂志, (3): 16.
赵蕾, 韦智晓, 李俊红, 等. 2012. 影响^{131}I治疗Graves病疗效的多因素分析. 广西医学, 34(6): 702-705.
郑向红, 宋厂义, 王社教, 等. 2004. 胆囊炎患者的放射性核素肝胆显像研究. 实用医技杂志, 11(14): 1812-1813.
中华人民共和国国家生态环境部. 2021. 核医学辐射防护与安全要求(HJ 1188—2021). 北京: 中国标准出版社.
中华人民共和国国家卫生健康委员会. 2020. 核医学放射防护要求(CBZ 120—2020). 北京: 中国标准出版社.
中华人民共和国国家卫生健康委员会. 2020. 放射治疗放射防护要求. GBZ 121—2020.
中华人民共和国国家质量监督检验检疫总局. 2002. 电离辐射防护与辐射源安全基本标准. GB 18871—2002.
中华医学会骨质疏松和骨矿盐疾病分会. 2017. 原发性骨质疏松症诊疗指南(2017). 中华骨质疏松和骨矿盐疾病杂志, 10(5): 413-444.
中华医学会核医学分会. 2020. 放射性^{125}I粒子植入治疗恶性实体肿瘤技术质量管理核医学专家共识(2019年版). 中华核医学与分子影像杂志, 40(11): 673-678.
中华医学会核医学分会. 2021. ^{131}I治疗分化型甲状腺癌指南(2021版). 中华核医学与分子影像杂志, 41(4): 218-241.
中华医学会核医学分会. 2021. ^{131}I治疗格雷夫斯甲亢指南(2021版). 中华核医学与分子影像杂志, 41(4): 242-253.
中华医学会核医学分会, 中华医学会心血管病学分会. 2019. 核素心肌显像临床应用指南(2018). 中华心血管病杂志, 47(7): 519-527.
中华医学会核医学分会体外分析学组. 2015. 核医学体外分析实验室管理规范. 中华核医学与分子影像杂志, 35(4): 321-334.
中华医学会核医学分会心脏学组, 国家核医学专业质控中心. 2022. ^{99m}Tc-焦磷酸盐单光子显像诊断转甲状腺素蛋白相关心脏淀粉样变的技术操作规范. 中华核医学与分子影像杂志, 42(3): 165-171.
中华医学会急诊医学分会, 中国医药教育协会急诊专业委员会, 中国医师协会急诊医师分会, 北京医学会急诊医学分会. 2021. 甲状腺危象急诊诊治专家共识. 中华急诊医学杂志, 30(6): 663-670.
中华医学会心血管病学分会心力衰竭学组, 中华心血管病杂志编辑委员会. 2021. 转甲状腺素蛋白心脏淀粉样变诊断与治疗中国专家共识. 中华心血管病杂志, 49(4): 324-332.
中华医学会血液学分会白血病淋巴瘤学组. 2016. 真性红细胞增多症诊断与治疗中国专家共识(2016年版). 中华血液学杂志, 37(4): 265-268.
周伟娜, 张凯秀. 2020. 人工智能机器人在核医学病房中的初步应用与展望. 国际放射医学核医学杂志, 44(12): 750-754.
朱寿彭. 1995. 放射自显影示踪学. 北京: 原子能出版社.
邹思娟, 陈成, 王自强, 等. 2020. 重症新型冠状病毒肺炎康复期患者肺灌注显像一例. 中华核医学与分子影像杂志, 40(12): 750-751.
AHMADZADEHFAR H, RAHBAR K, KÜRPIG S, et al. 2015. Early side effects and first results of radioligand therapy with ^{177}Lu-DKFZ-617 PSMA of castrate-resistant metastatic prostate cancer: a two-centre study. EJNMMI Res, 5(1): 114.
ALTMANN A, HABERKORN U, SIVEKE J. 2021. The Latest Developments in Imaging of Fibroblast Activation Protein. J Nucl Med, 62(2): 160-167.
ANANTH M, BARTLETT E A, DeLorenzo C, et al. 2020. Prediction of lithium treatment response in bipolar depression using 5-HTT and 5-HT1A PET. Eur J Nucl Med Mol Imaging, 47(10): 2417-2428.
BABA K, KAIDA H, HATTORI C, et al. 2018. Tumoricidalettect and pain relief after concurrent therapy by strontium-89 chloride and zoledronic acid for bone metastases. Hellenic Journal of Nuclear Medicine, 21(1): 15-23.
BAGIS T, GOKCEL A, SAYGILI E S. 2001. Autoimmune thyroid disease in pregnancy and the postpartum period: relationship to spontaneous abortion. Thyroid, 11(11): 1049-1053.
BAUM R P, KULKARNI H R, SCHUCHARDT C, et al. 2016. ^{177}Lu-labeled prostate-specific membrane antigen radioligand therapy of metastatic castration-resistant prostate cancer: Safety and efficacy. J Nucl Med, 57(7): 1006-1013.
BOZKURT M F, UĞUR O, BANTI E, et al. 2008. Functional nuclear medicine imaging of medullary thyroid cancer. Nucl Med Commun, 9(11): 934-942.
CHERRY SR, SORENSON JA, PHELPS ME. 2012. Physics in nuclear medicine. Fourth edition. Elsevier Inc.
CHESON B D, HORNING S J, COIFFIER B, et al. 1999.

Report of an international workshop to standardize response criteria for non-Hodgkin's lymphomas. NCI Sponsored International Working Group. J Clin Oncol, 17(4): 1244.

CIVES M, STROSBERG J R. 2018. Gastroenteropancreatic Neuroendocrine Tumors. CA Cancer J Clin, 68(6): 471-487.

DAM H Q, BRANDON D C, GRANTHAM V V, et al. 2014. The SNMMI procedure standard/EANM practice guideline for gastrointestinal bleeding scintigraphy 2. 0. J Nucl Med Technol, 42(4): 308-317.

de GEUS-OEI L F, MAVINKURVE-GROOTHUIS A M, BELLERSEN L, et al. 2011. Scintigraphic techniques for early detection of cancer treatment-induced cardiotoxicity. J Nucl Med, 52(4): 560-571.

DOLEZAL J, VIZDA J, KOPACOVA M. 2011. Single-photon emission computed tomography enhanced Tc-99m-pertechnetate disodium-labelled red blood cell scintigraphy in the localization of small intestine bleeding: a single-centre twelve-year study. Digestion, 84(3): 207-211.

DONOHOE K J, MAURER A H, ZIESSMAN H A, et al. 2009. Procedure guideline for adult solid-meal gastric-emptying study 3. 0. J Nucl Med Technol, 37(3): 196-200.

FENDLER W P, REINHARDT S, ILHAN H, et al. 2017. Preliminary experience with dosimetry, response and patient reported outcome after ^{177}Lu-PSMA-617 therapy for metastatic castration-resistant prostate cancer. Oncotarget, 8(2): 3581-3590.

FREY K A, LODGE M A, MELTZER C C, et al. 2016. ACR-ASNR Practice Parameter for Brain PET/CT Imaging Dementia. Clin Nucl Med, 41(2): 118-125.

FRONT D, BAR-SHALOM R, MOR M, et al. 2000. Aggressive non-Hodgkin lymphoma: early prediction of outcome with ^{67}Ga scintigraphy. Radiology, 214(1): 253-257.

FUKUMOTO M. 2004. Single-photon agents for tumor imaging: $^{201}T_l$, ^{99m}Tc-MIBI, and ^{99m}Tc-tetrofosmin. Ann Nucl Med, 18(2): 79-95.

GASPARINI M, BOMBARDIERI E, CASTELLANI M, et al. 1998. Gallium-67 scintigraphy evaluation of therapy in non-Hodgkin's lymphoma. J Nucl Med, 39(9): 86-90.

GENCOGLU E A, KOCABAS B, MORAY G, et al. 2008. Usefulness of hepatobiliary scintigraphy for the evaluation of living related liver transplant recipients in the early postoperative period. Transplantation proceedings, 40(1): 234-237.

GERSHENWALD J E, ROSS M I. 2011. Sentinel-lymph-node biopsy for cutaneous melanoma. N Engl J Med, 365(6): 569-570.

GOULD K L. 1998. New concepts and paradigms in cardiovascular medicine: the noninvasive management of coronary artery disease. Am J Med, 104(6A): 2s-17s.

GRADY E. 2016. Gastrointestinal Bleeding Scintigraphy in the Early 21st Century. J Nucl Med, 57(2): 252-259.

GROSS M D, AVRAM A, FIG L M, et al. 2007. Contemporary adrenal scintigraphy. Eur J Nucl Med Mol Imaging, 34(4): 547-557.

HE Z X, ISKANDRIAN A S, GUPTA N C, et al. 1997. Assessing coronary artery disease with dipyridamole technetium-99m-tetrofosmin SPECT: a multicenter trial. J Nucl Med, 38: 44-48.

HECK M M, RETZ M, D'ALESSANDRIA C, et al. 2016. Systemic Radioligand Therapy with ^{177}Lu Labeled Prostate Specific Membrane Antigen Ligand for Imaging and Therapy in Patients with Metastatic Castration Resistant Prostate Cancer. J Urol, 196(2): 382-391.

HENDEL R C, BERMAN D S, DI CARLI M F, et al. 2009. ACCF/ASNC/ACR/AHA/ASE/SCCT/SCMR/SNM 2009 Appropriate Use Criteria for Cardiac Radionuclide Imaging: A Report of the American College of Cardiology Foundation Appropriate Use Criteria Task Force, the American Society of Nuclear Cardiology, the American College of Radiology, the American Heart Association, the American Society of Echocardiography, the Society of Cardiovascular Computed Tomography, the Society for Cardiovascular Magnetic Resonance, and the Society of Nuclear Medicine. J Am Coll Cardiol, 53: 2201-2229.

HINDIÉ E, UGUR O, FUSTER D, et al. 2009. 2009 EANM parathyroid guidelines. Eur J Nucl Med Mol Imaging, 36(7): 1201-1216.

IMURA S, SHIMADA M, UTSUNOMIYA T. 2015. Recent advances in estimating hepatic functional reserve in patients with chronic liver damage. Hepatology Research, 45(1): 10-19.

KANAI T, FURUSAWA Y, FUKUTSU K, et al. 1997. Irradiation of mixed beam and design of spread-out Bragg peak for heavy-ion radiotherapy. Radiat Res, 147: 78-85.

KETTLE A G, O'DOHERTY M J. 2006. Parathyroid imaging: how good is it and how should it be done? Semin Nucl Med, 36(3): 206-211.

LA JOIE R, AYAKTA N, SEELEY W W, et al. 2019. Multisite study of the relationships between antemortem ^{11}C-PIB-PET Centiloid values and postmortem measures of Alzheimer's disease neuropathology. Alzheimers Dement, 15(2): 205-216.

LAU J, JACOBSON O, NIU G, et al. 2019. Bench to bedside: albumin binders for improved cancer radioligand therapies. Bioconjug Chem, 30(3): 487-502.

LE ROUX P Y, HICKS R J, SIVA S, et al. 2019. PET/CT lung ventilation and perfusion scanning using galligas and gallium-68-MAA. Semin Nucl Med, 49(1): 71-81.

LE ROUX P Y, ROBIN P, TROMEUR C, et al. 2020. Ventilation/perfusion SPECT for the diagnosis of pulmonary embolism: A systematic review. J Thromb Haemost, 18(11): 2910-2920.

LI HY, CHEN XM, ZHANG YJ, et al. 2021. Value of ^{18}F-FDG hybrid PET/MR in differentiated thyroid cancer patients with negative ^{131}I whole-body scan and elevated thyroglobulin levels. Cancer Management and Research, 13: 2869-2876 .

MADACSY L, MIDDELFART H V, MATZEN P, et al. 2000. Video manometry of the sphincter of Oddi: a new aid for interpreting manometric tracings and excluding manometric artefacts. Endoscopy, 32(1): 20-26.

MALPETTI M, KIEVIT R A, PASSAMONTI L, et al. 2020. Microglial activation and tau burden predict cognitive decline in Alzheimer's disease. Brain, 143(5): 1588-1602.

MANAFI-FARID K, MASOUMI F, DIVBAND G, et al. 2020. Targeted palliative radionuclide therapy for metastatic bone pain(J). J Clin Med, 9: 2622.

MANDRAS S A, MEHTA H S, VAIDYA A. 2020. Pulmonary hypertension: A brief guide for clinicians. Mayo Clin Proc, 95(9): 1978-1988.

MOORE A J E, WACHSMANN J, CHAMARTHY M R, et al. 2018. Imaging of acute pulmonary embolism: an update et al. Cardiovasc Diagn Ther, 8(3): 225-243.

MORRIS M J, COREY E, GUISE T A, et al. 2019. Radium-223 mechanism of action: implications for use in treatment combinations. Nat Rev Urol, 16(12): 745-756.

MORTENSEN J, BERG RMG. 2019. Lung Scintigraphy in COPD. Semin Nucl Med, 49(1): 16-21.

MURATA Y, ISHIDA R, UMEHARA I, et al. 1999. ^{67}Ga whole-body scintigraphy in the evaluation of head and neck squamous cell carcinoma. Nucl Med Commun, 20(7): 599-607.

NASIOUDIS D, KANNINEN T T, HOLCOMB K, et al. 2017. Prevalence of lymph node metastasis and prognostic significance of lymphade-nectomy in apparent early-stage malignant ovarian sex cord stromal tumors . Gynecol Oncol, 145(2): 243-247.

NIEUWENHUIS E R, KOLENAAR B, VAN BEMMEL A J M , et al. 2021. A complete magnetic sentinel lymph node biopsy procedure in oral cancer patients: A pilot study. Oral Oncol, 121: 105464.

OZKAN Z G, KUYUMCU S, UZUM A K, et al. 2015. Comparison of ^{68}Ga-DOTATATE PET-CT, ^{18}F-FDG PET-CT and ^{99m}Tc-(V)DMSA scintigraphy in the detection of recurrent or metastatic medullary thyroid carcinoma. Nucl Med Commun, 36(3): 242-250.

PICCARDO A, PUNTONI M, TREGLIA G, et al. 2016. Thyroid nodules with indeterminate cytology: prospective comparison between ^{18}F-FDG-PET/CT, multiparametric neck ultrasonography, ^{99m}Tc-MIBI scintigraphy and histology. Eur J Endocrinol, 174(5): 693-703.

PINHO D F, BANGA A, TORRES F, et al. 2019. Ventilation perfusion pulmonary scintigraphy in the evaluation of pre- and post-lung transplant patients. Transplant Rev (Orlando), 33(2): 107-114.

RINDI G, KLÖPPEL G, ALHMAN H, et al. 2006. TNM staging of foregut (neuro)endocrine tumors: a consensus proposal including a gradingsystem. . Virchows Arch, 449: 395-401.

RUTHERFORD G C, FRANC B, O'CONNOR A. 2008. Nuclear medicine in the assessment of differentiated thyroid cancer. Clin Radiol, 63(4): 453-463.

SEIFERT R, KERSTING D, et al. 2022. Clinical Use of PET/MR in Oncology: An Update. Semin Nucl Med, 52(3): 356-364.

SPOTTSWOOD S E, PFLUGER T, BARTOLD S P, et al. 2014. SNMMI and EANM practice guideline for meckel diverticulum scintigraphy 2. 0. J Nucl Med Technol, 42(3): 163-169.

SU Y C, BURNOUF P A, CHUANG K H, et al. 2017. Conditional internalization of PEGylated nanomedicines by PEG engagers for triple negative breast cancer therapy. Nat Commun, 8: 15507.

TAGAWA ST, MILOWSKY MI, MORRIS M, et al. 2013. Phase II study of Lutetium-177-labeled anti-prostate-specific membrane antigen monoclonal antibody J591 for metastatic castration-resistant prostate cancer. Clin Cancer Res, 19(18): 5182-5191.

TAKASU N, YAMASHIRO K, KOMIYA I, et al. 2000. Remission of Graves' hyperthyroidism predicted by smooth decreases of thyroid-stimulating antibody and thyrotropin-binding inhibitor immunoglobulin during antithyroid drug treatment. Thyroid, 10(10): 891-896.

UCHIMURA H. 2001. Thyroid function tests. Rinsho Byori, 49(4): 319-324. Japanese. PMID: 11391943.

UMUTLU L, HERRMANN K. 2018. PET/MR Imaging: Current and Emerging Applications. Springer.

VARRONE A, ASENBAUM S, VANDER BORGHT T, et al. 2009. European Association of Nuclear Medicine Neuroimaging Committee. EANM procedure guidelines for PET brain imaging using ^{18}F-FDG, version 2. Eur J Nucl Med Mol Imaging, 36(12): 2103-2110.

VIOLET J, JACKSON P, FERDINANDUS J, et al. 2019. Dosimetry of 177Lu-PSMA-617 in Metastatic Castration-Resistant Prostate Cancer: Correlations Between Pretherapeutic Imaging and Whole-Body Tumor Dosimetry with treatment Outcomes. J Nucl Med, 60(4): 517-523.

YADAV M P, BALLAL S, SAHOO R K, et al. 2020. Efficacy and safety of ^{225}Ac-PSMA-617 targeted alpha therapy in metastatic castration-resistant Prostate Cancer patients. Theranostics, 10(20): 9364-9377.

ZADA A, PEEK M C, AHMED M, et al. 2016. Meta-analysis of sentinel lymphnode biopsy in breast cancer using the magnetic technique . Br J Surg, 103(11): 1409-1419.

ZANZONICO P. 2012. Principles of nuclear medicine imaging: planar, SPECT, PET, multi-modality, and autoradiography systems. Radiat Res, 177(4): 349-364.

ZHENG R S, ZHANG S W, ZENG H M, et al. 2022. Cancer incidence and mortality in China, 2016. J Natl Cancer Cent, 2(1): 1-9.

ZHANG X, LIU X, HE Z X, et al. 2004. Long-term prognostic value of exercise ^{99m}Tc-MIBI SPET myocardial perfusion imaging in patients after percutaneous coronary intervention. Eur J Nucl Med Mol Imaging, 31: 655-662.

ZHANG X, LIU X J, HU S, et al. 2008. Long-term survival of patients with viable and nonviable aneurysms assessed by ^{99m}Tc-MIBI SPECT and ^{18}F-FDG PET: a comparative study of medical and surgical treatment. J Nucl Med, 49(12): 1288-1298.

ZIESSMAN H A. 2010. Nuclear Medicine Hepatobiliary Imaging. Clinical Gastroenterology and Hepatology, 8(2): 111-116.

附表 1 常用的体外分析项目、参考正常值和临床意义

名称	缩写	正常参考值	临床意义
促肾上腺皮质激素	ACTH	8am：2.3～17.9pmol/L 4pm：1.7～16.6pmol/L	升高：原发性肾上腺皮质功能减退症、先天性肾上腺皮质增生、异源性分泌，库欣综合征等 降低：继发性肾上腺皮质功能减退症肾上腺皮质肿瘤、医源性降低等
黄体生成素	LH	男性：5～30IU/L 女性：卵泡期 2～30IU/L 排卵期 40～200IU/L 黄体期 0～20IU/L 绝经期 35～210IU/L	性腺功能状态、睾丸精原细胞癌、原发性闭经、性早熟、多囊卵巢综合征、绝经期综合征的判定；预测排卵期等
促卵泡激素	FSH	男性：3～30IU/L 女性：卵泡期 5～20IU/L 排卵期 12～30IU/L 黄体期 5～151IU/L 绝经期 23～333IU/L	性腺功能状态、睾丸精原细胞癌、原发性闭经、性早熟、多囊卵巢综合征、绝经期综合征的判定；预测排卵期等
泌乳素	PRL	男性：＜20μg/L 女性：卵泡期＜23μg/L 黄体期 5～40μg/L 妊娠期： 1～3 个月＜80μg/L 4～6 个月＜160μg/L 7～9 个月＜400μg/L	升高：常见于垂体肿瘤、下丘脑病变、原发性甲状腺功能减退症、支气管癌、胃癌、肾衰竭、头颅咽管瘤、精神疾病、多囊卵巢、药物（如降压药、安定、避孕药、镇惊药等）；妊娠和哺乳期妇女也可升高 降低：常见于垂体前叶功能减退症、单一性泌乳素分泌缺乏症、卵巢切除后、肾癌等
生长激素	GH	＜3.0g/L	升高：巨人症、肢端肥大症、低血糖等 降低：侏儒症、垂体前叶功能减退症、某些药物和激素的影响
中枢神经特异蛋白	S100β	＜0.2ng/ml	创伤性颅脑损伤的早期诊断、判断损伤程度及判断预后；急性脑卒中早期辅助诊断；评估脑损伤程度、指导治疗、评估预后；缺血缺氧性脑病（HIE）早期诊断和预后判断等；也是黑色素瘤的诊断指标
同型半胱氨酸	HCY	5～15μmol/L	升高：可见于动脉粥样硬化性血管病、脑卒中、类风湿性关节炎、多种癌症、维生素 B_6、B_{12}、叶酸缺乏者、肾功能衰竭者、服用某些药物（卡马西平、异烟肼等）后、银屑病、甲状腺功能低下等
促甲状腺素	TSH	0.4～3.1μIU/ml	判断甲状腺功能；鉴别原发性甲减和继发性甲减；评价下丘脑-垂体-甲状腺轴功能；垂体瘤，库欣综合征的诊断
三碘甲腺原氨酸	T_3	1.0～3.2nmol/L	甲亢、甲减、亚甲炎诊断和治疗效果评价；肝病、肾病、糖尿病、肿瘤、心肌梗死等引起的低 T_3、T_4 综合征
甲状腺素	T_4	70～180nmol/L	甲亢、甲减、亚甲炎、地方性甲状腺肿、桥本甲状腺炎诊断和治疗效果评价；肝病、肾病、糖尿病、肿瘤、心肌梗死等引起的低 T_3、T_4 综合征
游离三碘甲腺原氨酸	FT_3	3.2～9.2pmol/L	甲亢、甲减、亚甲炎诊断和治疗效果评价；肝病、肾病、糖尿病、肿瘤、心肌梗死等引起的低 T_3、T_4 综合征；比 T_3、T_4 更准确地反映甲状腺功能，判断甲亢复发比 T_3、T_4 更灵敏，妊娠时甲状腺功能的判断
游离甲状腺素	FT_4	8.2～26pmol/L	甲亢、甲减、亚甲炎、地方性甲状腺肿、桥本甲状腺炎诊断和治疗效果评价；肝病、肾病、糖尿病、肿瘤、心肌梗死等引起的低 T_3、T_4 综合征；比 T_3、T_4 更准确地反映甲状腺功能，判断甲亢复发比 T_3、T_4 地更灵敏，妊娠时甲状腺功能的判断

续表

名称	缩写	正常参考值	临床意义
反三碘甲腺原氨酸	rT_3	0.5～1.2nmol/L	判断甲状腺疾病，对非甲状腺疾病的严重程度的判断、预后、疗效观察均有意义，甲减替代治疗观察
甲状腺球蛋白抗体	TgAb	＜30%	判断甲状腺自身免疫性疾病的特异指标，特别是对桥本甲状腺炎有诊断价值
甲状腺微粒体抗体	TMAb	＜20%	判断甲状腺自身免疫性疾病的特异指标，特别是对桥本甲状腺炎有诊断价值
甲状腺过氧化物酶抗体	TPOAb	0～34IU/ml	测定抗甲状腺过氧化物酶抗体的临床意义和抗甲状腺球蛋白的抗体的临床意义大致相同；主要是对于慢性淋巴细胞性甲状腺炎、甲状腺功能亢进症、原发性甲状腺功能减退症有辅助诊断及明确病因的意义
促甲状腺素受体抗体	TRAb	＜9U/L	诊断甲亢；判断甲亢预后；甲亢 ATD 治疗停药指标；判断甲亢有无复发
甲状腺球蛋白	Tg	4～14.5μg/L	诊断甲癌、慢性淋巴细胞性甲状腺炎、甲亢，特别是对监测甲癌复发有很大的价值
甲状腺结合球蛋白	TBG	男性：(17±3.3) μg/L 女性：(17.6±3.9) μg/L	甲减时血中 TBG 浓度可明显升高，严重的肝脏疾病血中 TBG 升高；甲亢患者血清 TBG 水平明显降低；肢端肥大症、严重的糖尿病或营养不良等疾病血中 TBG 多降低；先天性高 TBG 血症和遗传性 TBG 缺乏症、雌激素、糖皮质激素等多种药物可出现 TBG 升高或降低
降钙素	Ctn	＜29.3pmol/L	诊断甲状腺髓样癌；早期诊断小细胞肺癌；甲亢时异常增高；判断肾功能、钙磷代谢等情况
甲状旁腺激素	PTH	＜70.5pmol/L	诊断甲状旁腺疾病；判断骨代谢情况。慢性肾衰、甲状旁腺功能亢进症、甲旁腺瘤时增高，甲旁减、高钙尿症时减低
肌红蛋白	Mb	12.7～45.3μg/L	急性心肌梗死早期诊断的灵敏指标，可估计梗死范围和判断预后，可判断再梗死
肌钙蛋白 I	cTnI	＜0.2μg/L	是心肌损伤坏死的标志物，对急性心肌梗死的诊断和危险分层有重要的临床意义（诊断敏感性为 100%，特异性为 91%，且持续时间长）。肌钙蛋白值升高提示心肌损伤，可见于急性心肌梗死、不稳定性心绞痛、肺梗死、心力衰竭、休克及其他导致心肌损伤的疾病如胰腺炎、严重糖尿病酮症酸中毒、结缔组织疾病等，数值越高，损伤范围越广；部分肾功能不全患者亦可出现升高
肌钙蛋白 T	cTnT	＜0.1μg/L	同 cTnI 一样，是心肌损伤坏死的标志物，对急性心肌梗死的诊断和危险分层有重要的临床意义，但出现及恢复时间不同
脑钠肽	BNP	＜100ng/ml	心衰、急性心肌梗死、肺栓塞、主动脉夹层、重症感染、脑血管疾病及严重肾功能不全时脑钠肽升高；用于急性心肌梗死及心力衰竭患者的预后评估
脑利钠肽前体	Pro-BNP	＜300pg/ml	升高见于急性心力衰竭、肾功能不全、重症感染等，临床上常用脑利钠肽前体值诊断心力衰竭，及判断心衰治疗的情况和预后
胃泌素释放肽前体	Pro-GRP	＜46ng/L	用于肺癌的早期诊断，还有助于判断治疗效果，即早期发现肿瘤复发
癌胚抗原	CEA	＜20μg/L	结肠、直肠、胃、肺、乳腺的恶性肿瘤时动态升高；对肿瘤诊断、复发、预后判断、疗效观察有一定的价值
甲胎蛋白	AFP	＜25μg/L	诊断原发性肝癌；急慢性活动性肝炎、胎儿畸形、产科疾病也可升高；可作肝癌手术和化疗后的监测
神经元特异性烯醇化酶	NSE	＜15μg/L	诊断小细胞未分化型肺癌、脑神经母细胞瘤、神经内分泌肿瘤、脑损伤、脑血管病等

续表

名称	缩写	正常参考值	临床意义
细胞角蛋白19片段	Cyfra21-1	＜3.3ng/ml	非小细胞肺癌的首选标志物，对非小细胞肺癌的早期诊断、病程及疗效监测和预后判断均有重要意义
鳞状上皮细胞癌相关抗原	SCCAg	＜2ng/ml	血清SCCAg测定对各种鳞状上皮细胞癌的诊断均有很高的特异性，是外阴、阴道和宫颈鳞状上皮细胞癌等恶性肿瘤的有效和敏感的标记物。对外阴及阴道的原发癌，敏感性为40%～50%；对原发性子宫颈鳞癌，诊断敏感性可达50%～70%；对复发癌诊断的敏感性可达65%～85%
糖链抗原50	CA50	＜20mg/L	恶性肿瘤的诊断和预后监测；化疗、放疗、手术后的疗效观察
糖链抗原125	CA125	＜35U/ml	对妇科恶性肿瘤的诊断和鉴别诊断有重要价值
糖链抗原15-3	CA15-3	＜30U/ml	对乳腺癌的诊断较特异，乳腺癌、肝及骨转移、卵巢癌、子宫内膜癌可有一定程度增高
糖链抗原19-9	CA19-9	＜37U/ml	胰腺癌、胆管癌阳性检出率高；结肠癌、胃癌、肝癌等恶性肿瘤的辅助诊断和疗效随访
糖链抗原72-4	CA72-4	＜6kU/L	肺癌、胃癌、大肠癌、卵巢癌及乳腺癌等恶性肿瘤时血清CA72-4水平增高；动态测定血清CA72-4水平对肺癌的病情监测、疗效评价及复发诊断具有重要的临床意义
糖链抗原242	CA242	＜25U/ml	对胰腺癌、肝癌的诊断具有很高的特异性
人类表皮生长因子受体2	HER-2	阴性	是迄今为止乳腺癌中研究较为透彻的基因之一，反映肿瘤生长、复发或者转移的检测指标
*BRAF*基因突变检测	BRAF	阴性	对肺癌、乳腺癌、结直肠癌等肿瘤患者的早期筛查、诊断及预后具有重要意义
人附睾蛋白4	HE4	1～3mg/ml	是一种新的卵巢癌肿瘤标志物
总前列腺特异性抗原	TPSA	＜4.0ng/ml	慢性前列腺炎、急性前列腺炎、前列腺肥大、前列腺癌等前列腺疾病均可升高；对前列腺癌的诊断及监测预后有重要意义
游离前列腺特异性抗原	FPSA	＜4.0ng/ml	慢性前列腺炎、急性前列腺炎、前列腺肥大、前列腺癌等前列腺疾病均可升高；对前列腺癌的诊断及监测预后有重要意义
复合前列腺特异性抗原	CPSA	＜4.0ng/ml	慢性前列腺炎、急性前列腺炎、前列腺肥大、前列腺癌等前列腺疾病均可升高；对前列腺癌的诊断及监测预后有重要意义
循环肿瘤细胞分离检测	CTC	＜2个/5ml	肿瘤诊断灵敏度高，即时反映肿瘤的恶性程度和侵犯能力，早于影像学预测复发和转移，便于疗效评价和耐药性监测
硫氧还蛋白还原酶	TR	4～12U/ml	健康人群肿瘤筛查、肿瘤超早期预警、肿瘤治疗后疗效观察、肿瘤复发预警
尿对羟基苯丙氨酸	TUT	阴性	恶性肿瘤的一种诊断及筛查指标，能检出结直肠癌、乳腺癌、胃癌、肝癌等，对恶性肿瘤患者术后复发风险监测有一定重要价值
幽门螺杆菌抗体	Hp-Ab	阴性	幽门螺杆菌感染
抗胰岛细胞抗体	ICA	阴性	诊断胰岛素依赖性糖尿病；作为糖尿病的分型指标；判断非胰岛素依赖性糖尿病转归；作为胰岛腺移植术后监测指标
抗胰腺腺胞抗体-IgG	APAB-IgG	阴性	诊断克罗恩病患者、胰腺炎、自身免疫性胰腺炎的指标
抗胰岛受体抗体	Anti-InsR	阴性	诊断胰岛素抵抗综合征患者、增生性视网膜病和肾脏病的糖尿病患者的指标
乙酰胆碱受体抗体	AChRAB	前膜1.5 后膜1.0	诊断重症肌无力、胆汁性肝硬化、癫痫的指标
抗谷氨酸脱羧酶抗体	GADA	阴性	是诊断1型糖尿病的免疫学指标，而且对于成人隐匿性自身免疫性糖尿病的早期诊断具有重要意义
抗酪氨酸磷酸酶抗体	IA2A	阴性	见于糖尿病诊断与分型，是内分泌系统自身免疫性疾病的辅助诊断指标

续表

名称	缩写	正常参考值	临床意义
抗环瓜氨酸多肽抗体	CCP	＜5RU/ml	对类风湿关节炎具有较高的敏感性和特异性，是早期诊断的一个高度特异指标
人类白细胞抗原 B27	HLA-B27	阴性	是类风湿关节炎的标记性抗体，特异性高，对于早期类风湿关节炎或临床症状不典型的类风湿关节炎具有诊断意义。与强直性脊柱炎、血清阴性脊柱关节病，如 Reiter 综合征、反应性关节病、牛皮癣关节病等也有相关性
甲型肝炎病毒抗体 IgM	HAV-IgM	阴性	HAV 抗体 IgM 阳性见于甲型肝炎患者。血清抗 HAV 抗体 IgM 是 HAV 急性感染的标志，在感染的早期即已出现，是早期诊断甲型肝炎的依据。感染后 3 个月内可维持较高滴度，6 个月后逐渐消失
乙型肝炎病毒 DNA	HBV-DNA	阴性	有助于乙肝病毒的诊断和用药，是直接反映乙肝病毒复制状态及传染性的最佳指标，反映病毒复制的活跃程度，间接地反映机体的免疫应答水平
乙型肝炎病毒表面抗原	HBsAg	阴性	血清 HBsAg 阳性主要见于：HBV 感染后的潜伏状态、乙型病毒性肝炎急性期、慢性肝炎（迁延性或活动性肝炎）肝炎后肝硬化或肝癌、HBsAg 携带者
乙型肝炎病毒表面抗体	HBsAb	阴性	乙肝病毒感染、接种乙肝病毒疫苗
乙型肝炎病毒 E 抗原	HBeAg	阴性	HBeAg 阳性是乙肝病毒复制的指标，其阳性提示乙肝病毒复制活跃，病毒载量高，血清具有高度传染性。急性乙肝时 HBeAg 呈短暂阳性，一般不超过 10 周，如持续阳性提示转为慢性
乙型肝炎病毒核心抗体	HBcAb	阴性	阳性说明有乙型肝炎既往感染史或现在感染者
乙型肝炎病毒 E 抗体	HBeAb	阴性	HBeAb 出现说明乙肝病毒复制减少、病变活动缓解、传染性较弱
丙型肝炎病毒 RNA	HCV-RNA	阴性	是丙肝病毒感染的标志，其存在一般表示有传染性
丙型肝炎病毒抗体	HCVAb	阴性	是目前应用最广泛的用于丙肝流行病学调查、临床丙肝患者筛查和诊断的检测项目
丁型肝炎病毒抗体	HDVAb	阴性	表示感染过丁型病毒性肝炎
戊型肝炎抗体 IgM	HEV-IgM	阴性	表示感染过戊型病毒性肝炎
骨碱性磷酸酶	BAP	≤200U/L	可直接反映成骨细胞的活性或功能状况，是近年来用于小儿佝偻病早期诊断和亚临床鉴别的特异性参考指标；也是用于评价人体骨矿物质化障碍的最佳指标
胃蛋白酶原Ⅰ	PGⅠ	60～240ng/ml	升高多提示胃黏膜分泌功能增强，胃黏膜损伤、炎症、糜烂、消化性溃疡的风险增加； 降低多提示胃黏膜分泌功能下降，胃黏膜萎缩、肠上皮化生、异型增生、不典型增生的风险增加
胃蛋白酶原Ⅱ	PGⅡ	0～15ng/ml	升高与胃底黏膜病变的相关性较大（相对于胃窦黏膜），其升高与胃底腺管萎缩、胃上皮化生或假幽门腺化生、异型增值有关
胃泌素 17	G-17	1～15pmol/L	升高或降低提示胃窦炎、胃体萎缩、胃炎、消化性胃溃疡等用于早期胃癌的诊断
胃泌素	Gas	＜100ng/L	诊断胃泌素肿瘤、各种慢性胃炎、恶性贫血、胃酸缺乏症、消化性溃疡
异常凝血酶原	PIVKA-II	＜20μg/L	异常凝血酶原增高，见 90% 以上的肝细胞肝癌，均值可高达 900μg/L。40%～50% 转移性肝癌也见 APT 升高，但其均值较低
胰岛素	INS	4～16.8mU/L	胰岛素瘤升高，有助于糖尿病分型的诊断
皮质醇	Cor	am 8:00：138～635nmol/L pm 4:00：83～359nmol/L	反应肾上腺皮质的分泌功能 增高：见于肾上腺皮质增生和肿瘤、单纯性肥胖，以及摄入苯丙胺；促肾上腺皮质激素、乙醇、口服避孕药等 降低：见于肾上腺皮质结核及萎缩、垂体功能减退、甲状腺功能减退和一些慢性消耗性疾病，以及摄入地塞米松、左旋多巴和金属锂等药物
儿茶酚胺	CA	高效液相色谱法：＜650nmol/24h 荧光分析法：＜1655nmol/24h	升高：见于嗜铬细胞瘤、神经母细胞瘤、脑梗死、重症肌无力、进行性肌营养不良、低血糖、心肌梗死、躁狂性精神病等 降低：见于帕金森病、癫痫、肾上腺切除后、风湿热、营养不良等

续表

名称	缩写	正常参考值	临床意义
肾上腺素	AD	（4.08±2.34）μg/24h 尿	升高：嗜铬细胞瘤、神经母细胞瘤、神经节神经母细胞瘤、神经节神经瘤、副神经节瘤、高血压、心肌梗死、应激状态、糖尿病酮症酸中毒等 降低：低血压、植物神经病变、帕金森病等
去甲肾上腺素	NE	（28.67±11.98）μg/24h 尿	去甲肾上腺素检测用于嗜铬细胞瘤及高儿茶酚胺血症的诊断和治疗。增高：见于嗜铬细胞瘤、神经母细胞瘤以及神经节神经瘤、肝昏迷、晚期肾脏病、充血性心力衰竭
醛固酮	ALD	立位：94～204ng/L 卧位：55～139ng/L	升高：见于原发性醛固酮增多症（如肾上腺皮质腺瘤或癌）、肾病综合征、巴特综合征、Desmit 综合征、特发性浮肿、充血性心力衰竭或异常钠丢失等 降低：见于肾上腺皮质机能减退症、单纯性醛固酮缺乏、Addison 病、18-羟类固醇脱氢酶或 18-羟化酶缺乏等
肾素	Renin	1.0～2.5μg/（L·h）	升高：见于原发性高血压；肾素型、恶性高血压；巴特综合征、血管性高血压、妊娠、肝硬化水肿、肾上腺功能减退、低钠饮食、肾小球旁细胞瘤等 降低：见于原发性高血压低肾素型、原发性醛固酮增多症、假性醛固酮增多症、糖皮质素抑制性醛固酮增多症、11-β 羟化酶缺乏症、肾上腺素瘤、17-α 羟化酶缺乏症、分泌促肾上腺激素异位瘤、肾实质性疾病等
血管紧张素Ⅰ	AT-Ⅰ	11～88ng/L	升高：见于继发性醛固酮增多症、肾功能减退、肾炎、充血性心力衰竭、肾血管瘤、分泌肾素的肾球旁器增生症、嗜铬细胞瘤、肝硬化等 降低：见于原发性高血压、特发性或假性醛固酮增多症、肾上腺癌、肾上腺皮质增多症激素合成缺陷等
血管紧张素Ⅱ	AT-Ⅱ	卧位：（40.2±12.0）ng/dl 立位：（85.3±30.0）ng/dl	升高：见于原发性高血压及其他类型的高血压、分泌肾素的肾球旁器增生症或肿瘤 降低：见于原发性醛固酮增多症、晚期肾衰竭等
促红细胞生成素	EPO	15～30U/L	高血压和恶性肿瘤可使 EPO 升高，慢性肾性贫血可使 EPO 下降
雌二醇	E2	男性：4～87ng/L 女性：24～315ng/L	判断不孕症、性早熟、卵巢肿瘤、多胎妊娠、葡萄胎等；判断胎盘、卵巢功能
雌三醇	E3	男性：（0.24±0.17）nmol/L 未孕妇女： （0.31±0.17）nmol/L 在妊娠妇女则随妊娠周龄而升高： 21 周（15.75±1.74）nmol/L 35 周（35.26±7.95）nmol/L 41～42 周：（56.39±11.0）nmol/L	糖尿病妊娠患者监测 E3 有助于了解胎盘功能和胎儿发育情况。多胎妊娠、超重胎儿血清 E3 多升高。中、重度妊高症由于肾素-血管紧张素-醛固酮系统活性增强，致胎盘缺血，血清 E3 可明显下降。过期妊娠、胎儿宫内生长迟缓、胎儿肾上腺发育不全、死胎等血清 E3 下降
孕酮	PRG	男性：（0.35±0.19）μg/L 女性： 卵泡期：（0.75±0.38）μg/L 排卵期：（2.05±1.11）μg/L 黄体期：（11.6±6.7）μg/L 绝经期：（0.31±0.22）μg/L	妊娠时增高，葡萄胎时比正常妊娠高，先兆流产、绒毛膜上皮细胞癌、严重妊娠脓毒症等降低
睾酮	T	男性：260～1250ng/dl 女性：2～54ng/dl	判断性腺功能。睾丸良性间质细胞瘤、女性男性化肿瘤升高；隐睾炎，垂体、性腺功能减退时降低
游离睾酮	FT	（20.0±5.5）nmol/L	女性有游离睾酮值升高，一般提示有多囊卵巢方面的问题；男性游离睾酮值有问题，考虑是睾丸的功能发生了病变，比如睾丸炎、睾丸肿瘤或者是睾丸癌等
β-人绒毛膜促性腺激素	β-hCG	＜3.1μg/L	早孕诊断；绒毛膜上皮细胞癌、葡萄胎的诊断及疗效观察，异位妊娠、男性睾丸肿瘤、先兆流产的动态观察指标
抗米勒管激素	AMH	2～6.8ng/ml	能够可靠、快速地评价卵巢的储备功能；得知女性卵巢中可能形成窦性卵子的数目，从而得知女性的生殖能力以及更年期的开始时间

续表

名称	缩写	正常参考值	临床意义
骨钙素	BGP	1.8～8.4μg/L	判断骨代谢情况、骨质疏松情况，了解甲状腺功能、甲状旁腺功能
转铁蛋白	TRF	28.6～51.9μmol/L	增高：见于缺铁性贫血、妊娠；降低：见于肾病综合征、肝硬化、恶性肿瘤和炎症
铁蛋白	SF	男性：25～264μg/L 女性：13～136μg/L	诊断和鉴别诊断缺铁性贫血；辅助诊断再障、急慢性白血病、恶性淋巴瘤、多发性骨髓瘤等疾病；原发性肝癌可部分升高；恶性肿瘤骨髓、肝、脾等转移时显著增加
β2 微球蛋白	β2-MG	＜230mg/L	早期诊断肾脏受损，以及受损部位的判断及受损程度估计
层粘连蛋白	LN	＜120μg/L	肝纤维化、肝硬化、慢性肝炎时升高，肝硬化恶变时升高更甚
妊娠相关血浆蛋白 A	PAPP-A	母体＜320mg/L，妊娠血清浓度逐渐升高，于第 40 周均值约为 200mg/L，在分娩后迅速降低，于 3～5 周不能测出，羊水中的水平与母血平行	血清含量高于相应正常孕妇水平的见于双胎妊娠、妊高症、糖尿病孕妇、子痫、各种恶性肿瘤、口服避孕药等
C 反应蛋白	CRP	＜6mg/L	各种急性炎症、组织损伤、心肌梗死、手术创伤、放射性损伤等疾病发作后数小时迅速升高，恶性肿瘤患者 CRP 都升高，评估急性胰腺炎的严重程度；帮助辨别呼吸道感染类型等
超敏 C 反应蛋白	hsCRP	0.5～10mg/L	与 C 反应蛋白相同，反映炎症等感染指标，临床指导作用主要表现在对心血管疾病、新生儿细菌感染、肾移植等方面
降钙素原	PCT	＜0.5μg/L	反映了全身炎症反应的活跃程度，升高出现在严重休克、全身炎症反应综合征（SIRS）和多器官功能障碍综合征（MODS）等
白介素 6	IL-6	（108.85±41.48）ng/ml	IL-6 表达失调可引起许多疾病，其临床主要表现为发病时 IL-6 水平增高：①多克隆抗体 B 细胞激活或自身免疫性疾病；②血、尿及局部组织液中 IL-6 的测定，对器官移植具有鉴别排斥、检测排斥和疗效评价等重要作用；③ IL-6 与浆细胞瘤、慢性淋巴细胞白血病、急性髓细胞性白血病、多发性骨髓瘤、心脏黏液瘤、宫颈癌等密切相关
胰岛素样生长因子-1	IGF-1	按年龄有不同参考区间	是具有促生长作用的多肽类物质。是儿童时期的重要因子，具有促进细胞增生和分化，促进细胞生长，抑制细胞凋亡，同时具有类似胰岛素代谢活性及免疫调节作用。在 1 型糖尿病及控制不佳的 II 型糖尿病患者中 IGF-1 都偏低。IGF-1 是反应生长激素生物功能的灵敏指标。这种激素缺乏会使患者患垂体性侏儒症
胰岛素样生长因子结合蛋白 3	IGF-BP3	2.1～7.7μg/ml	是诊断生长激素缺乏症有价值的指标
C 肽	C-P	0.8～4μg/L	糖尿病分型、治疗、判断预后
Ⅰ型胶原氨基端前肽	TPINP	50～200μg/L	是反映成骨细胞活动和骨形成以及反映 I 型胶原合成速率的特异指标。异常见于儿童发育期、妊娠最后 3 个月、骨肿瘤，特别是前列腺癌骨转移、畸形性骨炎、酒精性肝炎和肺纤维化等
Ⅲ型前胶原氨基端肽	TPⅢNP	0.021～30ng/ml	反映肝纤维化、肝硬化、肝炎等情况
Ⅳ型胶原	Ⅳ-C	35～65μg/L	肝纤维化、肝硬化、慢性肝炎时升高，肝硬化恶变时升高更甚；是肝纤维化早期诊断指标
β 胶联降解产物	β-CT_X	按不同年龄及性别参考区间不同	反映骨转换的变化，是研究骨代谢疾病有价值的指标
透明质酸	HA	＜120μg/L	肝纤维化、肝硬化、慢性肝炎时升高，肝硬化恶变时升高更甚

续表

名称	缩写	正常参考值	临床意义
叶酸	Sfa	放射免疫法： 新生儿：15.9～72.5nmol/L 成人：4.5～34.0nmol/L ＞60岁：4.5～27.2nmol/L	升高可见于：肠盲袢综合征、恶性贫血、长期素食者；降低可见于：巨幼细胞贫血、溶血性贫血、甲亢、营养不良、慢性腹泻、吸收不良、酒精中毒、重症皮肤病、恶性肿瘤、骨髓增生性疾病、肝脏疾病、正常妊娠
维生素A	VitA	早产儿新生儿： 0.52～0.78μmol/L 儿童：0.87～1.56μmol/L 成人：1.12～3.14μmol/L	升高：维生素A过剩症、肾功能不全、甲状腺功能减退症 降低：维生素A缺乏症（夜盲症、干眼症、角膜软化病）、脂类吸收不良综合征、毛囊角化增生症、锌缺乏症、肝损害、阻塞性黄疸、甲状腺功能亢进症、外伤等
维生素B_1	VitB_1	血清：0.0～75.4nmol/L 全血：41.5～108.9nmol/L	升高：口服或非口服B_1制剂过量时 降低：脚气病，Wernicke脑病、潜在性B_1缺乏状态
维生素B_2	VitB_2	0.27～1.33pmol/L	常见于维生素B_2缺乏症（如摄入不足、吸收障碍、维生素B_2活性化障碍、肠内细菌合成减少）的舌炎、口角炎、阴囊炎等
维生素B_6	VitB_6	男性：53nmol/L 女性：30nmol/L	小儿维生素B_6缺乏病、维生素中毒、营养缺乏性神经病变、营养障碍性多发性神经病、维生素B_6缺乏病、恶性营养不良病、三叉神经营养性损害
维生素B_{12}	VitB_{12}	血浆：74～516pmol/L 血清：成人103～516pmol/L ＜60岁81～590pmo/L	降低：见于巨幼细胞贫血、胃切除术后、肠道吸收不良、肠道寄生虫病、长期素食者等 升高：见于急性和慢性粒细胞白血病、淋巴细胞白血病、单核细胞白血病、白细胞增多症、真性红细胞增多症、部分恶性细胞肿瘤和肝脏病变等
维生素C	VitC	34～114μmol/L	降低：坏血病（维生素C缺乏症）、血液透析、尿毒症、妊娠、细菌性痢疾、慢性乙醇中毒、吸收不良、甲亢等
维生素D	VitD	30～100ng/ml	小儿维生素D缺乏性手足搐搦症，维生素D缺乏神经病，继发性甲状旁腺功能亢进症，维生素D中毒症，佝偻病，维生素D缺乏性佝偻病，维生素D缺乏病，维生素中毒，维生素D依赖性佝偻病
25-羟维生素D_3	25-OHVD_3	30～60ng/ml	25-羟维生素D_3缺乏相关性疾病：佝偻病、骨软化症、骨质疏松等
维生素E	VitE	血浆：11.6～46.4μmol/L 血清：（34.97±7.99）μmol/L	维生素E缺乏神经病、小儿维生素E缺乏病、维生素E缺乏病、维生素中毒等
尿碘	UI	（70.1±37.32）μg/g	升高：见于高碘性地方性甲状腺肿、甲状腺功能亢进症、甲状腺炎以及服用碘剂过量者 降低：见于地方性甲状腺肿、地方性克汀病、小儿碘缺乏症、小儿肠吸收不良症、甲状腺功能减退症等
地高辛	Digoxin	＜2μg/L	指示地高辛治疗水平；监测洋地黄中毒
万古霉素	Vancomycin	10～50μg/ml	监测万古霉素药物浓度
环孢菌素A	Cyclosporine A	100～200ng/ml	监测环孢素A药物浓度
他克莫司	FK506	按器官移植时间有不同参考区间	监测FK506药物浓度

附表 2　核医学常用放射性核素主要参数表

核素名称	常用核素符号	半衰期	衰变方式	主要射线和能量（MeV）
碳（carbon）	^{11}C	20.3min	E.C.，β+	γ0.511（200%）
氮（nitrogen）	^{13}N	10min	β+	γ0.511（200%）
氧（oxygen）	^{15}O	122s	E.C.，β+	γ0.511（200%）
氟（fluorine）	^{18}F	109.8min	E.C.，β+	γ0.511（200%）
磷（phosphorus）	^{32}P	14.3d	β−	β1.71（100%）
钴（cobalt）	^{57}Co	270d	E.C.	γ0.122（86%）
	^{58}Co	71.3d	E.C.，β+	γ0.811（99%）
				γ0.511（31%）
	^{60}Co	5.27y	β−	γ1.173（100%）
钆（gadolinium）	^{153}Gd	240d	E.C.	γ0.100（55%）
				γ0.040
				γ0.1048
镓（gallium）	^{67}Ga	78.1h	E.C.	γ0.093（38%）
				γ0.184（24%）
				γ0.296（16%）
				γ0.388（4%）
	^{68}Ga	68.3min	E.C.，β+	γ0.511（178%）
				γ1.077（3%）
铟（indium）	^{111}In	67h	E.C.	γ0.172（90%）
				γ0.247（94%）
	^{113m}In	99.5min	IT	γ0.392（65%）
碘（iodine）	^{123}I	13h	E.C.	γ0.159（83%）
	^{125}I	60.2d	E.C.	γ0.027（76%）
	^{131}I	8.04d	β−	γ0.284（6%）
				γ0.364（82%）
				γ0.637（7%）
				β0.606（89%）
铁（iron）	^{52}Fe	8.3h	E.C.，β+	γ0.511（116%）
				γ0.169（99%）
	^{59}Fe	45d	β−	γ0.192（3%）
				γ1.099（55%）
				γ1.292（44%）
氪（krypton）	^{81m}Kr	13s	I.T.	γ0.191（67%）
钼（molybdenum）	^{99}Mo	66.02h	β−	γ0.181（6.1%）
				γ0.740（12%）
				γ0.778（4.3%）

续表

核素名称	常用核素符号	半衰期	衰变方式	主要射线和能量（MeV）
铷（rubidium）	^{82}Rb	1.3min	E.C.，β+	γ0.511（189%）
				γ0.776（13%）
锶（strontium）	^{87m}Sr	2.8h	I.T.，E.C.	γ0.388（82%）
	^{89}Sr	50.5d	β−	β1.49（100%）
锝（technetium）	^{99m}Tc	6.02h	I.T.	γ0.141（89%）
铊（thallium）	^{201}Tl	73h	E.C.	γ0.135（2.7%）
				γ0.167（10%）
氙（xenon）	^{127}Xe	36.4d	E.C.	γ0.145（4%）
				γ0.172（25%）
				γ0.203（68%）
				γ0.375（18%）
				X0.06～0.081
	^{133}Xe	5.3d	β−	γ0.081（37%）
				β0.346（99%）
铯（cesium）	^{137}Cs	30y	β−	γ0.660（85%）
				β0.512（95%）
钇（yttrium）	^{90}Y	64.1h	β−	β2.280（100%）
镥（lutetium）	^{177}Lu	6.67d	β−	β0.498（79.3%）
				β0.380（9.1%）
				β0.176（12.2%）
				γ0.208（11%）
				γ0.113（6.4%）
				γ0.321（0.22%）
				γ0.250（0.21%）
				γ0.067（0.15%）
镭（radium）	^{223}Ra	11.4d	α	α（95.3%）
				β（3.6%）
				γ（1.1%）
钐（samarium）	^{153}Sm	1.93d	β−	γ0.103（29%）
				β0.881
				β0.224
	^{186}Re	3.8d		β1.070
				β0.349
				γ0.137
	^{188}Re	0.7d		β2.120
				γ0.155
	^{198}Au	2.696		β1.372
				γ0.411
锕（actinium）	^{225}Ac	9.9d	α，γ，β−，E.C.	

汉英词汇索引

G

H

J

K

L

M

N

P

Q

R

S

其他